U0244729

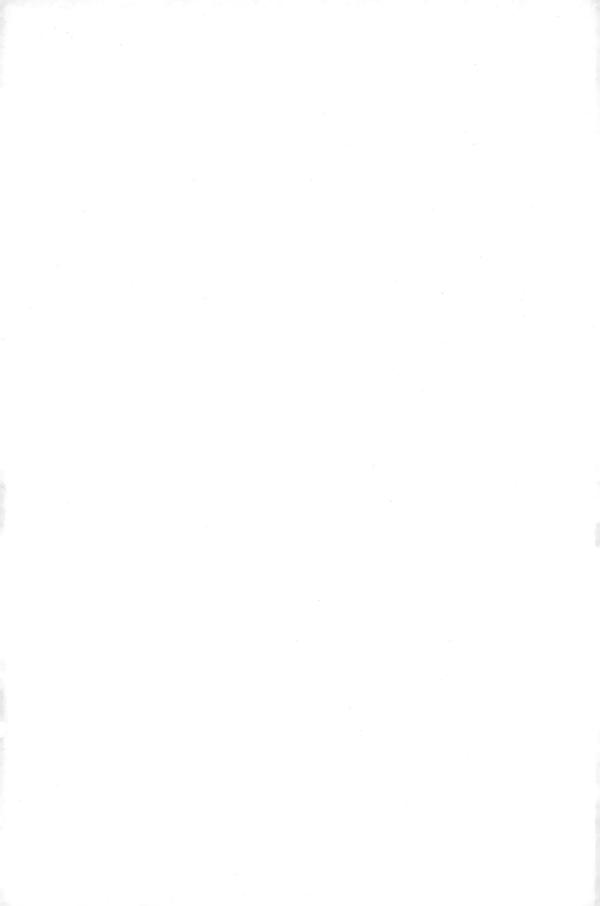

中华名医传世经典名著大系

彭子益传世名著

彭子益◎著

潘华信　点校

天津出版传媒集团

天津科学技术出版社

图书在版编目（CIP）数据

彭子益传世名著 / 彭子益著；潘华信点校. -- 天津：天津科学技术出版社，2020.1

ISBN 978-7-5576-7206-5

Ⅰ.①彭… Ⅱ.①彭… ②潘… Ⅲ. ①中国医药学-中国-民国 Ⅳ. ①R2-52

中国版本图书馆CIP数据核字(2019)第252036号

彭子益传世名著

PENGZIYI CHUANSHIMINGZHU

责任编辑：梁　旭　刘　鸨

责任印制：兰　毅

出　　版： 天津出版传媒集团
天津科学技术出版社

地　　址：天津市西康路35号

邮　　编：300051

电　　话：（022）23332393（发行科）23332369（编辑部）

网　　址：www.tjkjcbs.com.cn

发　　行：新华书店经销

印　　刷：天津兴湘印务有限公司

开本 710×1000　1/16　印张 39.5　字数 660 000

2020年1月第1版第1次印刷

定价：198.00元

目 录

儿病本气篇

时病本气篇

金匮药性脉法医案女科外科读法篇

上篇　圆运动的古中医学

全书概要

1）居今日科学昌明时代而编著学中医的书籍，一要不只保存中医原有的功效，而且要能增加中医原有的功效，并且要缩短学习成功的学程，方能引起学者的兴趣，而学到成功。而增加功效，缩短学程，学到成功，必先使学者彻底认识古中医学本身真相的究竟。

2）新旧医学原则上有一致之点，商务印书馆出版之大学丛书疾病总论有云，宇宙森罗万象，无非物质势力运动。物质发生势力，势力发生运动。疾病者，细胞之物质势力运动之变动也，云云。古中医学人身与宇宙，同一大气的物质势力圆运动之学也。自古以来的医书，未曾将人是大气生的一语道破，只有似是而非的说法，无彻底明白的说法。求有原则有系统，使学者计日成功之本，不可得。后人不能认识中医学本身真相的究竟，无不终身在猜疑摸索之中。猜摸有得，再猜再摸又不是矣，谓中医学自古迄今尚未成立，并非过论。

3）中医为人身与宇宙同一大气物质势力圆运动之学，本书本此原则。用中医原有名词，以有原则有系统有证据的科学方法编成之，不掺入一句西医名词，因物质势力运动的原则，中西是同的，物质势力运动的方法，却不同。中医的物质势力运动，是整个不可分析的，是圆的，是活的，不是死的。如掺入西医名词，中医学的本身真相，反遭掩晦；不惟功效不能保存，中医的本身必致灭亡。

4）此书自民国十年起，历充太原、北平、成都、重庆医学教本，南京中央国医馆特别研究班、昆明市中医学特别研究班教本。前后二十余年，新旧同学两千余人，一致欢喜，认为确能使人认识中医学本身真相，增加功效，缩短学程之本。共修正过三十余次，此书原名系统学，从同学诸君之请，改名圆运动的古中医学。

中华民国三十六年丁亥端午彭子益重著于广西博白年七十四岁。

本书读法次序

先读原理上篇。将二十四节气太阳射到地面的热的降沉升浮简图，认识清楚。从降认识起，即得着全书整个雏形。再将十二经圆运动名词认识默记，即得着中医学整个纲领。"整个"二字的意义，言向来学医，都是枝枝节节去学，无有整个的根本字法。所以中医本是易字的事，总难学到成功。此书是一"整个"学法，所以于最短期间，用最少脑力，即能了然中医学的究竟，而且能运用其方法。

次读古方上篇。中医书籍，如无字母无拼法无文法的作文。各是其是，所是皆非。学医之人，终身皆在猜疑摸索之中，得不到正确的成就，真乃苦事。本书原理上篇如字母，古方上篇如拼法如文法，各篇如作文。明了此二篇，即能得着中医学整个基础。古方上篇，前六方为内伤病的基础学；后十方为外感病的基础。此篇读至溜熟，其余各篇开卷便成熟书。因全书的原则系统名词文法，皆在此篇。每日时时刻刻，皆在玩味此篇。一星期工夫，中医整个的根本学便算毕业。如读不溜熟，以下各篇，便难深入了。原理上篇、古方上篇未曾读好，莫行读别篇。按次读去，六个月即能将全书学完。

古方上篇读后，应读温病本气篇。叶天士、王孟英温病大家，只有经验，不知原理。自从王叔和误解内经经文错起，以致后人将伤寒、温病、麻疹，完全学错。枉死甚多，不解何故。此篇于实在的事实上，揭出本气自病的原理；又于经验的事实上，订出可靠的方法。明了此篇，一切外感皆能明了。温病以外的一切发热病症，皆能由自己寻出办法，而少却多少向来治病的无谓麻烦。

温病篇读后，应读小儿病本气篇。一面能医治小儿病症，知道人身与宇宙一大气同一大气的圆运动的意义，而加强其往前学习的兴趣。

儿病本气篇读后，应读时病本气篇。人身与宇宙同一大气的圆运动显而易见矣。

继读金匮方解篇，古方中篇，古方下篇。金匮方解是就本方的圆运动释明其意义。古方中篇与古方上篇为对待的学法。如上篇当归生姜羊肉汤治肝经寒证，中篇白头翁汤治肝经热证，相对而详说其意义之类。如此学法，应免学中医先入为主之弊。古方下篇则推论上篇中篇所引各方，而由此及彼，由少及多，以收举一反三之效。使学者用极少的思考得到极多的成绩。

导　言

中医学，乃人身一小宇宙之学。斯言也，人皆闻而笑之。谓其空泛无当也。其实非泛，而且非常之实在。本来是人身一小宇宙之学，只因无法得知宇宙，遂无法得知中医。倘因不知之故，遂将中医学的本身，改变一个方法去研究它，只有愈走愈远者，只须寻出一个实在的研究方法，一研究，便将宇宙得着，得着宇宙，自然得着中医，此实乃得着宇宙自能得着中医研究法。读者只须一字不可放松过去，总要于"实在"二字上，寻出着落，便完全得着矣。

著者识

二十四节气圆运动简明图说

欲学中医，须先认识十二经名词的所以然。欲认识名词，须先认识阴阳、五行、六气的所以然。欲认识阴阳、五行、六气，须先认识二十四节气地面上所受太阳射到的热降沉浮的圆运动。

右下左上中，降沉升浮中，秋冬春夏中，西北东南中。图的虚线为地面，虚线下为地面下，虚线上为地面上。图的圆线上方在云层之际，图的中心，为一个生物的环境的大气圆运动的中心。由中心以观察四维，便见一个生物所在地的宇宙范围，图的中心的中字，便是一个读者。

降者，夏时太阳射到地面的热，降入土中也。沉者，降入土中的热沉入土下之水中也。升者，沉入水中的热升出土上也。浮者，升出土上的热又与夏时太阳射到地面的热，同浮于地面之上也。中者，降沉升浮之中位也。

立秋为降之起点，立冬为沉之起点，立春为升之起点，立夏为浮之起点。

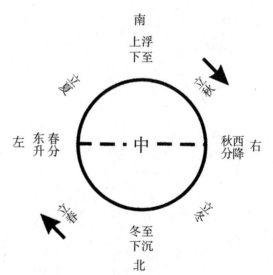

秋分前，土上热多，上下热少。秋分则土上与土下的热平分也。春分前，土下热多，土上热少。春分则土上土下的热平分也。

冬至者，由立秋降入土下的热，多至极也。夏至者，由立春升出地上的热，多至极也。降极则升，升极则降，升降不已，则生中力，亦大气圆运动自然之事也。

植物经秋而叶落，植物个体的热下降也。经冬而添根，植物个体的热下沉也。经春而生发，植物个体的热上升也。经夏而茂长，植物个体的热上浮也。热的降沉升浮于植物个体求之最易明了。

说植物个体的热的降、沉、升、浮，即是说宇宙大气的热的降沉升浮，即是说人身的热的降沉升浮。图的虚线，在宇宙为地面之际，在人身为胸下脐上之间。在脐上二寸。

热性本来升浮，不能沉降，热之沉降，秋气收敛之力降沉之也。热降，为生物有生之始；热不降，为生物致死之因。详下各篇。秋气收敛详下文。

阴　阳

一个生物所在之地，太阳射到此地面之光热，就是阳。此地面的光热已过，与光热未来之间，就是阴（伏羲画卦，—为阳卦、--为阴卦，其义即此）阳性上澎，阴性下压。阳性直上，阴性直下。阴阳交合，发生爱力，彼此相随，遂成一个圆运动。阳性动，阴性静。静则沉，动则浮。由静而动则升，由动而静则降。升浮降沉一周，则生中气。中气者，生物之生命也。此大气的圆运动之所由来，亦即造化个体之所由成就。人秉造化阴阳圆运动之大气以有生。人的个体，即造化个体的遗传。先认识造化大气的阴阳，自能认识人体的阴阳。五行者，阴阳二气整个升浮降沉中的五种物质。行，即运动也。生物个体，皆有阴性阳性者，大气中有阴阳故也。此中医阴阳二字之来源也。造化二字，乃宇宙大气圆运动时，生育生物之称，亦即宇宙之称。

五　行

一年的大气，夏气属火，太阳射到地面的热多。太阳射到地面的热，火也。热则上浮，故夏时大气热浮而属火气。夏时太阳旺于南方，故南方属火气。一日之午时，亦属火气。午时太阳的热，射到地面的多也。春分至立夏的热，称为君火。小满至小暑的热，称为相火。君相二字之义详见下文。

秋气属金，秋时太阳往南，地面的压力渐大，天空之间，金气弥漫，大气的压力，即金气之下降也。天空的金气，至秋始显，故秋时大气凉降而属金气。造化之气，东升西降，降气旺于西方，故西方属金气。一日之酉时，亦属金气，酉时金气凉降之力独大也。天空之间，指地面之上言。金气详宇宙篇气象学的证明。

五行整个圆运动图：

此图乃假设五行运动停止时之图。运动圆，则五行融合，只见中和，不见五行。五行一见，便失中和，便是病了。凡说宇宙，便是说人身。因人身是宇宙圆运动的大气生的，

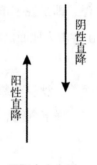

阴阳未交合图

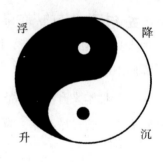

阴阳已交合图

为宇宙的遗传体故也。此宇宙，名曰关于生物生命的宇宙。

冬气属水。生物的生命，全是太阳射到地面的热所产生。今夏太阳射到地面的火热，即是来年生物生命之根。然此火热，必须经过秋时降入土下，经过冬时，藏于土下的水中，然后能生生物的生命。冬时大气沉而能藏，沉而能藏者水也。大气热则上浮，寒则下沉。故冬时大气寒沉而属水气。

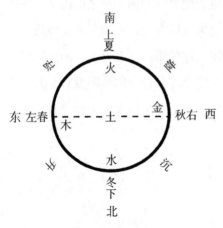

五行整个圆运动图

南方在地面之上，北方在地面之下，故北方属水气。一日之子时，亦属水气。子时，大气沉极之时也。关于生物生命的宇宙，是上南下北。大气上浮之方为南，下沉之方为北。

春气属木。一年的大气圆运动，冬时为终，春时为始，终即始之根也。上年夏时，太阳射到地面之热，经秋时金气收而降于土下，又经冬时藏于土下的水中。火水化合，水气温暖，则往上升。此温暖之气，交春升泄出土，草木发生，故属木气。木者水中火气，由封藏而升泄之气也。

中气属土。一年的大气，春升，夏浮，秋降，冬沉。故春气属木，夏气属火，秋气属金，冬气属水。升浮降沉，运动一周，而为一岁。夏秋之间，为圆运动的中气。地面的土气，居升浮降沉之中，为大气升降的交合，故中气属土气。金水木火土，大气圆运动之物质也。行，运动也。此中医五行二字之来源也。故人身亦有春夏秋冬，亦有东南西北。

五行相生相克

五行物质，各有能力。木气有疏泄能力，火气有宣通能力，金气有收敛能力，水气有封藏能力，土气有运化能力，能力亦称势力，亦称作用。

春气由冬气而来，故曰水生木。夏气由春气而来，故曰木生火。长夏之气由夏气而来，故曰火生土。秋气由长夏之气而来，故曰土生金。冬气由秋气而来，故曰金生水。夏秋之间为长夏。

收敛作用，制疏泄作用，故曰金克木。宣通作用制收敛作用，故曰火克金。封藏作用制宣通作用，故曰水克火。运化作用，制封藏作用，故曰土克水。疏泄作用制运化作用，故曰木克土。运化者，运动化合也。宣通者，宣热通散也。土克水者，土能伤水分也。

相生者，大气圆运动次序的先后。相克者，大气圆运动对待的平衡。相生者，补其不足。相克者，制其太过。相生相克，皆圆运动自身维持自身运动之圆而已。天人之气，和平则无病。运动圆则和平，亦和平则运动圆。相生则生，相克则平。相生相克者，中医学的生理、病理、医理之事也。一年的五行圆运动，要归纳一日看。一日的五行圆运动，要归纳一息看。一呼一吸则大气升降于人身，成一整个也。天人的天字，乃整个造化的简称。

六　气

一年大气的圆运动。春木主生，夏火主长，秋金主收，冬水主藏，中土主化。生、长、收、藏、化，五行圆运动之成功也。六气者，风、热、暑、湿、燥、寒。乃五行运动不圆，作用偏见之气。五行各一，惟火有二，故曰六气。君火运行，重在上升。相火运行，重在下降。相火由秋降入水中，再由春升上，乃为君火。而君火又随相火下降，名曰五行，其实六行。因六气各有事实，故又曰六行六气。

六行六气，是融合极密，分析不开，和平不偏的圆运动。木气偏见，则病风。君火之气偏见，则病热。相火偏见，则病暑。金气偏见，则病燥。水气偏见，则病寒。土气偏见，则病湿。故六气名目，而有厥阴风木，少阴君火，少阳相火，太阴湿土，阳明燥金，太阳寒水之称也。《内经》谓在地为五行，在天为六气，在事实上，说不过去。

此即五行图，加一相火，名曰五行六气，其实六行六气。阳升阴降，自然之事。阴性本降，三阴之升，阴中有阳也。阳性本升，三阳之降，阳中有阴也。金木水火，分主四维。相火土气，同主中宫。中宫在地面之际，四维距地面较远。

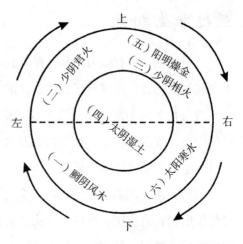

六气圆运动之图

六行六气的圆运动，四节一气。大寒、立春、雨水、惊蛰属初之气。春分、清明、谷雨、立夏属二之气。小满、芒种、夏至、小暑属三之气。大暑、立秋、处暑、白露属四之气。秋分、寒露、霜降、立冬属五之气。小雪、大雪、冬至、小寒属六之气。此时令病发生之根源也。圆运动的天人一气，时令病上，最为显著。内伤杂病，亦属六气，特不似时令病关系生死之速耳。因时令病，乃整个六气分散，中气消灭极易，故死甚速也。

· 厥阴风木

地面上属阳，地面下属阴。初气之时，大气由寒而温。地下水中所封藏经秋收来的阳热，动而上升。此阳热与水化合，是为木气。木气者，一年之阳根也。大寒节气，当阴极之时，故称厥阴。厥者，极也。木气主动，动而不通，则成风。故称风木。

二之气，亦从地下阴位升出地面，即木气上升之气也。此时大气较热，不似厥阴之阴极，故称少阴。木气上升之气，即水中气藏上年秋时下降的阳气。此阳气，由地下升至地上，照临大宇，光明四达，上升之象，有如君位，故称君火。此时大气由温而热，又称热火。

· 少阳相火

三气之时，地面上阳热盛满。经暮夜大气之凉降，降入地面下之水中。然当暑热上腾之时，旋降旋升。地下水中，为生物生命之所从出。此阳热实为生命之本，地面上阳热盛满，地面下所得阳热不多，故称少阳。此阳热降入地下水中，以生中气。中气旋转，则上下交清，有如相臣之职，故称相火。此火不降，暑热熏蒸，又称暑火。

· 太阴湿土

四气之时，地面上阳热盛满。地面下旧有的阳气，亦升上来。地面上非常之热，地面下非常之寒。热属阳，寒属阴。大气阴多，故称太阴。火在水下则生气，火在水上则生湿。此时地面上阳热盛满，尚未降入土下。寒热相逼，湿气濡滋。土气在升降之交，故称湿土。

· 阳明燥金

地面上为阳位。五气之时，地面上盛满的阳热，经秋气之收敛，正当下降。中土之下，阳气充足。湿气已收，大宇光明，阳盛而明，故称阳明。金气当旺，湿气也收，则燥热气结。此时地面上空的金气，压力极大，故称燥金。

· 太阳寒水

六气之时，地面上的阳热，经秋气之收敛，全行降入土下的水中。造化之气，中下为本。中下阳多，故称太阳。此阳热降入水中，水即将它封藏小泄。此时大气降压，水外即寒。水外已寒，则水内阳藏，故称寒水。

五行的运动圆，合成一气。木升金降，木不病风，金不病燥。，水升火降，火不病热，不病暑，水不病寒。土运于中，土不病湿。运动不圆，升降不交，各现各气，则病风、热、暑、湿、燥、寒，病者，大气病也。人身之气，亦如是也。初气之时，宜养木气。二气之时，宜养火气。三气之时，宜养相火之气。四气之时，宜养土气。五气之时，宜养金气。六气之时，宜养水气。相火下降于水中，为君火之始气。君火者，相火之终气，君火又随相火下降也。

· 人秉大气的五行而生脏腑

人秉大气的木气而生肝脏与胆腑。造化的木气，乃太阳射到地面的热，由秋季降入冬季，再由冬季水中，升出春季而成。人身的木气亦然。肝胆的体质，均在右。肝经的作用在左，胆经的作用在右。必胆经相火右降，则入下部水气之中，再由下左升，然后发生肝经作用。人身处处有疏泄作用，处处有木气。

秉大气的火气而生心脏与小肠腑。心与小肠主血，有宣通作用。人身处处有宣通作用，处处有火气。

秉大气的金气而生肺脏与大肠腑。肺与大肠主皮毛，有收敛作用。人身处处有收敛作用，处处有金气。

秉大气的水气而生肾脏与膀胱腑。肾与膀胱主骨，有封藏的作用。人身处处有封藏的作用，处处有水气。

秉大气的土气而生脾脏与胃腑。脾与胃主肉，有运化的作用。人身处处有运化的作用，处处有土气。

秉大气的相火而生心包脏与命门腑。命门亦称三焦。心包与命门主油膜，有燔灼的作用。人身处处有燔灼的作用，处处有相火之气。右肾内的白油，即是命门相火。心房为心脏，油膜包住的心尖，为心包脏。燔灼，即是燃烧。

胃为脾之腑，脾为胃之脏。脏者，藏也。腑者，化也。阳性化，阴性藏。藏者藏其所化，化者化其所藏。人身秉造化的阳气而生腑，秉造化的阴气而生脏。腑为阳，其色明。脏属阴，其色暗。阳而明，故能化。阴而暗，故能藏。此脏腑二字之意也。他脏他腑仿此。

人身肝木之气，疏泄不及，则现无汗、尿少、粪难、腹痛、胁痛、妇人月经来迟等病。疏泄太过，则现自汗、尿多、遗精、发热、头晕、耳鸣、妇人白带，月经来早等病。疏泄不及者，水中的火气不足；疏泄太过者，金气不足也。

人身肺金之气，收敛不及，则现汗多、头晕、发热、咳逆、上气、遗泄、尿多、痿软等病。收敛太过，则现恶寒、粪艰、胸闷、无汗等病。收敛不及者，木气过于疏泄；收敛太过者，火气不能宣通也。

人身心火之气，宣通不及，则现血痹、神倦、口淡、血寒等病。宣通太过，则现舌痛、喉痛、心跳、心烦等病。宣通不及者，木火之气虚。宣通太过者，中气虚，金气不降也。

人身肾水之气，封藏不及，则现阳越，头晕、发热、足肿等病。封藏不及者，金气收敛之力衰，木气疏泄太过也。肾水无封藏太过之病，肾水愈能封藏，阳根愈坚固也。

人身脾土之气，运化不及，则现腹满、停食、上吐、下泻、四肢不举、全身倦怠等病。土气填实，则不能运化也。

人身相火之气，燔灼不及，则现下寒、肾寒、脾胃衰弱、二便不固等病。燔灼不及者，相火的本气少也。相火无燔灼太过之病，有相火不降之病。相火降于水中，水中有火，则生元气。相火不降，则燔灼于外，而发烧热也。外之烧热愈大，内之相火愈少也。

圆运动的五行，是融合不能分析的。五行之病，皆运动不圆，作用分离，不能融合所致。以上各病，略举数端，以概其余。

大气的五行，是融合的，分析不开的，人身亦然。五行融合，中气之事，造化个体的中气，在地面之际，而分布于整个造化之间。人身的中气，在胸下脐上之际，而分布于整个人身之间。中气如轴，四维如轮。轴运轮行，轮运轴灵。轴则旋转于内，轮则升降于外。此中医的生理也。中医的病理，只是轴不旋转，轮不升降而已。中医的医理，只是运动轴的旋转，来运动轮的升降，用运动轮的升降，来运动轴的旋转而已。由轮而轴，是为先天，由轴而轮，是为后天。《易经》河图所以表示先天后天的生理的运动，病理医理，都在其间矣。河图详生命宇宙。

由轮而轴者，由升降而成中气也。由轴而轮者，由中气而成升降也。大气是实在的物质，大气的物质运动，有一定的方法，有显明的程序，有各别的作用，由各别而共同，由共同而各别，此圆运动的河图，所以立造化之极也。

太阳射到地面的热，经秋金收降于土下的水中。经水气的封藏，阳热与水化合，升出地面而成木气。木气再升而成火气，是为四象。四象运动而成中气，中

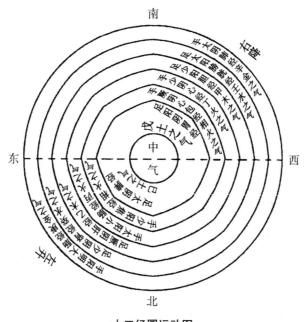

十二经圆运动图

13

气亦名土气，土气在四象之中也。此一个五行的圆运动，称曰宇宙。宇乃大气圆运动的个体，宙乃大气圆运动的范围。此宇宙不过地球与日球公转之间，地面上之际，极小极小的段，是寻常的，是现成的，是自然的，是简易的。人身个体，是宇宙圆运动的大气生的，为宇宙的遗传体。故曰，人身一小宇宙也。

十二经名词的说明

足太阳膀胱经壬水，足少阴肾经癸水。肾为阴脏，膀胱为阳腑。同秉大气中水气而生。壬癸者，分别为水气的阳性、阴性之称。水气有封藏作用。膀胱经水气的封藏作用，由上而下，肾经水气的封藏作用自下而上，以成一圆运动。足者，膀胱经自头走足，络肾，主降。肾经自足走胸，络膀胱，主升。太阳少阴者，太阳寒水少阴君火。膀胱经秉阳水之气，肾经秉阴水之气，兼秉阴火之气。

足少阳胆经甲木，足厥阴肝经乙木。肝为阴脏，胆为阳腑。同秉大气中木气而生。甲乙者，分别为木气的阳性、阴性之称。木气有疏泄作用。胆经木气的疏泄作用，由上而下，肝经木气的疏泄作用自下而上，以成一圆运动。足者，胆经自头走足，络肝，主降。肝经自足走胸，络胆，主升。少阳厥阴者，少阳相火厥阴风木。肝经秉阴木之气，胆经秉阳木之气。兼秉相火之气。

手少阴心经丁火，手太阳小肠经丙火。心为阴脏，小肠为阳腑。同秉大气中火气而生。丙丁者，分别为木气的阳性、阴性之称。火气有宣通作用。心经火气的宣通作用，由上而下，小肠经火气的宣通作用自下而上，以成一圆运动。手者，心经自胸走手，络小肠，主降。小肠经自手走头，络心，主升。少阴太阳者，少阴君火太阳寒水。心经秉阴火之气，小肠经秉阳火之气，兼秉阳水之气。此阳火乃太阳寒水封藏之大火，故小肠经称太阳。

手厥阴心包经相火，手少阳三焦经相火。心包为阴脏，三焦为阳腑。同秉大气中相火而生。相火有燃烧作用。心包经相火的燃烧作用，由上而下，三焦经相火的燃烧作用自下而上，以成一圆运动。手者，心包经自胸走手，络三焦，主降。三焦经自手走头，络心包，主升。厥阴少阳者，厥阴风木少阳相火。三焦经秉阳性相火之气，心包经秉阴性之气。兼秉阴木之气。

足阳明胃经戊土，足太阴脾经己土。脾为阴脏，胃为阳腑。同秉大气中土气而生。戊己者，分别为土气的阳性、阴性之称。土气有运化作用。胃经土气的运化作用，由上而下，脾经土气的运化作用自下而上，以成一圆运动。足者，胃经自头走足，络脾，主降。脾经自足走胸，络胃，主升。阳明太阴者，太阴湿土阳明燥金。脾经秉阴土之气，胃经秉阳土之气。兼秉燥金之气。

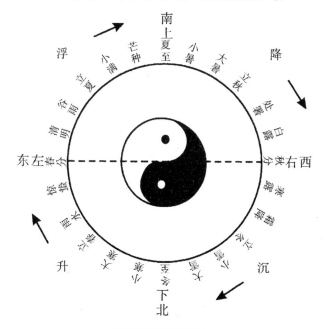

二十四节气圆运动图

十二经的经字有经过意。脏腑如储电之瓶，经如传电之线，又经管之意。默记此图，为研究本书第一功夫，如难记，记每经前仨字，手之三阳，自手走头，足之三阳，自头走足，手之三阴，自胸走手，足之三阴，自足走胸。

二十四节气圆运动详细说明

小暑、大暑二节。太阳直射地面的热，称之曰暑。大暑者，一年中地面的热此时最大也。太阳的热，为万物生命的元素。此热经秋由地面降入地面之下，经冬则沉而藏于地下的水中。次年交春，由水中与水化合升出地面之际。交夏浮于地面上的天空，再经秋，偕地面新到之热，降入地下的水中，此宇宙一年的圆运动也。地面上的天空，此"的"字，注意，言不甚远也。热之能降，金气之力。

立秋、处暑二节。此节，为一年圆运动的起点。立秋时，距地面不远的天空之上，压力初降，降到处暑，此压力增多，遂将降到地面而未入土之热，压入土内。处者，归也，入也。言地面的热，经秋金之降，归入土内也。此时正当中伏。夏至第三庚日起，为初伏；第四庚日起，为中伏；第五庚日起，为末伏。伏者，言金之降气，将地面之热，降伏而入于土内也。初伏前，地面虽热，不觉有热气熏鼻。初伏以后，地面上即觉有热气熏鼻。中伏之日，人行地面上，觉热气由地而上涨，特别浓厚，即是暑气入地的前驱。中伏过了，便是末伏。末伏在处暑前后，一过处暑，地面上便觉清凉，便是暑气入地已多之现象。庚金之降气，即大气的压力。详宇宙篇气象学的证明。

秋气肃杀，此杀字，古文亦作降字解。人都认为生杀之杀，以为秋深叶落，便是杀气。不知叶之生也，乃根下之阳上升于枝也。叶之落也，乃枝上之阳，降入于根。谚语有叶落归根之言，言始终仍是一事云耳。立秋处暑之后，阳气下降，万物得根，人身即较强健也。处字读杵。

白露、秋分二节。热降液生，此时地面，早晚便有露气。秋分以前，地面上的热多，地面下的热少。到秋气下降，暑气入地，地面上有了露时，地面上的热，与地面下的热，多少一样，上下平分，故曰秋分。

寒露、霜降二节。过了秋分，地面上的热，降入地面下者多。天空的压力，压入地面下者亦多。地面上遂寒冷起来。白露时的露，但觉得凉，此时的露，便觉得寒。再过半日，地面上的热，降入地面下者更多。大气中收敛力量更大，寒气增加，露便成霜。西北方居住土穴的人，穴内的感觉，特别明显。东南方亦感觉秋后屋内有热气。此时地面上觉得凉，地面下便已温了。人身亦下部增温也。

立冬、小雪二节。一年的大气，秋降冬沉，春升夏浮。名是大气在降沉升浮，其实是大暑小暑的阳热在降沉升浮。立冬者，降下的阳热，开始在沉也。倘或今年小暑大暑之时的阳热，不降沉下去，或降沉者少，明年春夏，便无阳气升浮上来。不惟禾稼无粒，人身且多虚寒死病。阳热由降而沉入土下的水中，地面上由凉而寒，地面下由温而热。寒则收敛力大，雨便成雪也。矿坑下的工友，夏着棉衣，冬则赤脚，地面下夏寒冬热之故。

大雪、冬至二节。大雪之时，阳热下沉愈深。地面上的雪愈大。见地面上的雪大，则知地下的阳热沉的愈深。气体的圆运动个体，阳热降极则升。冬至者，阳热降极而升之位也。此时若天暖不冷，或闻雷，或起雾，阳气为外泄，便起上热下寒人死最速的温病。来年春夏病更大也。冬至之时，天人的下部阳多，阳多则动，多病遗精、白带。

　　小寒大寒二节。降极则升，是圆的，阳热之性，原是动的，动则直上直下

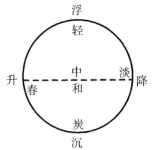

大气运动图说

的性的，不能生育成物。生物的大气的升降，是圆的，阳热之性，原是动的，动则直上，自然之理。惟其冬至后，继以小寒，再往大寒。寒能封藏，阳热经寒的封藏，便不能任性直升。小寒大寒者，封藏又封藏也。沉于地下水中的阳热，为成物发生的生命根本。冬至后，寒藏的足，根本深厚，生长用足。故冬季后寒冷，明年乃能丰收，乃无危险的病。向来无冰雪之地，冬季

亦须寒冷，乃能少病。地下水中封藏的阳热，升出地面，则成雷，成雾。冬季阳热应当封藏，而反升泄，根本拔起，故重庆冬季雾大。

　　立春、雨水二节。冬寒之后，春气转温，温者，冬时封藏于地下水中的阳热，升出地面，火从水出，其气温和也。立春者，大气的阳热，由沉而升也。雨水者，阳热秋降，地面气冷，露则成霜。阳热春升，地面气温，雨则成水也。此时阳根动摇，小儿即多虚病。

　　惊蛰、春分二节。冬时，阳热收藏于地下水中，万物即随阳热之沉而蛰藏。交春鸟兽交尾，蛇虫启蛰，草木萌动，万物随封藏的阳气升发起来，而惊动也。春分对秋分而言。秋分节前，地面上阳热多，地面下阳热少。秋分节后地面下阳热多，地面上阳热少。春分节前，地面下阳热多，地面上阳

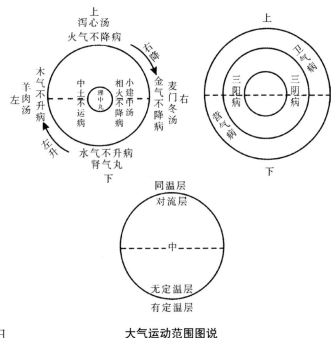

大气运动范围图说

热少。春分节后，地面上阳热多，地面下阳热少。地面下阳热减少，故春分后的时令病，多是下虚。

清明、谷雨二节。阳热初升于地面，阳气弥漫，地面不明。经春分节后，再升于地面之天空，则地面清明也。此时阳热升出地面者多，雨水亦多，好种谷也。阳热升出于地面者多，地下阳根则少矣。所以此时外感发热，食凉药多坏。

立夏、小满二节。地下封藏的阳热，由升而浮，则成夏季。立夏以后地面阳热较多。满者，地面上热满也。曰小满者，比较大暑而言也。此时地面阳热小满，不止旧年降沉的阳热升现出来的关系。今年太阳由南往北，地面受热的关系，亦居其中。但生物的阳根，则旧年降沉的阳热，负责较多。地面之际，阳热小满，地面之下，阳热已大虚矣。故小满节后，多下寒之时病也。

芒种、夏至二节。地面之际，阳热小满，雨水又足，麦穗生芒，将成熟也。夏至，至者，极也。冬至为阳热降极而升之时，夏至为阳热升极而降之时。夏至之后，经小暑大暑，于是立秋。冬至之后，经小寒大寒，于是立春。立春则阳升，立秋则阳降。夏至阳降，必经小暑大暑之热，然后降。冬至阳升，必经小寒大寒之寒，然后生。升降的范围大，则由升降而生的圆运动的中气足。所以夏极热，冬极冷的地方的人，特别聪明。冬至以后，交立春而后阳升。夏至以后，却未交立秋，先有初伏，中伏，而阳已先降。造化之道，惟恐阳气不降。因阳性本升，所难得者，阳之降也。所以《内经》曰"夫虚者，阳气出也；夫实者，阳气入也"，阳升则出，阳降则入，所以人身交春夏则倦怠。交秋冬则健康也。

二十四节气，简言之，就是夏季太阳射到地面的热，经秋降入土下，经冬藏于土下的水中，经春由土下的水中，升出地面，经夏浮于地面之天空，再同夏季太阳射到地面的热，降入土下。升降一周，则生中气。图中之太极图，表示中气之所在。中气者，万物之生命也。

秋收冬藏，秋降冬沉，春生夏长，春升夏浮。升者，阳热升也。浮者，阳热浮也。降者，阳热降也。沉者，阳热沉也。藏者，藏阳热也。收者，收阳热也。长者，长阳热也。生者，生阳热也。

吾国人在北温带地面。夏至之时，见太阳往南，地面之天空上的压力向下，地面上的太阳热力，遂往下降；冬至之时，见太阳往北，压到地面下之水中的压力，仍往上收，压到降下水中的太阳热力，遂往上升，周而复始，遂成二十四节气之春温夏热秋凉冬寒。所谓大自然的宇宙，如此而已。甚寻常事耳。一日之卯午酉子，一年之春夏秋冬也。伤寒论肠胃之热证，申酉时必热加。遗精、白带，半夜病作。春病温病，夏病霍乱，秋冬人则身体特别健康。皆大气运动整个发现之事实。所以学中医学，必先学知大气。必先学知二十四节气。

读此图要整个地读。在读阳升，就要注意阳降；在读阳降，就要注意阳升。在读地面之上，就要注意地面之下。在读地面之下，就要注意地面之上。在读春，就要注意秋。在读冬就要注意夏。在读右下左上，就要注意中。将图的左右上下，合在自己的身体的左右上下看，便知人身一小宇宙一气运行之妙，而得到治病的窍要。

节气的节字，就是竹节。节与节之间，是滑利的。一到节上，便难过去。宇宙大气，交节必郁而后通。久病之人，交节前三日多死。大气郁人身亦郁。久病之人，腠理干塞，交节不能通过，是以死也。凡病节前有起色，以后即愈得快。可以见中医学是人身一小宇宙之学矣。故学知二十四节气，须用功夫，一点不可含糊。务必于事实上，随时随地找出凭据，欲找凭据，须在病人身上去找。我常谓在家读医书，不如医院的"看护士"容易明白，时时与病人不离开也。中医无医院，只读空书耳。书再不好，更无法学。二十四节气的圆运动图，中医的医院也。

此图的范围，即是二十四节气的范围。同温层，是宇宙的大气圆运动个体上方的外方。有定温层，是宇宙大气圆运动个体下方的外方。均与圆运动的大气个体无关。地心热力，在有定温层以下甚远之处，亦与圆运动的大气个体无关。大气圆运动个体的关系，只是地面上原有的阴冷，与太阳射到地面上的阳热，膨压交互不已的变动而已，升此宇宙与生物生命有关系的宇宙。关系云者，二十四节的大气降沉浮升的圆运动也。

古方上篇

导　言

原理如字母，此篇如拼法文法作文。学会字母拼法文法，一切作文，自能寻出办法。疾病虽多，方药虽多，只分内伤外感病两门。本篇引用经方，共十六方。前六方为整个内伤病之法。后十方为整个外感病之法。整个云者，知道具体的，乃能知道抽象的。而抽象的原则，即是具体的原则。前六方作一整个读，后十方作一整个读。读至烂熟之后，自然发现意想不到之领悟。盖本篇如电力，以下各篇如电光。到眼皆是熟书。少费多少脑力，便得着整个的成就。如读不烂熟，以下各篇，便费力多成功少也。因以下各篇的原则系统名辞文法，皆在此篇之故。

著者识

理中丸证治本位的意义

人参（即党参）白术各二钱　干姜　炙草各一钱

古法煎服，只煎一次，分作三服。今人煎药，一煎二煎三煎，其害甚大。只煎一次，药质所含之成分，配合调匀。煎二次三次，药质成分，有多有少，便失制方的意义。与病机不符，服之即生他弊。亟（jí）宜煎一次，分三服也。

此方名理中汤。以此方作丸，名理中丸。用蜜为丸者，每服三钱至六钱。用水为丸者，每服二钱至四钱，温开水吞送。此分两系普通常用分两。凡古方分两，用一两者，今用一钱便合功效。古方人参即党参。

治夏月寒霍乱，上吐下泻、头痛、行动无力、不渴者。脉象虚大、或微小，右脉较左脉尤微小者，病危。

此人身上下左右俱病。不治上下左右，只治中气之法也。人身分上下左右中五部。上部之气，由右下降。下部之气，由左上升。中气居中，以旋转升降。整个的圆运动圆，是为无病之人。上部之气，不能右降，则头痛。下部之气，不能左升，则行动无力。而实由于中气虚寒，不能运化于中所致。中气虚寒，所以胃土之气上逆，而作吐；脾土之气下陷，而作泻也。中轴的旋转停顿，四维的升降倒作，圆运动成了不运动。故上下左右俱病。不渴，无热也。

言脾胃必称脾土胃土者，因脾胃秉造化之土气而生。脾胃病湿，因土气为湿也。脾胃病寒，因土气根于相火，相火少故中土寒也。中土运动，是为升降。脾胃秉土气，故脾经病则不升，胃经病则不降。如只言脾胃的肉质，则湿寒升降，皆无根由矣。

夏月的大气，中上燥热，中下湿寒。体气偏于燥热之人，感触大气之燥热，引动了本身的燥热。于是燥热偏胜，津液被劫，运动不圆，遂成热霍乱。体气偏于湿寒之人，感触大气的湿寒，引动了本身的湿寒。于是湿寒偏胜，热力消减，运动不圆，遂成寒霍乱。

人身之气，乃升降运动息息皆圆之体。今升降大乱，中气暴亡，顷刻即死，故曰霍乱。霍者，大也，又散之速也。

此病土气湿寒，中气大虚。此方白术燥中土之湿，干姜温中土之寒，参、草补中气之虚。中土温运，胃经复下降之常则吐止，脾经复上升之常则泻止。胃气降则上部气降，头自不痛。脾气升则下部气升，自能行动。中气运而整个升降复，是以诸病皆愈也。此土气湿寒之下泻，小便必不利也。中土湿寒，运动停顿，木气不能疏泄，故小便不利。

土败中虚，故脉微小。右为土脉，右脉尤小者，中土之气将亡，故危。阳败中虚，脉亦虚大。虚大脉，较微小脉病轻。

人身中气如轴，四维如轮，轴运轮行，轮运轴灵。中医之法，运轴以行轮之法，运轮以复轴之法，轴轮并运之法而已。此方，运轴行轮之法。

认定着落，为本书要诀。认定土气湿寒，术、姜便有着落。认定中气大虚，参、草便有着落。认定上逆下陷，由于土气湿寒，中气大虚，本方理中，便有着落。余方准此。

麦门冬汤证治本位的意义

麦门冬六钱　人参三钱　炙草三钱　粳米三钱　大枣三钱（劈）半夏三钱

枣有大小不同，故用以轻重为准。不劈开煮不透。故用枣必劈开。

治火逆、咳嗽上气、咽喉不利者、脉象虚而濇。

此治肺经金气不降之法也。平人中气旋转，肺气下降，故不咳嗽。肺降金收，故火不上逆。火降则气降，故不上气。气降生津，故咽喉清利。

言肺必称金者，因肺气以收敛清凉下降为常。能收敛清凉下降，则肺气不病。收敛清凉下降者，造化金气之能。肺秉造化金气而生，故不收敛不清凉不下降，则肺气为病焉。故治肺气之病，必用收敛之法，清凉之法，下降之法，然后病愈。只言肺病，不称金病，则清凉收敛下降，皆无根由矣。故言肺必称金，言脾胃必称土，言肝胆必称木等，皆古中医学之定法，亦古中医学之妙法。

此病由于中虚不运，肺气偏燥，伤及肺液。肺燥气逆，收令不行，故咳嗽，火逆上气，咽喉不利也。

方用炙草以补中气，粳米、大枣、人参以补中生津，麦冬以润肺燥。肺气逆者，胃气必逆，故用半夏以降胃气之逆。肺降津生，收敛复旧，故诸病皆愈。脉象虚濇，濇为津液不足之象，虚乃中气虚也。

此病之咳嗽，乃无痰之干咳。此干咳与咽喉不利，即火逆上气的事实。气往上逆，因火逆也。火之上逆，因肺金燥也。

治肺金之燥之药，只麦冬一味，而中气之药，如此之多。因中气如轴，四维如轮，轴运轮行，本乎自然。必以中气药辅肺金之药，肺金乃能降耳。且土为金母，补土以生金，圆运动之力更速也。此轴轮并运之法。

小建中汤证治本位的意义

饴糖二两调服　炙草二钱　大枣肉六钱　桂枝钱半　生姜一钱　炒白芍三钱

治虚劳里急、腹中痛、衄、手足心烦热、咽干口燥、梦中失精、四肢痛者，脉象浮虚或濇数。

此治胆经相火不降之法也。虚劳者，气血皆虚，劳极困乏之意。里急腹痛者，胆木不降则肝木不升，郁而不舒，冲击作痛也。肝胆的肉质，俱在身右。肝经胆经的作用，则胆经作用在右，肝经作用在左。必胆经相火下降之气，藏于少腹，然后发生肝经作用。胆经作用在右降，肝经作用在左升也。言肝胆必称肝木胆木者，木本生火。胆木降，生相火，肝木升，生君火。人身肝胆，秉造化的木气而生，所以肝胆之病，属木气之病。

衄者，鼻中血出。肺开窍于鼻。胆木不降，相火逆行，肺金被刑，不能收敛也。肺秉造化的金气而生，有收敛的作用。金性收敛凉降，火性发散热腾。造化的火气，能克金气。人身的火气，能克肺气。故曰肺金被火刑克，不能收敛也。

手足心热烦者，甲木不降，心包相火逆行，故手心热。乙木不升，郁生下热，故足心热也。甲乙乃分别木气的阴阳的符号。不曰甲木乙木，只曰胆木肝木亦可。惟不曰胆木肝木，只曰胆腑肝脏则不可。只曰胆腑，如何能使手心热。只曰肝脏，如何能使足心热乎。手心，乃心包经穴道。心包属相火，故胆经相火之气不降，心包相火不降，手心即能作热。足心乃肾经穴道，肝木生于肾水，肝木之气不升，下陷于肾水之位，故足心即能作热。

咽干口燥者，甲木不降，风热耗伤肺液也。风者，人身之动气，为木气所发生。甲木下降，风气自平。甲木乃阳性之木。如其不降，阳性主动，风气亦动。风动狂肆，肺金不能收敛，则肺家津液即被风木耗伤。金伤不降，火气不收，故燥热也。肝胆，病则疏泄。疏泄者，木气之作用。凡动风发热，皆木气疏泄使然。故言肝胆，必曰木气，惟肝胆本脏肉质有病，则曰肝脏胆腑也。

梦中失精者，甲木不降，相火拔根。子半阳生，阳生木动。经脉滞塞，运动不通。阳气郁阻，故疏泄而梦中遗精也。妇人带病，亦经脉滞塞，甲木不降，水气不藏之故。

四肢痛者，四肢秉气于脾胃。土困木贼，津液干枯。脾胃病于内，荣卫经络瘀塞于外也。荣卫，详下文桂枝汤、麻黄汤。

木火金水俱病，中气之虚极矣。中气虚极，不能运化四维，故病如此。

此病全因胆经甲木不降，克伤中气，相火上逆，烧灼肺液，腠理瘀塞而起。故方中重用芍药，以降甲木敛相火而通腠理。重用饴糖，以养津液，并用炙草、姜、枣以补中气而调荣卫。甲木乙木本是一气。甲降则乙升，故重用芍药以降甲木，轻用桂枝以升乙木。木调土运，肺降津生，火降归根，中气转旺。经气之升降既复，木不克土。脾胃气和，饮食加增，气血充足，故虚劳诸病皆愈。腠理，详原理下篇。脉象涩而数，涩为津少，数为中虚，又为虚热。浮虚者，火逆中虚故浮虚也。

降胆经必重用中气药，中气旋转则四维升降也。建中气必降胆木，四维升降则中气旋转，中气生于相火也。此轴轮并运之法。

当归生姜羊肉汤证治本位的意义

当归三钱　生姜三钱　羊肉半斤

治寒疝、胁痛、里急、腹痛，及产后腹痛者。此病脉象虚大，或细微。

此治肝经木气不升之法也。肝经木气者，生气也。温暖滋润，则生气充足，条达上升，而化心火。如不温暖滋润，则肝阳下陷，生气下郁，而病寒焉。

足厥阴肝经，下络睾丸。肝木下陷，陷则生寒，故病寒疝。疝者，睾丸肿痛，木气结聚成形也。胆经循右胁下降，肝经循左胁上升。肝家生气郁而不升，是以胁痛。肝木之气，升于左而发于右，循行腹部全体。生气郁而不舒，升不上来，故病里急腹痛。产后腹痛者，产后血去，温气消失，肝经生气不足，木气郁而不舒也。当归温补肝血，羊肉温补肝阳，滋补木中生气，以助升达。加生姜以行其寒滞，故诸病皆愈也。

肺金应乎秋气，清凉则降。肝木应乎春气，温暖则升。此方所治各病，皆肝木纯寒，无一些风燥之病。所以服温暖之药，诸病皆愈。脉象虚大细微，皆肝经阳气不足，因而生寒之象。

肝经因寒不升，而现寒疝等病。此等病都不能食者，四维不能运动，中气因以不足故也。人身中气旋转，则四维升降。四维升降，则中气旋转。凡病愈的结果，在四维升降，而中气复原。中气复原，生命乃能复原。古方之有补中药者，直接补中之法。无补中药者，皆调理四维升降，以复中气之法。此方当归、生姜、羊肉温补肝经，使其上升。即是调理四维之升降，以复中气之法。四维之运动圆，则生中气是也。此运轮复轴之法。

肾气丸证治本位的意义

干地黄六钱　薯蓣四钱　山茱萸二钱　粉丹皮三钱　茯苓一钱　泽泻一钱　桂枝一钱去皮　附子二钱

治虚劳消渴，小便过多，或小便不利，里急，少腹拘急者，脉虚，两尺极微。

此治肾经水气不升之法也。肾水者，人身津液之存于下部者也。津液来源，在于肺金。津液消耗，在于肝木。肾水主藏，肝木主泄。木气疏泄，则生风气。消渴者，肾水被风消耗，水气不能养木。风气愈增，且消及肺家津液也。肺液被消，故渴。

人身小便流通，原赖肝木疏泄之力。平人小便，亦不过多，亦无不利者，木气和平，疏泄适宜也。消渴之病，水火不足，不能养木。木气失根，忽而疏泄太过，忽而疏泄不及。疏泄太过，则小便太多，疏泄不及，则小便不利。虚劳里急，少腹拘急，皆水气不足，木气失根，郁而不舒耳。

方用地黄润木气，调疏泄，而保水气。薯蓣补金气，助收降，而生水气。茱萸敛火，丹皮清热，苓、泽除湿。湿者，木金升降不遂，土气郁而为湿也。用附子补水中之火以培木气之根也。用桂枝，达木气之郁也。水火俱足，木气得根，故风平渴止，小便照常，诸病皆愈。水中火足，则生木气。水中有气，则木气上升。木气上升，则疏泄自调。脉象两尺极微。肾为人身津液之主，候在尺脉，津液少故两尺脉微。两尺以候肾，左尺以候水。右尺以候肾水中之相火。此病两尺脉微，右尺必较左尺更微。所以养水药中，又用附子。附子大热，专补下焦相火之药。中气为生命之主，肾气为中气之根也。消渴，小便过多，小便不利，里急，少腹拘急，此木气成风的事实也。

造化之气，春木主升，秋金主降。木升生火，火气又随秋金而降入水中，金降生水，水气又随春木而交入火内。木升金降，火水交济，四维既圆，中气自旺。人与造化同气，无病之人的气化，即是一个肾气丸。病此病者，服此方后，病愈身安，精神爽健，饮食增加。即是四维的升降既已复旧，中气的旋转，因而照常也。此运轮复轴之法。

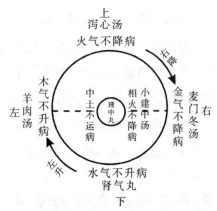

大黄黄芩黄连泻心汤证治本位的意义

大黄一钱　黄连一钱　黄芩一钱

麻沸汤渍少顷，热服。沸水多时，泡如麻子细，即为麻沸汤。

治心气不足，吐血、衄血者。脉洪，重按不空。

此治心经火气不降之法也。人身水气在下，火气在上。水气在下，应往上升。火气在上，应往下降。火者，动气也。火气不降，动而上逆，则吐血、衄血。手之三阴，其气主降。心气不足，降气不足也。法当用三黄以降心火。渍而不煎，取味最轻。麻沸汤，性轻而浮，使三黄之性缓缓下行也。曰泻心者，只降上脘以上之火，不降及中脘之意。如泻及中脘，便生大祸矣。心火不降，心包相火不降也。心经君火不病。脉象洪，洪乃上盛之象。浮多降少，故上盛而洪。重按不空，故可用三黄。

火气最易直上，全赖金气收而降之，入于土下。吐血、衄血者，金之降气，被火之升气所伤，金之收令不行也。三黄苦寒，将火降下，肺金乃收。运动复圆，故病愈人安也。病愈人安者，四维升降，中气复旺也。此运轮复轴之法。

将此图合在自己身体上，揣想五行整个圆运动的生理与病理与医理。揣想明白，便得着整个医学的基础。此图君火相火，均往下降。君火为相火的终气，相火为君火的始气。造化之气，今年太阳直射地面的相火，降入冬季水中，明年由水中升至地面的天空，则成君火。人身之气，今日胆经的相火，降入肾水之中，明日由肾水中升至心房，则成君火。虽是五行，实是六行。

人身一小宇宙。中土旋转于中央，火金右降于南西，水木左升于北东。理中丸，中土不运之方。麦门冬汤，金气不降之方。小建中汤，胆经相火不降之方。

方名	理中丸	麦门冬汤	小建中汤
症状	上吐下泻头疼行动无力不渴	火逆咳嗽咽喉不利上气	虚劳，里急，腹中痛，衄，手足心烦( )咽干口燥，梦中失精四肢疼痛
原理	中气虚土气湿寒	中气虚肺气燥逆	中虚胆逆，土木两枯，相火外泄，滞寒荣卫
治法	补中燥湿温寒	补中润肺降肺降胃	补中气降胆经相火润燥通塞
脉象	微小虚大	虚涩	涩数或浮虚
备考	治中土不运法	治肺经金气不降法	治胆经相火不降法

方名	当归生姜羊肉汤	肾气丸	泻心汤
症状	寒疝腹痛胁痛，产后腹痛	虚劳消渴，小便不利，或小便过多，里急。小腹拘急	衄血,吐血
原理	肝经寒	肾气不升	心经降气不足
治法	润燥通塞	温润肝经	补气滋肝除湿补火
脉象	虚大或细微	两尺极微	两尺极微
备考	治肝经木气不升法	治肾经水气不升法	治心经火气不降法

当归生姜羊肉汤，木气不升之方。肾气丸，水气不升之方。泻心汤，心火不降之方。人身六行六气之病与治法，即以此六方为大法。大法者，大概以此为准之法也。此六方，须作整个圆运动读。

人身疾病多矣。事实上只分内伤病、外感病两门。内伤病，不论何经有病，仍是圆运动着的。必待积年累月，形质力量损坏消灭，不能运动，中气不能复生，然后人死。

外感病，六气运动失圆之病也。初则一气偶偏，继则一气独胜。一气独胜，诸气败亡，中气消灭，所以人死。前六方治内伤病，除理中丸证，中气暴亡，其死甚速外；其余各病，皆可徐徐调理，将五行运动失圆之处，调之使圆。若外感一气独胜之病，治救稍迟，即致死亡。因形质不易损灭，气则易于消散也。外感病以《伤寒论》为宗。伤寒病，分荣卫表病，脏腑里病，少阳经病。外感风寒、项强、身痛、恶寒、发热、可发汗而愈之病，为荣卫表病。阴脏病寒，温补乃愈，阳脏病热，攻下乃愈之病，为脏腑里病。表主外，里主内也。不在表，不在里，不可发汗，不可温补，不可攻下，和解乃愈之病，为少阳经病。少阳经病，在表里之间也。

荣卫的意义

宇宙间膨力压力混合而成圆运动的大气个体，内含一开一合的作用。开则疏泄，合则收敛。疏泄则成风，收敛则成寒。人身阴阳混合而成圆运动的气体，内含一开一合的作用。开则疏泄，合则收敛；疏泄则发热，收敛则恶寒。疏泄谓之荣，收敛谓之卫。疏泄者，木火之气；收敛者，金水之气。木火之气，由内向外，有发荣之意，故曰荣；金水之气，由外向内，有卫护之意，故曰卫。荣卫者，脏腑以外，整个躯体圆运动之气之称。整个圆运动分离，则疏泄偏现而荣病，收敛偏现而卫病，分而复合，荣卫交互，圆运动恢复整个，则汗出病愈也。荣卫为风寒所伤，则荣卫分离也。分离小则病轻，分离大则病重。

桂枝汤证治本位的意义

芍药三钱　炙草二钱　大枣六钱

生姜三钱　桂枝三钱

水四杯，煎成二杯，温服一杯，饮热稀粥一杯。覆衣，取微汗。如不汗，再服一杯。如仍不汗，再煎一剂。服如前法。禁生冷、黏滑、油腻、肉、面、酒、酪、五辛、臭恶之物。

治荣卫外感于风。项强、头痛、身痛、发热、汗出、恶风、脉浮缓者。

此治荣卫表证，偏于疏泄之病之法也。风者，空气中疏泄之气。荣者，人身中疏泄之气。疏泄故发热恶风，疏泄故汗出。风性疏泄，故脉缓。缓者，疏泄虚散之意。荣卫行身之表，荣卫病，故脉浮。卫伤荣郁，荣卫不和，故项强、头痛、身痛。卫气收敛，与风异性，故风不伤荣而伤卫。卫被风伤，病却在荣。风伤卫而荣病者，卫伤则卫的收敛作用减少，荣的疏泄作用加多。多则郁，郁则病也。

此方用芍药收敛荣气之疏泄，以交卫气为主。用桂枝者，桂枝实表阳，调荣卫也。荣气偏郁，运动不圆，中气必虚。故用炙草以补中气，生姜、大枣助胃气，补胃液，以调荣卫也。芍药敛荣气之疏泄者，降胆经也。服此汤后，中气复而荣卫和，故汗出而病解。已经自汗伤津，故饮热粥助津液，以作汗也。禁生冷诸物者，荣卫根于脾胃。荣卫郁则脾胃滞，生冷诸物增加脾胃之滞，荣卫更不能调和也。荣卫，详原理下篇。

麻黄汤证治本位的意义

麻黄三钱　杏仁三钱　炙草二钱　桂枝二钱

水五杯，先煎麻黄，减二杯。去沫，入诸药，煎二杯，温服一杯。覆衣取微汗，不用饮粥。禁如桂枝（汤）法。

治荣卫外感寒邪，项强、头痛、身痛、骨节疼痛、无汗恶寒、脉浮紧者。

此治荣卫表证，偏于收敛之病之法也。寒者，空气中收敛之气。卫者，人身中收敛之气。收敛故恶寒，收敛故无汗，收敛故脉紧。紧者收敛闭束之意。荣卫行身之表，荣卫病，故脉浮。荣伤卫郁，荣卫不和，故项强头疼身痛骨节疼痛。荣气疏泄，与寒异性，故寒不伤卫而伤荣。荣被寒伤，病却在卫。寒伤荣而卫病者，荣的疏泄作用减少，卫的收敛作用加多。多则郁，郁则病也。

此方用麻黄疏泄卫气之收敛，以交荣气为主。用桂枝者，桂枝益表阳，调荣卫也。卫气偏郁，运动不圆，中气必虚，故用炙草以补中气。用杏仁者，卫闭则肺逆作喘，杏仁降肺逆也。不用生姜、大枣，不饮热粥者，未经自汗，中气与津液未伤也。服此汤后，中气复而荣卫和，故汗出而病解。此证项强身痛，较桂枝汤证重，卫气闭束之故。

桂枝善实表阳。桂枝汤证自汗出，表阳虚，桂枝与芍药之收敛，相辅而行也。麻黄汤证之用桂枝，麻黄发汗，最虚表阳，桂枝所以善麻黄之后也。

阴阳二气合成的圆运动个体，一开一合。荣气疏泄，病在开，桂枝汤以合之之法为治。卫气收敛，病在合，麻黄汤以开之之法为治。荣卫分离，中虚之故。桂麻二方，皆重在补中。此伤寒表病之大法。一切外感病发热恶寒之法统此。桂枝汤并非治外感入了身体之风，风伤卫耳，风并未入了人身也。麻黄汤并非治外感入了人身体之寒，寒伤荣耳，寒并未入了人身也。芍药所以收敛荣气，非散风也。麻黄所以疏泄卫气，非散寒也。若果风寒入了人身，岂有反用芍药收敛，而病愈之理。

桂枝麻黄各半汤证治本位的意义

芍药钱半　桂枝钱半　麻黄钱半　杏仁一钱　炙甘草钱半生姜一钱　红枣肉三钱

治荣卫双郁，发热恶寒、无汗、项强、身痛、八九日不解、形如疟者、脉虚，此荣卫双解之法也。外感之病，偏于疏泄，汗出发热；偏于收敛，无汗恶寒。荣卫之气，如环无端。单卫郁者少，单荣郁者亦少。荣郁卫必郁，卫郁荣必郁者实多。不过分何方郁的轻重耳。

此荣卫双郁，多日不解。既现荣卫双郁之证，而脉转虚。虚者，不偏紧不偏缓，微弱之象。微弱之脉，病势不盛。荣卫单郁者病重，双郁者病轻。单郁者，一方隔绝之势。双郁者，双方欲和之机。双方欲和而未能，故用桂、麻二方，减轻合用以和之。服后得欲似汗即解矣。

荣卫单郁，中气大虚，易入脏腑。荣卫双郁，双方平衡，中虚较轻。故病八九日有如疟状，仍在表也。

此三方为治外感表病大法。荣郁发热，偏于疏泄。卫郁恶寒，偏于收敛，是对待的。表病不解，入脏病寒，入腑病热，亦是对待的。荣卫病，乃人身荣卫为风寒所伤，而荣卫自病。并非风寒入了荣卫为病。入脏入腑云者，亦脏腑自病，并非风寒入了脏腑为病。此点要紧，切不可忽。

中气不足，故荣卫偏郁。中气败甚，故表病入里。里气偏寒之人，故脏病。里气偏热之人，故腑病。名曰表病入里，其实乃脏腑里气自病。自病二字解决，全部伤寒论解决，一切外感病解决。

荣卫之气，外发则吉，内陷则凶。荣卫病，总以早得汗而解为好，汗则外发也。以上荣卫表病。

四逆汤证治本位的意义

附子三钱　干姜　炙草各二钱

治太阴病，自利、腹自痛、腹满而吐、食不下、脉沉而微。

此治太阴脾脏病之法也。脾乃阴脏，阴中阳足，则脾经上升，与胃经合成圆运动。阴阳和平，不病寒也。病则太阴阴盛，阳消灭，则病湿寒。寒湿偏多，故自利，腹满，吐而食不下。水寒火灭，木气失根，郁而冲击，故腹自痛。此火土两寒，中气将脱，危险极矣。

此方用炙草补中气，用干姜温中寒、除湿气，用附子温肾水以救火。火土俱复，阳与阴平，运动复圆，所以病愈。

此六气运动不圆，太阴湿土一气独胜之病。病在荣卫，不速汗解。平日脾阳素虚之人，病即由表入里，则成此病。或表证才现，里证即作，则成此病。病成之初，必面色灰黯，精神短少，舌胎灰润，而口淡不渴也。表证里证兼现者，先温里，后解表。阴盛阳微，故脉沉微。

表里本是一气。表气偏，里气必偏，所以表病不解，里病必作。里病已愈，表病自愈。表气病，里气不病者，必中气健旺之人。里气的阴阳调和，不成里病。里病一成，便成生死问题矣。他脏他腑准此。

附子汤证治本位的意义

附片　白术茯苓人参　炒白芍各三钱

治少阴病，手足寒、背恶寒、蜷卧、但欲寐、骨节痛、脉现微细。

此治少阴肾脏病之法也。伤寒病，分太阳、阳明、少阳，太阴、少阴、厥阴。阳腑病热，阴脏病寒。少阴肾脏，病则阴寒。水寒克火，火灭土亡，危险极矣。

四肢秉气于中土。中土阳亡，则手足寒冷。阳入于阴则寐，水寒无阳，则蜷卧欲寐，而不能寐。肾主骨，肾寒则背脊恶寒。水寒土湿，木郁风生，则骨节痛。此病致死极速。

此方用附子温补肾阳。人参、茯苓、白术，补土泄湿，芍药和木息风。附子温补肾阳，易动风木之气。附子与芍药并用，肾阳复而风木不动也。已现骨节疼痛，风已起矣。故既用附子以温水，又用芍药以息风也。火土复而木气安，阳与阴平，运动复圆，是以病愈。芍药性寒，最败肾阳。此方与附子同用，附子温补肾阳也。风乃木气，非风寒之风也。

此六气运动不圆，少阴寒水，一气独胜之病。病在荣卫，不速汗解。平日肾阳不足之人，病即由表入里，则成此病。或表证才现，里证即作，则成此病。病成之初，必神色黯淡，恶寒气微也。水寒土败，阳微气少，故脉微细。肾阳亡，故肾水寒。

乌梅汤证治本位的意义

乌梅三十枚　蜀椒　当归各四钱　桂枝　党参　附片各六钱干姜二钱黄连　黄柏　细辛各三钱

共捣筛，蜜为丸，如梧子大，服二十丸，日三服，稍加至三十丸。乌梅先用醋浸一宿，饭上蒸，捣如泥，和各药为丸。用时如无丸药，可减轻用分量六分之一，煎服，日三服，隔二小时服一次。

治厥阴病，厥热往返，消渴、气上冲心、心中热痛、饥不欲食、食则吐蛔、心烦、有时安静、静而复烦、脉虚细急数。

此治厥阴肝脏病之法也。厥热往返者，厥为寒冷，厥阴乃阴寒已极，微阳初生之气。厥阴风木，子气为火，母气为水。厥阴病则风动无定，或见子气而病热；或见母气而病寒；故热后复厥，厥后复热。平人之厥阴，不病厥热者，中气旺而水火交也。厥阴一病，风木克土，中气既败，水火分离，于是火气现而热，水气现而厥。热多则火土复而人生，厥多则火土亡而人死也。

消渴者，风木之气，因水寒脱根而疏泄上冲。疏泄伤津，故渴而欲饮，饮而仍渴。气上冲心，心中热痛者，足厥阴肝经为风木，手厥阴心包经为相火。肝经木气上冲，而心包相火又因中气虚败，不能下降。故气上冲心，心中热痛，饥不欲食。食则吐蚘者，风动耗津，故饥。土气已败，故不能食。蚘乃木中阳气所生，中下既寒，蚘不安居。食后胃上加温，蚘避寒就温，故上行而吐出。心烦者，蚘乃肝家阳气所生，蚘动则阳动，阳动故心烦。

此病水寒火热，木枯土败。方用附子、蜀椒、细辛，温水寒，而培木气之根。黄连、黄柏清火热，以保木气的津液。桂枝、当归温养木气，以息风气。人参、干姜以温中补土。乌梅大生木液，而补木气。风盛则木气自伤，惟乌梅能补木气也。水温火清，木和土复。阴阳平和，运动复圆，是以病愈。

此六气运动不圆，厥阴风木一气独胜之病。病在荣卫，不速汗解。平日肝阳不足之人，病即由表入里，则成此病。或表证才现，里证即作，则成此病。病成之初，必气微而躁烦不安也。木气动而耗津，故脉虚细。微阳拔根，中气虚极，故脉急数。

乌梅丸为肝脏阴寒之方。黄连、黄柏大寒之药，乃如是之重者。水寒则木郁生风，风又生热，热又伤津，津伤则风更动。寒不去风不息，热不去风更不息。寒温并用，木气之个性使然。此方虽寒温并用，木气之本性使然；此方虽寒温并用，仍以温水寒为主，清火热为辅。六气中惟风木复杂。风木能研究彻底，余皆彻底矣。以上三阴脏病。脏病忌发汗。

大承气汤证治本位的意义

大黄四钱　枳实　芒硝各二钱　厚朴八钱

治阳明病，胃家实、日暮潮热、六七日不大便、谵语、手足溅然汗出、腹满痛拒按、脉大而实。

此治阳明腑病，肠胃燥结实证之法也。承气者，承中气也。中气左旋化阳，右转化阴，阴阳平均，中气乃治。阴进则阳退，阳盛则阴消。阴阳偏胜则中气伤而人病。阴阳偏绝，则中气亡而人死。三阴病，阴盛阳绝。大承气汤证，阳盛阴绝。

当此之时，阴阳平均的中气，几乎有阳无阴了。日暮潮热者，阳明燥金，气旺于申酉之时。燥金气旺，每日申酉加热，如潮来之有定时。此时胃中阳旺，故阳明病必此时热增也。谵语者，胃中津液消亡，心火不降，烧灼神昏也。手足濈然汗出，六七日不大便者，胃肠燥极也。腹满痛拒按者，肠胃有燥屎结实也。《伤寒论》云：胃中有燥矢。乃胃中食物，被燥气炼干云耳。故曰胃家实也。矢，古屎字。

阳明燥金，大肠主气，胃土从化。金气以收敛为能，故金燥必结，故燥屎坚硬也。阳明胃腑燥热之证，亦有泻稀水放屁，而潮热谵语，腹满痛拒按者。此肠中必有燥屎数枚，所谓热结旁流，亦大承气汤证也。凡用下法，总要以手按大肠部位，名曰腹诊。

此方大黄、芒硝，攻下燥屎。枳实、厚朴，开通滞气。阳退阴复，中气承接，运动复圆，是以病愈。

此方妙处，在大黄、枳实性寒，芒硝、厚朴性热。寒热混合，则生圆运动的作用。如不用芒硝、厚朴之热，只用大黄、枳实之寒，直攻而下，一定将人下死。脉实而大，阳热充满之象。与三阴脏病，阴盛阳微，是对待的理法。世谓芒硝性寒，错误。

但是要用大承气汤，须先以小承气汤试探。服小承气汤后，放屁，是有燥屎。可用大承气汤。若不放屁，是无燥屎，便不可用。小承气汤，大黄二钱，枳实一钱，厚朴二钱。

此六气运动不圆，阳明燥金，一气独胜之病。病在荣卫，不速汗解。平日胃阳偏旺之人，病即由表入里，则成此病。病成之初必蒸蒸发热，汗出气盛，而舌胎干黄。数日之后，乃成此证。不比三阴病成之速也。此病表证未罢，里证续作。当先解表，然后下里。与三阴表证里证兼现，当先温里，然后解表，是对待的理法。一气独胜，诸气消灭，圆运动解体，所以人死。

桃核承气汤证治本位的意义

桃仁三钱　桂枝二钱　炙甘草二钱　大黄二钱　芒硝一钱

治太阳腑病，其人如狂、少腹急结、内有蓄血、小便利者、脉象沉实。

此治太阳膀胱腑病之法也。太阳之腑，膀胱也。膀胱位于少腹。膀胱有热，大肠血瘀，故小腹急结。血热必神乱，故人如狂。热实，故小便利。热结在里，故脉沉实。

此方大黄、芒硝，以下膀胱腑热。桃仁以下瘀血。膀胱腑虽有实热可下，而胃中却无可下之物。硝、黄极伤胃气，故用炙草以补胃气。用桂枝者，达表气也。因大肠膀胱之经，在荣卫之内。膀胱本腑有热，其经气即将荣卫之热，引入本腑而成此证。故用桂枝将其经气仍达于表也。小便如不利，内热未实，便不可下。如血自下，血去热退，不必服药自愈。

此六气运动不圆，太阳腑热之病也。病在荣卫，不速汗解。平日血热阳胜之人，病即由表入里，表证不罢，里证即作，则成此病。病成之时，但觉少腹急结，忽然发狂也。以上阳明、太阳腑病。腑病忌发汗。

小柴胡汤证治本位的意义

柴胡　黄芩　法半夏　生姜　人参　炙草各三钱　大枣肉六钱

治少阳经病，寒热往来、口苦、目眩、耳聋、咽干、胸满、胁痛、默默不欲食、心烦喜呕、脉象虚小弦数。

此和解少阳经病之法也。少阳胆经，居荣卫之内，脏腑之间。此经一病，阴阳不和。阴郁则恶寒，阳郁则发热。郁而不解，故寒热往来。胆经不降，相火上逆，故口苦、耳聋、目眩、咽干。胆经自头至足，循耳后，下胸，环胃，循胁。胆经不降，故胸满、胁痛、不食、心烦、喜呕。胆经与三焦经同属少阳相火。胆经相火，既上逆不降，三焦经相火，必下陷不升。上逆下陷，经气结滞，故病有以上诸证。三阳腑三阴脏是平列的。少阳却无腑证，而有经证。是平列中的不平处。

此方柴胡，升三焦经之下陷，黄芩降胆经之上逆。胆经逆胃经必逆，半夏、生姜降胃经之逆。相火上逆，中气与津液必伤。姜、枣、炙草、人参补中气生津液。中伤火逆，脏阴易动，故重用补中之品，以防止脏阴之动也。此病上逆、下陷、中虚，此方一面升陷，一面降逆，一面补中以调升降。此和解之法也。火陷中虚，故脉虚小。木火结滞，故脉弦数。

方名	证状	原理	治法	脉象	备考
桂枝汤	项强头痛身疼发热汗出恶风	卫气受风所伤不能交荣，荣气郁故偏现本性而疏泄，疏泄故发热	敛荣气以交卫气	脉浮缓	此方用芍药之理不可含糊。外感之病，非风寒入了人身作病，乃荣卫被风寒所伤，人身的荣卫自己作病。此点解决古医学复明矣
麻黄汤	项强头痛身疼骨节疼痛无汗恶寒	荣气受寒所伤，不能交卫，卫气郁。故偏现本性而收敛，敛故恶寒	泄卫气以交荣气，双解荣卫	脉浮紧	麻黄汤证病在收敛偏盛，桂枝汤证病在疏泄偏盛。时令收敛则麻黄证多，时令疏泄则桂枝证多。大气寒则收敛，大气热则疏泄
桂枝麻黄各半汤	恶寒发热无汗项强身痛数日不解	荣卫皆郁	燥湿温中补火	脉微弱	芍药麻黄并用，一开一合。荣卫双郁，一定之法。后人不解桂枝汤用芍药之理，一心总以为是风寒入了人身，须祛风提寒之药，冬多用些才行，于是外感病误于升散药者多矣
四逆汤	自利腹痛。腹痛涨满而吐食不下	火土双败	温水补土息风	脉沉微	三阴脏病不下利者不死。下利不愈者必死，下利乃太阴之事，脾阳不衰不惟太阴不病，即少阳（阴？）厥阴亦可不病。太阴脾土关系大矣
附子汤	肢寒背恶寒蜷卧，但欲寐骨节痛	水寒土败风动	温寒清热补中养木息风下燥屎	脉沉微细小	少阴一气，心脏与肾脏属之。心属火肾属水，土败中灭水火分离，水寒克火故少阴脏病法当温水气之寒，扶土气之衰，同时兼防木气之动，少阴多死证，火不生土，木又克土之故，方中不用甘药嫌壅滞也
乌梅丸	厥热消渴气上冲心，心中热痛，饥不欲食，食则吐蛔，心烦有时安静，静而复烦	水寒火热木枯土败中气虚寒	下热攻血顾中达表	脉虚细急数	厥阴风木，在春冬之交。微阳升动，阳根不足一动即泄，所以厥多死证也。少阴厥阴之死证非医误之过，乃木气水气应有之事
大承气汤	胃实潮热手足汗出谵语，六七日不大便，腹满痛拒按	燥热结实胃有燥屎	和解经气预防脏阴	脉大而实	胃家阳盛全是阳盛之象。脉则大实，重按有力。当表证已罢，蒸蒸热盛之时。以调胃承气汤和其胃热，不至成大承气汤证也。调胃承气汤详见伤寒读法篇
桃核承气汤	发狂小腹急	膀胱热结，少腹有蓄血少阳经病脏阴易动	和解经气兼腑热	脉沉实	膀胱腑证极少阴脏病寒。分见三阴。阳腑病热统属阳明。故古人以三阴与阳明对称
小柴胡汤	寒热口苦目眩耳聋咽干胸满肋痛而兼呕烦			脉虚小弦数	此证常有十数日不愈者。因少阳经气居半表半里之间，既不能出表，又不能入里之故。所以非和解不可
大柴胡汤	寒热口苦目眩耳聋而兼呕，下利胸痞而硬	少阳经病腑热已结		脉右实左弱	此证只须认明有少阳经证，则下利系阳明热利显而易见。面上神色。是阳象无 阴象亦易分辨

大柴胡汤证治本位的意义

柴胡　黄芩　法半夏各三钱　大黄　枳实　生白芍各二钱　生姜三钱
大枣六钱

治少阳经病，寒热往来、口苦、目眩、耳聋、呕而下利、胸下痞硬、脉象右实左弱。

此和解少阳之经兼下阳明腑热之法也。如小柴胡汤口苦、目眩、寒热往来等证，又兼呕而下利，胸下痞硬。呕、利为胆胃二经热滞，痞硬为胆胃二经横结，下利为胃腑之热。于小柴胡汤去参、草之补中，加大黄、枳实以清胃热，加芍药以降胆经而舒胃经。一面和解少阳之经，一面下胃腑之热也。

小柴胡汤证，脉象虚小，略兼弦数。虚小者，中阳虚而三焦之气下陷。弦数者，木火病而胆经之气上逆也。

大柴胡汤证，脉象右实，左弱。右实者，阳明胃腑热滞，左弱者，木气结而津液伤也。

此二证，大柴胡汤证少，小柴胡汤证多。因中虚不运，荣卫乃病。中虚之家，胆经相火易为上逆，相火上逆，中气更虚，故小柴胡汤证多。胃阳盛乃病大柴胡汤证，胃阳盛则中气少有虚者。中气不虚，荣卫偶病，自能汗解，不至入少阳经也，故大柴胡汤证少也。名曰入少阳经，其实乃少阳经自病。

此六气运动不圆，荣卫表病，未得汗解。脏腑阴阳，又不偏动。病气既不外出，又不内入。少阳经气被迫而成之半表半里之病也。以上少阳经病。

少阳经病，不可汗，不可下，不可温，只可和解。柴胡汤和解之方也。不可汗，柴胡略有汗意。不可下，黄芩略有下意。不可温，党参、炙草、生姜、大枣略有温意。此和解之事实也。

发热为荣气疏泄之病，恶寒为卫气收敛之病。卫气之收敛，能交荣气的疏泄，则荣不发热。荣气之疏泄，能交卫气之收敛，则卫不恶寒。荣卫相交，中气之事。

厥阴病，为肝脏病寒之病。太阴病，为脾脏病寒之病。少阴病，为少阴肾脏肾水病寒之病，非少阴心脏君火之病。乃少阴肾水无阳，寒水克火之病。少阳之阳足，能交厥阴，则肝脏不病寒。阳明之阳足，能交太阴，则脾脏不病寒。太阳之阳足，能交少阴，则肾脏不病寒。

阳明病，为胃腑病热之病。太阳病，为膀胱腑病热之病。太阴之阴足，能交阳明，则胃腑不病热。少阴肾水之阴足，能交太阳，则膀胱腑不病热。惟少阳胆腑，附肝脏而生，入胃腑而下，胆的本身，却无腑病，只有经病。少阳病之寒热往来，乃肝脏之阴与胃腑之阳之气。

表里本是一气。表气的荣卫偏盛，里气的脏腑即偏郁。荣卫不得复和，则表气的荣卫偏的愈甚，里气的脏腑即愈郁而愈偏，遂成阳腑病热，阴脏病寒之病。如表气不得复和，里气又不偏盛，则成少阳经病。此整个圆运动的伤寒论的原则也。荣卫病，乃荣卫被风寒所伤，而荣卫自病。并非风寒入了人身为病。此点认清，不惟伤寒论的原理明，温病、疹病一切外感病的原理俱明矣。一部伤寒论，如内容六瓣之一橘。荣卫如橘皮，脏腑如六瓣，少阳经如橘络也。

读伤寒论十方读法五条

一要先将内容六瓣之一橘的比喻明了。

一要先将荣卫脏腑少阳经病的各证状名目，分别记清，再合成一个整个记清。

一要于记清之后默记溜熟。

一要于默记溜熟之后，将各证状的所以然，与治法分别记清，再整个默记溜熟。所谓电力充足，电光自明之功效，于最短的期间，便能得到整个成功的基础。

难经曰：伤寒有五，一曰中风，二曰伤寒，三曰温病，四曰湿温，五曰热病。伤寒有五的伤寒二字，乃外感的统称。二曰伤寒的伤寒二字，才是伤寒麻黄汤证的伤寒。仲圣《伤寒论》三字的意义，乃外感论的意义。此点要记明白。

温病本气篇

导　言

自来治温病，以新感与伏邪为两大原则。吴鞠通《温病条辨》，谓风寒伤人由皮毛而入，温病由口鼻而入。初入上焦，再由上焦入中焦，再由中焦而入下焦，直行中道云云。人身由上部至下部是整个的气化圆运动，即以形质而论，亦曲折重叠，并无直的中道可行。所谓新感温病如虚。王孟英著《温热经纬》，称仲景有伏气温病之文。仲景伏气温病之文，乃谓伏有何脉，即有何病，乃泛言各种病如此。非专言温病，非谓冬月伏有寒气，至春变温。只因王叔和于《伤寒杂病论》首，妄加序例曰：冬日伤寒，即病者为伤寒，不即病者，寒毒藏于肌肤，至春变为温病云云。后人遂认为伏气温病，此王叔和误解《内经》冬伤于寒，春必病温的寒字之贻祸也。《内经》云：风寒中人，使人毫毛毕直，岂有寒气伏藏于肌肤三月之人，安然无恙，至春变为温病之理。所谓伏气温病如此，一唱百和，不求甚解。原则既差，理路遂乱。因就经过事实，根据原理，作温病本气篇。言温病乃人身之本气自病，非由口鼻而入，非伏去年之寒，变成今年的温。认为温邪由口鼻直入中道，认为伏邪变温，于是以去邪为主义，遂用去邪之药。去邪之药，最伤本气，本气受伤，病必加重。及至病加，犹以为邪深难去，比比然矣。认为本气自病，自知用调和本气之药。病去身安，乃无遗误。抱本气自病的原则，以研求《温病条辨》《温热经纬》所载证状与方法，自能得着适当的妙处，而不为其所持原理的错处所误。

欲知病理，但凭药性。世之治温病，皆以银翘散、桑菊饮为宗。银翘散、桑菊饮之药，皆疏泄降肺之药，乃燥病之药，非温病之药。燥则金气敛结，药宜疏泄。温则木气疏泄，药宜收敛，断无疏泄之病，用疏泄之药，治之之误也。

著者识

温病的意义

伤寒病起于荣卫，终于脏腑，荣热卫寒，腑热脏寒，腑热则实，脏寒则虚。脉象紧数，按之明爽，病人神色清明。温病起于荣卫，终于气血，荣卫气血，皆热不寒，皆虚不实，脉象或洪或小，按之躁急模糊。病人神色昏晦。亦有强壮之人，脉象较实者。虽脉象较实，仍按之模糊，不似伤寒脉象之明爽。特强壮之人，少有病温病者耳。世谓右脉大为温病、左脉大为伤寒，事实上并不尽然。

温病者，人身木火偏于疏泄。金气被冲，而失收降之令，水气被泄，而失封藏之能。水不藏则相火益事飞腾，金不收则风木益事泄动。上焦则津液伤而热气冲塞，下焦则相火泄而元气空虚，中焦则中气衰败，交济无能。一年的大气运动，春升夏浮，秋降冬沉。春温夏热，秋凉冬寒。春生夏长，秋收冬藏。人身春木之气，升动生发失其常度，则温气病焉。此乃人身本气之病，非中今年之温，由口鼻而入，非伏去年之寒，变为今春之温。不过虽是人身本气自病，必须感受时令偏于疏泄的大气，引动里气，然后病成耳。

《伤寒论》云："太阳病，发热而渴，不恶寒者，为温病"。此乃借温病以分别伤寒之言，非专为温病整个说法立言。温病的事实上，常有得病一日，常有发热之中仍带恶寒者。不恶寒之发热作渴，脉象应无虚象，而事实上则脉虚者甚多，且多不渴者。脉虚之温病，关系生死，较脉不虚者迅速。温病诸书，对于脉虚温病的方法，少注重者。大概遵守论文，而由口鼻而入，伏寒变温病的讹传，未及就六气的事实上寻原理也。温病实证少，虚证多，实证易治，虚证难治。此篇注重虚证，因正当厥阴风木之时，阳气幼稚故也。如果脉实，则易治矣。虚证如肆用散药凉药必死。实证的实字，乃比较上的实，非真正的实，所以温病的下证，无承气汤证，只有黄龙汤证。黄龙汤详下文。

伤寒表里之分，为荣卫腑脏；温病表里之分，为荣卫气血；亦有病在肠胃者，如两感温病，则责在肾家，各详下文。病在肠胃，乃肠胃自病；病在荣卫气血，乃荣卫气血自病。自病的意义，无人讲求，皆王叔和误解《内经》文字，后人又盲从叔和之故。叔和误解《内经》文字详下文。

伤寒易治，温病难治。伤寒表里寒热，界限分明。温病表里皆热，界限难分。此篇于难分之中，求分之之法。能分得出，然后用药有着落也。

病在荣卫

温病分纯温病，兼感寒温病。初起头疼身痛，先恶寒后发热，发热之后但热不寒，神智昏迷，精神倦怠，此病在荣卫也。舌无胎，脉洪虚躁急模糊，轻按多重按少。发热大者，方用乌梅白糖汤，即肥乌梅五枚，白糖一两。舌无苔，脉虚小者，方用扁鹊三豆饮，即黄豆、黑豆、绿豆各三钱。乌梅证、三豆证，是为不兼感寒之纯温病。

若脉洪虚，发热之后，仍兼恶寒，是为兼恶寒温病。于乌梅白糖汤中，加绿薄荷一二钱。若脉虚小，发热之后，仍兼恶寒，是为兼恶寒温病。于三豆饮中，加薄荷五分至一钱。惟兼恶寒之脉，必不纯虚，必重按兼有弦紧之象。弦紧乃收敛闭束之象；纯虚之脉，只向外疏散，不向内收敛闭束也。病人所在地，冬春无大风，冬不鸣雷，少纯虚温病。

乌梅白糖汤

人身荣卫，荣属木火，其性疏泄；卫属金水，其性收敛，主管表气，而根于里气。节令一交木气，大气降极而升，疏泄起来。中气不足之人，本身的荣气，即随造化的木气升动疏泄。乙木为风木，甲木为相火。里气的乙木升而甲木不降，则相火外泄。荣气与木火升泄，故发热。热由木火升泄，故发热不恶寒。荣卫失和，故头痛身痛，相火外泄的多，故发热甚大。火泄中虚，故神智昏迷、精神倦怠也。

此证脉象洪盛，乃木火外泄。重按虚微，乃木火之虚。虚者，木火升泄自伤本气也。病在荣卫之时，外泄之相火，正在浮游，尚未化生定在之热，故舌上无胎。乌梅酸收，降甲木安乙木，敛相火而大补木气。木气动于上必虚于下，故乌梅为风木要药。收而不涩，能生津液，温病尤宜。白糖能补中而不横滞，与乌梅酸甘生阴，最宜温病虚证，故服之病愈。若发热仍兼恶寒，是感大气之疏泄，又感大气之收敛，而本身卫气，闭束不舒，故加薄荷，以开卫气之闭束也。脉来躁急模糊，根本动摇之象。

扁鹊三豆饮

此证，外证与乌梅汤证同，但脉不洪虚而虚小。虚小者，木气本虚，一经疏泄便无力也。黄豆、黑豆，养木气中平疏泄，兼降胆经，养津液。绿豆养木、养中，兼清肺热。故服之而愈。如右脉重按不虚，加淡豆豉三钱以宣滞。此方平淡和养，最宜温病。如发热之后，仍兼恶寒，是感大气之疏泄，又感大气之收敛，而本身卫气闭束不舒，故加薄荷以开卫气之闭束也。豆须煮成即服，不可隔夜，生用莫炒。

乌梅汤收外以安内。三豆饮养内以和外。皆温病初起虚证的极效方法。温病脉实为顺，脉虚为逆。乌梅汤证，小便长者为乌梅忌用。改用三豆饮，加倍煎服。三豆证小便短者，加白饭豆三钱，以利湿气。惟病人所在地，冬春风少，冬不鸣雷，大气中木气不伤，人身的木气较足，乌梅、黄豆补木之品，只宜轻用。疹病亦然。疹即小儿的温病。

《内经》曰：温病虚甚者死，木火之气泄而不复故也。泄而不复，中气之虚。中气不虚，木火虽泄，金气能收，火仍归水。木气得根，必不致死。《难经》曰：温病之脉，不知何经之动也，可见其虚也。三豆饮原方系红饭豆、黑豆、绿豆。红饭豆即点心铺做洗沙之红豆，能除湿气，伤津液，故改用黄豆。红饭豆，世误用赤小豆，有大毒。黄豆养中养木养津液兼降胆经，温病疹病要药。

脉气洪虚与虚小者，面色多红。面色红者，火浮于外，必虚于内。凉药下咽，即生变故。此医家之所忽。如认面红为内热，故意用凉药以清内热，必一泻而死。脉虚故也。

《伤寒论》立桂枝汤以治荣病之疏泄，立麻黄汤以治卫病之收敛。桂枝汤之芍药，全在收敛木火，乌梅、三豆亦全在收敛木火。惟温病里气大虚，故不能用芍药之苦寒。乌梅、三豆并补里气之虚。温病表里俱热，故不能用桂枝、生姜以助热，不能用炙草、红枣以补中，而乌梅、三豆，却有补中之能。如兼卫气闭束而恶寒，兼用薄荷以通卫闭，亦《伤寒论》麻桂各半汤之法所变通之法。不过桂枝汤、麻黄汤之荣卫病，有表里之分。温病之荣卫病，表里之分不显，而全是里虚之病耳。乌梅白糖汤、三豆饮治温病，下咽即能汗出病解，出汗的理由，详原理下篇荣卫中。用此方见效之后，自能知道《温病条辨》用银翘散、桑菊饮的根本全错。发热为荣气之疏泄，恶寒为卫气之闭敛，神昏倦怠为相火离根，故用乌梅三豆以平荣气之疏泄，薄荷以开卫气之闭敛。相火离根，中下虚惫，故用乌梅、三豆平和补益木气之品，不能用其他苦寒伤中之味。此中关系，非比寻常。况且木气偏于疏泄，都缘金气不能收敛。叶天士谓温病首先犯肺，逆传心包。叶虽不知温病原则，却已认识肺金不可伤。其谓逆传心包，因不知温病是本身木火疏泄伤肺之病，心包之脏木火自病也。

葱豉汤

温病脉虚身乏、身痛、发热恶寒，是兼感寒温病。葱豉汤：葱头三五个，淡豆豉五钱，不加盐，煎服。豆豉和木气以治温，葱头散卫气以治寒，平稳之方也。如不恶寒，忌用葱、豉。不恶寒单发热，乃纯温病，黄豆一味煎服亦愈。豆豉宜散，亦不可用。黄豆润津液、益中气、养木气，而平疏泄故效。兼有卫气闭敛之证据。葱性疏通卫闭，其性平和。豆豉宣滞不伤中气，取效甚宏，故宜用之，比薄荷稳也。

加减三豆饮

乌梅三豆饮证，如脉不模糊，不洪不虚，重按较轻按有力，面色不浮红，昏睡不醒。是兼感寒温病，病在荣卫，里热已作。此肺金收敛力大，将木火疏泄之气，敛成有定在之实热。宜加减三豆饮，金银花、天花粉、玉竹各三钱以清热，枳实、薄荷各一钱以清肺闭，黑豆、绿豆、淡豆豉各三钱以养木气，兼清木热，而舒通胃滞也。乌梅、黄豆皆是补品，脉不虚忌用。若舌有干黄苔，加生大黄、生甘草各一钱以消胃热。此证不愈，即成下文病在气分病在肠胃两证。

病在气分

发热、咳嗽、恶寒、身痛、大渴、舌胎粉白。脉象不洪，重按有力，此病在气分也。用枳实银菊散。生枳实、薄荷、竹叶、桔梗、菊花、天花粉、玉竹、麦冬、贝母、知母各三钱，服后热退病减，过时仍旧者，其脉必实，生枳实加成五钱即愈。粉白如铺干粉于舌上，燥而不润，满舌皆白。满舌粉白，此为肺热之证。

枳实银菊散

咳嗽口渴，舌胎粉白者，相火被卫气闭束。成为有定在之热，热胜克金，热伤肺家气分也。肺气热逆，故咳嗽。气热津伤，故口渴。气热津凝，故舌胎粉白。菊花、金银花、天花粉、玉竹、麦冬、知母、贝母，清肺热以顾津液，薄荷、竹叶、桔梗枳实，破肺气的实滞，故服之病愈。脉重按有力，是气实之象。实则不模糊也。此方服竣，必大汗而解。汗出之先，有发狂者，有发战者，热深故也。亦有热深脉伏者。

治温病须先分别相火浮游与热有定在两个时期。病在荣卫，舌上无胎，为浮游时期。舌上有胎，为定在时期。浮游时宜收回相火，定在时宜清降定热。浮游时勿用清药，火不可清也。春初之火，只见不足，不见有余。火如被伤，不能归于水位，化热灼津，上焦清虚之境，神明所出之地，尘敝烟熏，枯干窒塞，种种昏迷烦喘，气短呃逆，甚而吐血躁扰，手足瘛疭，昏迷不语，败证迭出。如现烦喘等证，乌梅三豆两方合用自愈，不加薄荷。上焦之热愈盛，下焦之火愈虚，既现败证，其火更虚。降火而不伤火，是为治温病之大法。必热实气实脉实，热有定在，如枳实银菊散证，乃可用清热通气之药，以清定在之热。

枳实银菊散，不用黄连。因其性大寒，不惟伤火，并且败中，况黄连性极干燥，最伤津液，温病初起所忌。此病脉既有力，仍只用清凉疏淡之品，因脉之有力，乃相火化热伤津之热，非火土之气实。相火所化之热多一分，下焦相火即少一分。相火少一分，中气即虚一分。倘用黄连大寒之药，火土一伤，必贻后患。津液再劫，必增纠缠矣。

枳实银菊散证，小便必长而次数多，或小便点滴俱无，或泻稀黄水，皆气分热也。气分热而木气之疏泄更甚，故小便长而次数多。气分热而津液胶固，故无小便。肺与大肠相表里，气分热及大肠，热气主动，大肠金气受热不能收敛，故泻稀黄水。见此证状，切不可认为小便长多为小便清利，更不可认无小便为脾湿而用苓、泽利尿，更不可认泻稀黄水为虚而用补涩。肺气热清，诸证自愈。《温病条辨》之银翘散、竹叶牛蒡桔梗等药，破肺气伤肺液，连翘除湿伤津，疏散力大，温病大忌。肺气再伤，收敛更减，疏泄更甚。肺津再伤，水源枯竭，上焦更不能清降，相火更逆，木气更枯，则病重矣。

乌梅汤，三豆饮，葱豉汤，加减三豆饮，枳实银菊散，服后病愈，皆自然出汗。温病忌发汗，因温病乃疏泄之病，用药发汗，则疏泄而又疏泄，多致于死。自然出汗者，荣卫复和，火降中复，圆运动复原也。凡病出汗而愈，皆自身圆运动复元之故。

温病为木火上冲，肺金不能收敛之病。木火上冲，既已热伤肺金，只宜清肺家之热，不可清木气之温。因木火冲于上，必虚于下。知肺热当清，木温当养，便将温病的根本解决。温者，木气之生气也。

病在肠胃

病在气分证中，加日晡潮热谵语。舌苔由白转黄，燥而且厚。脉象右大而实，左则弱小。方用加减黄龙汤。大黄、枳实、厚朴各一钱，元明粉五分，党参二钱，当归、柴胡、炙草各一钱，白芍二钱，分三服。

加减黄龙汤

病在气分，失于清降，则热结肠胃而成潮热腹满苔黄之下证。自当用承气汤下之，但热虽实，胃并不实。且气血均为热所伤耗，只宜大黄等味轻剂，并用参归补益气血，炙草补益中气，柴芍疏解木气。如一服，半日后放臭屁，腹已不满，右脉已平，无论已否得下，即止后服。虽未得下，脉平腹不满，已不拒按，是热实已解，黄苔亦将自退，不能再受下药。如脉已平，腹已不满，而身热不退，用三豆饮浓煎以养中滋木，热即退矣。因温病只有虚证，无有实证故也。如服后，半日不放臭屁，腹仍满，仍拒按，脉仍不平，再服一服，得下稀粪少许即勿再服，即能热退人安，养息即愈。

以上各方，乃治温病大法。无论何证中兼见他证，如乌梅汤证兼见面红目赤，三豆汤证兼见羞明咽痛、枳实银花散证兼见小便长多，或无小便，加减黄龙汤证兼见泻稀黄水等，皆仍用乌梅三豆等本方。因病之状态虽异，病之原因则同，原因既同，方法亦同。

病在血分

相火既化成有定在之热，平日气分偏热之人，热即入于气分。平日血分偏热的人，热即入于血分，血分既热，舌色即现绛赤，脉象即转弦数，身热不退，口干而不饮，心烦夜不成寐。方用加减黄连阿胶鸡子黄汤。阿胶、生地、龟板、鳖甲各二钱，赤芍、丹皮、黄连各二钱，鸡子黄一枚，生调，分二次服。

加减黄连阿胶鸡子黄汤

阿胶、生地、龟板、鳖甲以养血而平热，赤芍丹皮以活血而清热，黄连降心火以除烦，生鸡子黄补中气温肾阳补津液以交心肾。虽系热伤血分，亦由心经心包经火气不降，自现本气。火气不降自现本气者，中气虚而肾阳不升也。故用鸡子黄补中气，补肾阳以交心肾。脉虚甚者加炙甘草一钱以补中。如舌绛赤而有黄苔，鸡子黄、炙甘草忌用。肾阳升则心火降。徒降心火不升肾阳，不能成功。鸡子黄关系此病极大。

中下阳虚，故身热不退。血热而心气不降，故心烦，肾阳不升，故不成寐。热伤血，故口干。热甚则火衰，故不能饮，血被热伤，不能养木，木现木气，故脉弦。中气虚，故脉数。

生鸡子黄对于此病的身热不退，夜不成寐，关系极大。生鸡子黄大温大补，脾肾之药也。此病之不寐，一方面由于心火化热，不能下降。一方面由于肾阳耗泄，不能上升。生鸡子黄与黄连配合，鸡子黄温升肾阳，黄连清降心火，心肾相交，是以能寐。心肾之交，责在中土。鸡子黄温肾阳，补津液，又能温补中土。中土补起，热乃能退。此方之用黄连，全是与鸡子黄配合的关系，而阿胶又能和其燥也。

热在气分，气分热清，则荣卫和而汗出病解。热在血分，非养血清热，病不解也。如舌色绛红，中有黄胎者，是胃间兼有热滞。须于凉血养血之中，加牛蒡子、槟榔各五分，研末。重者加枳实五分，研末。吞服，徐徐去之。然后可用生鸡子黄。小便短者，加乌梅二枚。如口渴能饮能安眠者，去鸡子黄。此则病轻，单是血热也。

温病忌用燥药、升散药、发汗药，忌下忌温补。总宜养风木敛相火保肺液保中气。如有定在之热，舌上必有胎，用清凉去滞清轻之品，莫伤胃气为治。

两感温病

两感者，本身木气疏泄偏胜，伤及肾家藏气，肾阳外泄，肾气空虚，又感时令疏泄之气之病也。此病极危险，一为肾气丸证，一为大青龙汤加附子证。

肾气丸证，其证微恶寒微发热，全身倦怠，两足困乏，神志昏迷，脉象微弱散乱。方用肾气丸六钱调服。

恶寒发热，乃荣卫之郁，寒热不甚，而全身倦怠，则荣卫之败也。两足困乏者，肾气微少也。神志昏迷脉弱而散者，肾阳外散，中气无源。肾阳外散，则心神失根，中气无源，则脉息不振也。肾气丸附子以回肾阳，桂枝以回肝阳，以定木气之根，地黄滋津液养风木，山萸肉敛浮阳补木气平疏泄，山药补肺金助收敛，丹皮去木滞清瘀热，苓、泽扶土气也。肝肾阳复，心神有根，中气有源，土气健运于中，荣卫升降于外，故病自愈。

单感时气之疏泄，肾气能自固藏，病轻。既感时气之疏泄，肾气又被拨动，故易致死。此等病证，一服辛凉，汗出腹泻即死。

大青龙汤加附子证。此方见湖南主席何健手抄伤寒古本。其证恶寒发热，身痛如被杖，头痛如斧劈，口干欲裂，烦满而渴，脉时浮、时沉、时数、时细，方用大青龙加附子汤。

此肾阳素亏，又病感寒温病也。恶寒发热者，里气亏乏于内，荣卫郁阻于外也。身痛如被杖者，肾阳不能达于外，卫气不能外发也。头痛如斧劈者，肾阳离根上卫也。口干欲裂，烦满而渴者，上焦津液，被卫气闭敛之热烧灼也。脉时浮时沉时数时细者，下焦无阳，中气失根，不能安定也。方用大青龙汤。麻黄、桂枝各一钱，杏仁二钱以开卫闭，生石膏二钱以清卫气闭于上焦之热，炙草二钱，生姜一片，红枣二钱以补中气，加附片三钱以回肾阳也。

此证头痛如劈，脉又摇摇无定，肾阳拔泄，并于头上，其中下之虚极矣。非附子、炙草不能挽回根本。口干而至烦渴，上焦燥热极矣。又非石膏不能回复津液。身痛如杖，卫气郁极，非麻黄、桂枝不能调和荣卫。温病而用麻桂，其中必兼有卫闭也。

此病用此方，非老手确有把握，不可试用。可用三豆各三钱加薄荷一二钱煎汤，调服肾气丸五钱以代之。薄荷可代麻、桂，三豆可代石膏、杏仁、甘草、红枣。肾气丸之山药、熟地、丹皮，有补津液之能，山茱萸、附、桂可回肾肝之阳，茯苓、泽泻有益中土。荣卫司于肝肺，根于中气，而起源于肾家。注重肾家以达荣卫，实为此病根本治法。见效而不犯险。

大凡外感之病，脉象微弱，或洪虚，原因皆是内伤。如浮沉细数不定，则内伤至极矣。不治内伤而徒治外感之药，无不耗散伤内者，内益伤病益重矣。脉象浮沉细数不定，为用肾气丸的根据，药店的肾气丸，内有车前、牛膝，过利小便，不合此病。须用桂附地黄丸便合，即古方的肾气丸。

本篇温病方中之乌梅、三豆、肾气三方，皆内伤之要法，皆事实上常有，前人书中所无。前人书中何以无内伤治法，只因王叔和将《内经》冬伤于寒，春必病温，二句经文的冬寒的寒字，认为风寒的寒字，谓冬日伤了寒气，登时病作为伤寒，登时不病，寒毒藏于肌肤，来春发作，化为温毒。遂认为温病为毒气，所以用药皆以解毒清热为主。不知温病全由内伤也，更不知春温的温字，乃天人的生气也。知温病为天人的生气为病，自知设法保其生，自不致将人治死也。

冬　温

温病若发病于冬季，病势极危。因温为木气疏泄的本气，春温为木气疏泄的正病。冬季寒水封藏不密，木气拔根，故冬温人死最多，惟乌梅白糖汤最能挽回。若冬温上热下寒，足冷如冰，速服桂附地黄丸救之。冬暖必起温病。

鼠　疫

冬至前后，气候不寒而反热，发生鼠疫。发热，神昏，气微，心乱。兼证不一，此为主证。鼠疫者，冬温之死证也。大气冬时主藏，寒则能藏。今寒反成热，已经封藏于土下水中的阳气，发泄出来。阳气拔根，遂病鼠疫。鼠生活于地面之际的土中，今土中无阳，不能生活，是以鼠死。人人于此时，呼吸土中无阳的大气。本身下部，阳气逆腾，无不头晕身乏者。本身的中气，尚能维持圆运动之常，虽身乏尚不致于病倒。一经感受大气的刺激，或为饮食所伤，中气的圆运动分开，遂随阳根发泄的大气以同病。阳根发泄，则下部空虚，阳逆于上，则上部充热，阳逆下虚，所以人死。此时用凉药清热，下咽即死，上部虽热，中下阳虚故也。惟乌梅三豆并用，乌梅一两，黄豆黑豆绿豆各五钱，加白糖二两以补中气，加杏仁泥五钱以降肺气，小便不利者，加红饭豆五钱以利小便，无不特效。乌梅能收敛，由右逆升的阳气，降回水中。三豆能清上部的热，不寒中气。阳泄化热，肺气不降，故加杏仁泥以降肺气。中虚脾湿，小便不利，故加饭豆以利尿。惟治救迟延，中气已脱者，已吐血者，则来不及耳。未病时，日日服之，亦可预防。此方曾于丙辰冬绥远鼠疫，经同学实地试验，功效不虚。同学并有用理中汤加天花粉治效者。盖病的名目不同，病的原理则同。所以绥远鼠疫猖獗之时，一降大雪，遂彻底消灭。降雪则大气的阳根回复下降，人身的阳根亦随之回复下降故也。著者曾用西药之稀盐酸葡萄糖先后服下，最效，盐补中气，酸能收敛上部化热的阳气，使之下降，复其本位，葡萄糖大补下部肾家阳气，并补中气也。宇宙大气的圆运动，乃大气中的阳气，降于秋，藏于冬，升于春，盛于夏所成。人身的阳气，亦降于右，藏于下，升于左，盛于上。宇宙的冬季，人身的下部，阳气皆宜顺藏，不可逆升。冬季阳升，此之谓逆，阳气逆升，是为拔根。由右降下的阳气，乃万物生命之根，冬季的寒字，即是阳气下藏的事实，不寒反热的热字，即是阳气逆升的事实。阳气逆升，所以热也。并非热而后阳气逆升也。大气的中和，为生物生命的元素，冬季阳气当藏而即藏，即是大气的中和。此中和的力量，地面之际的土中最多。鼠穴地而居，向来在大气中和的中心点生活。今土中的阳气拔根，中和变成毒厉，鼠感受最切，失其生活之常，所以鼠死。人之感受在鼠之后，所以鼠先死，人后死。惟中气充足阳不逆升的人，则不死耳。虽暂时不死，呼吸阳气拔根的大气，终难免死。冬不寒而反热，中和变成毒厉。一降大雪，热降入地，阳仍归根，毒厉仍变中和。此宇宙自然的疗法。乌梅三豆白糖稀盐酸葡萄糖，亦宇宙的自然疗法，降其逆助其藏而已。福建鼠疫盛时，飞机飞过疫地境内，常常自己堕落，有疫的地方，大气的圆运动含有鼠疫的逆性故也。

湿　温

温病数日，午后增热，头痛胸闷，舌苔润腻而不加渴，此为湿温。病难速已。

方用三仁汤，薏苡仁三钱苦杏仁泥三钱蔻仁一枚半夏二钱生甘草一钱白糖五钱乌梅二枚。

温病乃相火浮散，木败金伤，中下大虚之病。数日之后而成湿温者，火在土下则生气，火在土上则生湿。火浮于上至于数日之久，土下无火，所以湿生。湿生而土更败也。热为湿气所缠，故觉热增。其增于午后者，土气动于未时，金气动于申时。五行之性，虚则自动。土气动则湿起，金气动则敛结。热与湿合，金又敛之，故热增于午后也。

方用薏苡仁健土燥湿，蔻仁半夏温运中气，杏仁降肺金，开敛结以降相火，湿病最伤津液，薏苡、杏仁皆温润养中，不伤津液之品，中气运则相火降，相火降则中气运，肺金降相火更降。浮散于外使人发热的相火既已降入中土以下的水中，木气得根，能行疏泄作用，湿气自消。湿消热退，头自不痛，胸自不闷，土下火复，是以病愈。《温病条辨》方中，惟三仁汤最妙。杏仁开金气之结以收相火，功参造化之方也。

治湿温不宜燥烈之品，原方厚朴删去为妥。加乌梅者，补木气以利尿，收相火以退热。既有甘草又加白糖，加白糖为乌梅之辅也。

凡发热之病，愈治愈热，皆不知热是相火不降使然，相火不降，又是中虚使然。肆用凉药以伤中气，故愈治愈坏。虚热之脉，其象必虚，得食之后，其热必减。若发热而小便不长，皆可用加减三妙汤极妙。小便长而多者，忌用苡仁乌梅。乌梅补木气助疏泄，倘小便长多而用乌梅，必小便不止，气脱而死。

温病的坏病

病在荣卫，舌无苔，脉洪虚，乌梅白糖汤，归回相火，补益风木，恢复津液，疏泄滞气，补益中气，病即自愈，不坏也。病在荣卫，舌无苔，脉虚小，三豆饮补益木气，养中息风，病即自愈，不坏也。兼感寒者，加薄荷，以开卫闭，不坏也。病在气分，舌苔如粉，咳嗽作渴，枳银花散，清热去滞，降肺调中，病即自愈，不坏也。病在血分，舌绛脉弦，身热不退，夜不能寐，加减黄连阿胶鸡子黄汤，养血清热，补中温肾，病即自愈，不坏也。病在肠胃，舌苔干黄，谵语，日晡潮热，腹满拒按，加减黄龙汤，泄热养胃，病即自愈，不坏也。理路分明，方法各当，一经误治，或汗或下或补，将分明的理路，混乱不清，遂成坏病。坏病之中，先分虚实，证治列下。

其脉虚者，则热不退而昏迷，精神微弱，呼吸短促。

其脉实者，则热不退而烦扰，潮热，谵语，脉转沉细。坏病大概，不过如此。脉实的实字作滞字看，不可作虚实的实字看。

无论脉虚脉实的坏病，只要大便不泻，即不致死，虽迟至十馀日以至二十馀日不大便，亦吉。如滑泻不止，便成死证。因温病乃上盛下虚之病，不滑泻者相火虽散漫于外，中气未亡，圆运动的根气尚存。只要相火下降，中气复旺，旋转升降，自能复圆。如滑泻不止，下焦早已空虚，再加滑泻，则空而又空，中气全灭，圆运动的根气全消，故死也。前人谓大便泻乃热有出路，认为佳兆，此湿热病的佳兆也，非温病所宜也。前人于温病喜用下药，亦盲从王叔和伏寒变为温毒之故。切须认清，不可含糊。

脉虚坏病，无论舌上有无黄胎，先以乌梅汤酸甘相得，徐徐饮之，自能热退身凉微汗而解。凡用乌梅杨，如脉有热，兑入清茶半杯。热退之后，舌上黄胎者，再以大黄末一二分，作三次开水吞下，以清胃滞，自然胎退思食，调养而愈。如温病过汗，热而神昏足冷者；用西瓜汁或冬瓜汁调服肾气丸三钱，或用三豆饮调服亦可。清温并用即愈。

脉实坏病，脉既转沉细，必脉沉细有力。此为津液被热灼伤，经络燥结。而烦扰不安，中气之虚极矣。先用生党参二两生石膏三钱煎汤热服，养中生津，清润燥结，必得安眠。安眠之后，烦扰自止，然后用枳实银菊饮原方三分之一，加柴胡厚朴大黄各五分，每日申酉服之，以清热去滞。再用草果槟榔片各五分每日煎汁，少少饮之，一日二次，数日后必大泻稀水臭粪，战栗出汗而愈。泻稀水臭粪者，里气和而积结通也。汗出者，里和而后表和。战栗者，荣卫失和已久，复和不易也。

坏病愈后，调养甚难，多有三四月方能复元者。坏病治法，最宜细心，最宜静耐，因良医治病，多系接手坏病之故。

日久不大便者，必自己欲大便，方是大便之时。自己不欲大便，切不可妄用下大便之药，以夺中气，以伤肠胃津液。自己欲大便，大便不下，乃肛门干燥，注射当归水润之，或服当归一钱，大便即下。如仍不得大便，是肛门之间有燥粪数枚，因津液缺乏不能送出，非内服润药所能送下。须用手术，取出肛门燥屎，余屎自下。

乌梅汤治脉虚坏病。养津液收相火复中气。服汤得微汗，内外调，荣卫和也。西瓜汁肾气丸治脉虚坏病，生上焦津液，以清肺热，复下焦元气，以生中气也。枳实银菊散，治脉实坏病，通滞气以调升降，清积热以复津液。升降与津液俱复，中气旋转，肠胃活动于内，荣卫调和于外也。原理甚简，不过一面服药，一面静候自己的圆运动回复耳。切不可求速而进重剂以致祸。

温病系阴虚亦系阳虚

人身收敛之气能生津液，阴气也。疏泄之气最动相火，阳气也。温病之理，疏泄太过收敛不足，本是阴虚。但阳气疏泄于外，化作邪热，里阳愈少，故系阴虚亦系阳虚。仲景于温病戒汗下者，因温病是虚证，当保养阴液，尤当保护阳根也。有人问曰：温病既是阳虚，何不用热药以补阳，不知温病之阳虚，乃水中相火浮于水外也，相火浮于水外，乃木气疏泄，肺金不收。养木气，平疏泄，以收肺金，只要肺金能收，浮出水外之相火，自然归回于水内。此温病补阳之法也。伤寒发热，由于胆经不降。温病发热，不止由于胆经不降，且由于肾水不藏。温病若用热药补阳，必定增加灼肺之热，并且煎枯肾气之水。肺肾之阴再伤，岂不阴绝而死。肺肾之阴再伤，不能收藏相火．相火全出，外热更加，岂不阳亡而死。收降相火归于肾水，此种补阳之法，内伤病中用处甚多。

养阴液保阳根必先保中气

温病的病源，全是疏泄偏胜，收敛不足。疏泄偏胜，最伤阴液，最泄阳根。盖能收敛则气降而液生，能收敛，阳根乃能下藏，能收敛，然后疏泄可不偏胜。收敛之气，肺金主之，脾胃为肺之母，脾胃足肺金之收敛方足。中气在脾胃之间，故治温病之要，在养阴液保阳根，尤要在保中气。必津亏热起，烧着肺家，始可用清凉之品，以泄热保肺。必津亏络涩，气机阻塞，始可兼用去滞之品，以活络清气。必津亏热盛，伤及血分，始可兼用凉血之品，以养血。必津亏热盛，热积胃家，始可稍用寒下之品，以清胃。《内经》曰：温病虚甚者死，因不能用补药之故也。虽不能用补药，然相火下降，热回下焦，津液续生，藏住相火，津液生而相火藏，中气自然回复，即是天然补药。所以大散大寒固是错误，大补亦非所宜，补则气机益滞，中气益难回复也。

温病脉是虚象

体壮的人，得了温病，热盛脉实，一经清解，便无馀事。然体壮之人，得温病者少，体壮则中气足，荣卫平，收敛常旺，疏泄不至偏胜，相火不至外泄，故少得温病。即得温病，安卧片刻，中气旋转，荣卫复和，自然汗解，不成病也。惟体虚的人，中气不足，疏泄易于偏胜，易得温病。其脉模糊躁急，皆是阳根不固，阴液亏伤，木火外发，金水内竭，中气不守。故《难经》曰：温病之脉，不知何经之动也。亦有热深脉伏，疾数不明，服清凉之药，热退脉显者，乃是实脉。

温病忌发汗何以温病非得汗不解

发汗二字，误却医家不少。须知仲景《伤寒论》之麻黄桂枝汤，皆发汗之方，其中自有得汗之理，并非麻黄汤桂枝汤将人身的汗提而出之也。缘人身阴阳之气，和合则治，分离则病。既分离又复和合，则汗出也。人身气降化水，水升化气。脏腑荣卫之气，升降调和。气化水而不滞，水化气而不停。一病外感，脏腑之气郁于内，荣卫之气郁于外，气水化生之间，即停滞不通。汗即停滞的水气，此为作汗之元素一也。荣卫分离而又复合，阴阳交通，却生津液，一如夏日酷热，一旦天气下降，地气上升，阴阳气通而降雨泽，此为作汗之元素又一也。具此两种元素，所以荣卫一和，自然汗出而病解。经方发汗，实际上乃调和荣卫也。此理自古至今，未明于世，何发之有。

伤寒阳明腑病忌发汗，服承气汤得大便后，病人安卧而通身得微汗，而病解。三阴脏病忌发汗，服四逆汤后亦通身微汗，而病解。并非承气汤四逆汤发汗，亦脏腑荣卫之气复和之故。温病忌发汗，亦与桂枝汤证忌用麻黄之理同。温病之得汗而解，亦与桂枝汤证用芍药敛荣气以与卫气平，自然得汗而解之理同。不过不可用桂枝、生姜、大枣、炙草热性横性之药耳。

温病出疹之关系

温病得汗而愈，便不出疹。不得汗，则木火内郁而出疹。出疹有吉有凶。由于阴液续生而血热外达，所出之疹与出汗同，吉疹也，疹出则病愈。由于阴液内竭，热灼血干，所出之疹，凶疹也，疹出则病加。吉疹色红而正，凶疹色赤而黑。但色黑固然是凶，色红亦有凶者。中气将脱，表里分离，荣卫无归则疹出而红，疹虽已出，人亦不活，此色红未可为吉也。疹出而黑，阴气已绝，固凶。然热极亡阴，阴气但能续复，外出之疹虽黑，内竭之阴已生。仍可转凶为吉。

其实诊断温病之吉凶，全不在出疹之关系，全在腹泻不腹泻，胸紧不胸紧。如腹泻胸紧，便伏死机。缘人身之气，阳位在上，而根于下，阴位在下，而根于上，腹泻不减，则阳根亡于下；胸紧不减，则阴根亡于上，是以人死。

世人谓疹不出，则温邪之毒必攻心而死，尽都认为温病是外来温邪入了人身作病，与认为寒气变温，藏于肌肤，至春始发之故。温病原理，非明了造化的圆运动不能知道，又何怪乎。温病出疹，乃温病结果上的事，其原因并不在于疹。叶天士治温病，谓宜速速透斑透疹，亦认为外来温邪入了人身为病，要赶紧把外来之邪透出耳。不然则亦认为温是内伏着去年的寒毒。伏毒二字，王叔和之遗祸也。王叔和是搜集仲圣《伤寒杂病论》原文的功臣。他于医理，完全是门外汉。

温病汗下之过

温病全由疏泄偏胜，阴液耗伤，相火外泄，阳根微少，中气薄弱之故。如再用燥烈开泄之药发汗而助疏泄，相火益泄，阴液益耗，阳根益微，中气益虚，是以登时病重，或至于死。此汗之过也。寒下之药，性往下行，亦能减少疏泄之气，然寒下伤中，多有下后病加重者，亦有下利不止，以至于死者。不过不似汗之登时奇变耳。温病大便泻下，前人认为热有出路，然脉虚忌泻，根本大防，岂可忽诸。

温病与燥病之分别

温病发热，神志昏迷，脉来虚散，模糊躁急，向外疏泄；燥病发热，神志不昏，脉来弦聚，不躁急模糊，向内收敛。《温病条辨》之银翘散一方，连翘桔梗竹叶牛蒡薄荷，皆疏散而大破肺气之药。桑菊饮一方，较银翘散不大伤肺，但桑叶破肺之力亦不小。此二方乃肺金燥结内敛生热之方，温病乃木火外泄，肺金虚散之病。如当服本篇乌梅汤、三豆汤之温病虚症服之，无不热加病重，腹泻而死者。燥气为病，由外向内，是实的；温气为病，由内向外，是虚的。实者热实肺气实也，虚者肺气虚，木火虚，中气虚。虚而用银翘散与桑叶石膏，肺气再伤，至死不知其所以然。《伤寒论》风温病，发黄，惊痫，失溲，直视，身重，息鼾，语言难出，无一不是肺气伤极之坏证。《温病条辨》开首二方，即大伤肺气，可怕。北方少燥气病，金气凉降能彻底也。西南方多燥气病，金气凉降不能彻底也。北方秋凉之后，愈降愈深，由凉而寒，由寒而冰，相火之气，既收于土下，即藏于水中。来春开冻，相火出土，万物发生，不出奇病。西南方秋凉之后，忽又大热。已经收降入土中之相火，又复逆升于土面。降而复升，凉而复热，凉降入土的金气，被逆升出土的火气，拒格不下，遂裹束火气而燥结于中气之际。燥病之脉，不浮不沉，弦结于中，其故在此。金气燥结，升降不通，病症发作，有不可以常理论者。世乃称为秋温。燥病肺气实，温病肺气虚，金气之病命木气负责，虚实相反，所以银翘散桑菊散治秋燥见功，治春温见过也。西南方四季皆有燥病，故银翘散桑菊散四季皆宜，然一遇温而不燥之病，亦复用之，死矣。吴鞠通的《温病条辨》，应改称燥病条辨。

温病误用石膏必死

石膏，阳明燥金之润燥开结之药。极寒相火，极败中气。故《伤寒论》白虎汤用石膏，必曰外无大热。石膏本以清热，既无大热，何必用之。不知石膏清热，乃清内热。内果热矣，外即无大热。因人身火气内藏，病则内热，内热则外寒。火气外散，病则外热，外热则内寒。内寒则禁用石膏。仲圣怕人不知此点，故于用石膏之条文，一则曰外无大热者，再则曰口渴心烦背微恶寒者，无少阴证者。外无大热的大字，因胃实的热证，内外皆热，故外无大热。外热如大，即相火外泄的多，内必寒也。口渴则燥热伤津也。背微恶寒者，背乃胸之部，燥热灼伤胸部津液，热盛在胸，则背部之阴，不能交于胸中之阳，故背恶寒。凡热证之恶寒，皆热盛于内，阴为阳拒，不能相交，阴现本气之故。无少阴证，无少阴内寒证也。伤寒阳明燥金一气独胜，既燥且结，伤耗肺液胃液，为惟一燥证。故用石膏清燥开结。温病虚证，外热内虚。石膏败火寒中，温病服之，无不一泻而死。石膏治燥病之实者，即伤寒阳明白虎证是也。温病由内疏泄外出，燥病由外收敛内入，出外则虚，入内则实，病源各异，岂可忽诸。本篇枳实银菊证之口渴，可用石膏。然究非阳明实证，而是相火烧灼肺液之虚证。用麦冬等清热较为稳妥。麦冬与石膏同性而寒中之力较轻。

《内经》经文读法

《内经》曰：春伤于风，夏必飧泄。夏伤于暑，秋必痎疟。秋伤于湿，冬必咳嗽。冬伤于寒，春必病温。自王叔和编次仲景《伤寒论》原文，自己加上伤寒例曰，中而即病为伤寒，不即病者，寒毒藏于肌肤，至春变为温病，至夏变为暑病。于是后世遂谓冬日受有寒气，藏在人身，至春变成温病。春日受了风气，藏在人身，至春变成飧泄。夏日受了暑气，藏在人身，至秋变成病疟。秋日受了湿气，藏在人身，至冬变成咳嗽。

果然如此，试问如何用药。治夏日飧泄，岂不要用散风的药乎。治秋日疟病，岂不要用清暑的药乎。治冬日咳病，岂不要用去湿的药乎。治春日温病，岂不要用搜寒追毒的药乎。如此用药，必定要将病治重的。世人治温病喜用大清大下之剂者，其根据即在叔和冬日寒毒藏于肌肤，至春变为温病一语。而且因此根据，并认《内经》春伤于风，夏生飧泄云云，实系风藏在人身，至夏变为歹食泄云云了，学中医者，容易学错，此其大概也。如要学不错，必须将大气升浮降沉中的圆运动，按着春夏秋冬五行六气的原理，整个的实地体验明白，自然了解《内经》文义之所在。

盖风者，春木疏泄之气也。平人大便不病歹食泄，全在小便清通。小便清通，全在木气疏泄。春日损伤了风木之气，当春之时，风木当令，虽或被伤，仍能疏泄，小便清通，故不病飧泄。到了夏令，风木气退，无力疏泄水分，水分混入大肠，故飧泄也。所以治之之法，必用疏泄助木气之药。

暑者，夏火燔灼之气也。平人汗孔开通，荣卫无阻，不病疟疾。汗孔开通，全在火气充足，夏日伤损了火气，汗孔不开，当夏之时，火气虽伤，汗孔虽闭，大气尚未收敛，故不病疟。到了秋令，火气已退，汗孔不开。秋金收敛，将荣卫之间所停积的污垢，敛于血管之中，阻碍荣卫的运行，遂成疟病。疟病的寒热往来，即荣卫阻而复通，通而复阻之故也。所以治之之法，必用开通肺金之药。

湿者，土气运化之津液也。平人肺家滋润，收敛下行，气道流通，不病咳嗽。秋日燥金司令，湿气全收。秋时伤损了湿土的津液，当秋之时，燥气虽然司令，白露尚未成霜，肺家津液，尚未枯涩，肺气下行，尚能通利。到了冬令，阳热归下，万物坚实，肺家津液枯涩，气降不下，阳热逆冲，故病咳嗽。所以治之之法，必用润脾肺助津液之药。

寒者，冬水封藏之气也。平人水气能藏，阳根不泄，养成木气，交春阳和上升，化生心火，煦和畅遂，不病温也。阳根者，藏则为生气，不藏则化邪热。冬日伤损了水的藏气，阳根外泄化热。泄之盛者，在本冬即病冬温，泄之不盛者，冬时木气未动，尚未发生疏泄作用。一交春令，木气疏泄，将本已根气摇泄而起。木气失根，故病温病。温病都是虚证，原因即在于此。所以治之之法，必用培养木气之药。

所以《内经》又曰：冬不藏精，春必温病。凡冬时咳嗽不寐出汗劳心多欲等事，皆不藏精的事。人在冬令，如能藏精。交春令后，本身的木气，根本深稳，不随时令疏泄之气摇动起来，方不病温也。叔和搜集《伤寒论》原文，厥功大矣。妄加序例，其罪不小。

况且《内经》有云，风寒伤人，使人毫毛毕直。如何能藏在人身，安然无事，等到来春，才发作乎。毒字一层，惟多日阳气甫藏，即泄动出来，明年岁气，根本动摇，大反造化的常规，这才是毒气。所以冬温之病，人死甚速且多。地下无阳，成了毒气，鼠先感受，故鼠先死，才是毒气也。

《内经》又曰：病伤寒而成温者，先夏至日为病温，后夏至日为病暑。人又抓住此条。认为是王叔和伏寒变温病的铁证，其实不然也。《难经》曰，伤寒有五：一曰中风，二曰伤寒，三曰湿温，四曰热病，五曰温病。这二曰伤寒的伤寒二字，才是麻黄汤证的伤寒。伤寒有五的伤寒二字，乃外感的通称。《内经》病伤寒而成温的伤寒二字，就是同《难经》伤寒有五的伤寒二字是一样意义。言先夏至日病外感谓之病温，后夏至日病外感谓之病暑。并非冬日病麻黄汤证的伤寒，冬日不发作，到夏至前变成温，到夏至后变成暑也。至于温病舌绛热深，乃本已肝肾先热，又病温病，故热较深，谓为本身伏热则可耳。经文的读法，应当如此，便合圆运动的原理，将冬伤于寒的寒字认定是藏字，便合圆运动的原理。益寒益藏，乃造化自然之事也。合圆运动云者，合宇宙造化也。

喻嘉言谓《内经》春伤于风，夏伤于暑，秋伤于湿，冬伤于寒，独无伤于燥之条，为《内经》遗漏。殊不知风为木气，暑乃火气，湿乃土气，寒乃水气，若是伤了，都要出病。惟独燥气，伤些才好。因造化的圆运动，春升夏浮秋降冬沉，春生夏长秋收冬藏，春温夏热秋凉冬寒。秋金收降，以其凉也。凉则收，过于燥则不收，凉则降，过于燥则不降，惟能将燥气损伤些，秋金凉降无阻，相火收于土下，藏于水中，四序安宁，大气的运动乃圆，物体的生活乃康也。伤些才好云者，言秋冬万物坚实，乃金燥之功。过燥则病耳。

《伤寒论》的温病经文解释

《伤寒论》云：太阳病，发热而渴，不恶寒者，为温病。若发汗已，身灼热者，名曰风温。风温为病，脉阴阳俱浮，自汗出，身重，多眠睡，鼻息必鼾，语言难出。若被下者，小便不利。直视失溲。若被火者，微发黄色，剧则如惊痫，时瘛疭。若火熏之，一逆尚引日，再逆促命期。

发汗已，身灼热者，名曰风温。言温病乃木气疏泄，津液已伤之病，不可发汗，只可平荣气敛疏泄养津液顾中气为治。若误发汗，津液更伤，疏泄更甚，身热必加，至于灼手。名曰风温者，温乃木气疏泄之病，风乃木气疏泄之气。言温病发汗，疏泄又疏泄也。此风字并非外来之风，就是疏泄之气。叶天士主张辛凉散风，叶之误也。故其脉阴阳俱浮。阳脉在上，浮亦常情，阴脉在下，理应沉藏。今阴脉亦浮而不藏，可见疏泄而又疏泄之至，故曰风温。自汗出，身重，多眠睡，鼻息必鼾，语言难出诸证，皆风木在上，疏泄伤液，上焦无液，气机枯涩之象。

若再被下，则下焦津液亦伤。木气枯竭，则小便不利，直视。下焦相火空虚，水气离火，则失溲。木枯被火，则发黄，惊痫，瘛疭。经文应当如此解释，便合原理。如将风字认为是大气的风寒的风，试问未发汗以前，又名甚么温呢。如《伤寒论》有云：汗出谵语者，胃中有燥屎，此为风也，当下之，过经可下之云云。当下之，下燥屎也，非下外来之风寒的风也。汗出谵语，言风木疏泄则汗出，汗出伤津则胃中干燥而谵语。非言外来风寒的风也。此风字即风温的风字。

　　柯韵伯注《伤寒论》，谓伤寒六经，太阳阳明少阳太阴少阴五经，是伤寒，厥阴一经是温病。因厥阴一经，有渴之一证也。不知厥阴主方为乌梅丸，方内干姜附子桂枝川椒大队热药，岂有温病用热药者。柯氏又曰厥阴为阖。夫厥阴风木之气，当春初之时。此时土下水中封藏的阳气，疏泄出土，造化之机静极而动，阖极而开，何得谓厥阴为阖乎。温病为木气的阖病，抑系木气的开病，显而易见，浅而易知。柯氏乃曰，伤寒厥阴经是温病，又曰厥阴为阖。后之学者，喜读《来苏集》，谓其书笔墨甚好。笔墨愈好，学理愈非，如此之显，误人多矣。柯氏者，被《内经》所误不自知也。

《温热经纬》与《温病条辨》的读法

　　《温热经纬》一书，王孟英将叶天士陈平伯的论说详细集载，其经验之深，用药之慎，论列之详，可师可法。吾人根据圆运动的天人一气去研究王先生的论说，便可得到应用之妙。

　　叶谓战汗透邪，法宜益胃，胃气空虚，当肤冷一昼夜。又谓清凉只可用到十分之六七，以顾阳气以顾津液，又谓救阴犹易，通阳最难。又谓舌黄而渴，须有底之黄，或老黄色，中有断纹，当下，却不用承气汤，而用槟榔青皮枳实元明粉生首乌等。又谓淡红无色，或舌干而不荣，当是胃无化液，宜用炙甘草汤，不可用寒凉药。叶由经验得来的好处，亦谓温病是虚病。

　　叶知温病为虚证，尽从经验得来。不知温病何以虚，不知天人一气的圆运动故也。

　　所以叶又曰，辛凉散风。是仍认为温病为外来的风，夹温气而入人身为病也。又曰温病首先犯肺，亦是认为外来温气犯肺也。于人身木火疏泄，金水收敛，疏泄偏胜，收敛必伤，不知根据。遂将人身自己病温感触大气因而病作的要义，全行抹煞。后人读其书，亦遂认为时令温邪，由口鼻直入中道作病，其流弊遂成了寒凉解毒的相习办法。脉虚气弱之人，一服药后，即人危险。及至伤中，热更大加。医家以为病重药轻，将寒凉之药加倍用之，热加病重，腹泻不已而死。服凉药后热加病重，因凉药伤中，下焦相火完全上逆。乃谓黄连之性，苦从热化，所以益用黄连，益见发热。此等错误，皆不知原理之故。

陈平伯谓冬伤于寒春必病温，是伤着冬令封藏的藏气，非伤着冬月风寒之寒，已免蹈根本上的不是。然又谓冬能藏精，我身真气内外弥给，不随升泄之令而告溃，徒有客邪，焉能内侵，陈氏仍认温是外来客邪，并不知是本人木气偏动，金气不收，相火外泄化热。是陈氏已免蹈根本上的不是，仍得不着根本上的是。陈氏谓冬伤于寒非风寒之寒，乃寒藏之寒，见《温热赘言》。《温热经纬》乃王孟英所编，王亦王叔和寒毒变温之信徒。可惜哉。

《温热经纬》经列经文，纬列叶、陈的论说。吾人学之，只可就其病证药性以求原理，不可以所引经文为根据。因王孟英先生信王叔和冬寒变温甚笃，所引经文，多半强拉硬扯而来。非于圆运动原理确有把握，医治温病已有经验后，不易判断其所引经文之合否。

王孟英《潜斋医书五种》，内有先生养阴清热医案。用药轻灵，经验宏富，吾人就其病状，据其药性，归纳于圆运动之中，自能得到灵妙之境，而可救学经方偏于温补之弊。

《温病条辨》一书，为学治温病人人必读之本。其指驳吴又可用达原饮、三消饮峻利伤人之处，甚知温病属虚，有益后学，令人敬佩。惟于温病原则上，乃谓风寒伤人由皮毛而入，温病伤人由口鼻而入，始入上焦，继入中焦，再入下焦。将整个圆运动的人身个体，分成三截，使学者入门便错。原则既错，全盘皆乱。又捏造《伤寒论》经文曰，不恶寒而渴者为温病，桂枝汤主之。桂枝汤主之一语，使学者认为古训，杀人甚多。其用意在欲人先用桂枝汤，见过之后，再用银翘散以炫其功也。不知银翘散温病无效，燥病乃效也。

至于温热伤肺而日太阴病温，温热入胃而日阳明病温，名实不符，不可为训。太阴为湿土，阳明为燥金，《伤寒论》之称太阴病，太阴病湿寒也。称阳明病，阳明病燥热也。温病木火疏泄伤肺，肺热而已，何可直曰太阴。温热入胃，胃热而已，何可直曰阳明。仿伤寒之例，以立温病之言，吴鞠通之罪也。

又温病无用燥热药之阴寒证，《温病条辨》之温补各方，不应列入，以免学者误会。

王孟英之《温热经纬》，吴鞠通之《温病条辨》，皆学温病应当研究之书。根据原理以变通之，获益必多也。自来对于温病原理，守两大法门。一为伏邪，一为新感。伏邪者，伏去年冬时之寒；新感者，感今年空气之温，于人身本气自病的原理，全不知道。本篇处处是人身本气自病，事实上原来如此，并非故意矫为高论。

民国八年，太原阎百川先生以山西人民病温病，服银翘散必加病，且有服至三剂而死者。以为《温病条辨》，乃中医治温病无不遵守之本，银翘散为《温病条辨》第一方，而不见效如此。乃聘请各省大医，赴晋开办中医改进研究会，二十年之久，结果不得办法，会址改为西医学校而罢。温病乃木气疏泄之病，由内而外的。燥病为金气敛结之病，是由外而内的。银翘散乃金气结聚之方，皆大开肺气敛结之药，疏泄之病忌之。木病疏泄，其脉虚散，金病敛结，其脉弦聚。时病之宜于银翘散者，皆弦聚之脉，敛结之病。脉气虚散，病气疏泄之温病，而服疏泄之银翘散，名称与事实分别不清，宜其研究不得结果，而将中医研究会改为西医学校也。

乌梅白糖汤治愈温病发热十五案

山西冀宁道署教育科高科长病温病半月，潮热神昏，日夜谵语，口臭，舌胎黄黑干燥，渴而腹满不痛不拒按，十日不大便，身卧不自转侧，病势颇危，脉沉而弱。予曰胃家津液已竭，用乌梅十枚白糖二两，服后安卧一夜，次早大便下半干屎少许，热退进食而愈。前言舌有苔忌服乌梅者，胃热初起不宜乌梅收敛也。此病舌胎黄黑而干，又病潮热，腹满，十日不大便而用乌梅者，此时之胃热全因胃液干枯。故重用乌梅以生胃液，而和木气。胃液生木气和，则运动复而诸病愈也。

山西阳曲县何科长春间病外感，满身疼痛，恶寒发热，神识昏迷，脉象洪数，重按模糊。予曰发热昏迷，脉象模糊，此温病也。用乌梅白糖，酸甘相得，温服一大碗，汗出而愈。何君曰，去年亦病此病，两月乃愈云。

　　太原兴荣钱局学徒某病温病，经医先汗后下又补，大热不退，牙龈皆血，数日不眠，小便短极而赤，喘息摇肩，时时谵语，脉小而数。予以乌梅四枚白糖二两浓煎尽剂，是夜汗出，安卧喘平，天明尿利热退，索粥。医笑曰，温病用乌梅，岂不将温气敛住，烧心烂肺而死，此之得愈乃万幸云。

　　太原电报局吕君病温病，经医用麦冬石膏等药，热不退病反重。十日，神短气微，脉亦微少，舌有干黄胎，不大便已十日。予曰，不大便十日，此病可治，如大便滑泻，便难治矣。用乌梅四枚白糖二两，徐徐服下，满身微汗。次日热退神清，胸微胀痛，不思食。用大黄末一分，分三次嚼咽，舌胎黄退，能食稀粥，调理半月而愈。

　　太原电报局局长陈晴波儿女数人，每患温病，皆服乌梅白糖、乌梅冰糖而愈。

　　山西闻喜县王氏子病温病，大烧热。用酸菜汤加盐少许以代乌梅汤，温服汗出而愈。

　　北平孙姓子病疹，医进表散寒凉药，烧热大加，病热极重，就予诊治。处以乌梅白糖方。不敢用，入西医院诊治。医用稀盐酸，服后安眠，微汗热退而愈。北平治案甚多。与山西治案大略相同。

　　昆明刘澄志同学幼女，并王姓子，病猩红热，发热昏倦，面色污红，小便不利，大便时时欲行不得，咳嗽。服乌梅二大枚，白糖一两，二便通利，热退而愈。木气败则二便不能疏泄，乌梅大补木气助疏泄也。

　　昆明何姓子发热倦怠，面色青黄。服乌梅二大枚白糖一两，汗出热退而愈。

　　南宁朱姓子夏月头生疙瘩，色红累累。大如荸荠。服乌梅白糖黑豆而愈，亦平疏泄养木气之效也。

　　南宁何姓妇有孕五月，当夏季极热之时，呕吐不止，饮食不进多日，身软不能起动，百治无效。服乌梅四枚冰糖二两，呕吐顿止，遂进饮食。此案非温病，因夏月极热之时，热乃木气疏泄之气。热极则木气疏泄失根，有升无降，故呕吐百治无效。乌梅平疏泄补木气养中气，木气得根，乙木升而甲木降，故呕吐愈。呕吐者，胆经不降，胃经亦逆也。

　　南京清凉山一岁半小孩发热，口渴喜饮，饮后仍吐，大便亦泻水，小便全无。医以五苓散为治不效，予用乌梅二大枚冰糖五钱，煮至极烂，取汤频频进之。不吐，忽然小便通畅，热退泻止。乌梅酸收，止吐宜矣。小便得利者，木气复其疏泄之能也。凡夏日小便不利，皆木气退化不能疏泄之过。乌梅补木气助疏泄，故服后小便利。木气衰则不能疏泄，或妄疏泄，乌梅补起木气，疏泄复其正常，故乌梅能平木气之疏泄，又能助木气的疏泄。

南京燕子矶高星垣同学之戚某君病外感，发热，服麦冬石膏等药，热反加。展转更医，不外苦寒之剂，病更重，热更增，有名医王用竹叶石膏汤甚坚，高某曰：热大而舌无胎，此正彭先生所谓乌梅汤证，非用乌梅收回相火不可。乃用乌梅二大枚冰糖二两，煮烂温服，服后安卧熟睡两小时，热退病愈思食，行动照常，前后如两人。高某为中央国医馆特别研究班学员，盖学圆运动学而能明了原理者，乃遍告同学认为此病的效，乃乌梅能收相火解温热之证。于是同学乃有敢用乌梅退热者。特别研究班同学，皆多年医家，皆为新感伏邪之说所深锢者。新感二字的意义，盖谓今年所感受时令的温气，既由口鼻而入腹内，应该用药散之清之升之。伏气二字的意义，盖谓今年去年冬令感受的寒气，伏藏人身，交春变为温毒，更应该用药散之清之升也。原理错误，相习不察，盲从日久，认为当然。所以一开乌梅汤，皆惊曰，将温气敛住，必烧心烂肺死也。

成都国医专校同学庞存厚，其弟夏日发热不退，精神不支，服药不效。用乌梅白糖汤，热退而安。

又同学张文焕，治一妇科，七十余岁。夏日发热气短，用乌梅白糖三豆饮同煎。服后满身出疹，热退而安。

上列数案外，乌梅白糖汤治愈之温病发热太多，载不胜载。本气自病四字，医家应当彻底研究。常谓欲学中医，先要养成能自别医书是非的眼力，方可读医书，方不为前人所误，于此可见。

学温病须先学伤寒。《伤寒病》表里分清，病伤寒者，里气不动。必荣卫表病，不得汗解，里气乃动。阴脏之气动，则病寒而用附子，阳腑之气动则病热而用大黄，荣卫表病则用桂枝汤麻黄汤以发汗。理路分明，易得办法。温病表里不分，荣卫未病，里气先病。里气不分腑脏，只分气血，皆热不寒，皆虚不实，荣卫不可发汗，此其难治者一也。何以荣卫未病，里气先病，只因温病之起，起于本身疏泄偏盛，收敛偏衰，相火不藏，中气不足。不感时气之疏泄，已有病了。一感时令疏泄之气，遂病起来，此其难消者二也。有此二点，故下药甚难。然按病在荣卫，病在气分，病在血分，病在肠胃的界限，去用心认定，自己总能想出办法。内伤外感，临证多后，方知此篇编法之妙。

以上十几条，病状不同，皆服乌梅白糖而愈。予常用乌梅白糖黄豆黑豆，治愈风温各证，亦由原则以求病理，由病理以立药方之意也。

儿病本气篇

导　言

　　中医书之错误最大，杀人最多，甘心相沿，不求改错，莫如小儿方书。亦因其不知小儿本气自病之故耳。其言曰，小儿是纯阳体，出疹是胃热，出痘是胎毒。将小儿脆弱之躯，认为纯阳胃热胎毒，于是肆用苦寒克伐之药，以治小儿之病。按全国估计，每年小儿麻疹之死于升麻、葛根、芍药、犀角、黄连等药者，已不止数千万之数。此篇根据小儿身体本气自病的原理，选用功效可靠之方。以二十年中同学二千人的经验，得到圆满之结果。纯阳、胃热、胎毒等邪说，可以息矣。

著者识

发　热

小儿手心热，或头身热，脉轻按多重按少，重按比轻按无力，即是中气虚相火不降，切忌寒凉药发散消导药，误用即成大病。善养中气即妥。脉轻按少重按多，重按无力，亦属中虚，手厥阴心包经相火行手心。人身气化，中气如轴，经气如轮。中虚而胆经相火不降，故头身热，中虚而手厥阴心包经相火不降，故手心热。如手心热头身热，而脉重按比轻按有力，便是内热停食。

中虚相火不降，冰糖白糖水或黄豆数十粒补中即效，不可用炙草大枣横滞之品。火逆不清火，只须补中，胆经心包经下降，热自退去。停食者，淡豆豉数十粒以消食，舌有黄胎，口气臭者，停食较重，淡豆豉加重用之，不可用槟榔山楂等力大之品，致伤脾胃。外感发热，麻疹发热，详下文。

上节为小儿脉法的提纲、用药的提纲，中虚为脉法的提纲、用平和之药为用药的提纲也。小儿脉数，即是中虚。

大小便病

小儿小便忽然短少，即系脾土湿中气虚，须燥湿补土补中，山药扁豆最好，不可重用白术横烈之品。因小儿经脉脆薄，不能任横烈之药。山药又能补肺金以收水气，故为小儿燥湿补土补中妙品。小儿小便短少，如误服发散消食败火之药，即出大祸。若尿少又发热，其祸更大。凡治小儿百病，总要先问小便长短，若小便短少，大便即泻，便成危险之候。无论何病，小便短大便泻而发热，是为脾虚。用山药扁豆各一二钱以补中补土，利尿燥湿。泻止尿利，发热自退。如时行温燥病起之时，加黄豆二三十粒，以清温燥便妥。倘小便短少大便又泻，发热昏迷，误服散药凉药，无不热加泻加，风动而死。因根本已虚，又遭攻伐，则根本坏也。凡小儿病，无不由根本虚者，根本不虚，虽时行病起，亦不病也。尿少便泻发热，虽咳嗽不可加降肺药。尿少便泻为中下虚陷，降肺则中下更虚更陷。倘因而加喘，则下陷又加上逆中败而亡。只须热退泻止，咳即自愈。服山药扁豆之脉，必浮虚也。如脉沉实，便非虚证，黄豆亦不可服。脉实发热，必有停食内热。

小儿大便绿色，一日数次，日久不愈，即土败风起。风者，肝木之病气也。肉桂阿胶即效，或白术阿胶亦妥。有阿胶则白术可用。如无他病而大便绿色，必大人乳汁不佳。换食罐头牛奶，或麦粉，或大米粉煮稀糊食之，一二日，大便即黄。大便绿色者，山根如现青色，一面食牛奶面糊，一面食生阿胶一钱自愈。青乃木气失养之象，阿胶善于养木。大便绿色者，虽应服姜附之寒证，亦可加人阿胶，鼻梁青色亦然。小便短忌阿胶。

小儿大便绿色之病，亦有用天花粉一钱、生甘草薄荷五分而愈者，此肺金热者而肝木失养也。

花粉最清肺热，薄荷降肺，甘草养中培土故愈。鼻梁色青者，多有此证。热证脉必沉而不虚，寒证则中沉必较微也。炒熟糯米粉或糯米稀粥亦效，糯米补肺阴以平热也，比食药稳妥。

小儿半夜大便，最泄元气。此阴液不足，不能滋养肝木，半夜阳动，木气疏泄。宜鸭蛋调匀蒸熟拌饭自愈。鸭蛋养阴，诸药不及而无大弊，多调尤佳。凡六脉或沉或细而现阴虚诸病皆宜。小儿的药用错，即出祸事，故鸭蛋、山药、扁豆、黄豆、白糖、淡豆豉，皆是小儿至宝。

初学治小儿病，用食物不用药，治效之后，再学用药，便知用药之危险，小儿病理简单，都是药治坏的，最可恶的是认小儿是纯阳体，有胎毒，肆用一派苦寒伤火消散伤气的药，将小儿治成死证。小儿乃稚阳体也，中和之至，然后成胎也。

小儿小便短赤非热，清长非寒，尤须彻底认识，短者，中虚土湿，木气下陷，不能疏泄故短。赤者，中虚土湿，木火下陷故赤。木火下陷，中气遂寒。运动停滞，上焦相火降不下来，烧热发作，便成大祸。世人一见尿赤，便用凉药清火，误事多矣。非特小儿为然，大人亦是此理。其小便清长非寒者，里热实，土气燥，木气疏泄，故小便长，木火不陷，故小便清，清润之药，甚合机宜。亦小儿大人之所同。如小便清而多，多食猪肝以润补肝木，肝木补足，疏泄不偏，小便自减。或阿胶白术土木双补即效。惟湿热病小便短赤为热。然乃虚热，非实热。伤寒小便清为病在表，小便赤为病在里，赤亦虚热，少阴寒病，小便极短而清如水，乃为下焦无火，此病极少。小便赤为实热者，必有实热之外证。如烧热不退、舌有干黄苔、口臭、便秘、脉沉实有力也、小便不长不短微带茶色，此为身体强足之象。大人亦如此。

至于大小便，欲解即下，全忍不住，便是木热中虚。养中气清木热即愈。误认为虚寒而温补之，病必重也。大便泻下不知，小便自下不觉，皆中虚木热。大人亦如此。

小儿腹泻，有停食者，有热泻者，有脾虚者。停食者粪白夹水，泻而有屁。热泻者，泻出金黄，亦有屁亦夹水。停食与热泻，泻后神气照常，屁有短时，亦有长时。停食水泻，先用淡豆豉五十粒浓煎予服，如不见效，再用平胃散加减，苍术、厚朴、栀仁、神曲、麦芽、生甘草、白芍、当归各三分煎服。小便一利，水泻即止，切莫再服。停食水泻，水入肠胃，食滞不消。苍术、厚朴最能温胃消滞，性燥力猛，水泻特效之药。惟水泻最伤津液，苍术、厚朴又燥烈伤津，最燥木气，故加当归、白芍以养津养木。水泻则木郁生热，热则气动作泻，故加栀仁以清热。泻由停食，故加麦芽神曲以消食也。如只用平胃散，不加当、芍以养津液，不加栀仁以清热，多有服后肺肝的阴液伤耗而不能食者，应特别注意。水泻如连泻不止，腹响肠鸣，必系停食，槟榔五分乌梅一枚，消食达木即愈。脾虚之泻，腹不响肠不鸣，稀粪无水，其色灰黑，一滑即下，不似水泻之射远有屁。泻后倦怠神萎面黄，不速止住，其死甚速。用山药、扁豆各二钱，白术五分，干姜三分。炙甘草三分，小便一利，泻即止住。

热泻者，单用栀仁数分至一钱，一服即止。栀仁清热，最平稳。绿豆汤亦效最好。食欲精神照常，射远有声，热泻也。如泻稀粪夹水，粪带绿色，此为肝寒，宜肉桂五分，阿胶二钱以温木气，止疏泄即愈。凡泻服阿胶而愈者，小便必不短也。

如脾虚之泻，而又兼吐，原食不化，中气易亡，最为危险。又非山药扁豆所能挽回土气，须用理中丸一二钱，煎汤分二服，乃能挽回。

脾虚腹泻，不可横加温补，如可不用干姜，不用为妥。小儿一吐，土气即败，为小儿病特别重要之点。如所吐并非原食而是酸臭，精神不惫，此为停食。平胃散加减，食消即效，切不可补，单用淡豆豉五十粒浓煎多服亦效。小儿病，药少之方为妥。

小儿停食不泻者，日久必腹胀干烧，用神曲麦芽各五分以消食，当归芍药各五分以润血，白糖五钱以养中，血润食消，则经脉通而烧热止，不可用攻破药。如日久积深，非下不可者，腹必胀满，按之觉痛。只宜大黄三分、附片一分温下之。宜缓宜妥。或用温病篇之加减黄龙汤，少少服之自愈。

用食物烧焦以消食，世称糊药，植物烧焦者最伤脾胃，不用为好。宜用红白糖以建中气，使中气旋转，脾胃自然运化。脾胃运化，食物自消，或用扁豆一钱藿香五分以养胃降胃亦效。如其嗳酸，是食停不化，胃逆生热。可用白糖三钱普通茶叶五分，泡服即愈。茶叶清热，却不败火。茶与糖同用，亦能运动胃气以消化停食。小儿脾胃万不可伤。由茶叶白糖之原则推之，可见小儿病不宜多用力量大之药也。山楂等药伤胃，如可不用，不用为妥。参看时病篇水泻。

凡大便稀溏，最后有条粪。先稀溏者，热滞也。先条粪而最后稀溏者，脾土虚寒也。大人亦同。最后稀溏，宜补脾土，误服凉药消药，必生危险。小儿大便结燥，菠菜或青菜或红薯黑豆煎浓汤服以润之，蓖麻油生蜂蜜均败胃忌服。

泻而腹痛。泻后痛减为停食，泻后仍痛为脾虚。泻后腹痛，应服白术三钱、白芍三分、橘皮三分煎服，补土舒木为治。

腹　痛

小儿腹痛，有食痛，虫痛，寒痛三种，停食腹痛，必口有酸臭之味，或发热或不发热。不发热者，淡豆豉三五十粒浓煎服以消食。发热者，加白糖以养中气。虫痛者，能食而面黄肌瘦，忽痛忽止，下嘴唇内有白点，脉则弦细，或弦洪而大小缓急不定。春夏用乌梅一枚花椒五粒煎服以养虫，其痛自止。秋冬用生白芍生甘草各一钱以清木热，其痛自止，或使君子肉二枚以下虫，其痛乃止。虫者木热所成，秋冬阳气归水，水中增阳，木气生热，阳多故可清之可下之。若在春夏则不可下以伤肝阳。寒痛最少，寒痛必肢冷不食，或额心冷不食。附桂地黄丸一钱调服以补阳，或艾叶三分煎服以温寒可也。

冬至小寒之间，小儿病水泻，口渴能饮，小便甚长。此木燥伤津，疏泄偏胜，不可用水泻之方，以再伤津液，致生奇变。宜阿胶一二钱，山药二三钱，养木燥收疏泄，泻渴立止。山药收敛，并补土气。治木病宜兼培土，五行之气，虚则克我者愈克，培土以御木，木气乃易平也。大人亦如此治法。

冬至小寒之间，小儿病痢兼泻黄水，日数十行，有时泻出亦不自知，不渴，脉则左右均弱，似乎无脉，小便或有时利。此则风木大动，疏泄偏胜之病。方用阿胶三钱，以平木气之疏泄，白术山药各三钱，以培土气，肉桂五分以补肝即愈。补肝阳者，冬至之后，木气初萌，疏泄自伤本气。故一面用阿胶以平疏泄，一面用肉桂以补肝阳也。《金匮》：见肝之病，当先实脾。故用山药白术以补脾，服一剂即泻减脉起，再一剂全愈。此病不渴，故用肉桂。冬至小寒之间，宜注意木气，宇宙大气的木气动故也。小儿误服温燥肝木之药，木燥克土，多有成鼓胀者。大人亦然。

咳 嗽

小儿咳嗽，极关重要，日久不愈，便不能活。若无痰干咳，或有痰而脉细沉，与左脉较右脉细者，可用冰糖大枣肉各二钱，芍药当归苦杏仁枇杷叶各五分，浓煎徐服自愈。且不可用辛散伤津之药。咳嗽最伤肝肺血液，芍归润血也。咳嗽最伤中气，糖枣养中气也。苦杏仁枇杷叶降肺气不伤肺液故效。此病乃木气失养上冲之咳，如尽从理肺去治，必伤中伤液，木气更冲，致生他患。小儿咳嗽，最忌脉细。如脉细者，猪肺煮汤，养肺即愈。

如系无痰干咳，左脉必比右细。此肺金枯燥，不能生水以养肝木。右脉若细，肺伤更重。可用山药扁豆各一钱，加生阿胶枇杷叶各五分，补肺养中滋津液而降肺气自愈。凡服阿胶之咳，鼻梁必青，如用燥药，病必加重。如鼻梁青，咳而泻绿粪者，阿胶与山药并用亦能医治。山药重用，健脾利水。与阿胶之滋润相助为理也。曾见医家，用生姜治小儿咳病，益治益坏，太多太多。因小儿脏器脆薄，受不住生姜辛散之故。治小儿病不用生姜，任何病证都能治好。一用生姜，无论何病，无不变生后患者。治小儿病以全不用生姜为妥。惟寒吐可用生姜汁少许，以降胃胆肺极佳。

如咳声不干，脉不沉细，此为脾肺之虚。可用山药扁豆各一钱，小枣二枚以补脾肺，半夏杏仁桔梗陈皮各三分，以降肺气即愈。

小儿咳嗽，其脉必虚，治咳之药必耗肺气，如以上诸咳，用以上诸法治不见效，可用八珍汤、白术、党参、茯苓、炙甘草、当归、熟地、川芎、白芍各五分或一钱，大补中土以降肺经，资助血液以降胆经，胆经降肺经自降，其咳自止。或八珍丸调服，此小儿咳病之救星也。用八珍之咳其脉必浮虚。

大人脉虚咳嗽，服降肺药不愈者，亦宜此方，预防肺痨之咳，亦有殊效。桔梗系排脓降滞之药，极伤肺气，慎用。因本草有桔梗载药上行一语，后人遂重用之以载诸药，暗中伤肺，都不知道。排脓岂有不伤血肉之事。肺金下行为顺，上逆为病。治肺病之药，绝无上行者。若小寒前后咳嗽脉微，神惫，此微阳升动，根本摇泄，小儿中气微弱，挡不住大气动摇之力，故阳冲于肺而咳。宜猪腰汤，温补肾家，使阳不冲乃愈。

小儿干咳气紧而喘，脉涩沉有力，半夜交寅，病必加重且烦。此肝胆病热，冲塞肺家，宜用四逆散，柴胡、白芍、生枳实、炙甘草各五分，于子时前服下即愈。且不可服麻杏石甘汤，致中寒加病也。柴、芍清木热，舒木气，枳实、炙甘草降肺家塞住之热。子丑为肝胆主气之时，寅为肺主气之时。喘乃被动之病，故不可食麻黄。此病如痰中带水，日轻夜重，脉不沉涩而尺中两部现弦者，此乃肺燥，宜用麦冬三钱，花粉、杏仁、桔梗、陈皮、半夏、生草各一钱，细辛五分，麦冬、花粉清肺燥，半夏、桔梗等味降肺逆自愈。肺燥而痰中有水者，金燥则结聚，将水聚于胃间也。气聚故脉弦也。此二方与八珍汤的分别，八珍所治的咳，日重夜轻，脉虚不涩不弦。二方所治的咳，夜重日轻脉涩或弦也。麦冬一方药性平和，治肺要诀。涩乃闭塞之象，弦乃结聚之象。

此麦冬汤之咳，痰有清水，五味、细辛、干姜之咳，亦痰有清水，错服则杀人。五味、细辛、干姜所治之咳，不分日夜，就枕即咳，此咳之原因在水逆。麦冬汤之咳，咳在下半夜，咳的原因在肺燥。五味、细辛、干姜之咳，详古方下篇麦门冬汤证治推论的意义中。

小儿咳嗽，无痰干咳，或有痰脉沉。用麦冬、紫菀、炙草各二钱甚效。此由麻杏石甘汤之法变通而来，麦冬以代石膏，紫菀以代麻黄也。

风　病

小儿发热抽搐，抽搐者，津伤木燥而风动也。发热者，中虚，木气疏泄，相火不降也。木气稚弱，故发热，即易风动。养木气，顾中气，四豆饮极效。黄豆二十粒黑豆绿豆白饭豆各十五粒煎服。此为治小儿发热病的第一要方，切忌散风药清热药。养木养中，自然热退风平。小儿忽然两目上视，亦风木上动，四豆饮最效。豆最养中养木，能平疏泄，收回相火。小儿木气幼稚，故多木气病。四豆饮乃最善之法也。凡用豆不可炒，炒则偏补，不能清热。并须煎成即服，不可隔夜，隔夜则变性。白饭豆是食品，非赤小豆。四豆饮要水多煮烂，取浓汤服，尿长忌饭豆。

如久泻不食而抽搐，面色青黄，此为木虚土败。补土调木养血顾中可望挽回。一切驱风散风之药，最伤津液伤中气，均所当忌。可用下文附子理中地黄汤，稍加益母草、神曲，轻用多服可效。

小儿急惊风。无病忽然两目上视，手足抽搐，口眼歪斜，为急惊。急惊为热，慢惊为寒。热不可用凉药，寒不可用热药。相火不降，热伤津液，肝胆二经，升降不和，则成急惊。可用四豆饮，养中生津以和木气，热退惊病自愈。如用凉药清热，通药散风，中气与相火受伤，必生他弊。更有妄用攻药下药者，便成生死问题矣。此热不可用凉药之事实也。寒何以不可用热药，因慢惊之来，必因病久食减，木旺土虚。此时肝脾津液，业已枯竭，肠胃腠理必有积滞，燥热之药，不能健脾，反以横肝。宜用扁豆山药各一钱以代术、草，用巴戟天、淫羊藿各五分以代桂、附，归、芍各三分以养肝脏，清木热，神曲、厚朴、橘皮各三分，以去滞开胃。土复木和，自然病愈。此寒不可用热药之事实也。其有果因惊骇成病者，可用肾气丸五分加虎眼睛一分，调服即愈。或单虎眼睛，因肝胆素弱，然后不胜惊骇耳。虎秉造化木气，眼睛又为木气结晶。其治真惊者，补木气也。一切重坠镇惊之药，皆破坏圆运动之药，千万不可入口。如无虎眼，虎胶亦可。前人谓虎属金气，非是。冬至后虎始交，木气动也。虎啸生风，木气动也。

前人治慢惊，用附子理中地黄汤。土木双调，功效无比。木枯克土，金逆火散，乃成慢惊。附子理中汤补火土，地黄汤润金木，各适其宜，交相为用。亦与本书古方下篇所列理中汤加阿胶治愈各病，同一意义。慢惊不可用燥热药，附子理中地黄汤，则温而润之药也。加益母草、神曲各二分，以活泼气机，慢惊之法备矣。

附子理中地黄汤，系附子理中汤，与六味地黄汤二方合并用。可改用附子理中丸五分，六味地黄丸一钱。益母草一分，神曲二分煎水调服。附子温水寒，地黄润木燥，山药补金气之虚而助收敛，丹皮清木气之热而平疏泄，茯苓、泽泻除湿扶土，酸枣皮敛阳温肝，此亦肾气丸之法。干姜、白术、党参、炙草以温运中宫，益母、神曲去滞，使整个圆运动之气机，旋转升降。法则周密，功效神速，慢惊之妙方也。有将此方加黄芪当归者，功效反而减少，且加肿胀热黄等现象。此不可不作彻底解说。纵黄芪补气当归补血，人皆知之。虚劳之病，血气皆虚。治虚之法，以降肺胆收相火以运中气为主。中宫建运，血气自生。黄芪性升，当归性散，适与肺收胆降二义相反。故服后肿胀热黄，皆相火被升被散现象。仲景黄芪建中汤，黄芪只有芍药六分之一，仍是降多升少之法。后人用黄芪分两极重，谓黄芪少则无力，服后病加，乃不悟黄芪偏升之过，比比然也。附子理中汤，即古方篇理中汤加附子，地黄汤即肾气丸去桂附。如冬令不闻雷声而又寒冷之地，大气阳足，附子慎用。木虚木旺木枯，只是一事。虚生风则旺，疏泄伤津则枯。

面红身痒

冬春之交，小儿面红身痒。冬春之交，阳气发动，小儿中气不足，阳动于下，遂越于外。红与痒皆阳气外越，宜补中气以回阳气，红自退痒自止。冰糖糯米粥极效。若误认为火而用凉药，即成大祸。服凉药后若腹泻者，多发热而死。而宜凉药之病，面不红身不痒。大人亦然。

耳流脓

小儿耳病流脓，耳心痛，方用桂附地黄丸五分至一钱煎服。此乃肾气虚胆经不降之故。日久不愈，身体即日渐虚弱也，若误服凉药即坏。耳前后肿，项不活动者，加益母草一分，若痒者，龙井茶一二分以清胆热。

小儿耳内流脓或痛，由于胆经不降，韭菜汁滴耳内，连滴数次亦愈。韭菜汁温降胆经也。此病须看脓清脓稠，脓清为寒，脓稠为热。桂附地黄丸与韭菜汁，乃脓之清者。如脓稠者，山药、扁豆各一钱，天花粉、生甘草、绿薄荷各三分，煎服最效。清降肺胆胃之热也。虽热亦须用山药扁豆以补中，以肺胆胃上逆乃中虚之故。但用清热为治者，必小儿体气充足，大便三日一次，面无浮红之色，乃可用之。若大便不实，面色浮红，则桂附地黄丸韭菜汁为合。不仅此一病为然，一切病证治法，皆可类推。韭菜温补木气药。小儿耳流脓与下文疖腮原则相同，可用疖腮方亦效。

耳痛，睡醒痛减为虚，痛不减为实，胆热实也。淡豆豉汤或一味黄豆汤，以清胆热为治，不可用凉药。凡病睡醒病不减或稍加皆热实，病减皆中虚阳虚。不止小儿耳痛如此，凡病皆如此。胆热虽实，亦宜用豆类，胆热上逆中亦虚也。

目　病

目珠红痛，凭脉为治。脉轻按盛，重按微，此为中寒心热。方用干姜五分、炒栀仁五分，干姜以温中寒，栀仁以清心热。此目珠红色，必鲜明而浮。若目珠红色，沉而不浮，暗而不鲜，其脉必轻按少重按强，且现滞涩之象，此为湿热之证。方用栀仁金银花各五分至一钱，薄荷荆芥各五分，木通五分，栀花以清热，薄荷荆芥以散滞，木通以去湿，服一剂而脉渐起，涩渐通，薄荷荆芥减半再服。凡目病治法，是为两大原则，医家见红，便用凉药，不论中寒与否，将目病治重，皆不知有用干姜的原则之故。寻常目珠胀痛，黄豆一把养木即愈。此目病治法，大人亦系如此。如果气实热实脉实的热症，栀花一方多服即效。且不可误服黄连石膏，致生流弊。凡立夏前后目珠红痛，脉弦不舒，归芍地黄丸一钱以养木即愈，时令的木气衰退之故。小儿眼角肉多，先天不足。

倦　怠

凡小儿幼童，当小寒、大寒之间，身体倦怠，均宜服桂附地黄丸五分至一钱，其脉必虚浮，或微少模糊。服散药凉药即坏。此木气欲动，阳根不足。前人春行夏补之说，夏补固宜，春不可行也。乃王叔和伏寒变温之说，误后人也。详温病篇。冬季不冷之年，此病最多。大人体虚，亦多此证。蒸猪腰食亦佳。猪腰前人谓为性寒，事实上温补也。

疝

疝者，睾丸硬连少腹，此肝肾阳虚，不速治愈，病及终身，影响健康，不可忽也。可用五味子三分，甜苁蓉一钱，清早煎服。日服一次。服至病消为止。服至数剂，硬处作痒，乃阳气回复，将欲上升，最佳之兆。普通用小茴治疝，取效一时，不能断根。小茴温散结气，无治根本之力，五味散结温补肾中水火之气，以助肝阳上升，苁蓉温润肝肾形质故效。五味是肾家专药，世人因《伤寒论》小青龙汤治咳有五味子，遂认为五味是治咳之药，流毒千古。五味大热，肺病大忌。

疳　病

疳病外证，腹大筋青，大便时结时泻，身有虚热，贪食而瘦，面色苍白，夜不安眠，舌有黄白苔。病之甚者，名曰走马牙疳，走马者言其病变之速也。外证口唇部先发生小水泡，外面坚硬，内部破溃，变为黑色，遂向外面穿孔，同时四周蔓延，不甚疼痛，颜色浮肿，虚脱而死。此中阳虚寒，升降无力，湿热滞于上中二焦不能运动，以至木郁生虫之病。方用甘草泻心汤加减治之。

炙甘草三钱　干姜二钱　红枣六枚去核　黄芩一钱　半夏二钱　炒黄连五分

干姜、草、枣温补中阳，连、芩清降凝滞之湿热，半夏降逆理滞。按其情形加减治之，徐徐而愈。此方分量极重，可减十分之七用之。当归、乌梅亦可加入。此方宜按脉随时加减，不可呆服。

虫　病

小儿虫病，不可用下虫之药。虫乃人身肝木阳气化生而成。土湿木郁，然后虫生。虫被攻下，肝阳即败。造化之气，木生火长，金收水藏。人身生气消灭，必枯弱羸瘦，不能长命。只因医家不解人身木气自病之理，见虫即攻，攻伤木气，至死不悟。宜用《伤寒论·厥阴》乌梅丸，调理自愈。或花椒五分、乌梅二枚，温调木气亦效，有人问曰：虫病服厥阴乌梅丸，虫病遂愈，虫往何处去了？要知虫往何处去，须先知虫从何处来，自有根本治法。凡病皆然也。虫病外证，腹痛面黄，舌现红点，甚则唇之内面出现小白点，脉来大小迟数不均，乌梅丸治虫的意义，详本书古方上篇。世人都不知虫理，大家下虫，哀哉！如虫病口吐涎水，心痛如咬，脉洪大，乃为当下之虫证。用《金匮》方：甘草二钱、熟白蜜四钱、铅粉一钱下之。用铅粉杀虫，须重用补中之药也。分三次服，一服效，止后服。

小儿腹痛，时痛时止，此为虫病。方用知柏地黄丸附桂地黄丸各一钱，花椒五粒，乌梅一枚，煎服，虫即自下。此方亦乌梅丸之法，如服后仍痛，可用使君子五枚下之。惟偏热之地，秋后内热生虫，小儿黄瘦，可食使君子三枚，下虫一次，下后常食黄豆为妥。忽然发热呕吐，有时烦躁，而左脉现洪急不宁之象者，亦为虫病也。或用乌梅花椒，或用使君子，临时酌用。乌梅花椒治虫病之不足，使君子治虫病之有余。先用乌梅花椒不效，然后使用使君子，便稳妥矣。

杀虫不如防虫，防虫不如使少生虫。肺热肝热，虫生之原。食糖食鸡食蛋鱼面，皆能热肺热肝。只须少食，虫便少生。

喉 痛

小儿喉痛，与大人同，可照本书时病篇喉症法治之。小儿喉痛，须留心检查乃知。如不会说话，看其咽乳时，必挤眼难过也。留心脉象，沉细多热，微虚中虚。如喉痛而脉沉不细，恶寒，呕吐，身体觉胀，四肢觉麻，是为痧闭，应速刮痧。喉旁耳下，后颈窝下两旁，扇子骨中间，背脊骨两旁两肩，用小瓷羹匙边抹桐油或菜油，刮出红点喉痛即止。

外 感

小儿外感的原则，仍是卫气收敛，荣气疏泄。但小儿荣卫薄弱，麻黄芍药均不能受。只能用黄豆以养木气平疏泄，用葱头豆豉以舒金气开收敛。此为难多年，始寻出极妥的办法，将小儿一切外感完全解决。如用麻黄虽极少分量，能将肺气散伤，而成喘逆危症。不惟麻黄不受，薄荷亦受不得。感寒者鼻塞发热身痛，用葱豉汤。葱豉散性平和，又润津液，最为妙品。如脉虚气弱者，豆豉改用黄豆最妥。用黄豆平疏泄，有功无过。注意勿忽，造福无量。葱头带须一个豆豉三十粒为最轻剂。

凡用葱豉汤，舌有黄苔，无论润燥，均用。葱豉能消散胃滞也。如外感初时恶寒，后虽单发热，只要鼻塞身痛头痛，仍宜用之。因鼻塞身痛头痛，系卫气收敛之病。必须鼻不塞单发热而神昏气微，脉象不明，乃属于温病。只病疏泄不病收敛，乃不用豆豉之宣通与疏泄，只用黄豆之养木养中养津平热可也。葱豉汤四季感寒鼻塞发热均可用之。

猩红热

收敛偏盛的感冒，属于伤寒；疏泄偏盛的感冒，是为温病，世人称为时温。温者，木气疏泄之病也。小儿此时忽然发热，昏睡不思饮食，即系时温为病。此乃木气疏泄偏盛的感冒，当用养木气平疏泄的药。切不可随俗附和，认为时温的邪气，入了小儿身体以内为病，而用清温逐邪的一切凉药散药。木气，在造化为厥阴风木，在人身属肝脏之经。冬季天寒，封藏得令，厥阴木气，根气深固，不至动泄，大气无温病，小儿亦无温病。如冬令不寒，或闻雷声，大气的风木不能养足，便即泄动。小儿木气稚弱，同气相感，疏泄起来，如木气强足的疏泄，则发热出汗，皮肉血色并不作猩猩脸面的污红色；木气疏泄无力而又疏泄的疏泄，面色则作猩猩脸面的污红色，世即称为猩红热。力能疏泄者，脉象充足，面色正，气不微，其热按去有根底。力不能疏泄而又疏泄者，脉微小而急，色红而污，气微神倦，其热按去无根底。猩红热，温病之败证也。

猩红热之病，时温病中之最虚之病，疏泄偏动，肺气不收，故咳嗽而作嚏。肝窍于目，木气败而又动，故目红含泪，常欲闭而不开。木动中虚，胃气降不下去，故欲吐。木动上冲，故咽痛。木土不和，故有时作泻。木气疏泄，故虽泻而小便仍利。如此情形，是木火本来不足，用凉药清热必坏；本是偏于疏泄，用升散药发表必坏；病虽属虚，圆运动的道路已乱，用补药补虚必坏。

时温病猩红热可均用四豆饮，养中和木、调升降收相火，极平隐而有特效。且皆谷食之品，自病初起以至复原，皆用此方，有百益而无一害。如小便短少，是为脾湿。四豆饮去黑豆绿豆饭豆，单用黄豆六十粒，加山药二钱。黄豆养木气养中气，山药扶土气利小便，白饭豆亦补土气利小便，不如山药兼能助金气以敛疏泄。如仍不利，是不只脾湿，且兼肾虚，宜黄豆山药，加巴戟天五分，以温补肾气。脾肾气足，木气乃和，小便乃利，病乃能愈。巴戟天温补肾气，须右手脉微乃可加也。

大头温

如发热头肿，而脉浮洪者，乌梅二枚白糖一勺极效。木气疏泄，自伤本气，木气无根，即易上冲。木冲金气不收，故头肿。乌梅酸收大补木气之根，而平疏泄之气也。如发热头肿、气粗作喘且喝、脉象紧滞、舌心有黄白厚苔者，肺热较实。四豆饮加花粉竹叶枳实各五分同煎极效。病状虽异，原理则同。皆木气疏泄，肺金失收降之力之故。皆是虚证，不可误认为瘟毒，肆用凉散药，败火寒中。温字与瘟字，一经混乱，温病的真理遂失。瘟乃瘟疫，温乃木气，温病乃木气之正病，瘟乃时气之恶病。如人死最多最速之鼠疫病，乃瘟疫也。瘟毒病，四豆饮最佳。豆养木气，最能解毒，木气偏的最甚，则成毒耳。

如头肿而热微足冷，面色不匀，鼻梁唇环清黄，不思饮食，脉沉微或沉按无脉，必用古方篇之肾气丸乃效。木气疏泄于上，肺金不降，相火外泄，因而下寒。肾气丸和木气、平疏泄、敛肺金、温肾水中之火以培木气之根，故愈。如此证用凉散之药必坏。此证如头上耳内，发现水泡。此泡不可刺破，肺气收敛自消。如刺破，是将木气疏泄上来的元气消散矣。

小儿当春温之时，凡感一切时气病证，但见面色不匀，面红而鼻梁唇青黄。无论何病，先以猪腰汤补益脾肾。待青黄退后，再按证施治。鼻梁唇环青黄面红，为中土大败之象。倘不先顾根本，一切治法，皆无用处。此等虚证，舌心皆无黄苔也。舌心如有黄苔，胃家有热，鼻梁唇环不现败象。败相者，胃中阳败，无热之象也。凡温病胃热为顺。

如发热兼鼻流清涕，山药扁豆各一钱收肺养中，加绿豆五十粒清肺热以收清涕，切不可表散伤肺，使疏泄更加，致生祸变。冬春发热，为木气偏于疏泄，金气不能收敛。山药助金气之收敛，以平木气之疏泄，故热退。

暑 病

小儿当夏暑发生之时，忽然发热头痛欲呕者，用藿香五分至一钱生扁豆一钱至二钱温降胃气即愈。不可因药只二味，夹以他药，至生他病。藿香扁豆治暑病的作用，详时病本气篇暑病中。如小便短而泻且渴，于藿香扁豆中加冬瓜自然汁以止喝利尿。如舌有干黄苔，可加生枳实炒栀皮各三分，以去积热。冬瓜蒸汁为自然汁。无冬瓜用滑石一钱以代冬瓜。冬瓜最妙，毫无他弊。西瓜亦佳。黄豆一味汤，治小儿暑天发热欲吐特效。

小儿暑病，脉在中部。暑病之脉，最易误为虚脉，误为虚脉而用其他补药，必误大事。须知虚脉之虚，重按无有，暑脉之虚，按至中部，比较定些，稍不留意，即放过去，暑病乃天的相火不降。暑火不降则伤肺气，气伤则脉虚耳。用扁豆补暑脉之虚，用藿香降胆胃之气也。胆胃均在中焦，故暑病脉在中取。

总而言之，无论大人小儿外感发热，总是《伤寒论》桂枝汤，荣气疏泄，胆经不降，用芍药的原则。外感恶寒身痛，总是《伤寒论》麻黄汤，卫气闭敛，肺经不降，用麻黄的原则。但芍药败火，麻黄散气，小儿均不可用，惟用黄豆黑豆以代芍药，用葱头豆豉以代麻黄，豆类又能顾中，功效既大，流弊全无，此为小儿外感最妥之法也。

疹 病

时令病的小儿病，惟疹子最多。疹子原因与温病同，皆木气疏泄，冲开肺金，相火逆腾，中下大虚之病。大人温病以汗解，小儿温病以疹解。汗乃血所化，疹乃血所成。木气疏泄，故疹为红色。木气疏泄，分疏泄正常与疏泄不及两证。正常宜养，不及宜补。正常为顺，不及为逆。正常之脉，右较左盛；不及之脉，右较左虚，或右左均微。咳者，金气被木气冲开也。眼含泪者，木气疏泄也。耳冷者，胆经相火外泄也。发热者，木气疏泄相火不降也。昏睡者，木动火逆中气虚也。

疏泄正常症状为发热甚盛、面色充足、小便清利、大便不泻、疹出成粒、色红粒饱、膝下都有。病人所在地，冬令寒冷，冬不闻雷，大气中木气根深，来春小儿疹病发生，必皆疏泄正常之证。惟身体阳虚之小儿，则偶有不及之证。疏泄正常者，方用四豆饮煎服。只要发热，不论疹点已出未出，始终只用此方。养中和木，调升降收相火，自然热平身安，不生他变而愈。右脉重按充足者，饭豆易淡豆豉以调木宣滞。饭豆除湿补土，脉充足者不宜也。

疏泄不及证状为发热不盛、面色痿弱、昏迷不醒、疹出不红或不成粒或疹出成片或一出即回或疹闷难出、小便短少，若加吐泻脉迟肢冷，即易死亡。病人所在地，冬令鸣雷，或冬至起雾。水中封藏的阳气疏泄于土面，木气失根，来春必多疏泄不及的疹病发生。如不到交春而发现于冬至后者，则微阳大泄，易成死候。

疏泄不及，以小便短少为要证。右脉微于左脉，或左右两平而虚微不旺，或右尺无脉，方用巴戟天四豆饮。于四豆饮中加巴戟天五分至一钱，以温补肝肾，和养木气，小便一长即为好转。

疹出即回，与疹闷难出，为肝肾阳虚，疏泄无力。疹出成片，为肝肾阳虚，阳散不回。故巴戟天四豆饮即愈也。有用四逆汤附片干姜炙草或用理中丸为治者，不甚平稳。因木气疏泄，不喜刚燥。虽属阳虚，乃阴中之阳虚，亦宜避去白术干姜炙草之刚燥伤阴。巴戟天温润不燥，温补肾气，与豆同用，又能调木气之疏泄。诚麻疹虚证之要药，桂附地黄丸亦可酌用。盖右脉微小者，为火土之败，左右脉皆微小者，亦脾肾阳虚，故桂附地黄丸相宜。如疹出已退，已不发热，而面色仍是灰黯，神衰食少，此肝脾之阳泄而不复，亦须服巴戟天四豆饮，不然仍易死亡。如久不复元，可用加减保元汤补之。保元汤，详下文，疹已退热已平，已无木气的关系，故可补其气血也。

葡萄干，能温补肝肾，性极和平。出疹时每日服一钱，最保平安，七日痊愈。本草纲目载，葡萄北方以之补肾，南方以之稀痘，可以悟矣。疹病乃木气疏泄之病，肾气乃木气之根耳。预防亦宜服之。

麻疹愈后，咳嗽困难，单服白菜心一个，黄豆五六十粒特效。此为一切药所不能及，食品中养金养木平热息风兼养中气，恰合机宜之方，多服可也。

麻疹病重必吐虫，可见其为木气之病。《伤寒论》厥阴风木病用乌梅丸，厥阴病必吐虫也。麻疹病多在春令，厥阴风木之时也。惟麻疹病乃宇宙与人身整个气化根本动摇之病，再经治坏，根本消灭，有能挽回者，有不能挽回者耳。惟呼吸平定，中气尚存者，都能挽回。本气之病，防害他经，极难用药。故惟豆类和平适当。此乃经过多少困难，然后选得此方，经验多人，无不见效。然亦根据儿病本气病的原理之功耳。如以胎毒热毒为原理为根据，不能选得此方也。

疹病必发热，木气疏泄相火不降也。必神倦，相火离根，中气大虚也。必眼中含泪，木气疏泄肝液蒸动也。必咳嗽干呛，木气疏泄伤肺，金气虚散也。疹子忌发表，因木气疏泄之病，不可发表再助疏泄故也。疹子忌凉药，因系相火离根之病故也。所以疏泄正常，只须顾中宫，和木气。疏泄不及，则当补其根本，使之遂其疏泄之气。疏泄之病，误投发表药寒凉药，正如根空之木，再拔之则死矣。又如将熄之火，再寒之则灭矣。

医家误认疹子是胃热胎毒，所以要将他发散出来，并且要用凉药清毒。一用凉药，相火消灭，即至不救。疹出之后，医家病家都用扫毒药，疹出之后，木火之气疏泄已伤，宜静待其自己回复，不可更用凉药，以败脾胃，更不可食白木耳鱼肝油等动阳食品，以动木热而伤肺阴，致热气入肺而成肺痈，或热气入目而成目疾等患。麻疹初起即须忌食动阳食物。牛奶鸡蛋更不可入口。疹后如欲服扫毒药者，可服黄豆白菜心清肝肺之热，妙在平淡二字，最适合木火病气也。惟小便利者，忌用饭豆动阳食品。详古方下篇肾气丸后。

小儿之疹子，即大人温病之汗。荣卫足则出汗，荣卫虚则出疹。木气中的火力多，则疹子成颗粒而色红。木气中的火力少，则疹子不成颗粒色红不足而成麻点，隐隐不明。麻者荣卫之败也。来复之机，随时皆有，凡疹病只要不发生内伤吐泻恶证，不必食药，静养七日，自然即愈。

西藏地方，小儿不病麻疹猩红热。因西藏地方雪大冰厚，大气中阳气封藏于土下水中，特别充足，木气根本深固，不妄动而疏泄之故。

凡用四豆饮，脉细者，津液不足者，小便长者，出汗者，去饭豆。服四豆饮后，脉转旺而病未愈者，去饭豆再服。服四豆饮后，发烦者，或大便干燥，或不大便者，去饭豆再服。因饭豆养中养木利水，兼补土伤津之故。黄豆黑豆养中养木，兼降胆经补津液。绿豆养中养木，兼清肺热。

巴戟天四豆饮。如脉法不精辨证不明，误用巴戟天，致将木火补起，变成满腹热邪，充塞肺家，为害不小。须脉微神败色黯，右尺更微，乃可用之。麻疹最怕热药也。

冬令不寒而又闻雷之地，春木根气伤损，小儿疹病发生之时，巴戟天之证乃多。此点切不可忽。春寒日久之地，或身体虚弱之儿，亦有巴戟天证也。如麻疹烧热昏迷口渴，脉沉有力，舌上必有干黄苔，此为胃间原有积热。用四豆饮去饭豆加生枳实生栀子仁各三五分，以养木气清胃热为治。此证如误服巴戟必死，山药亦不可用。社会习尚有服鸡冠血者，多烧热而死。亦与温病误服桂枝，下咽即死之理相同。

小儿病猩红热与疹子皆兼咳嗽，皆不可用桑叶竹叶橘皮杏仁等降肺疏肺之药，以治咳嗽。用之病必加重。因皆木气疏泄偏胜，金气收敛衰退之病。金气收敛衰退，再遇降肺疏肺之药，肺气更衰，疏泄更加，咳必更甚，中气更坏之故。只须养木气平疏泄，木气一和，即不疏泄上冲，肺气自降，咳自能止，不可忽也。如欲用药治咳，白菜心最佳，养肺降冲平和之品。

凡麻疹烧热日加，唇焦舌干，凉药忌服。黄豆五十粒，煎浓汤下咽即效。因烧热至于唇焦舌干，此上部津液干枯之故。黄豆极能滋润上焦各部津液，又能养中养木，故其效无比。此乃经过多少困难，始选得之方，最当重视。

凡小儿麻疹发热，乃木气疏泄之病，最忌升散之药。世人用芫荽冬笋香菌煮服，以为比升麻葛根汤好，不知芫荽等物，散力不小，服下之后，更加津液干枯，涕泪俱无，热加聋哑，烦躁不宁，睡则惊惕，食则吐出，脉转细涩，遂成木气拔根，热并肺家之险症。悉宜黄豆五十粒巴戟天五分，浓煎温服，以救之，下咽即得睡汗出，津液复生，热退进食，登时脉和而愈。此巴戟天将木气的根气回复之功，与黄豆润肺养中和木之功，相助为理之效也。

小儿出疹，多先咳嗽，干咳无痰，此木气上冲，金气失敛的现象。用黄豆五十粒白菜心一个煎服，其咳即止，疹病亦随之不起，有疹者出亦顺利。白菜心润降肺气，黄豆滋养木气也。见咳即用此方，省事多矣。此方疹病初起，以至痊愈，日日服之，平安之至。疹病盛行之时，日服一剂，亦可预防。凡疹后遗下目疾咳嗽等病，常服此方，皆可就愈。皆木火之气冲入金气，不得出来故也。简括言之，疹病初起，咳而发热，白菜心黄豆饮自始至终，多服自愈。服过发散药寒凉药，成坏病者，巴戟天黄豆饮，以救之。服过温补药成坏病者，白菜心黄豆饮，以救之。愈后自汗大虚，元气难复者，加减保元汤，以补之。党参一钱黄芪白术炙草当归干姜巴戟天各五分，红枣两枚煎服，麻疹的整个治法备矣。无须四豆饮亦可。

痘 病

四豆饮古人以之稀痘，名曰稀痘汤，无黄豆，并不以之治疹。其实痘疹，皆木气偏于疏泄之病。痘则木气疏泄，金气大败。疹则木气疏泄，金气虽败未大败耳。痘病用四豆饮和木气。痘不旺者加山药二钱以补肺。如痒者，此为肾虚，再加巴戟天一钱以补肾。痘出成片不成粒，顶塌根散浆稀，种种败证。皆用巴戟四豆饮，或加炒黄芪当归皆能挽回。用黄芪八钱，当归一钱，大补胃阳，兼助荣阴亦妙。前人所用黄芪党参补益卫气诸方，皆应采用，惟所用凉药，与药杂之方，则不可用。痘病初起所用发散之方，亦不可用。初起以四豆饮去绿豆为佳。疹病始终木气之事。痘病初则木气之事，继则卫气之事。卫气大败，收敛不能回复，故痘病后期多用黄芪以补卫气。自来用升麻葛根汤治痘疹，疏泄之病加升散，无不服后病加。误认痘疹是胎毒，所以用升、葛以升提之。原理认错，尚复何说。王孟英于稀痘汤中重加金银花、生甘草以解毒。木气失和，便是毒，豆和木气，便能解毒。二花甘草不可加也。麻疹忌黄芪，黄芪性升，只宜卫败之病，不宜荣热之病。

《福幼篇》论痘各节，完全可靠，最宜购阅。将毒字改为病字便好。天地之大德曰生，生者，天地中和的结晶，认为胎毒，真是笑话。《福幼篇》论麻疹宜发表不妥，不知原则之过也，痘粒小而圆者佳。

痄　腮

疹子之外，又有痄腮一病。此病初起，恶寒发热，或不恶寒发热。耳后或腮下肿而硬。方用巴戟天甜苁蓉各一钱，麦冬龟板鳖甲地丁昆布海藻各五分，厚朴半夏沙参橘皮各三分，红枣二枚。温服即愈。恶寒发热，舌有腻苔，加薄荷桑叶各五分即愈。

此亦春令木气疏泄之病也。木气不足，疏泄一动，向上升去，不能向下降来。耳后腮下为胆经木气下降之路。故结聚于此而不能散。巴戟甜苁蓉补肝肾上升之阳，龟板鳖甲补肺胆下降之阴，地丁昆布海藻厚朴半夏橘皮降胆肺胃之气，沙参麦冬以益肺阴而助降令，红枣补中气，薄荷桑叶疏肺气之滞也。

此病春令为多，只经络部位的关系，故病甚轻。然不知补益木气以助其升降，从事寒凉发散，败其中气。中气更虚，升降更滞，以至结聚日甚，弄到开刀才能了事。亦医家不慎之于始之过。初起只服一味黑豆汤亦效，黑豆调养木气善降胆经也。

巴戟苁蓉方，并治瘰病初起与耳流脓。耳流脓原理，瘰病原理，与痄腮同。肾肝不足于左，肺胆不足于右。右降无力，由于左升无力。治法欲润降右方，必兼温升左方，又必兼补中气。古方篇酸枣仁汤，欲凉药降胆经，先温升肝经。亦圆运动之意义也。

此病如发于秋季，阳气收敛，其脉必重按不虚，不似春令之脉重按虚微。可不用补肝肾之药，只用花粉天冬橘皮杏仁炙草苡仁各一钱，便能消散，因只金气燥结，收敛不能下达的关系，故润燥开结而降肺气，兼补中气可也。如疹子发现于秋季，亦用此方。花粉天冬能清降金气，秋季金气当令，舒金气以达木气可也。病在金不在木故也。去天冬加黄豆亦妥。黄豆亦滋润之品。较天冬不伤中气。天冬则润肺燥，开燥结要药。

内热与内虚

小儿咬牙夜烦、夜啼、夜咳、尿多、大便屎烂、便后下白物如熟藕粉，皆属内热。若服凉药，必生他弊。方用白糖绿豆沙热食，养胃益阴，其热自平。此经验最良之方也。内热者，睡着后、饭后两腮不发红色。若睡着后、饭后两腮发红，左右不匀，是为内虚，须服十全大补丸三五分诸证乃愈。睡着与饭后两腮发红者，睡着生相火，饭后则胃中生阳。相火与阳生而不能藏，则浮而出现于面。荣卫的气血不足，中气又虚，不能运化，不能使左右的荣卫升降调和，故左右的红色偏多偏少也。平日面红亦是中虚。

阴　虚

小儿阴虚，此先天禀赋使然。其脉沉而不起，涩而不滑，面无浮红，鼻梁山根常现一线青色，大便不能每日一次，常于半夜哭叫，半夜哭叫，阴虚木燥也。此病如不预防早治，稍长易成虚劳。宜每天食蒸鸭蛋糕一个以补阴，久之血活阴生，身体必可转和。并宜常服归芍地黄丸数小粒，此丸善治一切阴虚诸病，比六味地黄丸活动，因归芍能滋养木气，升降肝胆二经之故。此丸并统治大人阴虚诸病。

实　证

小儿亦有实证。实在一部分，不在全体。如咽痛而兼渴喘，发热，热有根底，重按仍热，只有昏睡，并无烦躁，或兼泻黄沫，小便或长或短，是为麻杏石甘汤证。用生石膏杏仁泥炙甘草麻黄绒各五分，一服病愈即止。此证面色必不红，脉必沉实，舌根舌中必有干黄苔为据。诊断小儿病，总得以看舌苔为要。万不可不看明舌苔，随便下药。小儿哭泣不肯开口，务必用力拗开，以求得到诊断的彻底。麻疹误服升散之药，伤损津液，津伤热起，亦有病成此证者。麻杏石甘汤即愈。麻黄杏仁以降肺气，生石膏以清疏肺间积热，炙草以补中气也。

大便结燥，舌无黄苔，别无热证，是为阴结。阴结者，阳气不足，不能化生津液也。附桂地黄丸每服五分，补阴中之阳，阴阳合化自然津生而粪润也。此病亦有独参汤冷服而愈者，气能生津也。大人亦如此。

其有麻疹初病。误服温补，以至舌苔燥黄有底，口臭目闭，渴而能饮，二便全无，腹满脉沉，此为实证。虽实而病原却虚。细心审查腹部，如按之病人拒按，是有可下之物，宜大黄枳实玄明粉厚朴各五分或一钱，黄豆三钱微下之。如按腹部并不拒按，而脉实。亦可用少许，以消积滞。

如非咽痛，而发热喘咳，渴能饮水。此热必有底，舌苔必有白粉，或舌有黄苔。其渴而能饮，胃家必有可清的燥热，可用生枳实小栀仁各数分，清去燥热，发热与咳嗽与渴皆愈。如脉不甚实者，须兼用山药扁豆各一钱，以扶土气，方不别生流弊。因小儿胃家燥热，非小儿阳明燥金能病阳燥。乃汗出生津，或误服燥药，伤津所致，其土气仍是不足故也。如脉象沉实，或沉细有力，或右脉实于左脉，舌苔干黄。山药扁豆便不可用。

小儿三四日不解大便，却无他病。此肠中津液不充之故，可用淡豆豉数分至一钱浓煎温服，以通润之，自然大便。不可用大黄，须有热结实证，乃可用之。大黄伤中，中伤便更不下。曾治一七日小儿，食乳甚好，却泻稀水，中夹粪点，小便亦利。按其脉小而沉，沉而有力，服大黄二分而愈。其母怀孕时，好食胡椒，所以小儿七日，而内热如此。此热结实证也。热结旁流故泻稀水。

辨别小儿病症之虚实

小儿舌有黄苔，为胃间燥热。其黄必系干黄，又兼渴而能饮，其脉必中沉有力，此为凉药消滞药之证。若舌尖有苔，舌根舌心无苔，其胎即无干黄只现杂色污浊湿润之象。此乃肾阳寒败，不能化生心火，舌尖属心，心火渐寒，不能煊通，故污浊凝冱。其证必不渴饮，夜卧必甚烦躁不安，此乃桂附地黄丸证。误投寒凉则危。不止小儿如此，大人亦如此。

小儿夜间发躁，如是中下阳虚，其脉必轻按微小，重按尤虚。或右脉比左脉微小。用桂附地黄丸，蜜丸者二钱，水丸者一钱，煎服即安。误服凉药即危。如有可清之热，则渴饮昏睡，而不烦躁，脉必沉实有力，或沉细有力。燥与躁须分别清楚。燥乃干燥，躁乃躁扰不宁。肾阳扰动，心气失根故躁。其脉必微。亦有并非阳虚而夜间发躁者，乃有食滞。消食顾脾乃愈，其脉必重按沉实也。

小儿头身手足均发烧热，腹泻不食，舌无苔而有黑黄色者，此为难治。须用手指按其舌心，如舌冷不热者，此内火将灭，凉药慎用。此病难治。

小儿感冒发热，服寒药后，热仍不退，而反昏睡不醒。此寒药伤中，脾胃大败之证。速用白术党参茯苓各一钱，炙草五分，干姜三分，即热退清醒。此证脉必浮虚或微小。

小儿如误服他药，忽然风动，可用回春丹或化风丹二三厘，化水灌之。同时即进附子理中地黄汤，以挽回中气而养木气便愈。回春丹化风丹，如此用法，便有功无过。人谓回春丹化风丹，极败脾肾极伤津液。故须补土养津，以善其后。其理固已是矣。不知人身阴阳五行圆运动的气机，迅速非常，固密非常。小儿身体，至于动风，肾经脾经之阳气，已随肝木的风，冲出肺经胃经阴气之外。脾肾阳亡，肝肺阴消。圆运动即将解体，危险殊甚。故一面用回春丹通窍，附子理中地黄汤，温回脾肾之阳，养回肝肺之阴，使五行的圆运动，仍回复升降之旧。此方真可谓再造小儿身命之方也。用附子理中丸一钱，六味地黄丸二钱，同煎服亦可，不必尽服。黄豆五十粒浓煎温服，下咽风即能平，木气和则中气运而通窍，比单服回春丹化风丹攻伐之剂，稳当多矣。附子理中丸，六味地黄丸，各用多少，按脉证的阴阳多少配用，以六味丸稍多为稳。

感寒停食外治法

如偶遇感寒鼻塞，或停食不消，不必服药。用热手巾搓擦扇子骨中间背脊两旁，暖卧即通，停食即消。须用力擦至肉下，作左升右降的擦法。人身脏腑，皆系于脊，脊骨两旁，为血管升降之总干，荣卫升降之中枢。用热手巾搓此处，荣卫流通，血管运行，脾胃即和。感寒与停食自愈。或用葱头捣烂加麻油少许搓擦，忌风，亦佳，老人停食不能用消食药者，热毛巾法最宜。

危　证

小儿咳吐多日、胸腹煽动、头身发热、手足厥冷、昏迷不食，百治不效，此危证也。方用燕子窝泥一块，重约三两，研细，生桐油半酒杯，将泥拌匀，上火炒热，放地候温。先将小儿脐眼，用棉花蘸烧酒少许，略洗。用胡椒末一分，放肚脐眼中，人发盖着。再将桐油泥包脐上。二小时后，小儿挣动出汗，能食而愈。极验之方也。或将小儿卧于无湿气的地上，亦能得救。皆以中气救中气之意。

头身发热，手足厥冷，此为外热内寒。昏迷不食，此为火逆中败。咳吐而胸腹煽动，中气将离根矣。胡椒大热之性，能温内寒。燕窝泥能补土气。人发助元气。桐油通气也。此方用外治之法，温下补土。中气旋转，火气归元，升降复旧，是以汗出而愈。如用内服之药，不能下咽。下咽亦必吐出。此证病气盛于上，元气虚于下，此方全由下治，由下而中，由中而上，全体活动，灵妙极矣。地面之际，宇宙的中气极旺，而身受之，故亦得效。

脉　法

医生两手将小儿两手同时握住。用手大指按小儿两手三部。轻按浮部在皮，重按中部在肉，再重按沉部在骨。小儿出生，即有脉可诊。除至数甚快为小儿中虚本脉外。轻按浮部脉多，重按中部沉部脉少，为中虚。轻按无脉，重按脉实，为内热。右脉比左脉微少为中虚，左脉比右脉有力为肝热。右脉强，左脉细，亦为内热。右脉比左脉大，却大而虚松，则中寒也。小儿无论何病，只中虚与内热两门。中虚与内热分清，用药便有依据矣。至数甚快为小儿本脉，小儿中气未能充足，故脉快也。看指纹可作参考，诊脉须兼各种证状为断。

诊治小儿病，全凭脉诊。虚实之分，先求中部。虚者中部以下虚微。实者，中部以下实在也。无病而脉在中沉两部者，多阳足阴虚。无病而中沉两部不足者，多阳虚。阳虚慎用阴润药，阴虚慎用阳燥药。中虚慎用消散药。右脉比左脉旺些为顺。

治小儿病：

一、不可认为外来的邪气人了小儿的身体为病，须认定是小儿本身的本气为病，用药乃有着落。

二、总要凭脉，乃得根据。

三、用药总要平和之品，不可繁杂。小儿病极简单，本篇各方，经过甚多，功效极大。世之用钩藤蝉蜕以治小儿病者甚多，钩藤苦寒，极败胃气，蝉蜕通肺破血，其力不小。如此之类，相习不察，小儿受害多矣。本篇力除此弊，学者经验，自知其益。

看指纹法

三关部位歌

初起风关证未央，气关纹现急需防。乍临命位成危急，射甲通关病势彰。

浮沉分表里歌

指纹何故乍然浮，邪在皮肤未足愁，腠理不通名表证，急行疏解汗之投。
忽尔关纹渐渐沉，已知入里病方深，莫投风药轻相试，须向阳明里证寻。

红紫辨寒热歌

身安定见红黄色，红艳多从寒里得，淡红隐隐本虚寒，莫待深红化为热。

关纹见紫热之征，青色为风古所称，伤食紫青痰气逆，三关青黑祸难胜。

指纹淡淡亦堪惊，总为先天赋禀轻，脾胃本虚中气弱，切防攻伐损胎婴。

关纹涩滞甚因由，邪过阴荣卫气留，食郁中焦风热炽，不行推荡更何求。

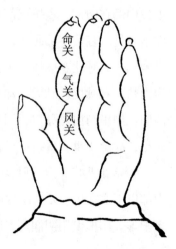

纹形主病歌

腹痛纹入掌中心，弯内风寒次第侵，纹向外

弯痰食热，水形脾肺两伤阴。

凡看指纹，以我之大拇指侧面，推儿食指三关，切不可覆指而推，盖螺纹有火克制肺金，纹必变色，而又只可从命关推下风关，切不可由风关推出命关，此纹愈推愈出，其纹在先原未透关，今误推而出，大损肺气，慎之戒之。

儿病本气篇终。

时病本气篇

导　言

时病者，因时令之大气变动所发生之病。如中暑、霍乱、痢疾、白喉、疟疾、时行感冒、燥气、痧症、湿热等是也。病虽因于时气，病实成于本气。自来论时病者，皆认为外来时邪中入人身为病，于人身本气自病，全不重视。

学医治病，先要将"认定着落"四字彻底用功。时令病，如认定为时令之大气中入人身为病，则用药必以驱逐时气为着落。驱逐时气之药，即是伤耗人身本气之药。本气伤耗，病必加重。病既重矣，尤以为时气驱逐不尽，又将驱逐时气之药，继续用之，本气更伤，气伤人死仍不解何以人死之由，比比然也。认定时令病乃人身本气为病，则用药必以调和人身本气为着落。本篇各方，皆调和本气之方。时令之气之偏，人身本气自病之诱因耳。调和本气，处处乃有辩法。临床经验，自有理得心安之乐。王叔和书未读通，将《内经》"冬伤于寒春必病温"的"寒"字，认为风寒的"寒"字，于《伤寒论》开首妄加序例，曰：寒毒伤于肌肤，至春变为温病。于是本气自病，都认为伏气为病，相习不察，杀人多矣。荀子曰：六淫之气，皆起于地，与天无关。《内经》曰：在地为五行，在天为六气。荀子为周秦时人，《内经》则周秦时医家之所言。天空本无所有，实际研求，《内经》不如荀子可靠矣。《内经》又曰："天气清净光明者也，藏德不止，故不下也，云雾不精，故上应白露不下。"云雾，乃地下水中所藏之阳气，上升于天空所成，《内经》又合于荀子矣。读中医书籍，非先认识原理，自己有了判断能力，鲜不被前人之说所扰乱者。时病本气篇之作，非有意反对前人，事实上原如此也。

著者识

暑病

中暑的意义

大气中的暑气，即太阳直射地面之相火，应往下降，尚未下降之气。人身中的暑气，即胆经相火，尚未降人中气以下之气。病者，此火气在地面之上，熏蒸燔灼，伤人肺气，所谓从口鼻而入是也。一伤之后，引起本身相火，熏人肺金，即是本身相火的暑气自病。引起之后，外来暑气即不负责。中者，伤也。

外来暑气，既是太阳射到地面的热气。此热气人人都呼吸之，而病暑者不过于百人之一人，可见暑病乃人身的暑气自病，外来暑气，不过诱因耳。

少阳暑火，下降则为土气之根，不降则为金气之贼。肺气清降之人，吸入暑气，肺能降之，降则暑化而成生土之火。肺气不能清降之人，吸入暑气，暑气不降，停在上焦，引动本身相火暑气，逆伤肺家，遂成暑病。暑病分轻重两证。

轻证暑病

轻证暑病，发热，热有进退，微恶寒，时作时止，头痛，身软，精神倦怠，或欲呕或不呕，或泻或不泻，舌有薄苔，或黄或白，恶见日光。脉象虚，中部取之。方用藿香一钱，扁豆四钱煎服。泻与呕均加厚朴一钱，吴茱萸三分，黄连三分。头痛甚，加黑豆三钱。鼻气热，加焦栀仁二钱。

本身少阳暑气，散漫胃中，脾胃不和，故恶寒发热。病在脾胃，不在荣卫，病属于虚，故热有进退，时作时止。胆经不降，故头疼。暑气熏肺，故身软而精神倦怠。胆经逆故欲呕。暑气扰于胃中，胃不和，故泻。胆胃俱逆，故舌有薄苔。病在胃间，故脉动中部。暑气伤，故脉虚。胆火逆伤肺阴，故头痛甚。本身暑气浮逆，故恶见日光。肺热故鼻气热。如病已数日，又加口苦，脉则沉取乃得，左脉较弱于右，日久则病深故也。左脉较右脉弱者，暑伤阴也。

藿香降胃和胃，扁豆建中调胃，厚朴降胆理胃，萸、连降胃气调升降，黑豆养阴，焦栀仁降相火。此证为普通暑病。不用甘药者，暑病脉在中部，不宜甘性之壅滞也。扁豆性平味淡，最宜暑病。

重证暑病

重证暑病，恶寒，发热，身重疼痛，呼气热而手足逆冷，口开而前板齿燥，小便已，洒洒然毛耸，小有劳身即热，汗出而渴，舌有薄苔。脉象弦细芤迟。方用竹叶石膏汤，竹叶、生石膏、法半夏、党参、粳米各三钱，麦冬、炙甘草各二钱。

本身少阳暑气，伤及肺金。肺内热，故为恶寒。相火逆升，故发热。肺热，故身重疼痛。肺热于内，阳气不能四达，故气热而手足逆冷。肺热则鼻难呼吸，故口开。金水相连，肺热故齿燥。肺经与膀胱经同行皮毛，小便已，则气升，气升而肺热，故毛耸。相火散漫，肺金不能收之，故小有劳身即热。肺胆胃三经俱逆，故舌有薄苔。肺阴被胆经暑气灼伤，故汗出而渴。气被暑伤，津液亏耗，故脉象弦细。暑伤肺阴，故脉芤。暑盛气弱，故脉迟。

竹叶石膏麦冬清肺热，党参粳米炙甘草补中气，以生津液，而降暑气，半夏降胃也。竹叶与麦冬并用，能将肺络中燥热，清降而下，将肺家阴液回复，直达肾家，收令行于上，相火归于下，中气有源，全身的旋转升降，各复本位，是以顷刻之间，病愈人安，有不可思议之妙。凡暑病热病温病之重，无不因肺金被伤而来。盖肺金收降，则暑气热气温气，皆不致上犯之故。不上犯则下降，降则不病也。

如舌苔厚腻，头胀如蒙，是兼有湿气，可加六一散，扁豆皮薏苡各三钱，厚朴一钱。此方之炙草，所以成石膏之功也。此方之石膏麦冬，因汗出而渴，用之以救肺阴也。

暑泻

暑泻者，非暑邪直入胃肠为病，乃肺气为相火暑气所伤，不能收敛清降，因而气机混乱之病也。

缘人身大小二便调匀，全赖肺气清降收敛。肺气能收敛，木气乃能疏泄，相火乃能下行。中气乃能运化，水道乃能清通。肺家一被暑热所伤，不能降敛，于是相火散漫，则发热心烦而作渴，胆胃俱逆，则恶心呕吐而中满，气机壅遏，水道闭塞，木郁不能疏泄，遂成下泻。脉则右盛于左，或左右小弱。方用滑石竹叶荷梗佩兰叶各二钱，以清降肺气，而疏气机，神曲蔻仁各一钱，以温运中宫，郁金粉丹皮各一钱，以疏木郁。自然小便清通，胸膈松快而愈。脉虚加扁豆山药各三钱，以扶中气。

清暑之方，最忌偏用温补，尤忌苦寒。此方平淡而奏大效，清凉以治金木，温运以治中宫，暑月泻利之大法也。最忌温补四字，是对清暑之方的清字而言。

若身热烦躁，汗出不止，此为内寒外热，用大蒜半个，黄土一撮，同捣极烂，新汲井水调服，蒜与黄土调中温寒，新汲井水，收降相火暑气，则热退躁平而汗收也。若不省人事者，新汲井水忌用，改用温开水调服。大蒜通发，同黄土并温补中气。

李东垣之清暑益气汤，党参、黄芪、炙甘草、生姜、红枣补气，苍术、白术、泽泻补脾，当归补血，青皮、神曲理滞，升麻、葛根升清，麦冬、黄柏清肺清热，五味子补肾，为世行治暑有效之方。若果外来暑气入了人身为病，岂可用如此大补之药。可知暑病乃人身相火之气不降之病，相火乃人身生命根本，逆升小降，根本气伤，故用如此众多的补药，而见殊效。人身本气自病的原理，不可忽矣。此方不用升麻为稳妥。此方清字的力量，全在麦冬黄柏二味也。

暑厥

暑热之时，行走暑地，忽然昏倒，不知人事，肢厥，脉不虚者。此则地面的暑气，伤入肺金，窒塞气机所致。法宜芳香通肺，并不治暑。方用蔻仁，菖蒲，木通，滑石，磁石，各五分煎服，肺气通降则愈。蔻仁菖蒲开窍活络，以通窒塞的气机，木通滑石磁石引气下行也。脉之不虚乃气窒之象。

暑厥之脉，虚脉多，不虚脉少。虚脉者，宜白糖补中。脉不虚者，宜菖蒲方通滞。白糖方，即脉不虚者亦宜用之。因厥虽是气机不通，然非中气先虚，气机的升降焉能停止。虽厥而脉不虚，不虚在气机。虚在中气。重量白糖水，补起中气，中气一经旋转，气机立即升降。脉的实象，立即转虚。因暑病的原则，本是中虚。中气不虚，偶然吸入暑气，不过头目不清，肺胆之气仍能下降，本身相火之气仍然下行，不致病厥。暑厥之死，死于中气之脱，非死于气机之闭。白糖立可补中气，药则多候时间，关系亦大矣。中气先虚，因病暑厥，既病之后，中气更虚。虽应服菖蒲方之病，先服白糖方，菖蒲方宜可得白糖之助。白糖补中，不横不滞，有功无过之方也，如菖蒲方来不及，大蒜黄土方甚效，脉虚与不虚皆宜。豆浆重约二两，加盐，不可太咸，热水调化，去渣服，盐补中气，豆浆解暑，豆之解暑，降胆经也。可通治暑病。大蒜方，白糖方，豆浆方，取得迅速，暑厥便利。

其有暑月乘凉，里阳被外阴所遏，皮肤蒸热，恶寒无汗，身痛，此非受暑，乃暑月外感。方用藿香薄荷桑叶各一钱，黑豆绿豆各三钱，煎服，以解外阴，而安里阳即愈。如兼口渴下利，加滑石三钱。

无以上诸证，只寒热头疼者，葱白三个，淡豆豉二钱，盐少许，煎服即愈。此非暑病，乃暑月感寒，脉必有弦紧之象。弦紧者，寒伤荣而卫闭也。故用葱白通之，豉能通滞，又能养中，盐补中气，不加盐，见效不彻底，盐味宜稍厚些，但不可太咸。

又有暑月热极之时，心慌意乱，做卧不安，面红肤热，身软无力，不思饮食，舌净无苔，或舌色满红。此暑火不降，木气失根也。方用乌梅五大枚，冰糖二两，煎汤热服，酸甘相得，痛饮一碗立愈。凡热极而死者，皆相火不降，木气失根，中下之气皆并于上之故。此亦暑病一种，但非暑气入肺，窒塞气机耳。此证脉虚或洪。暑月发热，乌梅白糖汤特效。

乌梅善收相火，大补木气。暑热极盛，气升不降之时，为补益妙方。如秋凉服之，少腹顿胀。盖相火已降，木气业已得根，不宜再事敛补也。热极之时，心慌皮热，小便短赤，一服乌梅汤，小便清长，亦相火下降，肺气清收，木气复疏泄之力也。惟舌有腻苔，不宜服用，将湿敛住，必增胀满，病有恶寒者，亦不宜服用。

中暑大汗昏倒

暑月忽然昏倒，汗出如雨，头昏不能起立。重量冰糖水，或白糖水，频服。或豆浆加盐，热水调化，去渣服。大补中气，胆经相火下降即愈。中暑而用补中药以降胆经暑气，可见非外来暑气为病。

黄豆一把煎服，治一切暑病甚效。黄豆养津养中，能降上焦火气。本书好用黄豆，因其功效高过他药，故多用之。本书宗旨，在把握原则，以应万变，使学者一洗漫无系统之习也。发热欲呕，服下即愈，但中虚脉虚者，又不如豆浆加盐有力，与糖水有力。中虚脉虚兼心慌者，非服炙甘草三钱不效。

温热暑三病，均无实者。至于暑病，则暑伤肺气，更无实者。闭厥一证，愈闭愈虚，所以开闭之药，只合用轻清之品。王孟英医案，伏暑之证，吾人认为自己的伏热便合。

暑热之气，上热下寒，天人所同。多有食寒，饮冷，腹痛泻利，小便不利者。平胃散三钱一服即愈。兼口渴者加六一散。脉迟不渴，背恶寒心躁扰者，此为阴寒之病，平胃散加附子二钱。舌苔厚腻而脉象虚微之中，兼有沉弦一线，心中躁扰者，是脏寒而又兼暑。宜四逆汤，附片干姜炙甘草各二钱以温脏寒，加六一散三钱以清暑气。单阴寒病，舌苔不厚腻也。

其有平日阳虚，忽然病暑者，不论外证如何，其脉浮大无比，按之空虚，是为阳虚。如按之空虚，却于中部，现出细而兼紧，或细而不紧之一线，口又微苦，便是阳虚兼暑。阳虚兼暑，宜四逆汤。附片干姜炙甘草各一二钱，以治阳虚，加冬瓜自然汁一两以清暑，自然能愈。如无瓜汁，六一散三钱或麦冬三钱以代之。老人夏月多病此者。人身相火的暑气聚于胃中，故脉细紧现于中部，细乃肝胆之脉，少阳相火，胆木从化，故口苦脉细。

温病、湿热、暑病，其重要责任，全在肺家。肺气能收降下行，木气升而复降，即不发生温病。肺气能收降下行，汗尿通利，湿不停留，热无所附，即不发生湿热病。肺气能收降下行，相火不致逆腾，即不发生暑病。温病外证，发热身痛，神志昏迷，脉象模糊。暑病外证，恶寒发热，热则时进时退，时退时进，头热肢冷，气热欲呕，脉则独现中部，虚而稍数。湿热病外证，头重胸闷口苦，恶寒发热，脉象濡数。须将温热经纬所载病证治法，熟玩深思，分别清楚，庶几周密少失。然必归本于本身之气自病，方合事实，用药乃有着落。

温病、湿热、暑病，皆寻常六气之病。温热诸书，每将瘟疫掺入，学者读之，遂将理路混乱。著者于疫病无实地彻底之经验，以天人圆运动之原理度之，圆运动偏为时令病，偏之太过，则成疫耳。如是则病疫亦有六气之分，不能限于温热也。偏之太过，中气之阻，是疫病乃上实下虚之病。上愈实，下愈虚；下愈虚，上愈实。疫病诸书，只知实不知虚，误了后人不少。

霍乱

霍乱的意义

霍者大也，升降倒作，中气将散，大乱之病也。夏秋之交，地面上的阳热，盛满蒸腾，是为相火。相火下降，地上清凉，地下温暖。上清下温，升降自然，中气达运，不病霍乱。相火不降，中上则热，中下则寒。人与造化同气，中上热则病热霍乱，中下寒则病寒霍乱。热霍乱之外，又有干霍乱，中积霍乱。寒霍乱之外，又有湿霍乱，普通霍乱。

热霍乱

胸部绞痛而吐酸腐，腹部绞痛而泻恶臭，大渴大烦，肢体躁扰，为热霍乱。此皆中上火盛之人，感触地面相火之热，将本身火气增加，阻塞气机，灼伤阴液所致。脉象实数，舌无苔或有苔。方用新汲井水一大碗，一饮而愈。

相火之火，最喜降入下焦阴气之中，最忌散出上焦阴气之外。新汲井水，凉而不寒，至阴之气，清降之质，服下之后，将火热之气收藏而下。于是火藏阴中，升降复常，津液续生，气机舒展，是以诸病皆愈。痛而如绞，木气阻滞。气展木舒，故痛愈也。

干霍乱

胸腹绞痛，欲吐不得，欲泻不得，舌起干黄苔，渴能饮水，脉沉实有力。为干霍乱。亦名闷霍乱。吐泻者亦名热霍乱。用大黄黄连泻心汤，或兼用刮痧法。刮痧法最效，立刻病减，胃间积气刮通也。刮法详下文。大黄黄连泻心汤，大黄黄连各一钱，不煎，开水泡，微有苦味便行。服下之后，胸腹气舒则愈。人身气机，升降运动，无一息之停。胸腹绞痛者，气机聚塞不通也。泻心汤与刮痧法，皆系将聚塞的气机，迅速疏通之故。

中积霍乱

暑月之时，污积之地，忽有暑积之气，由口鼻入胃而病霍乱。胸腹满痛，昏迷烦闷，或吐泻或不吐泻。先用痧药取嚏，或纸捻取嚏，用新取黄土一撮，大蒜半个同捣，温热水调，去粗渣服。黄土大蒜，能涤积气，助升降，此方治此病，有恰好妙处。虚证去滞之法。霍乱无实证，虽人霍乱舌有干黄苔，乃一部份暂时之实热耳。霍乱除寒霍乱外，皆胃滞也。

寒霍乱

盛夏之时，太阳射地的热，盛满蒸腾，雨多之年，热气随雨降入地下，上不病热，下不病寒。雨少之年，热气不降，地面之际，上热下寒。中上偏热之人，感触热气，增加了本身热气，热伤津液，气机因而阻滞，遂病热霍乱干霍乱。中下偏寒之人，感触寒气，增加了本身寒气，中寒不能旋转升降，遂病寒霍乱。

寒霍乱，胸满而吐，吐非酸腐，腹冷痛而利，利非恶臭，亦有腹不痛者，口不渴舌无黄苔，小便不利，四肢无力，微作寒热，气微神清，脉象虚微或虚大。方用理中丸，党参白术炙甘草干姜各二钱，蜜为丸，如无丸，亦可煎服。

中气温运，则胃气降而不吐，脾气升而不利，此病虚寒之中，又兼湿气，故升降倒行，而病如此。此方参草补中之虚，白术除湿，干姜温寒，故病愈也。然须有变通之法，因吐利之后，津液大伤，刚燥之药，多不能受。如有当用此方，而此方服下，反又吐出者，此干姜白术燥横太过，可用炒吴萸一钱以代干姜，加炒黄连二分以降胃逆，用茯苓以代白术便妥，参草仍用。黄连降胃逆所生之虚热而止吐，使温中之药得顺下耳。冷痛者，寒甚阳微，不似绞痛属于木滞也。

此证如因病人服方仍吐，认为热霍乱。而以热霍乱之方治之，亦如热霍乱误服姜、术，必立见大祸。以生姜嚼之，不觉甚辣，便是寒病。

寒霍乱吐泻之后，津液受伤，亦有渴欲饮水者，燥药务必慎用。若欲饮不止，是阳气自复矣。寒霍乱用烧盐汤亦效。用食盐烧红，调温热水服，温补中气，亦理中丸之意。味不可咸，适口为度，咸则伤阴。

若寒霍乱，吐利而兼汗出肢冷者，宜四逆汤。附片二钱，干姜炙草各二钱回阳乃愈。如脉微欲绝，汗出外热，小便复利，是阳气虚脱于下，阴气散失于上，须用通脉四逆加猪胆汁汤，复阴回阳乃愈。干姜四钱，炙草三钱，附片二钱，猪胆汁略有苦味即行。重用姜、草以温补中气而通脉，附片回阳，猪胆汁复阴，使四逆汤能下行也。此方如无猪胆汁，服下必仍吐出，气脱而死。

湿霍乱

湿霍乱，吐利之后，身热，汗出，头疼，渴而能饮，水仍吐出，小便不利。方用五苓散。茯苓猪苓各二钱，白术泽泻各一钱，桂枝一钱，研末，热开水送下，多饮暖水，汗出尿利即愈。如无散服汤亦可。湿霍乱胸腹不绞痛。如吐水而胸间硬痛，须加木通二钱以助五苓散之力，乃愈。

热汗者，湿气阻格相火不能下降也。头痛者，湿气壅遏于上也。渴而能饮，饮而仍吐者，湿伤津液，相火不降，故渴而能饮，饮为湿格，不能下行，故吐也。五苓散，泄去水湿，相火下降故愈。用桂枝者，疏泄小便也。五苓散证之身热，并非外感，乃湿气阻格，相火不降之故。

霍乱病，夏秋之间，病者极多，治法稍差，动关生死。王潜斋医书五种，有《重订霍乱论》，辨证明白，方法细密，为霍乱第一完备之书。所列热霍乱误服温补之祸，一片苦心，嘉惠后学，读之增人知识。惟谓热霍乱为普通时气之病，寒霍乱全为个人身体之病，却未妥当。民国壬申，西北夏旱雨少，霍乱盛行。医见旱热，用凉药清热皆死，医用当归扁豆川芎薏仁吴萸温暖柔剂，加黄连一二分者，多得救活。可见大气上热不降，中下必寒，人身因而上热下寒。天人一气，不可置而不问。孟英先生，经验宏富，我之师也，天人之理，则未尽解矣。

霍乱病，除寒霍乱外，凡胸腹绞痛而吐利，或至手足温，脚转筋，四肢发厥者，皆宜温通胸腹滞气。用藿香叶荆芥各二钱，浓煎温服或嚼服。滞气一通，诸病自愈。寒霍乱忌用。如病在处暑以后者，白马通一味极效。详下文燥气霍乱中。凡胸腹绞痛之霍乱，一面服藿香荆芥疏气，一面用刮痧法，用磁碗边抹植物油，刮背脊两旁肩胛骨之间，顺刮而下，不可倒刮，颈项，两肩，两肘弯，两腿弯，刮出红点，内外气通则愈。人身脏腑皆系于脊，即系于肩胛骨中间之处。颈项两肩肘弯腿弯，为脏腑经络之总刮，故刮之而脏腑之滞气皆通。惟胸腹不绞痛之寒霍乱，则不可刮，刮则气散。胸腹虽不绞痛，而背胀肢麻，面色漆黑者，仍可刮之。刮后服重量白糖水，以补中气，养津液，频频服之。

普通霍乱

胸腹绞痛，上吐下泻，舌无干黄苔，而有润黄苔，为普通霍乱。重量白糖水，频频温服，补养中气，补养津液。中气回复，胃降脾升，吐泻自止而病愈。或用黄豆浆约重三两，热水调化，去渣服。豆与盐皆补中气，而豆并能调和肝胆木气之邪气，时令病最宜用豆，即是调和木气。如无豆浆，用豆豉一把，加盐煮水服，盐味厚些为合，惟不可咸，盐味薄则补中无力，盐味咸则伤阴液，宜加注意。世用食盐水甚效，此寒霍乱也。盐伤津液，非寒证慎用。

霍乱烦渴者，乌梅五枚煎汤，调生白蜜一匙立愈。乌梅降胆经，生津液，白蜜润肺胃也。

霍乱统分不渴者，与渴而能饮水不吐出者，与渴而能饮水仍吐出者。不渴者用烧盐汤，温补中气即愈。渴而水不吐出者，用藿香荆芥各一二钱，研末白水吞下，疏通胃滞即愈。如不及为末，嚼吞亦可，煎服亦可。渴而水仍吐出者，用烧盐汤，吞藿香荆芥即愈。水仍吐出，兼中寒也。此三方，可为霍乱治法之总结。如非不渴之寒霍乱，忌用盐，否则盐伤津液，吐利又伤津液，必坏。白糖水养中养津，霍乱皆宜多食。寒霍乱病人食之喜悦者，亦宜食。不喜悦者不必食，津液已伤，则食之喜悦也。黄荆条叶蓼花叶各一叶，嚼食，白糖水送下，或煎服。治胸腹绞痛之霍乱而渴者，特效。胸腹不绞痛不渴者，忌服。此二物与藿香荆芥气味相同，疏通之力量较大，故寒霍乱忌之。荆条可编筐箕之条，其叶五岔七岔不等，有蓼花处多有之。烧盐汤，白糖水，藿香荆芥，荆条叶蓼花叶，霍乱盛行时之简便良方也。荆条叶蓼花叶，宜早备随身应用，做成一分重一丸，一丸便效。

水泻

水泻的意义

夏月火气湿气当令，夏火灼金，木气退化，人身亦然。脾湿土滞，升降不调，肺热不能将水收入膀胱，肝虚不能疏泄水湿水入大肠，遂成水泻。水泻分普通水泻。肺热水泻。停食水泻。伤阴水泻。水泻已愈二便难分。湿气水泻。转寒水泻。

普通水泻

水泻一日一二次者，为普通水泻。方用加减平胃散。苍术厚朴橘皮槟榔炙草白芍当归栀仁各一钱，即愈。苍术温散水湿，橘皮槟榔调理胃间滞气，栀仁清肺热助收敛，厚朴温肝阳助疏泄，炙草补中气，归芍养津液也。煎一次分三次服，一服尿利泻止，即止服。尿利切不可再服。再服伤阴，尿多即成大祸。

肺热水泻

夏日肺热汗出而水泻，好西瓜饱啖，肺热清小便利，水解制止。汗出亦肺热也。老人或体弱人，用冬瓜蒸自然汁温服，清利肺胃，泻亦能止。夏日水泻，肛门觉热者，即是肺热，西瓜汁冬瓜汁极效。总之夏火克金，则热气伤肺，肺热不能收敛，故病水泻。所以清肺热，理胃滞，为夏月利水惟一妙方。不可徒用姜、苓，反伤津液而增肺热也。

停食水泻

水泻多兼停食，不论何时，误服温补，多致泻死。停食水泻，分虚证实证。实证嗳酸，恶食，口苦，潮热，谵语，腹满痛拒按，脉实有力，舌有黄燥厚苔。虚证嗳酸，恶食，不潮热谵语，不腹满痛拒按，不发热，或发热，起则头眩，口或苦或不苦。舌无燥苔，或有苔不多，脉虚而紧，紧者积聚之象也。实证用大承气汤下之。下去燥粪，水泻乃止。虚证用加减平胃散。

凡用平胃散，总须辅以清热养液之药，小便一利，切勿再服。再服伤阴，小便一多，必贻大患。术、朴燥热，利水力大之故。

乌梅八枚，白糖二两，水泻极效。此夏热上盛，相火不降，木气退败，不能疏泄，乌梅补木气助疏泄，降相火故效。夏日木气不能疏泄，故水入大肠也。如夏日阴雨不热，水泻盛行，用黄豆炒熟磨粉食，运水燥湿，尿利而愈。凡交夏病水泻痢疾者，服此方即愈。

伤阴水泻

水泻日久，诸药不效，食欲照常。此泻伤阴液，热气外溢，宜猪肉煮浓汤，去油随意啖食，补起阴液，热气内收，小便清利即愈。如胸中有停食臭味者，用汤吞服神曲槟榔各一钱可也。泻久伤阴，后患甚大。此方补阴，非草木之品所能及，不可轻视。

水泻已愈二便难分

如水泻已愈，大小便仍分不开，可用归芍地黄丸，一次吞服一钱，一日三次服，大小便自能分开。缘水泻伤阴，肝木失养，不能自主其疏泄之权。欲小便则大便并出，或则先解大便少许，然后能解小便，大便虽无水而是烂粪，一日仍有二三次。归芍地黄丸，乃六味地黄丸以补阴，加当归芍药以调肝木也。此方水泻，而人虚脉弱，素日肝木枯热者，最效。

以上加减平胃散，治普通水泻，西瓜冬瓜汁治肺热水泻，大承气汤治停食实证水泻，乌梅黄豆粉治脉虚水泻，鲜猪肉汤治阴虚水泻，归芍地黄丸治阴虚肝枯水泻。

湿气水泻

水泻不嗳酸，无停食关系，而渴能饮水者，用五苓六一散，茯苓猪苓泽泻白术各二钱，桂枝一钱，六一散三钱煎服。五苓去湿，六一清热利尿道也。消食之品忌用。若不嗳酸而泻白水，是食不停于上，而停于下，仍用停食治法。槟榔山楂麦芽神曲炒栀仁各一钱，连服二三剂，白水转为黄水。即愈。

火土转寒水泻

水泻有滞者，以腹响肠鸣为证据。人身二便分利，又赖小肠运化之力。此运化作用，是整个圆运动。火土二气，居小肠之部，为圆运动的枢机，中气是也。若有一点停食，阻滞其间，整个运动不能圆融，小肠之力即不能将水分运入膀胱，水入大肠，便成水泻。水入肠中，是以作响。病水泻者，若服药后，肠已不响，小便已利，而仍水泻，且转黑绿色，食欲大减，是停食尚未全消，火土之气转寒，宜消食兼温中之法。用炒槟榔炒山栀炒神曲炒麦芽各一钱，加干姜一二钱，忌用炙草。黑绿转为黄色，然后粪便渐干乃愈。凉药阴药不可再用。如服干姜发现燥热，加吞归芍地黄丸一二钱以养阴为治。

水泻无尿，腹中雷鸣，咽中有伤食气味。用槟榔大黄各一钱以消食，大乌梅十枚补木气助疏泄以行水。伤食气味已消，仍泻者，是食已消去，疏泄不足，去大黄槟榔，单用乌梅日日服之，服至小便长为止。虽咽中无伤食气味，而腹中雷鸣，是亦伤食。凡白术山药扁豆等一切补土之药均忌。此方可为水泻总方，平稳而有特效，法则精当，药味简单，有益无弊也。水泻误补而死者多矣。食消尿利，一日即可复原。乌梅温升肝经，脾即受益。温降胆经，胃即受益。利尿又兼开胃进食之药也。若尿利仍服乌梅，即小便加多，肝脾枯燥，变生大病。乌梅其性温燥故也。

水泻，咽中已无伤食味者，不可用槟榔消滞。如人虚脉少，用参苓白术散，党参白术茯苓各五钱煎服，连服三剂即止。虽有腹鸣之证，亦可服之。此腹鸣乃中土虚而不运之滞，不可消滞伤中，亦不可用炙草以横中。

水泻而鼻气热者，不可用大黄。鼻气热者多下寒，宜用槟榔一钱以去滞，陈艾叶一钱以温乙木之寒。或用乌梅五枚以代艾叶亦可。

痢疾

痢疾的意义

痢疾之病，何以多在夏令与秋初。因正当木气败退，土气湿盛之时，偶然寒热不调之大气，人身的木气遂陷于土气之下，不能疏泄，遂病痢疾。而金气当旺，木气更衰，疏泄更难，故不易治。

普通痢疾

后重，下红白，腹痛，小便不利。此病中气虚寒，不能升降木气，肝木下陷，不能复升，郁生下热。木郁生热，疏泄不遂所致。方用干姜二钱，炙草三钱，以温补中气，木香五分，以温升木气，以疏泄小便，当归白芍各二钱，以养木气之津液，而和其疏泄，炒黄连一钱，以清热也。舌有黄厚苔者，加槟榔一钱以消胃滞，无黄厚苔切不可加。黄连春夏用吴萸水炒，立秋后不炒。

红白者，大肠中之脂膏，被木气冲击而下也。大肠气属庚金，金主收敛，木气下陷于庚金之中，则冲击于肛门，而庚金之气，有收敛之，故觉后重。稍下红白，木气稍遂，故又暂止。木气主动，暂遂一时，又欲疏泄，木气疏泄，金气收敛，相为乘除，故痢疾一日数十次。世以红白为邪气，非下尽不可，误事多矣。又以痢疾为有滞，非消导不可，滞诚有之，亦本身之气之滞，只可调和升降，万不可消。世云痢初起无补法，木郁不升，愈补愈郁也。如病人所在地，冬令雷鸣，或冬令不冷，大气中阳根不足，则夏日痢疾，多有兼下寒而红多白少者。黄连忌用。宜加生艾叶一钱以温下寒，切不可用附片。附片补水木之阳，木气正郁而补之，郁更加矣。普通痢疾最多，此方经过多少困难而成。审度脉象加减用之，无不效者。

此方亦治噤口痢疾，痢而至不食，中败极矣。不食之原因，木气横结，中气大败，胃口热结也。木气横结以克胃土，归芍木香以舒木气，中气大败，炙草干姜以温补中气，热结胃口，黄连清热开胃，故能食而痢止也。痢疾之水热，乃木气寒陷于下，郁而生热。今不能食，则上下皆热。上下皆热，中气虚寒。姜连与木香白芍并用，其旨微矣。

痢疾如在立秋以后，其水气之郁而不能疏泄，乃金气敛结之故。于方中加薤白五钱葛根三钱，薤白降辛金，葛根升庚金，金气通调，水气之疏泄乃遂，小便乃利，病乃能愈。普通痢疾方之黄连，秋后痢疾多宜用之，春夏痢疾慎用。秋后阳气归下，水气得根，水热较足，春夏之痢疾，水气虚寒，其热不足故也。

偏热痢疾

腹痛，下红白，白多红少，或全白不红，后重，小便不利，口渴，身热，口臭，气实，口苦，舌苔干黄。脉象沉而实，或数而细沉有力。方用白头翁、黄柏、当归、白芍、葛根、槟榔各二钱，黄连一钱，绕脐痛甚，按之更痛者，加酒制大黄一二钱，清热养水，疏滞升陷即愈。脉弱者大黄忌用。如下白物而不口渴，或下如熟藕粉之物，脉不实，用普通痢疾方，去干姜，木香减半。白头翁黄柏最寒，能清下部木气郁热。

偏寒痢疾

腹痛，下红白，极重，红多白少，或全红无白，小便不利，不渴，口淡，气微，或面红，舌苔白而润。脉象沉微，或洪大按之无有。方用桃花汤，干姜、赤石脂、粳米各三钱，温寒即愈。左脉较右脉细者，加当归白芍各一钱以润养木气。干姜温中，赤石脂固滑脱，粳米生津液保胃气也。如脉不微不洪，用普通痢疾方，去黄连加艾叶一钱，并加炙草一钱。

外感痢疾

此因外感，荣卫失和，引动里气失和，而病痢疾也。痢疾证状，亦如普通痢疾，惟加身痛，与恶寒发热，脉象数促。方用桂枝汤加葛根。桂枝、芍药、炙甘草、生姜各三钱，小红枣肉六枚，葛根三钱。桂枝汤和荣气，加葛根和卫气，荣卫和则肝肺之气和，肝肺气和，疏泄与收敛调和不偏，是以痢愈。然方中药品，只在解表，并不治痢，可以见表里一气之意矣。葛根和卫气者，葛根善升大肠金气，大肠气升，肺气自降，肺气为卫气之主，肺气降故卫气和也。

痢疾盛行之际，有病痢疾而手足抽搐，牙关紧闭者，此即外感痢疾。卫气闭束不舒，荣气干涩不润，故现证如此。此方开卫气之闭，润荣气之涩，葛根芍药各加为四五钱可也。葛根开卫气之闭，芍药润荣气只涩。

凡病痢疾，小便一利，木气升达，诸病即愈。如小便已利，病仍未愈，此为大虚。宜党参、白术各二钱，山药炙甘草各三钱。左脉较细者，加白芍当归各一钱。不思食者，加甜苁蓉炮姜各五分以至一二钱。附片不用较妥，其性刚烈，不宜痢疾，痢病用之能将水气燥伤，水气更乱。或用参术苓草当归萸肉甜苁蓉各一二钱，补脾养肝血亦效。此方脉虚痢久者，甚相宜也。小便不利，认为应当补虚者，此二方均宜。

凡体虚，不能用木香以利小便之人，可用鲜葡萄须一握，煎服，小便即利。或肥乌梅五枚，白糖一勺亦佳，补木气助疏泄也。东行李根白皮，补木气助疏泄亦效。

普通痢疾，如在冬天不闻雷而有雪有冰之地，黄连可加至二钱，因其地大气阳足，水气之热较实，非黄连不能清去其热。能用黄连的普通痢疾，其愈极速，不能用黄连而用栀仁，其愈稍迟。然不能用黄连之地而亦用之，伤损脾阳，必遗后患，日久难愈。此人所忽也。

如痢疾日久，饮食照常，左脉小而沉，小便不利而腹满痛者。好西瓜饱食，小便清利，诸病自愈。或生荸荠十数枚，连皮嚼食，养阴去积即愈。此即热伤阴分之痢也。

如舌白如粉不渴，日痢数十行。小便不利，痢下之物，白而沉重，胸腹如格，渐至不食，诸药不效者，用椿叶包围腰腹，紧垫肛门，并闭口做深呼吸，以闻椿叶的香气，并煎椿叶浓汁，时时啖之，约半日之间，小便自利而愈。此危候也。然其脉必沉弱，如痢疾发烧，脉洪大有力则凶矣。椿叶收敛金气，温运木气也。东行李根白皮二两浓煎亦效，李根最补木气，性微燥。木香有气味厚量重，本方分量，乃薄者。如用厚者，须减三分之一，否则伤血燥肝。

痢疾后重，如力大难支，有内脏都要压出之势，此为大虚。白芍五钱雌鸡一只，炖服，即能减轻。老年人与上年冬季鸣雷交夏病痢疾之地，多有大虚之证。

鸡大补木气之阳，白芍和之助其上升也。后重力大难支，木气陷极之象。痢疾的原则，中虚木陷。世之好用大黄杀人者，原则未认清也。

每年痢疾盛行之时，每日食炒热黄豆粉少许。温寒，燥湿，疏木，使木气不陷，即可不病痢疾，可靠之法也。

病痢时，过服热药，病愈之后，大便后有脓血滴出，肠胃间时痛时响，小便时少时多，腰下脊骨中，每夜必有似欲下坠之意，并作响声，肾脉肝脉如无，面色深黄，经年累月不愈者。此肝肾被热药灼伤，阴阳俱虚，肾寒肝热而土湿。方用黄土汤，附子以温肾寒，阿胶生地黄芩以清肝热，白术灶心土以除土湿，炙草补中，服后肝肾脉起，升降流通，其病乃愈。白芍降胆经以升肝经，清热滞收疏泄，以术草辅之重用最宜。时方之归脾汤亦效。

红痢有寒证有热证，究竟寒多热少。白痢有热证有寒证，究竟热多寒少。一壮汉三十余岁，未结婚。病红痢，不渴，口亦不苦，舌亦无苔，脉沉实，命服龙胆草炙甘草各二钱而愈。一孕妇，病白痢，如清涕，脉虚微，命服附子理中汤加当归鹿茸，十余剂乃愈。

痢疾原则，只分寒热两门。热证用《伤寒论》白头翁汤为提纲，寒证用《伤寒论》桃花汤为提纲。勿扰他药。

一少年病痢，日下数十行。服石膏黄连等药，病加重。予诊其脉，弦而长，胸饥。此木气疏泄之病也。用阿胶五钱，炙草三钱，饥止脉平，痢略减，脉仍弦。以为阴伤湿盛，用鸭蛋做成之皮蛋两枚，服后粪下极多，痢大减，仍日数行。后用白术白芍各五钱并食猪肉而愈。后之用白术白芍者，痢久则土败木盛也。食猪肉，补阴液也。痢之为病如此复杂，不知原理徒守成方者，宜其施治不效了。后方白术前方炙草，凡木病须补中土。仲景先师曰见肝之病，当先实脾，其义如此。皮蛋养阴除湿。

疟疾

疟疾的意义

疟疾外证，恶寒，发热，汗出病解，或热退病解，病解之后，一如平人，病深则隔日一作，病浅则当日一作。此金气敛结，木气郁结，中气滞结之病也。

《金匮》云：疟脉多弦。弦者木气郁结不舒之象。西南方此病最多，因西南方土薄水浅，地下封藏力弱，降入地下的阳气，虽非春季升发之时，亦随时忽降忽升，将下降的金气，抵触不能降下。金气主收敛，既降不下于土气之下，具敛结于土气之际，于是木气与金气敛结，疏泄不通，大气之中，常有偏于敛结作用。人气感之，遂病疟而现弦脉。必弦象退净，疟乃不发。北方偶有病疟，则停食而感寒气所成而已。疟疾分普通疟疾，恶性疟疾。

普通疟疾

恶寒，发热，或单寒不热，汗出病罢，起居眠食，一如平人，为普通疟疾。方用麦冬草果仁乌梅方，麦冬三钱草果仁一钱乌梅三枚切细吞服，病发前服一剂，煎服亦可。服后胸腹响动即愈。小儿减半，麦冬开金气之结，草果仁开中气之结，乌梅开木气之结，故病愈也。

恶性疟疾

寒热已罢，仍不能食，不能眠，或常热不休，汗出体倦，或吐，或腹胀满，面黄肉肿，尿少，脉虚，等等虚象，为恶性疟疾。方用八珍益母丸三钱，乌梅三枚，煎汤吞送。如无丸，用汤药，党参白术茯苓炙草，当归川芎白芍生地各一钱益母草五分，凡体气虚弱，与老年之人，与久病疟疾之人，宜服此方。平日曾服姜、附者，加干姜附子各五分。参术苓草补气分，归芎芍地补血分，益母草活动气血之结。虚人老人，其效极大。开结之品只益母草一味，且甚和平，而补气补血之品乃如此之多，愈虚愈结，治虚为重，治结为轻之法也。老人最怕疟疾，脏腑荣卫，整个损坏之故。

麦冬草果仁乌梅方，治普通疟疾，无有不效，不伤身体，省事多矣。如恶寒多而发抖者，是内热素盛，将麦冬加倍用之。麦冬寒胃，草果耗气，应服八珍益母者，不可服之。麦冬证，脉弦细有力，八珍证脉无力也。八珍益母证，如脉象太虚，可用麦冬钱半草果五分以代益母，益母散力太大恐更亏也。

疟疾复杂，此篇只列此二方者，凡前贤医案用凉药清肺之病，皆可以麦冬一方的原理方法括之。前贤王孟英医案，多有清热治愈者，方法细密可学。凡前贤用补剂而愈者，皆可以八珍益母一方的原理方法括之。有单用洋参见效者，补金气之降，以开金气之结也。用乌梅白糖见效者，补木气之疏泄，以开金气之结也。用烧酒泡红枣烧焦见效者，亦开金气木气之结也。用醋糖见效者，开金木之结也。

冷而不热，脉弦细而沉，为麦冬证。如脉不弦细，但沉而不显明，亦为麦冬证。沉而不显为伏脉，亦敛结之象也。如单热不冷，而小便短者，乌梅四枚以补木气收相火。小便短者，木气虚寒，乌梅特效。如单热不冷，小便长而且多，脉不微不虚者，白虎汤清金气之燥热，补中气之虚极效。乌梅禁用。单热不冷，兼骨节烦痛而呕者，又须遵《金匮》之法，白虎汤加桂枝，一面清金燥，一面和荣卫为治。冬雷鸣，起大风，冬不寒而反热之地，多麦冬兼乌梅证，与八珍益母证，或甚至八珍益母加附子干姜乃愈也。白虎汤详伤寒方解篇。

乌梅五枚，桂枝三钱，麦冬生石膏各五钱，炙甘草生姜各三钱，红枣六钱（据前惯例，可能为枚），草果槟榔各一钱。治普通疟疾日久不愈者，特效。桂枝乌梅以解热，麦冬石膏以解寒，炙草姜枣以补中。疟疾的寒热，荣卫与中气的关系，非少阳胆经的寒热关系。柴胡升散，千金方喜用之，只知少阳经之寒热，不知荣卫的寒热也。谓石膏麦冬系用以退热不知荣卫的寒热也。疟疾之热出于荣，寒出于卫。荣卫调和，寒热自罢。荣卫调和，全赖中气，所以炙草姜枣有莫大之功。草果槟榔，开结之法，亦不可少。服麦冬草果仁方不愈者，亦可服此方。

疟疾只要有寒热证在，无论兼现何证，总以麦冬草果乌梅方为主。疟疾已罢，乃治他证。一五十余岁病者，腹肿胀，脚亦肿，不能什，舌苔黄，口苦，尿赤，隔三日交申时发冷发热，病已两月。用麦冬草果乌梅，于申时初服下，疟疾不发，四小时后，舌苔黄退半，进食甚多，口不苦，尿转清，连服三剂，诸证全愈。如疟未愈，而治他证，荣卫未和，必因他经之药，而使疟病加重。先治疟疾，疟愈而荣卫调和，阴阳不乱，脏腑复其平和之常，诸证自愈。能食饭之功也。

麦冬草果仁乌梅方，如因他病成虚而发冷者，禁服。须一病即发冷，纯属疟疾者，乃可用之。草果伤气，麦冬寒胃之故。然较其他用砒霜常山之药稳妥多矣。

如麦冬草果乌梅汤证，服后仍发微冷微热，或冷热止，不思食，此脾虚也。麦冬三钱乌梅三枚党参茯苓白术各三钱，不用草果。一日服二剂，脾土复原自愈。其脉必不弦细。不可再服草果伤脾。此则恶性疟疾之类矣。

疟疾之寒热有一定之时间，不比暑病之热，时进时退，时退时进。认清此点，便与暑证分清也。

喉痛

喉痛的意义

白喉，小病也，死亡却多。药之误也。喉痛分中虚喉痛，阴虚喉痛，湿热喉痛，外感喉痛，阳虚喉痛，烂喉痧，普通喉痛。

中虚喉痛

中虚喉痛，喉痛不作寒热，或微作寒热，精神倦怠，饮食减少，面色萎弱或浮红，脉象虚小，重按更微。方用炙甘草一钱煎服即愈。如其不愈，炙甘草桔梗各一钱，煎服，分多次服下。此病因中气虚，少阴心经之火不能下降也。少阴之经，心火与肾水同气，心火下降交于肾水，不逆冲咽喉，则咽喉不痛。心火下降，全赖中气，心火上逆，中气必虚。故用炙甘草养中降火。不瘥者，心火不降，肺金必伤，金被火刑，收敛滞塞，肺主津液，津凝成脓，咽喉之间，即起白点。故甘草汤加桔梗，以补中排脓降肺也。脉象虚小，中虚之象。若重按更虚，误治即死。

阴虚喉痛

喉痛不作寒热，或作微寒微热，精神并不倦怠，饮食亦不减少，面色如常，脉象或沉或细弦或薄而涩，或左尺微少。咽部红而不鲜，红处甚宽，或不作红色，方用当归五分，嚼食立愈。或用猪肤汤，猪腹皮煮成浓汤，去油加白糖随时服，分多次服下。阴虚者，火金不降而津液亏也。火金不降，此亦寻常之病，原无何等危险。自元金养阴清肺汤盛行，白喉遂成要命的危险大证。冬春之交，死亡接踵。养阴清肺汤，除薄荷甘草外，其余麦冬生地芍药贝母丹皮元参，苦寒滋腻，寒中败脾。此体强火旺脉实气壮之人，病喉症之方也。白喉证，脉实气壮者少，气弱脉虚者多。如中虚症服之，心慌，腹泻，增热，加痛，一日即死。

猪肤汤，养阴清肺，不湿脾胃，不寒中气，功效极大。虚家极其相宜。即脉实体壮之人服之，亦奏殊效。或用淡豆豉一把煎服甚效。小儿尤宜。

喉症，冬季春季极重，夏季为轻，秋季更轻。冬季火正当藏根，不当上冲，春季木火甫经萌芽，不当上冲，故病重。夏季火炎于上，应病喉症，故病轻。秋季肺金燥结，敛住火气，不得下行，故更轻。重者重在下焦根本动摇也。脉象弦细，津液伤耗之象。白喉的脉，是怕中沉，较浮部虚少，中气离根，则中沉少也。如不急于补中，而用凉药必死。

湿热喉痛

此症恶寒发热，舌有薄苔，喉痛如锁，身痛，胸闷，或不痛不闷，脉象紧促。方用苦酒汤，半夏一钱研细，鸡蛋一个，去净蛋黄，将半夏和蛋白仍入蛋壳中，再加白醋，满蛋壳，搅匀。用柴火于蛋壳下，煮三沸，候温，徐徐服下，不愈再作服。此方苦酒半夏，散湿开闭，蛋白润肺清热也。寒热，舌有苔，身痛，胸闷，皆湿之现证。湿热凝洉，故痛如锁。此证如服炙甘草，必将湿热补住，而痛加重也。脉象紧促，闭结之象。喉痛如锁，不可忽也。苦酒即白醋。

外感喉痛

此症恶寒，微发热，却恶寒特别之甚，而体痛，舌有黄燥苔，口臭，喉痛极剧，脉象紧而有力，或沉细有力。恶寒脉沉紧有力，为必要证据。乃外感风寒，卫气闭住内热之证也。方用麻杏甘石汤，麻黄二钱，杏仁三钱，炙草一钱，生石膏三钱，热服即愈。麻黄开卫气之闭以舒肺而止身痛，杏仁降肺润肺，生石膏散热结以止喉痛，炙草补中气也。如口臭而舌苔厚腻太甚，时时恶心欲呕者，加生大黄五分或一钱，以清胃间浊热乃愈。脉沉紧有力，卫闭热结之象，为用麻黄石膏之据。

阳虚喉痛

此症亦由外感而来，微发热恶寒，不渴，不食，胸满气微，神怠，脉虚迟微小无神。喉痛不甚。速速回阳补中，方用四逆汤，附片干姜炙草各二钱，加童便半杯。病人所在地，上年冬至前后鸣雷，或冬至后不冷，春间即有此病，不速治之即成伤寒少阴证而死。或用猪腰汤，温补肾家亦效。幼童宜之。幼童小儿，当冬至立春只间，尝有神惫面黄而喉痛者，其脉必微少而迟，猪腰汤极效。猪腰汤，详古方篇肾气丸。冬至后咳而吐，宜此方。

白喉病，如中虚阴虚阳虚，审查不清，可用试探法。用炙草一钱煎浓汤服下，病减轻者即属阳虚中虚，痛反加重者，即属阴虚，虽痛加重，却不妨事。睡醒痛减，亦为中虚。睡醒痛加，亦为阴虚。如口并不苦，嚼食炙甘草不知甜味，此阳大虚也。

白者，肺经已伤，红者，肺经未伤，白愈多者，中气愈虚。有初病不过一白点，肿不大，服甘桔汤后，白点加多，肿加大者，此非药之过，乃病气正盛，然随盛随衰，病即遂愈，不必疑虑。

凡中虚喉痛，面色多红，服凉药即死。凡可食凉药之病，面色必不红。内热愈实者，面色必深垢而微黄也。喉症亦然。喉症之死，皆死于中气亡脱，如中不虚者，虽病至筋肉溃烂，亦不致死。

如温病而兼白喉，须先治白喉，后治温病。治白喉，用炙甘草生甘草各五分，桔梗一钱，炙草服后，喉痛已减，温热加无妨。服炙草所加之热，乃胃家之热，温病胃热为顺也。如喉间并无白点，而有红点，此是阴虚火逆，用生甘草降火即愈。忌用炙草。如满喉红成一圈，此肺气不足，不能生津下降，用猪肤汤润之，或六味地黄丸滋阴乃效。脉虚者，用生党参三钱，小枣十枚，煎汤徐服，使中气复旺，以生肺气，肺气降而生津，自然病愈。

如猪肤汤服后，见效又痛者，次咽圈之红，乃心火不降，此心火不降，乃肾气不升，心肾相交，升降互根，用肾气丸一二钱，调服而愈。或猪腰不去内膜，煮浓汤温服，以补肾气，肾气能升，心火自降也。其脉必微而无神，如服凉药即危。看喉之法，命病者张口念哈字，舌自向下，自能得见患处。

凡喉痛，除中虚阳虚阴虚三证外，可用刮痧法，一疏通气血，痛即能止。刮痧法，详霍乱中。

烂喉痧

此病，乃猩红热之兼证也，不可治喉，治喉必坏。猩红热治愈，烂喉痧自愈。猩红热治法，用三豆饮加减，详本书温病本气篇。

药店所售吹喉散，皆清凉疏散之药，除中虚喉痛，阳虚喉痛外，皆宜用此药吹之，甚妥。王孟英自制之锡类散最妙，方详王孟英医案篇。

喉痛臃肿，俗称鹅子。言肿处如鹅蛋也。鹅子臃肿，滴水难下，脉实有力者，将鹅子刺破，吐出脓血即愈。脉虚者，用西医洗肠器，贮入稠粥汁，由肛门灌入，谷气入腹，中气转动，鹅子减小，便能服药。麻杏石甘汤证之喉痛，刺破血出，脉通，恶寒罢，立愈。

辨别喉痛寒热，用炙甘草试验外，可用肉桂一钱煎服。寒者其痛立减，再服肉桂即愈。热者其痛立加，虽加痛无妨，因热证喉痛，不致动关生死也。白喉，病在咽头者重，病在喉头者轻。咽头属胃，中虚阳虚则病在咽头。喉头属肺，中虚阳虚以外诸证，皆病在喉头。中虚阳虚易死，故病则咽重于喉也。

普通喉痛

无以上各种喉痛脉证，而喉痛者，用王孟英青龙白虎汤，橄榄十枚，生萝卜半个，捣烂煎服。无橄榄用青果亦佳。橄榄凉降，萝卜温降，不偏凉又不偏热，能将肺间逆热降下，最善之方。喉证起时，宜多备之。药铺的西藏青果甚好。

感冒

感冒的意义

同气为感，异气为冒。大气疏泄，人气也疏泄，大气收敛，人气亦收敛，为感。大气疏泄，人气收敛，大气收敛，人气疏泄，为冒。感冒者，感冒风寒也。感冒与伤寒、温病不同，伤寒、温病，荣卫感冒，里气遂病，故病重，故人死。感冒之病，半在肺家，半在荣卫，里气不病，故病轻，人不死也。

普通感冒

恶寒，发热，身痛，能起床，并不觉剧。用葱豉汤，葱头四个，连须，淡豆豉，有盐者亦可，两羹匙，煎服。此亦麻黄汤证之意义，病气极轻者。葱头降散卫气，豆豉调中宣滞也，盐最补中。

不恶寒只发热，神智清者，仍用葱豉汤。神昏者，一味黄豆汤。养中，养荣，即愈。神昏，不恶寒只发热，此温病之属，故不用葱豉之宣通，只用黄豆养中养荣，相火归根，病即愈也。此二方轻而又轻，病愈之后，无有他弊。神志不昏，仍是感冒，并非温病，故仍用葱豉汤。

时行感冒

此病非伤寒，非温病，恶寒发热，头疼身痛，不能起床，数日之后，亦觉口苦，脉象躁急。此时令之气骤然上升，感伤荣卫，人多同病，故曰时行。方用生黑豆五钱，薄荷一钱，桑叶一钱，淡豆豉三钱，冰糖一两，煎服。安卧不必厚盖，自然汗出而愈。凡外感厚盖，每每汗出太多，致生流弊。此方即《伤寒论》麻黄桂枝各半汤之法，不用麻桂本方，而用薄荷桑叶以代麻桂，豆豉冰糖以代白芍生姜大枣炙甘草。因刚燥之品取汗，必须确系麻黄桂枝证，方可照方用药。黑豆润降胆经，亦可替代芍药，而无寒中之弊。淡豆豉和平调中，又能宣运滞气。如病已多日，口已苦者，加柴胡黄芩各一钱，以升降少阳经气。病因呼吸骤然上升之大气而来，中气骤虚，故脉象躁急。此病失治，多有变成大病者。

兼疟感冒

外感恶寒发热，并恶风，身痛，并觉内热，脉不浮虚而沉数。服发汗药汗大出，病解过半日，病仍如故，恶寒更甚。再服发汗药，病必不已，寒热必更甚，不发汗病由何解。此为兼疟外感。方用重剂葱豉汤，葱头带须五个，淡豆豉五钱，麦冬三钱，草果仁一钱，服后满身微汗，荣卫复和即愈。豆豉和荣，葱头和卫。麦冬草果开疟结也。此等病无论服何方，无不病更加重者。惟此方和荣卫开疟结，微汗而愈。此活泼之法，果能悟通，其学力必非寻常可比。

此病不速解决，即转成大柴胡汤证，其证口苦，申酉热增，而出冷汗，起则头晕，不思食，常欲吐，舌苔黄而润，夜半发冷，腹微满，面黄，口臭，不渴，大便不结，解时觉热。其口苦苔润腹微满口臭欲呕者，胆胃热也。头出冷汗起则头晕者，少阳相火逆升也。夜半发冷者，胆经结，子时胆经气动也。宜柴胡黄芩芍药解少阳经之结，降相火之逆，大黄枳实清胃以去黄也。宜用轻剂，连日服之，徐徐解除，不可泻下。苔黄而润，胃热不实也。

特别感冒

特别感冒，恶寒发热，头疼身痛，口渴，脉沉软有力。恶寒至于发战，身痛有如被杖，口渴而却淡者。此体强之人，内热素深，忽感外感，卫气闭住内热也。

方用荆芥薄荷桑叶竹叶各二三钱，以开卫闭。黄芩生石膏天花粉金银花各二三钱以清内热，自然汗出而愈。内热脉软，此软字有厚实之意，非虚软之软，虚软之软，脉薄而微，只可谓为虚脉，不可谓为软脉。恶寒无内热不发战。内寒口淡，食盐知咸味，内热口淡，食盐不知咸味。身痛如被杖者，卫闭之甚，内愈热卫愈闭也，且有闭至脉伏于沉部之下者。此卫闭之甚，因于内热，脉沉有力，故不补中以助内热也。热伤津液，腠理干涩，且有身重难以转侧者。亦有服清热药后，脉起热通，舌苔始现干黄者。加生黄一钱煎服，以清内热可也。

内虚感冒

尝有冬春之交，忽然身体微寒微热，按其脉小弱而急，身体微痛，头不疼。服补中益气丸三钱而愈，或八珍丸三钱而愈。又有夏令热极之时，忽然身痛恶寒，壮热灼手，脉象洪大，重按空虚，服淡豆豉扁豆黑豆绿豆各三五钱而愈。又有忽然头痛如劈，壮热烙手，不思饮食，脉象洪数，重按甚微，或脉象平和，独右尺浮起动摇者，用巴戟天甜苁蓉各五钱以温补肾气，绿豆一两以降热逆而愈。头痛如劈，乃肾阳离根上冲之证，非外感之头痛也。此乃内伤之病，感动时气之偏，中气顿虚，荣卫无力，有如外感。凡感冒之头痛，不痛如劈也。

恶寒发热身痛，乃荣卫之事，荣卫乃整个枢体之气表，司于肝肺，发于脾胃，源于两肾。补中益气丸治愈，此脾胃之中气虚陷。八珍丸治愈，此气血之虚亏。豆豉黑豆扁豆绿豆治愈，此中虚而相火外越。巴戟苁蓉绿豆治愈，此肾虚而肾阳亢动。故皆有荣卫之外证，而脉则内虚之内证，故皆治内而愈。治内而愈者，里气乃表气之本，里气和表气乃和也。如不治本，而以世俗治外感之升散药治之，必虚脱也。可见外感之病，乃荣卫感伤风寒而自病也。外感之病，必恶寒不轻，身痛亦烈，脉有沉紧，有麻黄证的意义，乃可用薄荷等舒散之药以开卫气之收敛。否则桂枝汤，亦是调和内气之方。如单发热不恶寒，一味黄豆汤，养中养荣以和荣卫而愈。其内虚的关系，尤不可忽矣。汤头歌诀之九味羌活汤，一切外感，均不可用。详汤头改错篇。

热伤风

阳热之气，应当由地面上降入地面下，忽然降不下去，天气骤热，则病热伤风。空气中阳热逆腾，金气受伤，人身应之。热伤风外证，喷嚏连连，鼻鸣清涕，头目觉热，似作寒热，动则汗出。然能照常动作，意识如故，竟有十日半月不愈者，病延日久，遂致虚惫。

此肺家收敛之金气，被空气之热上冲之病也。病在肺家，不在荣卫，故能饮食动作，热卫肺，故喷嚏连连，鼻鸣清涕。肺主皮毛，牵连荣卫，故似作寒热。热气上冲，肺气不能降之，故头自觉热。热冲肺逆，大气偏升，中气必虚，故动则汗出。

此病名为热伤风，其实是伤热风。因大气中的金气，被大气中的热气冲散，不能收敛。人身木火之气，亦化热不降，而冲伤肺家，乃自己本身之气自病。此病无论多日，舌上无苔，脉象虚数。方用枯黄芩薄荷白术炙草党参当归白芍各一钱，冰糖红枣各五钱，脉重按虚微者，加干姜一钱。

用黄芩清冲入肺家热，用薄荷降肺气之逆，偏升之病，中气必虚，故兼用白术炙草党参以温补中气。当归芍药平荣气之疏泄，并养耗散之津液。重用冰糖大枣养中气补津液也。脉重按虚微，中气必寒。故加干姜。

如服方病愈，仅头热不减，此肺气已降，肝热独冲。用黑豆一味煮浓汤加盐少许，服下即愈。热伤风病，日久不愈，金气不收，木气妄动，相火外散，中土失根，倘再加咳嗽，易成痨疾。黑豆养木平冲，盐补中气。

此病多发现于秋季。四时之中，大气忽然温升，亦有病者。服黄豆黑豆绿豆各一把，润降温升之气并养中气亦效。脉虚者，加冰糖一两以补中气。

热伤风如发现于冬春之交，宜服八珍丸。因阳气由静而动，化热上冲，力量最大。最伤土气，最伤血液。参术芩草以补土气，芍地芎归以补血液故效。三十二年冬桂林盛行。因桂林夏季，热度一百一十度者多日，处暑后即无大雨，并无大雷。人地之阳，可谓十足。却冬季无雪不冷，冬至前后，大气中常有火烧黄土臭味，炖红肉臭味，夜多大风，昼间山头多布黄雾。此种阳多不藏之气象，令人头昏。阳多不藏，一到大寒，应当阳动木泄之时，力量特大，所以伤血伤气也。冬春之交，川滇黔无此气象，入冬闻雷，降入地下的阳气，本来不盛也。长江一带无此气象，冬有雪也。北方无此气象，土厚水深，阳气入地者深，出地者不急急也。

热伤风，用冰糖糯米粥，补中气补肺阴极效。宜多食。或用小黄豆两把，煮极烂睡前连渣服亦效。黄豆能补中气，养木平冲，润肺金，补津液助降气而资收敛故效。黄豆方，如其效只暂时，加生姜三钱与食盐即效。因火气上逆入肺，即不降入土中，肺虽热，胃却寒。加姜以温胃寒。食盐补中。治肺热须顾胃寒，此治热伤风之原则也。食盐以适口为度，不可太咸。

治感冒病，不可用桂枝。桂枝温燥之性，只宜真伤寒中风之桂枝汤麻黄汤证。此证无温燥的关系故也。此外之感冒，常有温燥的关系，用之病必加重。汤头歌诀之九味羌活汤，一派温升之药，常见世人用之而加病者，不知感冒之理故也。

燥气病

燥气感冒

大暑以后，燥金气动，感冒之者，恶寒发热，时止时作，胸部似塞，腹部似胀，或头痛或头不痛，脉象弦涩，动在中部。缘秋燥之时，大气中已降人地下之火气，忽然逆升，与凉降之金气抵触，金气凉降不下，火气逆升不上，金火裹束，遂燥结于中气之间。人身感之，肺金敛结则恶寒，相火逆升则发热，金火裹束于中部，则胸腹塞胀。头痛者，肺金敛结，降气不舒也。燥结于中四字注意。先用刮痧法刮背心脊骨两旁，刮出红点，荣卫气通，乃可用葱豉汤与麦冬草果仁汤，重剂合用，以开散之。如无效者，用人参败毒散，羌活独活柴胡川芎薄荷前胡枳实桔梗茯苓生甘草党参生姜各一钱煎服。

羌独柴芎其性升散，最开肺金之敛结。薄荷枳壳前胡桔梗生姜，其性降散，能消胸腹之塞胀。党参益气生津以润燥结，茯苓甘草补土和中。燥气敛结，病结在中，降不下去，故兼用升散也。否则外感最忌升散，只宜降散。人参败毒散，惟宜此病，注意。脉来中取弦涩，干燥敛结之象。初病如失治，遂酿成下文之小建中汤证。此病一刮之后多自愈者。病时只可食稠粥，不可食干饭。

初病失治，里气内结而成痞胀。腹部如鼓，左胁按之作痛，面色青黄，宜小建中汤。饴糖善养津液而开结塞，芍药、桂枝，升降木气，炙甘草、姜枣调补中土。土木调和，运动能圆，青黄自退。青乃木气之枯，黄乃血坏也。腹胀左胁作痛，金结木败之象。此方开结调木，故效。如舌有干黄苔，脉象沉实者，则燥结成实，于原方加生大黄，生枳实各一钱缓缓下其燥结。舌无苔，脉不沉实，忌下。此病江南多有之，西医称黑热病是也。

燥气咳嗽

干咳，咽喉不利，麦门冬汤。麦冬半夏润燥开结，参枣米草补中生津也。

燥气疟疾

此病乃燥暑二气，裹束不降之病也。初得先寒后热，大渴热饮，天明热退，申酉复热，却只热不寒。舌如猪腰色，湿润如水而无苔，脉在中部。方用竹叶石膏汤。石膏麦冬竹叶半夏各五钱，以清燥暑，而通降肺金结气，人参粳米各五钱，补气生津，炙草三钱补中气。《内经》曰：脉盛身寒，得之伤寒，脉虚身热，得之伤暑。病虚脉，非有大湿外证，即易误为阳虚。然脉在中部，因燥暑聚于中焦使然也。世谓喜冷饮为阳热，喜热饮为阴寒，寒则不思饮矣。人身六气分离，燥热偏盛，不能再与湿寒相合，故燥热极反热饮也。燥热极舌反润者，燥热太胜，不能于他气相合，心脾津液，被大胜之燥热所迫，不能于燥热相交，故舌有津液也。热不在胃，故舌无苔。伤寒阳明病燥，舌苔干黄，乃燥气病之实者。此则燥气病之虚者。燥而虚的病，最难医治。一发散即坏，一作疟治即坏，秋深凉后复热，往往有此病发生，世谓为秋瘟病是也。

又有一种秋燥疟疾，恶寒作战，随即发热，汗出病解，续又发作，不渴舌有腻薄苔，脉象中取而软。俗称闷头摆子，前人谓为伏暑晚发。软脉与濡脉相似，濡乃虚脉，软乃实脉。方用苦杏仁鲜枇杷叶橘皮各五钱，以降肺气，藿香半夏各三钱，以降胃气，茯苓炙甘草各三钱以建土扶中，泽兰荷叶各三钱，以宣舒暑气。用轻宣之法自愈。

如其恶寒发热，午后病势较重，脉象中取而弦实者，又非轻宣之药所能治。必须用温散金气燥结之方，乃能松开。九味羌活汤，羌活、白芷、川芎、防风、苍术，温升温散，黄芩生地清热，甘草和中。细辛不可用。姜葱每味少许，温散甚宜。用人参败毒散亦效。午后金气当令，燥结力大，故发热而脉弦实。弦者，敛结不能疏泄之象，九味、败毒两方，温散力大，以开敛结于中之气，甚为相宜。尺脉弱者，减轻用之。

金气收敛，木气疏泄。疏泄当令之病，收敛为药，收敛当令之病，疏泄为药。九味、败毒两方，具木气温散疏泄之能，故治金气燥结聚敛之时气病，适合机宜。如当木气疏泄之候，病外感发热，禁用。

金燥病时行之时．如病者脉象虚小数疾，服前数方不效者，此属内伤。虚小数疾之脉，此乃中气无根，元气将熄，一感时气燥结之偏，支持不住，生命将亡。必须设法使数急复其和平，虚小转为充足，元气旺相，中气有根，运动复圆，诸病乃愈。

方用巴戟天淫羊藿甜苁蓉，各三钱，以补水中之火气。火气由下升于左，又复由上降于右，火气右降则生中土。火气由右下降，须借津液运行之力，用海藻昆布黄精各三钱，以助右降之津液。此方大补肾家之元气，以生中气，脉象自能由虚小转为充足，有数急转为和平。此时运动复圆，肺金之燥结，自能变为凉降，自然病愈。如不先补肾气以调和脉象，徒按病用药，虚小数急之脉，根本已败，已无运化药力之能，势必因药力不化而加病也。

凡秋燥之恶寒发热，皆肺金与心包相火之事，无整个荣卫关系。误用麻黄荆芥，必生祸事。

己卯秋，成都四川国医专校二人病疟，多日未愈。忽一日天气大冷，由单衣而换棉衣，两疟疾不药而愈，可见金气能凉降彻底，则不燥结于中而病疟也。燥结之病，四川最多，四川雾多之故。民国丙子年与王生养林同住南京清凉山扫叶楼，立秋次日见山下地面起白气一层，此秋气将地面阳热，收降入地，阳热不能顺下，又复逆升而上之象，亦燥结之气也，故南京乡下黑热病甚多。若苏州杭州，夏季极热，冬季极冷，且有冰雪，大气的圆运动充足，所以少燥结之病。奉天洮南一带，沙漠甚多，春月亦有燥气，干燥云耳，不燥结也。

燥气喉痛

此病发于秋季，脉弱在中不移。秋金收敛，故脉在中。燥气伤津，故脉弱也。微脉弱脉，皆是虚脉。微乃阳气虚，弱乃阴液虚。微脉指下不足，重按则无。弱脉指下不足，重按不移。中虚阳虚喉痛，皆微脉也。燥气喉痛乃弱脉。冬季亦有此病，总以脉弱不移为主。方用：

天花粉　麦冬　天冬　玉竹　橘皮各一钱，法半夏二钱，炙草二钱，薄荷一钱。

花粉二冬玉竹润肺清燥，橘夏降肺胃，薄荷开肺闭，炙草补中气。润肺药中，不可离补中气药。此方亦治上文阴虚喉痛。

燥气霍乱

初觉手足微麻，恶寒发热，头晕心烦，胸闷身倦，继即吐泻不止，却又汗出，大渴能饮，脉则右大于左，舌心黄腻。吐泻至于肉脱目陷，一日即死。方用：白马通三五枚，温开水绞汁，服下立愈。发散药，寒凉药，温暖药，均不相宜。发散药服之，汗出热不退，热反增加，因舌心黄腻，右脉大于左脉，右为火金土三气之位，右脉大于左，金土火三气阳结于中也。阳结于中，病不在表，故发散不宜。阳结于中，因感时气之燥使然，燥结须用开通，阳结乃中虚不运，故凉药不宜。脉右大于左，为阳结之象，热药助阳，故服后昏迷。白马通，温润开通，是以下咽之后，由胸而腹，立刻舒展。白马通即白马屎。屎能解毒，凡时气为病，便含毒气，燥气结聚力大，故白马通开结，较他药为优。《内经》曰：夫虚者气出也，夫实者气入也。气即阳气，春后阳气出地，故发热则脉浮，秋后阳气入地，故发热则脉在中。秋燥而发生燥气霍乱之时证，乃阳入而不能顺下，燥结中焦，升降停滞，故吐泻发热而大渴能饮。白马通所以为此病特效药之方也。无白马通，他色白马通亦可，惟须早服速服。若至吐泻而目陷肉脱，便来不及挽救矣。夏秋之交，如有此病，亦可用之。预先防病，亦可服也。性气和平，多服无妨。昆明收稻以后，即有此病。戊寅秋，病尤甚。著者用此方见效，因广为宣传，救活不少。

瘴气地方，交秋之后，恶寒闷热，速服此方，立刻汗出病解。瘴疟服之尤效。瘴疟乃燥结之病，白马通开通燥结故效。

《本草纲目》谓，时行病起，合阴阳垂死者，白马通绞汁三合，日夜各二服。合阴阳者，阴阳不分也。吐泻而又大渴，便是阴阳不分之证。《本草纲目》又谓吐利不止，不知是何病证，服之极效。又治绞肠痧，痛欲死者。王孟英《霍乱论》，载有此方，名曰独胜散。

如燥气霍乱发生之时，不吐不泻，只恶寒发热，舌苔白黄满布，或口臭或口不臭者，白马通亦效。

《易经·系辞》有云，乾为天，为金，为良马云云。马秉造化的金气，燥气霍乱为金气的结病，故用金气的通药。故白马通为燥气霍乱的特效药。马屎名曰通，通结力大也。

此病服竹叶石膏汤甚效。竹叶五钱，石膏、麦冬、半夏，各四钱，开金气之燥结，党参、炙草、粳米，各三钱，补中气也。此病与下文成都霍乱，温清并用参看。一则汗出能饮，全属燥热，故主竹叶石膏。一则无汗，饮仍吐出，为中寒，故温清并用。

　　昆明同学刘澄志二少君，于燥气盛行之时，病恶寒发热，头痛心烦，舌苔满黄而润，舌边舌尖一线深红，脉虚躁，不食，烦乱谵语，先服人参败毒散，病势见轻，次日仍重。著者用稻草心一握，煎水服下，一小时热全退。次日舌苔退去十分之九，只有舌心一点仍黄，再服稻草心少许，黄全退，饮食照常而愈。舌满黄而边尖一线深红，此瘟疫病之舌苔也。稻草治愈之，如不用稻草而用他方，必缠绵多日，病将转深而成难治。此亦金气燥结之病，白马通亦效。此病一切现象，皆舌苔满黄而润使然。舌苔满黄，胃气结也，黄而润，胃气不实也。胃气虚结，中宫不运，上焦火气不能下降，则烦乱谵语不食心烦头痛，金气燥结则荣卫不通，恶寒发热，金气将暑火敛结于土气之中，故舌边舌尖俱鲜红而黄色满布也。稻草心秉秋金之气，中空善通，亦金气之结病，用金气之通药之意。最伤津液，慎用慎用。

　　此等病，北方甚少，南方甚多，西南非常之多。北方大气，压力甚大，交秋之后，由热而凉，由凉而寒，阳热压入土下，愈压愈深，阳气降沉，不再逆升，金气降令畅行，故凉降而不病燥。故北方少燥气霍乱及燥气疟疾之病。西南方的大气，压力小于北方，交秋之后，金气凉降之令，被降而复升的阳热所格，遂燥结于土气之际。大气中有燥结的病，故人身有燥结之病也。

　　西南方大气压力小者，西南土薄水浅，地下封藏力量不固，阳气随时逆升，故金气压不下去。西南多雾，雾即地下水中阳气。

　　己卯年成都病霍乱，一街一日死六七十人。病状忽然恶寒发热，手足微麻，上吐下泻，小便不利，溺孔肛门均热，胸腹绞痛，胸痞，舌黄白而腻，大渴饮热，随又吐出，吐有酸味，肢冷过肘，脉沉伏，目陷肉脱。此病中寒肺燥，中寒不能运化，升降倒作，故上吐下泻，小便不利。肺燥伤津，水分被劫，故溺孔肛门觉热。津愈伤肺愈燥故大渴。中寒不能化水，故饮后仍复吐出。燥气之病，血脉燥结，故肢麻不温。燥结之甚，故脉沉伏。燥结不通，故痞而绞痛。津伤故目陷肉脱。燥结则阳气不能四达，故肢冷。

　　方用干姜白术沙参炙草各三钱，藿香砂仁各一钱，以温运中宫，滑石生石膏麦冬各五钱，以开通肺气之燥结，车前仁木通各三钱，以助滑石麦冬之力。木瓜三钱，运木气调疏泄，以利尿止泻而和四肢。中宫运化，燥结开通，津液复生，升降复旧，于是肢温脉起，诸病皆愈。未曾出汗者，加苍术薄荷各二钱，以发表也。

此因客冬不冷，地下封藏的阳气不多，节交夏至，相火不降，中气虚寒，金气被刑于相火，遂燥结不通。故治以温中清燥生津之法乃愈。此病北少南多，北方则夏日雨少燥热过盛之时，始有此病。

六气为病，惟金气燥结，将相火暑气，敛于胸膈之间，令人莫测其所以然。前人谓为伏暑晚发，其实并非大气中的暑气，中于人身，伏藏至秋始发而成病也。此病多发于立秋处暑之后，处者入也，暑者，相火之气也。金气凉降到底，愈降愈凉，暑火之气乃愈降愈深。暑火藏于水中，不逆升出地，而与金气抵触，使金气敛降之功，被暑火格拒不下而成敛结之过。相火之下降，金气降之也，金火俱逆，中上各经之气，为之横塞。相火逆腾，中下无根，所以病象无常，而致死极速。北方土厚水深，下降之火封藏的住，秋凉冬寒气象极顺，西南土薄水浅，阳气下降封藏不住，忽降忽升，所以燥气之病，北少南多也。

《内经》：冬伤于寒，春伤于风、夏伤于暑，秋伤于湿。独无伤燥之文。论者以为《内经》遗漏，不知风为木气，湿为土气，寒为水气，皆不可伤。惟燥气宜伤，燥气敛结，金气受病。燥气伤去，则金气凉降彻底。火藏水中，下温上清，皆燥气不向右逆起之德。《内经》无伤燥之文，亦燥起独宜伤去之意欤。

成都一带，四季感冒悉用银翘散，颇多见效。因此一带地方的地层，全系红沙石，土薄水浅，所入于地下的阳热，不如北方封藏深固。秋凉之后，常有反热之时，冬时又不冻冰。金气不降，随时都被水中阳气逆升格拒。金气降敛之性不遂，竟成一种一年四季皆有燥结的大气，而成银翘散开通金气之功。银翘散治温病不效，治燥病极效。温乃木气疏泄伤肺之病，忌开通肺气之药。燥乃金气敛结之病，喜开通肺气之药。成都有某大医将所开痢疾方给病疟者，次早有友人告以误，医急命人赴疟者家，谓方给错，请勿服。病家曰药已服，病已好矣。无不称羡其医运之红。某大医云：乃银翘散加减也。此方，凡感冒而胸闷、脉不浮而有聚于中部之象者，不论何时何地，皆适用之，不仅成都一带适宜。惟温病不可用之。痢疾、疟疾，皆金木二气结聚之病，结于下则病痢，结于中则病疟，故银翘散皆效。

痧症

痧胀

痧症，诸书名目繁多，其实只要忽然发热欲吐，肢麻背胀，就是痧症。名目虽多，原则只是一个闭字。燥金闭结，刮而通之，闭开即愈。处暑以后，燥金气动，地面之上，金火裹束。劳力之人，饱受暑火熏蒸，引动本身相火暑气，充塞肺家，一遇凉风偶袭，闭其皮毛，暑火无处发泄，燥金又加闭敛，荣卫腠理，不能流通，暑燥之气闭结于肺，遂现恶寒发热、胸背作胀、四肢作麻、头痛口苦欲吐，种种急证，宜先用检查法。其法用医生中指节，向病人胸缺盆骨下，用力一按一拖，拖处随指突起一条，便是痧胀。随将胸部的肉捏而提之。左右捏提各三四道，不可提过乳头。再将背脊两旁刮出红点，背胀肢麻即松，不药而愈。如其不能全愈、可用：

生石膏麦冬各五钱以清肺气之暑燥，杏仁丝瓜络荷叶边竹茹各三钱。鲜竹叶二十张以开通肺部与荣卫腠理之闭结。

服药呕吐者，另服生姜汁一羹匙，以降胃止呕。气虚者，加炙甘草二钱以补中气。小便不利者，加薏苡仁三钱以利水湿。数日乃愈。次日三日仍用本方减半服。此病肺气燥结，闭住相火为主。荣卫腠理因而不通，故现以上诸证。此病初则脉沉。继则由沉而起也。此病四时皆有，处暑以后较多较重。西南皆有，广西较多较重。此方由仲圣竹叶石膏汤变化而来之方。

痧霍乱

痧霍乱者，霍乱而兼痧症。上吐下泻，胸腹内烧，而四肢却凉，大渴能饮，饮后呕吐，其吐甚远，吐后仍饮，脉沉。

痧乃外寒闭束，故脉沉。外寒闭住内热，故肢凉，胸腹内烧而大渴能饮。经脉闭束不舒，胃不能降，故仍吐出。内热结于膈上，故吐出有力。方用：

荆芥薄荷香薷各三钱以开卫气之闭，藿香三钱降香一钱以降胃逆，黄连一钱以降胃热，扁豆三钱以养胃气

服后肢温渴止，再闻通关散少许，以取嚏，然后满身汗出而愈。通关散药铺有售者。

湿热病

叶天士甘露消毒丹证治

飞滑石十五两，绵茵陈十一两，淡黄芩十两，石菖蒲六两，川贝母 木通各五两，藿香 射干 连翘 薄荷 白豆蔻各四两。

上药晒干，生研细末，见火则药性尽熟，每服三钱、开水调服，一日二次、或以神曲糊丸，开水化服亦可。

王孟英注云：此治湿温时疫之主方也。《六元正纪》五运分步，每年春分后十三日交二运，徵火旺，天乃渐温；芒种后十日交三运，宫土旺，地乃渐湿，温湿蒸腾，更加烈日之暑，烁石流金。人在气交之中，口鼻吸受其气，留而不去，乃成温热时疫之病，而为发热倦怠，胸闷、腹胀、肢酸、咽痛、斑疹、身黄、颐肿、口渴、溺赤、便秘、吐泻、疟痢、淋浊、疮疡等症。但看病人舌苔，淡白或厚腻，或干黄者，是暑湿、热疫之邪尚在气分，悉以此丹治之立效。而薄滋味，远酒色，尤为辟疫之仙方。智者识之。医家临证，能准乎此化裁，自可十全为上。

上参喻家言张石顽叶天士沈尧封。以上王孟英语。

叶天士神犀丹证治

犀角尖磨汁，石菖蒲、黄芩，生地冷水洗净，浸透，捣绞汁，银花各一斤。人中黄四两研末，连翘十两，飞净清黛、香豉各八两，元参七两，花粉、紫草各四两，各药生晒，切忌火炒，香豉煮烂为丸、切莫加蜜。每重三钱，凉开水化服，小儿用半丸。

王孟英注云：温热时疫诸病，邪不即解，耗液伤荣，逆陷，痉厥昏狂，谵语发斑等证，但看病人舌苔干者，是温邪直入血分。酷热之时，阴虚之体，新产妇人，患此最多，急须用此，多可挽回，切勿拘泥日期，误投别药，以偾事也。兼治痘病重毒，夹带紫斑危证，暨痘后余毒内炽、口糜咽腐，目赤神烦诸证。上本参叶氏治验。以上王孟英语。

谨按：本书温病时病，皆重在人身本气自病，皆是虚证。王氏案中有云此二方一治气分、一治血分，是王氏亦认为人身本气自病也。认定人身本气自病，用药乃有着落。叶氏王氏，于治时令之湿热病，经验宏富、处方活泼，不愧前辈名贤。本书时病温病、只是重在认识原则，最后读此二方，庶可无微不至也。神犀丹如无犀角、不用亦效。至于此证发生，必系淫雨多日又加酷热，湿热胶洄，人气感之。本气自病。如酷热无雨、相火不降、热而不湿，则时证发生，反多上热下寒之病矣。湿热病初起，则头重胸闷口苦也。

时病本气篇终。

伤寒论方解篇

序　言

　　读《伤寒论》者，只喜读方，最怕读文。文无理路可寻，方有病证可按也。虽有病证可按，仍无理路可寻。前代儒医徐灵胎谓《伤寒论》只可一章一章读，不能整个读。夫所谓论者，乃整个论，非一章一章论，如按章去读，不读整个，何论之有？徐氏尚不能寻出文的理路，其他更不必道矣。本书伤寒读法，已将整个理路寻出，读者称便。兹于方中寻出整个理路，读者由方以求文，其兴趣必有更多于先读法者。如此则中医人人皆能读《伤寒论》，然后中医学可告成立。

著者识

上　篇

荣气本病方

桂枝汤

芍药　桂枝　炙甘草　生姜　大枣

荣气疏泄则汗出，胆经不降，相火上逆则发热，鼻鸣干呕，荣卫分离则头痛项强。发热汗出，津液必伤，表阳必虚。荣卫分离，中气必虚。芍药降胆经、降相火、敛荣气之疏泄，炙草补中，姜枣补中生津，桂枝调荣卫实表阳也。风伤卫气，卫气减少，荣气加多，故荣气与卫气分离而荣现疏泄之病。缓脉乃疏泄向外之象。

原方分量载在世行本《伤寒论》。原方一两，可同今之一钱。枣有大小不同，原方十二枚，可用今之六钱。

附：桂枝汤方

桂枝三两（去皮）　芍药三两　甘草二两（炙）　生姜三两（切）　大枣十二枚［擘（bò）］

上五味，咀三味。以水七升，微火煮取三升，去滓，适寒温，服一升。服已须臾，啜热稀粥一升余，以助药力。温覆令一时许，遍身漐漐微似有汗者益佳，不可令如水流离，病必不除。若一服汗出病差，停后服，不必尽剂。若不汗，更取依前法，又不汗，后服小促其间，半日许，令三取尽。若病重者，一日一夜服，周时观之，服一剂尽，病证犹在者，更作服。若不汗出，乃服至二、三剂。禁生冷、黏滑、肉面、五辛、酒酪、臭恶等物。（引自《伤寒论》，下同。）

卫气本病方

麻黄汤

麻黄　杏仁　桂枝　炙草

卫气收敛，则无汗恶寒，体痛腰痛骨节疼痛。肺气不降，则呕逆而喘。荣卫分离，中气必虚。卫气不开，表阳必虚。麻黄泻卫气之收敛，杏仁降肺气之逆，炙草补中气，桂枝调荣卫达表阳也。收敛之病，气机滞塞，故不用枣，既不用枣，亦不用姜矣。寒伤荣气，荣气减少，卫气加多，故卫气与荣气分离而卫现收敛之病。紧脉乃收敛向内之象。

附：麻黄汤方

麻黄三两（去节）　桂枝二两（去皮）　甘草一两（炙）　杏仁七十个（去皮尖）

上四味，以水九升，先煮麻黄，减二升，去上沫；内诸药；煮取二升半，去滓，温服八合。覆取微似汗，不须啜粥。余如桂枝法将息。

荣卫双病方

桂枝麻黄各半汤

芍药　桂枝　炙草　生姜　大枣麻黄　杏仁

脉虚，不缓不紧，却微恶寒微发热而身痒。身痒为荣卫俱虚，欲自解而未能。麻黄汤与桂枝汤减轻分两双解荣卫也。

附：桂枝麻黄各半汤方

桂枝一两十六铢（去皮）　芍药生姜（切）　甘草（炙）　麻黄（去节）各一两　大枣四枚（擘）　杏仁二十四枚（汤浸，去皮尖及两仁者）

上七味，以水五升，先煮麻黄一二沸，去上沫；内诸药，煮取一升八合，去滓，温服六合。本云：桂枝汤三合，麻黄汤三合，并为六合。顿服。将息如上法。

荣卫双病气虚方

桂枝二麻黄一汤

桂枝　芍药　炙草　生姜　大枣麻黄　杏仁

寒热如疟，日仅再发。此卫气之虚。双解荣卫，减轻麻黄，轻泄卫闭也。

附：桂枝二麻黄一汤方

桂枝一两十七铢（去皮）芍药一两六铢麻黄十六铢（去节）生姜一两六铢（切）杏仁十六个（去皮尖）甘草一两二铢（炙）大枣五枚（擘）

上七味，以水五升，先煮麻黄一二沸，去上沫，内诸药，煮取二升，去滓，温服一升，日再服。本云：桂枝汤二份，麻黄汤一份，合为二升，分再用。今合为一方。将息如前法。

荣卫双病津虚方

桂枝二越婢一汤

桂枝　芍药　炙草　大枣　生姜　麻黄　石膏

形作伤寒，作渴，而寸脉弱，此津液虚而生燥也。双解荣卫，减轻泄卫之麻黄，加石膏以清燥也。麻黄石膏能发越庳着。越婢二字想系越庳二字之误。

附：桂枝二越婢一汤方

桂枝（去皮）芍药麻黄甘草（炙）各十八铢大枣四枚（擘）生姜一两二铢（切）石膏二十四铢（碎，锦裹）

上七味，以水五升，煮麻黄一二沸，去上沫；内诸药，煮取二升，去滓，温服一升。本云：当裁为越婢汤、桂枝汤合之，饮一升。今合为一方，桂校二份，越婢一份。

荣卫双病兼里气湿寒方

小青龙汤

麻黄　桂枝　芍药　炙草　半夏　五味子　细辛　干姜

荣卫不解而心下有水气，以致胆经不降而干呕发热。相火不降而作渴欲饮水，水人仍吐。胃气不降而作噎。水入肠胃而作利。小便不利少腹满。肺气不降而作喘。水气上冲而作咳。皆平日中下阳虚，寒水上凌阳位之病。此寒水乃中下皆寒而来之水。麻桂双解荣卫之郁，炙草补中气，细辛干姜五味半夏温降寒湿水气，干姜温脾阳，以杜其入脏。小青龙之咳，喉间作痒，清水中加稀痰。小青龙汤加减法，详世行本《伤寒论》。

附：小青龙汤方

麻黄（去节）芍药细辛干姜甘草（炙）桂枝（去皮）各三两五味子半升半夏（洗）半升

上八味，以水一升，先煮麻黄，减二升，去上沫；内诸药，取三升，去滓，温服一升。若渴者，去半夏，加栝蒌根三两；若微利者，去麻黄，加荛花（如一鸡子，熬令赤色）；若噎者，去麻黄，加附子一枚（炮），若小便不利、少腹满者，去麻黄，加茯苓四两；若喘者，去麻黄，加杏仁半升（去皮尖）。

荣卫双病兼里气燥热方

大青龙汤

麻黄　桂枝　炙草　生姜　大枣　杏仁　石膏

如非中风，而是脉紧恶寒无汗之伤寒。平日胃气燥热之人，卫气闭于外，烦躁生于内，甚至燥极伤津，身重乍有轻时。麻黄杏仁以泄卫，桂枝以和荣，石膏以清燥，炙草姜枣以补中。因脉紧故不用芍药之敛也。石膏清胃燥以杜其入腑。杜其入腑云者，杜其腑热之成也。误服石膏亡阳，须以真武汤救之。

附：大青龙汤方

麻黄六两（去节）　桂枝二两（去皮）　甘草二两（炙）杏仁四十枚（去皮尖）　生姜三两（切）　大枣十枚（擘）　石膏如鸡子大（碎）

上七味，以水九升，先煮麻黄，减二升，去上沫，内诸药，煮取三升，去滓，温服一升，取微似汗。汗出多者，温粉粉之。一服汗者，停后服。若复服，汗多亡阳，遂虚，恶风、烦躁、不得眠也。

荣卫病暑里湿方

五苓散

茯苓 猪苓 泽泻 白术 桂枝

无恶寒发热项强之荣卫证，而发热心烦，渴欲饮水，水入仍吐与心悸，皆水湿隔阻相火不降之故。术苓泽泻猪苓以泄水湿，桂枝助肝经之疏泄以行水。湿去火降，故吐止、热止、悸止也。

附：五苓散方

猪苓十八铢（去皮） 泽泻一两六铢 白术十八铢茯苓十八铢 桂枝半两（去皮）

上五味，捣为散，以白饮和服方寸匕，日三服。多饮暖水，汗出愈。如法将息。

荣卫病暑里湿表虚方

茯苓甘草汤

茯苓 炙草 桂枝 生姜

汗出不渴，表阳虚也。汗出而渴，表虚兼里湿盛也。汗出不渴，虽属表虚，亦有里湿，茯苓泄湿，生姜炙草温中，桂枝实表以止汗出也。燥渴为阳实，湿渴为阳虚。湿阻相火不能下降，相火灼金，故渴。

附：茯苓甘草汤方

茯苓二两 桂枝二两（去皮） 甘草一两（炙） 生姜三两（切）

上四味，以水四升，煮取二升，去滓，分温三服。

荣卫病暑里燥方

白虎汤

石膏 知母 炙草 粳米

伤寒而外有大热。相火外出，里气必寒。里热实则热聚于内，不浮于外，故外无大热。肢厥有阳证阴证之分，阴证里阳虚，阳虚于内，不能达外，故肢厥，其厥有如冰冷；阳证里阳实，阳聚于内，不能达外，故肢厥，其厥不如冰冷，不温而已。阴证脉微细而沉，阳证脉滑而实，或沉而实。阳明燥热，故滑而实也。石膏知母清阳明经之燥，粳米炙草生津液而补中气也。

附：白虎汤方

知母六两　石膏一斤（碎）　甘草二两（炙）　粳米六合
上四味，以水一斗，煮米熟汤成，去滓，温服一升，日三服。

白虎加人参汤

白虎汤内加人参

白虎证，渴能饮水。虽能饮水而口仍燥，此燥热伤津之所致。非补气不能生津，于白虎汤内，加参以补气，由气生津也荣卫表病未曾出汗而成五苓白虎证者，服五苓白虎，必汗出而解。里气和则表气和也。湿渴饮水仍吐出，燥渴饮水不吐出。

附：白虎加人参汤方

知母六两　石膏一斤（碎，绵裹）　甘草（炙）二两　粳米六合人参三两

上五味，以水一斗，煮米熟，汤成，去滓，温服一升，日二服。

太阴脾脏本病方

四逆汤

炙草　干姜　附子

此太阴脾脏之本气病也。太阴脾脏土气湿寒之人，表气的荣卫分离，里气的脾脏即郁而现本气之病。干姜炙草温补中气，温寒除湿以复土气之升降，附子温水回阳，以培土气之根。凡用四逆汤皆阴寒阳亡之病也。

猪胆土瓜根汁方

大猪胆汁，或土瓜根汁

此方较蜜煎导方寒，津液内竭，脉较有力者适用之，否则灌入肛门之后，直肠吸收而上，亦能寒胃也。

麻仁丸

麻仁　杏仁　芍药　大黄　厚朴　枳实

蜜煎导、猪胆汁土瓜根汁，此燥在肛门之方。若肛门与肠中皆燥，而又无燥之实证者，须麻仁丸，麻仁杏仁以温润之，芍药以寒润之，又兼小承气汤以轻荡之。每服只梧子大之十小丸，轻缓极矣。

附：麻子仁丸方

麻子仁二升　芍药半斤　枳实半斤（炙）　大黄一斤（去皮）厚朴一尺（炙，去皮）　杏仁一升（去皮尖，熬，别作脂）

上六味，蜜和丸，如梧桐子大，饮服十丸，日三服，渐加，以知为度。

小承气汤（方见前）

阳明病，谵语发潮热，是胃热实也。脉滑亦实。可与小承气汤下其胃热。但脉虽滑而急数，急数之脉，属于里虚，不可用小承气汤下胃热。如其以小承气汤为主，若里不虚，服后必放屁，若不放屁，是里虚也，不可服也。所以明日不大便，脉由急数而转涩，虚涩为阳气虚，故难治也。

大承气汤（方见前）

腹满痛，阳明燥土伤太阴之阴。发热而汗特别之多，阳明燥土伤少阴之阴。目中不了了，睛不和，阳明燥土伤厥阴之阴。故皆宜急用大承气汤，下燥土之腑阳，以救三阴之脏阴也。

阳明胃腑病有瘀血方

抵当汤（方见前）

阳明病而善忘，此因有久瘀之血，停于下部阻碍肾气之故。肾主藏智，肾气不能升达，故善忘。何以知其有瘀血？大便黑硬，便时反易也。下有瘀血，肾气抑郁，故现黑色。故以抵当下其瘀血也。

少阳胆经本病方

小柴胡汤（方见前）

呕而发热，少阳胆经上逆也。欲足少阳下降，必须手少阳上升，故小柴胡主之。

小建中汤

桂枝　芍药　炙草　生姜　大枣　饴糖

阳脉涩，上焦津液不下也。阴脉弦，下焦木气不升也。上焦津液不下，胆经上逆相火烧灼也。胆经上逆肝经下陷，则木郁而腹痛也。芍药重降胆经相火，桂枝升肝经木气，炙草姜枣，温补中气，饴糖补土气、润津液，木气和则腹痛止也。如不差，是腹痛，非肝木不升，乃三焦经不升，仍宜小柴胡汤以升三焦之经。

荣卫病过十日，脉浮嗜卧。脉细属少阳经病，胸满腹痛亦少阳经病，故主小柴胡汤。嗜卧者，少阳相火升降紊乱也。荣卫病，过十日，荣卫病罢。

附：小建中汤方

桂枝三两（去皮）　甘草二两（炙）　大枣十二枚（擘）　芍药六两　生姜三两（切）　胶饴一升

上六味，以水七升，煮取三升，去滓；内饴，更上微火消解，温服一升，日三服。呕家不可用建中汤，以甜故也。

少阳胆经与荣卫同病方

柴胡桂枝汤

柴胡　黄芩　半夏　人参　生姜　大枣　桂枝　芍药　炙草

既有发热、恶寒、肢节烦痛之荣卫表证，又有微呕心下支结之少阳经证，桂枝汤、小柴胡汤合并双解也。

附：柴胡桂枝汤方

桂枝一两半（去皮）　芍药一两半　黄芩一两半　人参一两半　甘草一两（炙）　半夏二合半（洗）　大枣六枚（擘）　生姜一两半（切）　柴胡

四两

上九味，以水七升，煮取三升，去滓，温服一升。本云：人参汤，作如桂枝法，加半夏、柴胡、黄芩；复如柴胡法，今用人参，作半剂。

黄芩汤

黄芩 芍药 炙草 大枣

少阳经气与荣卫表气同时为病，少阳相火热盛于经，则经热与荣热混合而病热利，黄芩清少阳相火，芍药解荣热，草、枣补中气也。

附：黄芩汤方

黄芩三两 芍药二两 甘草二两（炙） 大枣二十枚（擘）

上四味，以水一斗，煮取三升，去滓，温服一升，日再、夜一服。

黄芩加半夏生姜汤

于黄芩汤内加半夏、生姜

黄芩汤证而加呕，于黄芩汤加半夏、生姜以止呕也。

附：黄芩加半夏生姜汤方

黄芩三两 芍药二两 甘草二两（炙） 大枣十二枚（擘）半夏半升（洗）生姜一两半（一方三两，切）

上六味，以水一斗，煮取三升，去滓，温服一升，日再、夜一服。

小柴胡汤（方见前）

血结则阴阳之气运行阻滞，故病发如疟。中风经水适来，荣分之热，即乘经水适来血室空虚而入血室。血室为少阳相火所主，故以小柴胡汤调少阳也。伤寒经水适来，暮即谵语，如见鬼状，亦为热入血室，故以小柴胡汤调少阳也。

中 篇

荣卫坏入太阴脾脏方

四逆汤桂枝汤（方见前）

荣卫表病只宜解汗，若不汗解，而误下之，下伤太阴脾脏，而泻利不止，却又有荣卫之身体疼痛表证。虽有表证，不可治表，当急救里，宜四逆汤以温太阴，然后用桂枝汤以解表也。

新加汤

桂枝　芍药　炙草　生姜　大枣　人参

发汗之后，身痛而脉沉迟。发汗伤损中气，故脉沉迟。发汗伤津，津亏不能养木，木枯风动，故身痛。桂枝白芍养木息风，草枣补中，加芍药润木枯，加生姜行经脉，加人参补中气而生津液。

附：桂枝加芍药生姜各一两人参三两新加汤方

桂枝三两（去皮）　芍药四两　甘草二两（炙）　人参三两　大枣十二枚（擘）　生姜四两

上六味，以水一斗二升，煮取三升，去滓，温服一升。本云：桂枝汤，今加芍药、生姜、人参。

五苓散（方见前）

发汗之后，脉数烦渴。发汗伤及太阴，太阴湿起，阻格相火不能下降，故烦而渴。脉数者，虚也。故以五苓泄太阴之湿也。

若发汗后脉浮，小便不利而微热消渴。此渴亦太阴之湿也。微热脉浮，亦湿格相火也。故以五苓泄太阴之湿也。

若病在表，不发汗而以冷水噀之灌之，肉上粟起，欲饮而反不渴。亦太阴湿溢于皮肤，亦宜五苓泄太阴之湿也。

文蛤散

文蛤

文蛤善入太阴而去皮毛之水湿也。

附：文蛤散方

文蛤五两

上一味，杵为散。以沸汤五合，和服方寸匕。

白散

桔梗　贝母　巴豆

痰实结在胸间，巴豆桔梗贝母破痰实也。此方乃结胸之方，应移在下文结胸条后，此处系荣卫坏人太阴之经病也。

附：三物小白散方

桔梗三分巴豆一分（去皮心，熬黑，研如脂）贝母三分

上三味，为散；内巴豆，更于臼中杵之，以白饮和服。强人半钱匕，赢者减之。病在膈上必吐，在膈下必利。不利，进热粥一杯；利过不止，进冷粥一杯。

三物小陷胸汤

黄连　半夏　栝蒌实

痰实有寒热之分。白散所治为寒痰。此方所治为热痰。黄连、半夏、栝蒌清扫热痰也。此方应移下文痞证后。

附：小陷胸汤方

黄连一两　半夏半升（洗）　栝蒌实大者一枚

上三味，以水六升，先煮栝蒌，取二升，去滓；去诸药，煮取二升，去滓，分温三服。

桂枝去桂加白术茯苓汤

芍药　炙草　生姜　大枣　茯苓　白术

头项强痛，有因荣卫不和者，有因湿气郁阻者。小便不利，湿也。湿阻胆经下降之路，故心下满痛，而发微热。宜桂枝汤去桂枝之调荣卫，加白术、茯苓以去湿，仍用芍药降胆经，炙草姜枣补中气也。

附：桂枝去桂加茯苓白术汤方

芍药三两　甘草二两（炙）　生姜（切）白术茯苓各三两　大枣十二枚（擘）

上六味，以水八升，煮取三升，去滓，温服一升。小便利则愈。本云：桂枝汤，今去桂加茯苓、白术。

厚朴姜夏参甘汤

厚朴　生姜　半夏　炙草　人参

发汗伤中，脾家阴湿已起，故腹胀满。参、草补中，厚朴、生姜、半夏温散阴湿也。

附：厚朴生姜半夏甘草人参汤方

厚朴半斤（炙，去皮）　生姜半斤（切）　半夏半升（洗）　甘草二两（炙）人参一两

上五味，以水一斗，煮取三升，去滓，温服一升，日三服。

桂枝加厚朴杏子汤

桂枝汤内加厚朴、杏仁

表病攻里，故表病不解而加喘满。桂枝汤解表，加杏仁、厚朴温降肺胃以消太阴之喘满也。

附：桂枝加厚朴杏子汤方

桂枝三两（去皮）　甘草二两（炙）　生姜三两（切）　芍药三两　大枣十二枚（擘）　厚朴二两（炙，去皮）　杏仁五十枚（去皮尖）

上七味，以水七升，微火煮取三升，去滓，温服一升，覆取微似汗。

荣卫坏伤中气方　中复木燥方

干姜炙草汤

干姜　炙草

自汗尿多心烦，津液已伤。反用桂枝汤加附子增桂枝以发汗，津液更伤。无津液则阳无所归而中阳亡，遂肢厥咽干吐逆躁烦。干姜、炙草温补中阳，中阳回复，厥躁等证乃止。

附：甘草干姜汤方

甘草四两（炙）　干姜二两

上二味，以水三升，煮取一升五合，去滓，分温再服。

芍药炙草汤

芍药　炙草

中回之后，津液未复，木气枯燥故脚不伸。芍药炙草以润木液，其脚乃伸。用承气汤使大便微溏，阳明结消，谵语乃止。若重发汗复加烧针，因而阳亡谵语者，宜四逆汤以回阳也。

附：芍药甘草汤方

芍药甘草（炙）各四两

上二味，以水三升，煮取一升五合，去滓，分温再服。

荣卫坏入少阴肾脏方

桂枝加附子汤

于桂枝汤内加附子

发汗后汗漏不止。阳亡风动，故恶风、尿难、肢急。附子回肾阳，桂枝实表阳，芍药息风敛阳，炙草、姜、枣补中气也。

137

芍药甘草附子汤

芍药　炙草　附子

发汗而表病不解，反恶寒，此恶寒乃肾阳虚也。附子以补肾阳，芍药、甘草以解表也。

桂枝去芍药汤

桂枝去芍药加附子汤

桂枝汤内去芍药荣卫表病，误下之后，脉促胸满。脉促为表未解，胸满为胆经寒。桂草姜枣以解表，去芍药之寒胆经也。若脉促胸满而又微恶寒者，此恶寒乃肾阳虚，去芍药并加附子以补肾阳也。

真武汤（方见前）

荣卫表病，发汗，汗出不解，仍发热心悸者，肾阳伤水湿起也。水寒则木气拔根而克土，故头眩身瞤动也。身瞤动者风木动也。土败肾寒，中气失根，故振振欲擗地而居也。苓、术补土气，附子温水寒，芍药息风木，生姜温中降逆以止眩也。芍药、生姜并用，可去芍药寒中之弊。水寒土不败，风木不至动到如此地步，故息风须兼扶土，此为大法。

茯苓四逆汤

茯苓　人参　炙草　干姜　附子

发汗之后，若又下之，表病不解，又加烦躁，阳亡而土湿也。四逆汤加人参以回阳，加茯苓以去土湿也。虽有表病，却不治表，以烦躁乃阳亡之事，故以回阳为主。

干姜附子汤

干姜　附子

汗下亡阳，阳虚则昼日烦躁，夜乃安静。大气之中，昼则阳出，夜则阳入，昼阳气少，夜阳气多，人身亦然，故昼烦躁，而夜安。干姜、附子以补阳也。

禹余粮丸（原方阙载）

重发汗以亡肾阳，肾阳不能交心，则恍惚心乱。阳陷不升，则小便后阴痛。

当是温肾补中之法，禹余粮收摄阳气也。

桂枝甘草汤

桂枝　炙草

发汗过多，心悸欲得按。汗泄肾阳，木气拔根，风动而冲于上也。风木之气即肝木之阳，肝阳下陷，则肝风上冲，肝阳上升，则肝风自平。桂枝升肝阳，炙草补中气，肝风冲到上部，中虚极矣。心悸得按，奔豚之渐也。

茯苓桂枝甘草大枣汤

茯苓　桂枝　炙草　大枣

汗伤肾阳，肾阳乃木气之根，肾阳伤，木气失根，则肝阳下陷而肝风上冲。其人脐下悸动，乃肝风上冲欲作奔豚之兆。桂枝升肝阳，以止悸降冲，茯苓、炙草、大枣补土气以御风木，大枣富有津液，最润木气而平风也。

桂枝加桂汤

于桂枝汤再加桂二两

烧针令出汗，针处起赤核，烧针之热，将肾阳引出，故针处起赤核，此肾阳大虚之征，木气必由少腹冲心而成奔豚之状。桂枝汤加桂以大升肝阳，肝阳升，冲气乃平。若不上冲，不可与桂枝加桂。灸其核上各一壮者，灸以温回浮出之肾阳也。不上冲者，肝阳未陷，故不可加桂以升肝阳。

苓桂术甘汤

茯苓　白术　桂枝　炙草

吐下伤损肾阳，则风木上冲，心悸头眩。若因其脉沉紧而又汗之。风木更冲，木冲克土，振振身摇。桂枝以达木气之阳，阳达则风冲平息而病愈，茯苓草枣所以补中土，和升降以御风木也。凡木病，中土必虚，故治风木之冲，以达木兼补土为要。

桂枝去芍药加蜀漆龙骨牡蛎救逆汤

于桂枝汤内去芍药加蜀漆、龙骨、牡蛎

烧针之火，能引阳外出，阳亡惊狂，起卧不安。于桂枝汤去芍药之寒，加蜀漆以去浊痰，加龙骨牡蛎以镇摄阳气，因脉浮故用桂枝、姜、枣、草以解表。惊狂起卧不安，必有浊痰阻塞心窍也。

桂枝甘草龙骨牡蛎汤

桂枝　炙草　龙骨　牡蛎

烧针亡阳而生烦躁，此烦躁较惊狂之阳亡病虚，故不用蜀漆之去痰，而用桂枝和表，炙草补中，龙牡镇阳也。

荣卫坏入厥阴肝脏方

当归四逆汤（方见前）

下利而脉浮革，肠鸣，浮革为木气虚寒，肠鸣肝胆寒热不和，肠间停有水气。当归、桂枝温木气之寒，桂枝、白芍调肝胆之寒热，通草通调肝经而平胆热，细辛补益木气，而理肠间之水，草、枣补中也。

干姜黄连黄芩人参汤

干姜　黄连　黄芩　人参

吐为中寒，入口即吐为上热。干姜温中寒，连、芩清上热，人参补中气。厥阴之气，下寒上热。故其病如此。

桂枝汤（方见前）

荣卫病时，发汗又下，而脉仍浮。荣卫病仍在，仍再用桂枝汤以和荣卫也。

荣卫坏入阳明胃腑方

葛根黄连黄芩甘草汤

葛根　黄连　黄芩　炙草

利不止而脉促喘汗。脉促为表未解，喘而汗出为阳明经气之热。脉促喘汗之利，此阳明经之热利也。葛根升散手阳明经气以解表，连芩清热止利，炙草补中也。

麻杏甘石汤

麻黄　杏仁　炙草　石膏

发汗下后，汗出而喘。汗乃胃热，喘乃肺实。石膏清胃热，麻黄杏仁泻肺实，炙草补中气也。若身外有大热，其内必寒，不可用石膏。

白虎加人参汤（方见前）

服桂枝汤而大汗出，烦渴不解，脉洪而大，此本有阳明胃热，服桂枝、生姜增了胃热，胃热蒸发，故大汗出大烦渴。脉洪而大，虚也。故用白虎以清胃热，加人参生津液以补虚也。若吐下后，七八日，热结在里，表里俱热，渴而舌上干燥而烦，能饮水数升，亦津伤燥起，亦宜白虎清燥，加人参以生津液也。

栀子厚朴汤

栀子　厚朴　枳实

下后胃中气滞，胃热上逆，故心烦腹痛，卧起不安。栀子清涤胃逆之热，厚朴、枳实舒降胃气之滞也。

栀子干姜汤

栀子　干姜

大下伤中，中寒则相火不降而身热不去，胃热上逆而心微烦。干姜温中以降相火而退身热，栀子清胃热而止微烦也。

栀子香豉汤

栀子　香豉

胃热上逆，又加津凝气滞，则心烦而胸中窒塞。栀子清胃热以除烦，淡豆豉以和中宣滞，以去胸窒也。

栀子甘草豉汤

于栀子豉汤内加炙草

栀子豉汤证而烦，不得眠，心中懊恼。与栀子豉汤。若少气者，是中气不足，加炙草以补中气也。

栀子生姜豉汤

于栀子豉汤内加生姜

若栀子豉汤证加呕者，加生姜以降胃止呕也。

荣卫坏病中寒肺燥肝热方

麻黄升麻汤

麻黄 升麻 当归 芍药 黄芩 知母 葳蕤 天冬 石膏炙草 干姜 白术 茯苓 桂枝

大下之后，泄利不止，咽喉不利而吐脓血，手足厥逆，下部脉不至，脉沉而迟。咽喉不利，吐脓血，金气上逆生燥也。泄利不止，中气虚寒，木气下陷生热也。手足厥逆，下部脉不至，津液伤也。脉沉而迟，卫气闭束也。升麻升陷，当归、芍药、黄芩养木清热，知母、石膏、天冬、葳蕤清金润燥，姜、草、苓、术温补中气，麻黄、桂枝调荣卫也。脓血泄利，皆伤津液。津伤则厥，木热金燥，亦能发厥。上逆下陷，中气虚寒也。此病之泄利不止，乃热利，与太阴下利清谷不止之寒利不同，此热利乃中气虚寒，木气下陷生热也。肺逆生燥，木陷生热，中气虚寒，卫气闭束之病也。

荣卫坏病结胸方

大陷胸汤

大黄 芒硝 甘遂

表未解而误下，荣卫经气下陷不升，则成协热下利。陷而复升，将水与热结于胸间，心下硬痛，脉沉热实，短气烦燥，心中懊侬，则成结胸。硝、黄攻结热，甘遂攻结水也。

大陷胸丸

大黄 芒硝 葶苈 杏仁

如大陷胸证而兼项强，病连荣卫，不可急攻，宜用丸药缓攻。硝、黄清结热，杏仁降滞气，葶苈去结水也。

小陷胸汤

即前之三物小陷胸汤

黄连　瓜蒌　半夏

结胸脉不沉而浮滑，心下不按不痛，按之则痛。此热痰结在心下，宜黄连瓜蒌半夏清降热痰，不可攻也。

荣卫坏病痞证方

桂枝人参汤

桂枝　干姜　人参　白术　炙草

表未解而数次下之，当经气下陷，而病协热下利。今不病热利，而病下利不止之寒利，以至心下痞硬，宜人参汤以温寒止利，桂枝以解表。人参汤即理中汤。

大黄黄连泻心汤

大黄　黄连

下后又发汗，中气大伤，湿热上逆而成胸痞。泻心汤大黄黄连泻心下湿热而消痞。若痞而仍恶寒者，是病证尚在，当先用桂枝汤以解表，然后用大黄黄连以泻心。渍而不煎，又只渍少顷，轻之至也。若不用轻剂，泻着胃中，则大坏也。

附子泻心汤

附子　大黄　黄连　黄芩

心下痞，关上脉浮，此为上热。大黄、黄连泻热消痞。若心下痞而复恶寒出汗者，汗出为上热，恶寒为下寒。附子温下寒，三黄清上热也。用附子故加黄芩，附子动木热，黄芩清木热。

十枣汤

大枣　芫花　甘遂　大戟

若头痛心下痞而硬痛，引胁下痛，干呕短气汗出不恶寒。不恶寒表已解也。此有水气聚在胸胁，并无肾寒，宜芫花甘遂大戟攻水，大枣保中气顾津液也。表解乃可攻水。

生姜泻心汤

生姜　半夏　黄连　黄芩　炙草　人参　干姜　大枣

心下痞硬，干噫食臭，腹中雷鸣下利。胁下有水，故腹中雷鸣，中气虚寒，上热不降，故干噫食臭而心痞，中气虚寒，寒热混合，故下利。宜炙草人参补中虚，连芩清上热，干姜温中寒，半夏生姜降逆利水也。

甘草泻心汤

炙草　大枣　黄连　黄芩　半夏　干姜

心下痞硬而满，干呕心烦，日利数十行，又遭攻下，痞硬更甚。此中气下伤，宜炙甘草大枣以补中，干姜以温中，连芩清热，半夏降逆也。

赤石脂禹余粮汤

赤石脂　禹余粮

若痞而下利不止，服理中其利益甚者，病在下焦，不能收涩，不可温补中气。宜用赤石脂禹余粮以收涩下焦也。

五苓散（方见前）

若服泻心汤，痞不解反渴而口燥生烦，小便不利。此下伤中气，水湿不行，阻格上焦相火所致，宜五苓以泻水湿也。复利不止者，当用五苓散利小便也。

旋复花代赭石汤

旋复花　生姜　半夏　代赭石　炙草　人参　大枣

若下利等病已愈，只是心下痞硬，噫气不除。此仅中虚胃逆。参枣炙草补中虚，旋复花半夏赭石生姜降胃逆也。

瓜蒂散

瓜蒂　赤小豆

若病如荣卫之恶寒发热，但不头痛项强。而胸痞气冲，不得呼吸，此为胸中有痰。当用瓜蒂赤小豆涌吐胸中之痰也。此赤小豆乃半红半黑者，红如朱，黑如漆，有毒，非金匮赤小豆当归散之赤小豆。赤小豆当归散之赤小豆，乃食品之红饭豆。

太阴脾脏热证方

黄连汤

黄连　干姜　人参　炙草　大枣　半夏　桂枝

腹中痛，欲呕吐。欲呕吐为胸中有热，腹中痛为胃中有寒。上热中寒中气之虚。黄连清热，干姜温寒，参枣炙草补中气，半夏降胃阴以收热，桂枝达肝阳以散寒，寒热不调，故名邪气。

栀子柏皮汤

栀子　炙草　柏皮

脾湿夹热则发黄。栀子柏皮清热以行湿，炙草补中以培土也。

麻黄连翘赤小豆汤

麻黄　连翘　杏仁　炙草　生姜　大枣　赤小豆　生梓白皮

黄病乃瘀热在里。热瘀之由，由于汗孔不开，尿道不利，中气不足。麻黄杏仁开汗孔，连翘赤小豆利尿道，炙草姜枣补中气，生梓白皮清瘀热也。此赤小豆是红饭豆，乃食品，无毒。不是半红半黑之赤小豆。

茵陈蒿汤

茵陈蒿　栀子　大黄

黄病而至腹满，小便不利，乃湿热结聚之实证。大黄下结聚，栀子茵陈清湿热也。大阴阴湿，小便不利，不可下之。惟湿热结聚之小便不利，非下去湿热之结聚，小便不能利也。

桂枝加芍药汤

于桂枝汤加重芍药

太阴脏病，无满痛者。其满而痛，乃湿热阻遏木气，木气结聚之故。于桂枝汤加重芍药，以泻木气之结聚也。

桂枝加大黄汤

于桂枝加芍药汤内加大黄

如腹满而痛至于大痛实痛，此木邪结聚已深，须于桂枝加芍药汤中加大黄以

重泻木气。太阴土气病则阴寒，大黄泻木气之结，非泻大阴也。桂枝汤乃调和木气之第一方，其中炙草姜枣调中气生津液，尤为调和木气要药，故攻泻木气，宜用此汤加芍药大黄。

少阴肾脏热证方

甘草汤

甘草

少阴之气，水火同宫，病则寒水克火。故伤寒少阴病，属于肾脏阴盛，故以附子温肾阳为王。少阴阳亡病寒，少阴阳复则又病热。因中气已伤，升降之力弱少，故阳复之后，阳升不降，于是病热，咽痛即阳复生热不能下降之病。甘草补中降热也。

桔梗汤

桔梗　炙草

服甘草汤，病不瘥，此必热气伤肺，咽中已现白点。白点者，肺家津液被热灼伤而成脓也。炙草补中降热，桔梗降肺排脓。有脓之处，热结难散，必须排脓，热乃能散，桔梗降肺排脓，是其特长。

半夏散

半夏　桂枝　炙草

少阴咽痛，有木气化风上冲者。木气化风，肝阳下陷也。桂枝升肝阳以熄风，半夏降逆，炙草补中。凡下陷上逆，中气必虚。

苦酒汤

半夏　鸡子白　苦酒

少阴咽痛，声音难出，其痛如锁。此湿伤肺家，肺气结聚。鸡子白润肺经，半夏破结降逆，苦酒散结聚生津液，收敛火气下降也。苦酒即酒醋。二味用鸡蛋壳装，搅匀，柴火于壳下煮三沸。

猪肤汤

猪肤　白蜜　白粉

咽痛而下利，胸满心烦。此津液大伤，猪肤白蜜温和润泽，极滋津液，白粉收涩止利也。白粉即铅粉。

猪苓汤

猪苓　茯苓　泽泻　滑石　阿胶

少阴下利，咳而呕，渴，心烦不得眠。下利为湿为风，烦渴、咳、呕、失眠为燥。猪苓茯苓泽泻以去湿，滑石阿胶以润燥息风，而安眠也。

黄连阿胶汤

黄连　黄芩　芍药　阿胶　鸡子黄

少阴阳复，心烦不得卧。此阳复生热，灼伤心液。连芩芍药清热，阿胶养心液，鸡子黄温肾补液，以上交于心也。鸡子黄性大热，此方与黄连黄芩并用，使心肾相交，故烦止得眠。其义深矣。

桃花汤（方见前）

少阴病，阳复生热，而便脓血，可刺以泄热。若下利便脓血，此为寒证，仍宜桃花汤以温寒也。

少阴阳复吐证方

四逆汤（方见前）

胸中有实痰阻格，则心中温温欲吐，复不能吐。阳气不通，则手足寒而脉弦迟。弦者聚也，迟者痰也。当用吐法吐去其痰。若膈上有寒饮干呕，急用四逆汤以温之，不可吐也。

少阴阳复土胜水负方

大承气汤（方见前）

少阴水负，跌阳土胜为顺。但土气太过，伤及肾阴而口燥咽干，伤及肝阴而利清水，心下痛，口干燥，伤及脾阴而腹胀不大便，皆宜大承气汤下燥土以救脏阴。然乃燥土之事，非少阴阳复之事耳。

厥阴肝脏热证方

白头翁汤

白头翁　黄连　黄柏　秦皮

厥阴阳复，木气生热，木郁于下则下利，热伤津液则口渴，木陷不胜则下重。白头翁黄连黄柏秦皮，清木气之热，热清则木气上升也。

小承气汤（方见前）

下利谵语，此为厥阴阳复生热，灼伤胃中津液而成燥屎之故。宜小承气汤下燥屎以复津液也。

瓜蒂散（方见前）

痰实结在胸中，阳气不达，故肢冷脉乍紧。胸中窒塞，故烦而不能食，宜瓜蒂散以吐痰也。

四逆散

柴胡　芍药　枳实　炙草

阳复生热，热伤木液，木气滞塞，升降不和，则病咳悸，小便不利，腹痛，泄利下重。柴胡芍药升降木气，枳实调滞气，炙草养中也。此证脉必沉滞。

阳明胃腑寒证方

四逆汤（方见前）

脉迟为寒，脉浮为虚，外热内寒，故下利清谷。宜四逆汤以补虚温寒也。

吴茱萸汤（方见前）

食谷欲呕，属于阳明胃寒，吴茱萸汤以温胃寒。得吴茱萸汤，呕反增剧，此属于上焦有热，不止胃寒而已也。

茵陈蒿汤（方见前）

但头汗而身无汗，此热也。小便不利，渴而能饮，此湿也。湿热凝冱，瘀热在里，身必发黄，故宜茵陈蒿汤，以清下瘀热也。阳明阳旺，则病燥而小便多，阳明阳虚，则病湿而小便不利。湿者，太阴之气也。

栀子豉汤（方见前）

心中懊侬，饥不欲食，瘀热在胸也。头有汗，他处无汗，热越于上，宜栀子清热，香豉去瘀。此病见于阳明病下之后，可见阳明之阳虚。阳虚湿起，阳又化热也。

小柴胡汤（方见前）

胸胁满，少阳经不舒也。宜小柴胡汤以解少阳经。胁下硬满，不大便而呕，舌上白苔。津液不下，故不大便，少阳经郁，故胁满而呕。舌上白苔，胆胃俱逆。故均宜小柴胡以解少阳之经也。上焦得通，津液得下，胃气因和，小柴胡之妙也。

少阳胆经坏病方

柴胡桂枝干姜汤

柴胡　黄芩　炙草　桂枝　牡蛎　瓜蒌根　干姜

少阳经病，汗下并施。胆经伤则寒热往来，胸胁满结，脾土伤，则湿生尿短，中气伤则相火不降，烦渴头汗。柴芩解少阳，除寒热，舒胸胁，牡蛎消满结，瓜蒌合黄芩以降相火。四维皆病，中气虚寒，干姜炙草以温补中气，桂枝泄小便以去土湿也。

柴胡加龙骨牡蛎汤

柴胡　半夏　人参　大枣　桂枝　茯苓　铅丹　龙骨大黄　牡蛎　生姜

少阳被下，胆经逆则胸满烦惊谵语，脾土伤则湿生尿短，身尽重。柴胡半夏人参姜枣，疏降胆经，茯苓桂枝，疏利土湿，铅丹龙牡，镇敛胆经，大黄泄胸下停积之相火化生之热，与土气中瘀住之热也。

小柴胡汤（方见前）

胁下硬满，为少阳经气不降，身黄项强尿短，为太阴土气湿寒。黄芩寒中，故服小柴胡则下重。渴为相火逆，饮水而呕为中气寒，故均不可用黄芩。若用之，中气更寒，食谷即哕而欲吐也。

小建中汤（方见前）

伤寒二三日，为少阳经病之期，心悸而烦，乃胆经不降而中气虚。宜小建中汤补中气降胆经也。

炙甘草汤

炙草　人参　大枣　生地　麦冬　阿胶　麻仁　桂枝生姜

少阳经病，误汗伤其津液，脉行阻滞，继续不匀而现结代，心动作悸，结代动悸，津液既伤，中气尤虚。草枣人参大补中气，地胶麦麻润肺养肝以滋津液，桂枝生姜助肝肺之阳，以行地胶等润药之力也。

大柴胡汤（方见前）

柴胡证仍在，服小柴胡汤后，呕不止，心下急，郁郁微烦。呕不止而心下急且微烦，此胃间有当下之热，宜大柴胡汤，解少阳之经，兼下胃热也。

柴胡加芒硝汤

于小柴胡汤内加芒硝少阳经病多日，胸胁满而呕，潮热微利。潮热为胃家实热，当先用小柴胡以解少阳经病，复以柴胡汤加芒硝，以滑泻胃家实热也。

附：柴胡加芒硝汤方

柴胡二两十六铢　黄芩一两　人参一两　甘草一两（炙）生姜一两（切）半夏二十铢（本云五枚，洗）　大枣四枚（擘）　芒硝二两

上八味，以水四升，煮取二升，去滓，内芒硝，更煮微沸，分温再服。不解，更作。

少阳胆经坏病结胸痞证方

大陷胸汤（方见前）

伤寒十余日之久，复往来寒热。此少阳经病，病结在胃。宜大柴胡汤解少阳之经，兼下胃热。若外无大热，但结胸者，此乃水结在胸，头上微汗出，即水气上蒸之故。宜大陷胸汤下水也。

半夏泻心汤

半夏　人参　炙草　大枣　干姜　黄连　黄芩

少阳病中，如胸满而痛，此为大陷胸汤之结胸证。若胸满而不痛，此为痞证。不可用小柴胡汤，宜用半夏泻心汤以治痞。痞者中气虚寒，热逆不降。干姜炙草人参温补中气之虚寒，连芩清热，半夏降逆。中气旋转，逆热不降，则痞消也。

附：半夏泻心汤方

半夏半升（洗）　黄芩干姜人参甘草（炙）各三两　黄连一两大枣十二枚（擘）

上七味，以水一斗，煮取六升，去滓，再煎取三升，温服一升，日三服。

疑难篇三阳合并方

调胃承气汤（方见前）

胸痛满烦，此有胃热，胃热则自吐自下。用调胃承气汤以和胃热。若非自吐下，则胃热不甚，便不可用调胃承气。呕与吐下皆胃热，见其呕便知其自吐自下也。若但呕，而不自吐自下，胸痛微溏，此亦大阴寒证，而不能用大柴胡汤也。

大柴胡汤（方见前）

头汗、恶寒、手足冷，心烦，不欲食，大便硬，脉细，此少阳经气微结，可与小柴胡汤以解少阳。若仍不了了，可用大柴胡汤，一面解少阳，一面下胃热也。

栀子豉汤

白虎加人参汤　猪苓汤　白虎汤（方见前）

心中懊侬，舌有腻苔，此胃有热滞，宜栀子豉汤清胃热消胃滞。若渴能饮水，既饮水又口中干燥，此胃燥伤津，至于极点，宜白虎加人参汤以生津清燥。若脉浮发热，渴能饮而尿又不利，是肺金燥而脾土湿，宜猪苓汤润金燥而泄土湿。如汗多而渴，是胃燥之甚，不可用猪苓汤，复利其小便以增胃燥。若三阳合病，腹痛，身重，口不仁而面垢，谵语，遗尿，是阳明燥证，再加自汗，燥极伤津，宜白虎汤清燥保津也。

下　篇

湿病方

桂枝附子汤

桂枝　炙草　生姜　大枣　附子

风湿相搏，身体烦痛，不能自转侧，脉浮虚而涩。此风湿亦本身之风湿也。风湿人于荣卫，故身痛而脉浮虚，宜用桂枝汤去芍药之收敛以和荣卫，脉涩为无阳，宜用附子补阳以散风湿。不呕为无胆胃之热逆，不渴为内寒之证据。故主此汤。

附：桂枝附子汤方

桂枝四两（去皮）　附子三枚（炮，去皮，破）　生姜三两（切）大枣十二枚（擘）　甘草二两（炙）

上五味，以水六升，煮取二升，去滓，分温三服。

桂枝附子去桂加白术汤

炙草　生姜　大枣　附子　白术

桂枝附子汤证，而小便利大便硬。此津液大伤，湿气不去，宜于桂枝附子汤去桂枝之疏泄小便，加白术以培土气之津液。因津液即是湿气，湿气即是津液，去湿必须养津，而后湿去。湿气之去，全要气行，津伤则气不行，湿气故不能去也。

附：去桂加白术汤方

附子三枚（炮，去皮，破）　白术四两生姜三两（切）　甘草二两（炙）大枣十二枚（擘）

上五味，以水六升，煮取两升，去滓，分温三服。初一服，其人身如痹，半日许复服之，三服都尽，其人如冒状，勿怪。此以附子、术并走皮内，逐水气未得除，故使之耳，法当加桂四两。此本一方二法：以大便硬、小便自利，去桂也；以大便不硬、小便不利，当加桂。附子三枚，恐多也。虚弱家及产妇，宜减服之。

甘草附子汤

炙草　附子　白术　桂枝

风湿相搏，骨节烦痛，汗出短气，小便不利，恶风不欲去衣。恶风汗出，表阳虚也。短气，中气虚也。小便不利，木气虚也。骨节痛，身微肿，湿也。附子白术补阳除湿，桂枝固表疏木，炙草补中气也。以上三方，乃治湿病之大法也。

附：甘草附子汤方

甘草二两（炙）　附子二枚（炮，去皮，破）　白术二两　桂枝四两（去皮）

上四味，以水六升，煮取三升，去滓，温服一升，日三服。初取得微汗则解。能食汗止复烦者，将服五合，恐一升多者，宜服六七合为始。

霍乱方

理中丸　五苓散（方见前）

人参　炙草　干姜　白术

寒霍乱乃湿寒阻滞，升降停顿之病，能饮水而仍吐者，五苓散以去湿补中，不饮水者，是中虚且寒，宜干姜炙草白术人参，温补之药以理中气，而复升降也。

四逆汤（方见前）

寒霍乱至于吐利汗出，四肢拘急厥冷，此阳亡之证。宜四逆汤以回阳也。若吐利而小便多，大汗出，内寒外热，脉微欲绝，亦阳亡之证。亦宜四逆汤回阳也。

通脉四逆加猪胆汁汤

炙草　干姜　附子　猪胆汁

霍乱吐利已止，汗出肢厥，脉微欲绝。汗出肢厥而脉微，此阳气将亡于汗也。通脉四逆，重用干姜温中回阳以复脉，加猪胆汁凉降于上，复阴止汗以潜藏已复之阳也。胆汁寒润，调剂姜附之燥热，妙用大矣。既加干姜，若无胆汁，阳回不能下降，必飞越以去也。

附：通脉四逆加猪胆汁汤方

甘草二两（炙）　干姜三两（强人可四两）　附子大者一枚（生，去皮，破八片）　猪胆汁（半合）

上四味，用水三升，煮取一升二合，去滓；加入猪胆汁，分二次温服。

四逆加人参汤

炙草　干姜　人参　附子

利止恶寒脉微。虽微无有病象，此为下利伤血。四逆汤以治恶寒，加人参补气生血，以治脉微也。

附：四逆加人参汤方

甘草二两（炙）　附子一枚（生，去皮，破八片）　干姜两半　人参一两

上四味，以水三升，煮取一升二合，去滓，分温再服。

桂枝汤（方见前）

吐利已止，别无他病，而身痛不休。此荣卫不和，宜桂枝汤和荣卫也。

大病瘥后喜唾方

理中丸（方见前）

大病瘥后喜唾，久不了了者，此属胃寒。宜理中丸以温胃寒也。

伤寒愈后气逆方

竹叶石膏汤

人参　粳米　炙草　石膏　麦冬　半夏　竹叶

伤寒愈后，虚赢少气，气逆欲吐，此伤寒阳明病后津伤燥起。参草粳米补气生津，石膏麦冬清燥，竹叶半夏降逆也。

附：竹叶石膏汤方

竹叶二把　石膏一斤　半夏半斤（洗）　麦门冬一升（去心）人参二两甘草二两（炙）　粳米半升

上七味，以水一斗，煮取六升，去滓；内粳米，煮米热汤成，去米，温服一升，日三服。

大病愈后肺热积水方

牡蛎泽泻散

牡蛎　泽泻　葶苈　商陆　海藻　蜀漆　栝蒌根

大病已愈之后，从腰以下有水气者，此肺热不能收水。泽泻葶苈商陆海藻蜀漆以逐水，牡蛎栝蒌以清肺热也。

附：牡蛎泽泻散方

牡蛎（熬）泽泻蜀漆（暖水洗去腥）葶苈子（熬）商陆根（熬）海藻（洗去咸）栝蒌根各等分

上七味，共捣，下筛为散，更于臼中治之，白饮和，服方寸匕，日三服。小便利，止后服。

大病愈后气热方

枳实栀子豉汤

枳实　栀子　香豉

大病愈后因劳病复，此中气热窒。栀子清热，枳实香豉理滞也。有宿食加大黄。

附：枳实栀子豉汤方

枳实三枚（炙）栀子十四个（擘）香豉一升（绵裹）

上三味，以清浆水七升，空煮取四升；内枳实、栀子，煮取三升，下豉，更煮五六沸，去滓，温分再服。复令微似汗。若有宿食者，内大黄如博棋子大五六枚，服之愈。

阴阳易方

烧裈散

裈裆即裤裆

阴阳易之为病，忽然体重，少腹痛，少气，热上冲胸，头重不欲举，眼中生花，膝胫拘急，阴中筋挛。烧裈散以通阴阳之气也。男病用女裈裆，女病用男裈裆，男女伤寒交合之传染病。肝肾虚而又热之病也。

附：烧裈散方

妇人中裈近隐处，取烧作灰。

上一味，水服方寸匕。日三服。小便即利，阴头微肿，此为愈矣。妇人病，取男子裈烧服。

金匮方解篇

导　言

仲景先师著《伤寒杂病论》，为中医方药祖本。《金匮要略》即杂病也。

《伤寒论》一百一十三方，为一整个病。因伤寒病的表里，是一整个的。荣卫为脏腑之表，脏腑为荣卫之里。里气调和，表即不病。表气一病，里即失和。学《伤寒论》须表里作一整个学。而后得知一百一十三方之所以然。

《金匮》各方，是一个病一个方。学明《伤寒论》一百一十三方之后，再学《金匮》方，轻而易举。学完之后，再看王潜斋医书五种之王氏医案，学其养阴活络之妙，以运用仲圣之法，便能避免偏热之弊。未读《伤寒论》，必须先读本书原理上篇古方上篇，乃可读此篇。

著者识

原方分量，载在世行本《金匮要略》。汉时一两，合今三钱四分，亦嫌太重。原方一两，用今之一钱可也。原方大枣十二枚，用小枣十枚，或八枚可也。河南山西陕西大枣，一枚有小枣四枚之多。最好是用枣肉称分量，古方大枣十二枚，用红枣肉三钱为安。

内伤呕吐哕下利

大半夏汤

半夏六钱　白蜜五钱　人参三钱

分量系普通常用分量。治胃反呕吐者。

饮食入胃，原样吐出，名曰胃反。此病肛门干燥，屎若羊矢，中气虚津液少，大便不下，升降停顿，是以胃反。半夏降胃，人参补中生津，白蜜润肠。大便润下，中气旋转，胃反乃愈也。此病属胃，吐多呕少。

呕有声无物，吐有物无声，吐乃胃经之逆，呕乃胆经之逆也。此病以吐为主。

茯苓泽泻汤

茯苓四钱　泽泻二钱　白术三钱　桂枝二钱　生姜四钱炙甘草二钱

治胃反，吐而渴，能饮水者。

此吐乃水湿阻格，胃气不降之故。苓泽白术以泄水湿，生姜炙草降胃止呕，桂枝达木气以行小便也。水湿阻格反渴能饮，相火不降伤灼肺津之故。然既有停水，所饮之水，仍然吐出也。

四逆汤

炙草二钱　干姜一钱半　附片三钱

治呕而脉弱，小便复利，身有微热，手足厥者。

呕而脉弱，阳尽于上。小便过多，阴尽于下。阳虚身热，阳越于外。四肢秉气于脾胃，身热肢厥，阳将亡矣。干姜炙草补中土之阳，附子补肾家之阳也。

小半夏汤

生姜四钱　半夏四钱

治诸呕吐，谷不得下者。

半夏生姜，降胃止吐也。

小柴胡汤

柴胡四钱　黄芩三钱　半夏三钱　人参三钱　炙甘草三钱生姜三钱　大枣四钱

治呕而发热者。

呕为胆经之逆，小柴胡汤和少阳升降之气，以降胆经也。胆逆者胃气必逆，胆胃逆者，中气必虚。胆经逆相火不降而中虚，故发热。

半夏泻心汤

半夏六钱　黄芩三钱　黄连一钱　干姜三钱　人参三钱炙草三钱　大枣六钱

治呕而肠鸣，心下痞者。

胆经相火，生热上逆则呕。火逆于上，中气虚寒则痞。火逆中寒，升降停滞，水走肠间则肠鸣。干姜炙草人参大枣温中寒补中虚，连芩降相火，半夏降逆气也。

吴茱萸汤

吴茱萸二钱　人参三钱　生姜六钱　大枣六钱

治呕而胸满者。

呕而胸满，中虚胃寒而胆逆也。人参大枣补中，生姜吴茱萸温寒而降胆胃也。吴茱萸温胃，最益肝胆，最润木气。与干姜专温燥中土有别。

如非胆胃寒证，误用萸杀人。

又治干呕吐涎沫头痛者。此头痛，乃头顶痛。乃胆经上逆之故。中气虚寒，胆胃寒逆，故此汤主之。吐涎沫胃寒也。

半夏干姜汤

半夏干姜各等分，每服各一钱

治干呕吐涎沫者。

此胃气湿寒，干姜半夏温寒除湿，温中降胃也。

黄芩加半夏生姜汤

黄芩三钱　芍药一钱　大枣六钱　炙草三钱　半夏六钱生姜三钱

治干呕而利者。此利乃木热疏泄之利。

芩芍清木热，草枣补中，姜夏降胃止呕也。胆木逆于上，肝木陷于下，中气大伤，草枣补中此方要药。

生姜半夏汤

即小半夏汤分量不同。半夏四钱　生姜八钱取汁

治病人胸中似喘非喘，似呕非呕，似哕非哕，心中愦愦然无可奈何者。

胃气上逆，浊瘀填塞，故现诸证。姜夏温中降胃也。

橘皮汤

橘皮四钱　生姜八钱

治干呕哕，手足逆冷者。

肺气阻滞，故手足逆冷。胃寒上逆，故干呕而哕。橘皮降肺气，生姜温降胃寒也。哕者，似呕非呕，俗所谓恶心是也。

橘皮竹茹汤

橘皮六钱　竹茹六钱　生姜八钱　人参三钱　甘草五钱大枣八钱

治哕逆者。

哕逆之病，乃肺气与胃气不降。橘皮竹茹专降肺逆，生姜治胃逆，参枣甘草补中气以降肺胃也。吐属于胃，呕属于胆，哕属于肺，皆由中虚。中气乃诸经升降之轴心也。病久之人，胃气将绝，亦有哕者。

通脉四逆汤

炙草一钱半　干姜三钱　附子三钱　即四逆汤加干姜

治下利清谷，里寒外热，汗出而厥者。

汗出而肢冷，此里阳将亡。下利见之，宜速用四逆汤加重干姜以温补中气以回阳也。中气为诸脉之根本，故加温补中气之药。下利有寒热之别。用姜附乃寒利，用连芩乃热利。

诃藜勒散

诃藜勒十枚　煨为散和粥食

治气利者。

木气为湿所滞，故下利而放屁。诃藜勒行滞达木也。

紫参汤

紫参八钱　炙草三钱

治下利肺痛者。

大肠金气陷于下则利，肺金之气逆于上则痛。下陷上逆，中气之虚，甘草补中，紫参理金气之滞，以复升降也。

栀子香豉汤

栀子　香豉　各四钱

治下利后心烦，按之心下濡者。

下利不应上烦。今利止而烦，乃利止阳复。阳复生热。热生而心下按之濡，乃虚烦也。当用栀子以清虚热，豆豉宣滞和中以去濡也。

小承气汤

大黄四钱　枳实三钱　厚朴二钱

治下利谵语者。

下利谵语是胃中有燥屎。小承气汤下其燥屎，肠胃气和则利止也。

大承气汤

大黄四钱　枳实四钱　厚朴八钱　芒硝二钱

治下利心下坚者。

胃土燥实，则心下自坚。大承气汤下燥实也。燥热结实于中，则稀水旁流故下利也。

又治下利脉迟滑实者。

迟乃不数之意。气虚则脉数，气实则脉不数。滑实者，如鼎水沸腾，重按有力。下利见此，乃肠胃燥实。大承气下其燥实也。

又治下利脉反滑，当有所去者。

宿食结在肠胃，则下利而脉滑。大承气下去宿食，则利止也。

又治下利已瘥，至其年月日时发者。

162

人身一小宇宙。至其年月日时，病仍复发，是有老积。大承气下其老积也。

白头翁汤

白头翁三钱　黄柏三钱　黄连三钱　秦皮三钱

治热利下重者。

下利而渴，湿热之利。湿热伤肝木之阴，木气升不上来，故下重也。黄连黄柏秦皮白头翁，清肝木之湿热也。

桃花汤

干姜二钱　粳米三钱　赤石脂一两六钱

治下利便脓血者。

中寒下利，肠中脂膏下脱，则便脓血。干姜温中寒，赤石脂固滑脱。粳米补脂膏也。此与白头翁汤证，为对待之法。干姜证则不渴也。脓血系红色。

内伤腹满寒疝宿食

附子粳米汤

附子三钱　粳米六钱　炙甘草二钱　大枣六钱　半夏六钱

治腹中寒气，雷鸣切痛，胸肋逆满，呕吐者。

内寒阻碍木气，木气冲击，则雷鸣切痛，胸肋逆满，而兼呕吐。附子温寒，粳米草枣补中气，半夏降逆气也。

大建中汤

干姜四钱　蜀椒二钱　人参三钱

治胸中大寒痛，呕不能食，腹皮起有头足上下，痛不可触近者。

寒极而木气郁冲，则胸中大痛，腹皮痛不可触，而有头足上下。姜椒温寒，人参补中气补津液也。姜椒并用，燥热伤津，人参补气生津，是为大法。痛有头足上下，木气寒极郁动之象。

赤丸

乌头二钱　茯苓四钱　半夏四钱　细辛一钱　朱砂不拘多少为衣

治寒气厥逆，手足逆冷者。

阳败内寒，故四肢逆冷。附子细辛回阳温寒，茯苓半夏除湿气。朱砂护心火也。

大黄附子汤

大黄三钱　附子三钱　细辛二钱

治肋下偏痛发热，脉弦紧者。

弦紧为寒，偏痛者，寒积也。紧乃聚结之象。发热者，内寒而阳气外越也，大黄附子细辛，温下寒积也。寒积故用温下之法。此肋下偏痛，多系右肋。

厚朴七物汤

厚朴八钱　枳实二钱　大黄二钱　桂枝二钱　甘草二钱大枣五钱　生姜五钱

治腹满痛，发热脉浮数，饮食如故者。

腹满痛为内实里证，发热脉浮为外感表证。表里并见，当先解表，然后攻里。此伤寒之定法。然伤寒表病，饮食不如故。且必身痛项强。

今饮食如故，身不痛项不强，虽脉浮发热而腹满痛，自应以里证为主。故宜厚朴枳黄以攻里实，桂草姜枣以和表里也。

厚朴三物汤

厚朴八钱　枳实二钱　大黄三钱

治腹痛而闭者。腹痛而大便不通，内热必实。

宜厚朴枳实大黄以下实，不宜温下之法也。

大承气汤

方见前　治腹满不减者

内寒则腹满时减时满。今腹满虽少减，而不足言减。此非内寒，而系内实。当用大承气下其实也。大承气汤下内实，必有腹满痛拒按之证。

大柴胡汤

柴胡五钱　黄芩三钱　芍药三钱　半夏八钱　生姜五钱大枣六钱　枳实二钱　大黄二钱

治按之心下满痛者。

按之心下满痛，此为少阳胆经，郁阻阳明胃腑，经腑相逼之实证。然实在胃腑，不在胆经。故用枳实大黄，以下胃腑，而以柴芩芍半姜枣和少阳之经也。少阳胆经无实证。

大乌头煎

大乌头　八钱

治寒疝绕脐痛，手足厥冷，发则白津出，脉沉紧者。

肝肾寒极，则痛绕脐，手足厥冷，而脉沉紧。白津出者，肾气无阳而精自下也。沉紧乃寒极不运之象，乌头温补。肾阳以生肝木也。

乌头桂枝汤

乌头八钱　桂枝三钱　芍药三钱　炙草三钱　生姜三钱大枣六钱

治寒疝腹痛，手足不仁，身体疼痛逆冷者。

肝肾皆寒，荣卫阳气运达不到，故病如此。桂枝汤以和荣卫，乌头补肝肾之阳，以达全身也。

当归生姜羊肉汤

当归三钱　生姜三钱　羊肉四两

治寒疝腹痛肋痛里急者。

肝经血寒，肝阳下陷，升不上来，故现以上诸病。当归羊肉生姜温肝血补肝阳也。

大承气汤（方见前）

治有宿食，脉浮而大，按之反涩，尺中亦微而涩者。

宿食阻塞，中气不运，故脉涩。故当下之。浮大二字是陪辞。注意反字。然必腹痛无有轻时，按之更痛，然后可下。如脉数而滑，为有宿食，下利不欲食，亦有宿食，皆宜下之。滑有沉实之意。

瓜蒂散

瓜蒂一分　赤小豆三分

此赤小豆乃半黑半红者，红如朱黑如漆。治宿食在上脘者。

宿食在上脘，当用吐法。瓜蒂与赤小豆均味苦有毒，服下之后，胃不能留，故吐出。宿食亦即随之吐出也。非此二物能将宿食吐出也。宿食在上脘，若误下之，中气受伤，食仍在胸，则下利而死。

内伤胸痹心痛短气

栝蒌薤白白酒汤

栝蒌四钱　薤白八钱　白酒半斤

治胸痹喘息咳唾胸背痛短气者。

胸痹，喘息咳唾胸背痛，短气，皆气不降之病，气不下降，浊气填胸。栝蒌薤白降浊，白酒性温力大，助其下降也。栝蒌性凉，薤白性温，合而用之为降浊之妙品。

栝蒌薤白白酒加半夏汤

即前方加半夏

治胸痹不得卧，心痛彻背者。

此浊气不降之甚者，加半夏以降浊也。

枳实薤白桂枝汤

枳实二钱　薤白八钱　厚朴四钱　栝蒌四钱　桂枝一钱

治胸痹肋下气逆抢心者。

胆胃之气上逆，浊气不降，风木上冲。枳实厚朴降胆胃，栝蒌薤白降浊逆，桂枝达肝阳以平风冲。肋下为肝胆经气升降之路，故于升浊之中，加调和木气之法。肝阳下陷，则风气上冲。肝阳上达，风气自平。

此桂枝平风冲之义。

人参汤　即理中汤

人参三钱　白术三钱　炙甘草二钱　干姜三钱

治枳实薤白桂枝汤证者。理中气之旋转以升降四维也。

此方全是温补中气之药，其脉必虚而不实，枳实薤白桂枝汤证，其脉必实而不虚也。是此证有脉实者有脉虚者。

茯苓杏仁甘草汤

茯苓三钱　杏仁五钱　甘草二钱

治胸中痹塞短气者。

湿凝于肺，气不下行，故痹塞短气。茯苓泄湿，杏仁润肺降气，甘草补中。治湿气用润品，此法不可忽。

桔枳生姜汤

桔梗四钱　枳实四钱　生姜四钱

治茯苓杏仁甘温汤证者。

此方治脉气较实之胸痹短气。桔梗枳实降浊下气，生姜温降肺胃也。脉不如实，枳实忌用。

薏苡附子散

薏苡一两　附子三钱

治胸痹缓急者。

病有时缓有时急，是为虚证。阳虚土湿，故胸痹有缓急。附子温阳，薏仁补土去湿也。

桂枝生姜枳实汤

桂枝三钱　生姜三钱　枳实五钱

治诸痞逆，心悬痛者。

肝阳不能上达，则心中悬痛。肺胃浊气不降，则胸中痞逆。桂枝达肝木之阳，姜枳降肺胃之浊也。如薏苡附子散证，误服枳实即死。其脉必有虚实之别也。

乌头赤石脂丸

乌头二钱　附子　干姜　蜀椒　赤石脂各一钱

治心痛彻背背痛彻心者。

寒凌火位，故痛如此。乌附椒姜温寒，赤石脂护心也。凡用温药之痞痛，必有缓急，时痛时减。

内伤痰饮咳嗽

苓桂术甘汤

茯苓　桂枝　白术各三钱　炙甘草二钱

治胸中有痰饮，胸胁支满目眩者。

湿聚而成痰饮，停于胃间，则胸胁支满，甲木之气不能下降，乙木之气不能上升，则目眩。苓术补土泄湿以通木气升降之路，甘草补中，桂枝疏泄小便以除痰饮之根也。凡病痰饮当以温药和之。惟阴虚之痰，不宜温药。短气有微饮，此饮当从小便去之。此方主之。肾气丸亦主之。肾气丸培木气以行小便也。肾气丸详下文。此方阴虚忌用。

甘遂半夏汤

甘遂三钱　半夏四钱　芍药三钱　炙草二钱　白蜜二两

治痰饮，脉伏，心坚满者。

饮停心下，故脉伏坚满。甘遂半夏，逐水降痰，芍药甘草培土疏木，蜜蜂滑润以行水也。世以甘遂甘草相反，不然也。

己椒苈黄丸

防己一钱　椒目一钱　葶苈一钱　大黄一钱

治肠间有水饮，腹满口舌干燥者。

肠间有水饮，中气不运，升降不通，故腹满于下，口舌干噪于上。椒目防己泄湿，大黄葶苈排水也。

十枣汤

芫花　大戟各等分研，大枣一两煎汤吞送一钱。

治饮悬在肋，咳嗽内痛，脉沉而弦者。

芫花大戟攻下水饮，红枣保中气保津液也。木气被水饮阴格不能疏泄，则郁而现弦象。此可下之证，脉必沉伏。不伏不沉，不可言下，此大法也。

大青龙汤

麻黄三钱　桂枝二钱　炙甘草三钱　杏仁三钱石膏一两生姜三钱　大枣六钱

小青龙汤

麻黄三钱　桂枝三钱　炙甘草二钱　芍药三钱　半夏四钱细辛三钱　干姜三钱　五味四钱

治溢饮者。水饮归于四肢，则为溢饮。当发汗而去水，其阳盛而内热者，宜大青龙汤；阴盛而内寒者，宜小青龙汤，阳盛脉必有力而燥，阴盛脉必虚小而寒也。

木防己汤

防己三钱　生石膏一两　桂枝三钱　人参四钱

治饮停胸膈，喘满心下痞坚，面色黧黑，其脉沉紧者。

饮停胸膈，阳气不能上达，而内结化燥，故面色黧黑，饮停而肺气不降，故喘满。其脉沉紧，燥热内结之象。木防己泄水饮，石膏清燥开结，桂枝达阳气，人参补中气保津液也。

木防己去石膏加芒硝茯苓汤

即前方去石膏加茯苓芒硝

治木防己汤证不愈者。

石膏清燥开结，其治在上。如其不愈，宜从下治。则去石膏，加茯苓芒硝以下水，得微利则愈。

五苓散

茯苓二钱　猪苓二钱　泽泻二钱　白术二钱　桂枝二钱

治瘦人有水饮，脐下悸动，吐涎沫而癫眩者。

水饮木郁，则脐下跳动，水饮而肺胃之气不降，则吐涎沫，水饮阻格，胆经不降，则癫眩。五苓散泄水湿，达木气也。

半夏加茯苓汤

半夏四钱　生姜三钱　茯苓三钱

治卒然呕吐，心下痞，眩悸者。

水在膈间，胆胃之气不将。故心痞，眩，悸，而呕吐，半夏生姜茯苓降泄水饮也。

泽泻汤

白术二钱　泽泻五钱

治冒眩者。

心下有水，阳气不降，浮于上部，故苦冒眩。白术泽泻泄水也。

小半夏汤

方见前治呕而不渴者

呕伤津液，故呕后作渴，今呕而不渴，此心下有水饮，半夏生姜降水也。若先渴后呕，停水较深，宜小半夏加茯苓以厚药力也。

厚朴大黄汤

厚朴八钱　枳实二钱　大黄四钱

治膈间有水饮胸满者。

此由胃土壅实，阻塞水之降路，故使胸满。脉必沉实。厚朴枳实大黄下胃气之壅实也。胸满忌下。脉不沉实，下伤中气，易于致花。膈间有水必有水声。

葶苈大枣泻肺汤

葶苈三钱熬黄色捣丸　大枣一两

治支饮不得息者。

饮阻肺气，呼吸困难，葶苈泻水饮而降肺气，大枣补中气保津液也。

人忽瘦，水走肠间，沥沥有声，为痰饮。饮后水流胁下，咳唾引痛为悬饮。饮水流行，归于四肢，为溢饮。气短不得卧，其形如肿为支饮，痰饮之象，饮食精华，变而成痰，故人忽瘦也。

小青龙汤

方见前治咳逆倚息，不得卧者。

支饮在胸气不下降，故咳嗽气逆，倚物作息。水格阳逆，故睡卧不下。小青龙，麻桂芍药发汗泄水，五味姜辛温降水气，甘草补中，半夏降逆。

茯苓桂枝五味甘草汤

茯苓四钱　桂枝四钱　五味子八分　炙草三钱

治水饮，服小青龙汤汗出后，多唾，口燥，寸脉沉，尺脉微，面如醉状，气从少腹上冲胸咽，小便难，热流阴股，时眩冒者。

汗后阳亡，木气失根，风气上冲，故口燥气冲咽喉。肾阳虚故唾多，手足厥逆。风木上冲，热浮于上，故面如醉状。肝风冲于上，肝阳陷于下，故热流阴股。风冲于上故冒。木气下陷不能疏泄，故小便难。风伤肺气，肺气伤故寸脉沉。风由少腹冲上，肾气拔根，故尺脉微。五味子补肾阳以安肝木之根而敛风。桂枝茯苓达肝阳而平冲。肝阳即是肝风，阳达则风平也。炙甘草补中气也。

茯苓甘草五味姜辛汤

茯苓四钱　炙甘草三钱　五味子八钱　干姜三钱　细辛三钱

治服桂枝五味甘草汤冲气既低，反更咳嗽胸满者。

服桂枝风冲既平，反更咳嗽，此咳嗽乃寒水上凌火位，仍用桂枝茯苓五味甘草汤，去桂枝加干姜温中寒，加细辛降寒水，寒水下降，咳嗽自止。中气温运，胸自不满。风冲能耗散水气。故风冲既平，水气又作，而咳加胸满。自来皆谓五味敛肺止咳。误人多矣。肺病总忌五味，因其性大敛大热之故。只因伤寒论小青龙汤治咳有五味，世人读书，不按事实，遂以五味为治咳之药。小青龙之咳乃肾寒得水上冲之咳，五味温肾寒也。

茯苓甘草五味姜辛半夏汤

茯苓四钱　甘草二钱　五味子八钱　干姜二钱　细辛二钱半夏八钱

治支饮冒而呕，不渴者。

冒眩呕水不渴，寒水上凌。五味干姜细辛半夏茯苓，温降寒水，甘草养中气也。

苓甘五味姜辛半夏杏仁汤

茯苓四钱　炙甘草三钱　五味四钱　干姜三钱　细辛三钱杏仁四钱　半夏四钱

治水气呕止，其人形肿者。

服苓甘五味姜辛半夏汤后，其人形肿。此卫气不舒，不能收敛。虽水去呕止，以肿之故，水围全去。宜仍用茯苓甘草五味姜辛半夏以去水，加杏仁以舒卫气也。不用麻黄而用杏仁，麻黄泄卫力大，甚败阳也。

苓甘五味姜辛半杏大黄汤

于前方加大黄三钱

治服苓甘五味姜辛半夏杏仁汤后，面热如醉者。

此寒水上冲，又有胃热，故加大黄以清面热如醉之胃热也。

内伤肺痈肺痿上气

干姜甘草汤

炙草四钱　干姜三钱

治肺痿吐涎沫，而不咳不渴，遗尿小便数者。

此肺中寒冷，上中虚不能摄下。干姜炙草温补上中之气也。

桔梗汤

桔梗二钱　炙甘草二钱

治肺痈，咳而胸满，振寒脉数，咽干不渴，时时浊唾腥臭，吐脓如米粥者。

中虚不运，肺家湿热不能下行，久而成脓，故现上列诸证。桔梗排脓，甘草补中，脓去中复，肺气得降，故愈也。桔梗是降肺排脓药。自来认为载药上行，肺家药皆下降也。

葶苈大枣泻肺汤

方见前，治肺痈喘不得卧者。

湿热熏蒸，肺液成脓。肺气不降，故喘而睡卧不下。葶苈排脓，大枣补中气，补津液也。

越婢加半夏汤

麻黄六钱　生石膏八钱　炙甘草二钱　生姜三钱　大枣六钱　半夏四钱

治肺胀，咳而上气，其人喘，目如脱，脉浮大者。

肺气胀满不能下行，故喘而目如脱伏。脉浮大是肺气燥实。麻黄泄肺实，石膏清肺燥，生姜大枣甘草半夏补中降逆也。上气者，气不下降也。脉浮大，此大字乃有力之大，非虚大也。肺痈脉虚，肺胀脉实。脉实故用麻黄石膏。

小青龙加石膏汤

小青龙方中加石膏

治肺胀，咳而上气，烦躁而喘，脉浮心下有水者。

肺胀而烦躁，此肺气实燥。咳喘而脉浮，则心下有水矣。此中上实燥，中下虚寒，故用麻黄泄实，石膏清燥以治中上。姜辛五味温寒水以治中下。桂枝芍药升降木气，甘草补中气也。脉浮有表邪，故用调和荣卫之法，心下有水者，心下必有水声。用姜辛五味之咳，喉中必作痒，痰必清而夹水。

泽泻汤

人参三钱　甘草三钱　生姜五钱　半夏四钱　紫参五钱白前五钱　桂枝三钱　黄芩三钱　泽泻三钱

治咳而脉沉者。

中虚胃逆，热闭于肺，故咳而脉沉。参草补中，姜夏降胃，紫参白前黄芩舒肺清热，泽泻泄水，桂枝达木气助疏泄以利尿也。此方治水，但凭脉实。沉脉之中，必有热闭在肺之象。

厚朴麻黄汤

厚朴五钱　杏仁四钱　石膏一两　麻黄四钱　干姜二钱细辛二钱　五味四钱　半夏四钱　小麦八钱

治咳而脉浮者。

水饮阻格，故咳而脉浮。此病上实下虚，上燥下寒，其脉之浮必有力，其咳必多清水，咽喉必痒，喉中必作水鸡声，麻黄石膏厚朴杏仁小脉半夏以治实燥，干姜五味以治虚寒，细辛逐水于下，麻黄泄水于外也。

此方治水，但凭脉浮，浮脉之中，必有上实下虚，上燥下寒之象。

射干麻黄汤

射干三钱　紫苑三钱　款冬三钱　半夏四钱　麻黄四钱五味四钱　干姜四钱　细辛三钱　大枣六钱

治咳而上气，喉中水鸡声者。

寒水上逆，喉中作痒，呼吸如水鸡之声。麻黄射干紫苑款冬半夏降肺泄水，姜辛五味温降寒水之冲，大枣补中气，补津液。因诸药皆伤津液，故以大枣补之。

麦门冬汤

麦门冬六钱　人参三钱　半夏六钱　炙草三钱　粳米四钱大枣六钱

治火逆上气，咽喉不利者。

中气不足，相火与金气不能顺降。相火刑金，肺液受伤。降气更衰，故气上而不下，咽喉不利而作干咳。参草米枣补中气，麦冬润肺降气，半夏降胃以降肺也。此与麻黄姜辛之治法，是相对的。

皂荚丸

皂荚八钱　蜜为丸梧子大，以大枣炙甘草汤送　日三丸

治咳逆上气，时时唾浊，但能坐不能眠者。

此肺家浊气壅闭之病，皂荚利气破壅也。力量太大，慎用。

内伤血痹虚劳

注：《金匮要略》：问曰：血痹病从何得之？师曰：夫尊荣人，骨弱肌肤盛，重因疲劳汗出，卧不时动摇，加被微风，遂得之。但以脉自微涩，在寸口、关上小紧，宜针引阳气，令脉和，紧去则愈。

黄氏五物汤

黄芪二钱　桂枝三钱　白芍三钱　生姜三钱　红枣六钱

治血痹身体不仁者。

此荣卫双败，气血运行不能流通之病。黄芪大补卫气，桂芍姜枣大补荣气，荣卫俱足，运动迅速，自然流通，血自不痹，而无不仁也。

桂枝龙骨牡蛎汤

桂枝三钱　白芍三钱　炙甘单二钱　牡蛎三钱　生姜三钱红枣三钱龙骨三钱

治虚劳，遗精，少腹急，阴头寒者。

胆经相火不降，则肝阳不能上升，肝阳不升，则少腹急。相火不降，则阴头寒。木气滞而升降不交，则子半阳生，木气疏泄而遗精。白芍降胆经降相火，桂枝升肝经，甘草姜枣调补中气，以助升降之能。龙牡通滞气，并固精气也。此方通滞调木补中三法并重。尤重降胆经也。妇人梦交，亦用此方，病原同也。

小建中汤

白芍六钱　桂枝三钱　炙草三钱　红枣六钱　生姜三钱饴糖二两

治虚劳，里急，悸，衄，腹中痛，梦中失精，四肢酸痛，手足烦热，咽干口燥者。

此方全在降胆经相火，下交于肾水之中。水火俱足，则生元气。元气上奉，则生中气。建中之义，即是降胆经相火，下交肾水而已。虚劳之病，土木枯燥荣卫腠理，多滞涩不通，芍药善通滞涩，滞涩通后，阴阳气血乃易调和，诚为此方要药。饴糖所以润土木二气之枯燥，而和芍药之苦味也。阴虚不受甘药之虚劳家，用白术党参白芍各等分，每日服之，亦能得小建中汤之效。土木兼医。小建中亦土木兼医也。

黄芪建中汤

即小建中加黄芪

治虚劳里急诸证不足者。

于小建中加黄芪以补卫阳。白芍调荣阴，黄芪补卫阳，使荣卫运行速度增加，然后病愈。人身中气如轴，四维如轮，轴运轮行，轮运轴灵。荣卫乃脏腑整个之外维，外维运动，脏腑乃和，脉虚者宜此方，此方所以补小建中之义也。

肾气丸

山药四钱　熟地黄六钱　丹皮三钱　山茱萸三钱　茯苓二钱　泽泻一钱

附子一钱　桂枝一钱

治虚劳腰痛，小便不利者。

肾家水火均亏，故腰痛。木气失根不得疏泄，故小便不利少腹拘急。肾气丸，补水火二气，木气得根，故愈。

薯蓣丸

薯蓣八钱　麦冬四钱　桔梗二钱　杏仁二钱　阿胶四钱地黄四钱　红枣四钱　人参四钱　甘草四钱　白术四钱　茯苓四钱　神曲二钱　干姜二钱柴胡二钱　白敛二钱　桂枝二钱白芍二钱　防风二钱　川芎二钱　黄豆卷二钱　当归二钱

治虚劳诸不足风气百疾者。

肺金不降，收敛气衰。于是疏泄气旺，风木肆动，津液被劫，腠理枯滞，而成虚劳，此方以薯蓣补金气之收敛，而平木气疏泄为主，为虚劳病整个治法。

酸枣仁汤

酸枣仁六钱　知母四钱　川芎四钱　炙甘草四钱　茯苓四钱

治虚烦不得眠者。

胆经相火，充足下降，交于肾水，则善眠睡。川芎温肝木以培胆经相火，枣仁补胆经相火，知母降相火以除烦，茯苓甘草补中也。

大黄　虫丸

大黄　黄芩　白芍　地黄　杏仁　桃仁　干漆　水蛭　虻虫　蛴螬䗪虫各二钱　炙甘草三钱

治虚劳赢瘦，腹满不能饮食，肌肤甲错，两目黯黑，内有干血者。

此方乃磨化干血之法，不可急治。

内伤惊悸吐衄下血瘀血

桂枝去芍药加蜀漆龙骨牡蛎汤

桂枝三钱　炙草三钱　生姜三钱　红枣六钱　蜀漆二钱龙骨三钱　牡蛎三钱

治伤寒误用火逼，惊狂，起卧不安者。

火逼之苦，能将人身阳气引而外出。阳气失根，故惊狂而起卧不安。龙骨牡蛎收摄阳气，桂枝炙草生姜红枣，解伤寒之表邪。蜀漆荡胸中之浊逆也。芍药性寒，极败阳气，故去之。

半夏麻黄丸

半夏四钱　麻黄二钱

治心下悸者。

此土湿胃逆，痰阻上焦，心包相火不能下降之病。心包厥阴之气不将，则跳动作悸。半夏麻黄，泄降湿逆。心包之气得降，则病愈也。其脉必重按不虚，如重按脉虚，又须兼用参草以补中气也。

大黄黄连泻心汤

大黄一钱　黄连一钱　黄芩一钱

治心气不足，吐血衄血者。

心属火，主下降。心气不足，降气不足也。三黄泻火故愈。其脉必重按不虚也。

柏叶汤

柏叶三钱　艾叶一钱　干姜一钱　马尿一杯

治吐血不止者。

此中气虚寒，肺金失敛之病。柏叶温中寒，艾叶温降肺胃，马尿助金气之降敛也。此病之脉必重按虚微也。大黄黄连黄芩泻心汤，治吐血热证。柏叶汤，治吐血寒证。热性向上，故上热则血不下降而吐出。寒性向下，不应吐血。寒则中土气虚，旋转无力，四维不能升降。上不降则吐血。故用干姜以温中寒。中气旋转，降气复原，则血下行也。凡上逆之病，服热药而愈者，皆中寒不运之故。且有下陷热证，亦因中寒者。所以经方有干姜炙草黄连黄芩并用之法。

赤小豆当归散

赤小豆三钱（赤小豆即红饭豆）　当归二钱

治先血后便者。

木气虚则疏泄盛，故未便而血先下。湿阻木气之病也。当归大补木气，赤小豆泄湿调木也。

黄土汤

灶心土八钱　炙甘草二钱　白术三钱　阿胶四钱　地黄三钱　黄芩三钱　附子三钱

治先便后血者。

此土湿木燥水寒之病也。灶中黄土白术，补土除湿。阿胶地黄黄芩，清润木燥以止疏泄。附子温水寒以培木气上升之根，故病愈也。凡木气疏泄之病，多兼土湿水寒而本气燥热。因湿郁则木气被遏而风动，风动伤津，故生燥热。水寒之脉，必重按虚微也。

内伤奔豚

奔豚汤

炙甘草三钱　半夏三钱　生姜三钱　芍药三钱　当归一钱　川芎一钱　黄芩二钱　葛根二钱　李根白皮八钱

治气上冲胸，寒热往来，腹痛作奔豚者。

木气下郁，郁极而发，升而不降，则气上冲胸。肝木上冲，胆木不降，则发寒热。肝木上冲，其力极猛，势如奔豚。肝木郁故腹痛。归芎温补肝木。芍药黄芩清降胆木，葛根生姜半夏甘草养中降胃以调其升降之机。李根白皮大补木气，而达木郁也。葛根是阳明大肠经之药，手阳明升则足阳明降也。

桂枝加桂汤

即桂枝汤加重桂枝

治外感发汗后，复用烧针。针处被寒，核起面赤，欲发奔豚，气从少腹上冲心者。

烧针能拔肾阳外出。肾阳外出，木气失根，则化风上冲。针处赤核，即外出之阳也。桂枝汤调木气。加重桂枝者，桂枝善降木气之冲。木气之风上冲，因木之阳下陷。木阳上达，则木风不冲。桂枝降木气之冲者，乃达木气之阳之故。若非肾阳虚败，而系肝热上冲之病，则忌桂枝。

苓桂甘枣汤

茯苓四钱　桂枝三钱　炙草三钱　大枣六钱

治发汗后心下悸，欲作奔豚者。

发汗亡阳，肝木下陷，风冲于胸，则心下悸动，茯苓草枣扶土补中，桂枝升达肝阳以降冲气。凡风木上冲之病，中气必虚。故须土木兼治，此大法也。奔豚汤证，乃风木正当上冲，中土补药，壅满不受。故舒木之药多，补中之药少。此欲发奔豚，木邪未盛，故补土之药，较奔豚汤多。木邪克土，于木邪未盛之前，补足土气，土气不受木克，木邪亦起不大也。

内伤消渴小便不利淋

白虎加人参汤

生石膏八钱　粳米四钱　知母四钱　炙甘草三钱　人参四钱

治消渴能饮水，口干舌燥者。

消渴之病，风燥伤津。所饮之水，被风消去。津伤则燥。故虽饮而口仍干舌仍燥。石膏知母粳米甘草清燥以保津，人参补气以生津也。凡用石膏之病，脉必实而不虚也。

五苓散（方见前）

治消渴饮水，水入即吐者。

饮水仍吐，是水逆于上，不能下行。茯苓猪苓泽泻白术以去水，桂枝达木气以行小便也。又治伤寒，脉浮，微热，消渴，未发汗，小便不利者。伤寒未得汗解，水湿阻格荣卫，故消渴，脉浮发热，小便不利。五苓散泄去水湿，荣卫得通，故汗出而愈。

文蛤散

文蛤

治消渴饮水不止者。

饮水而吐出为水逆，饮水不止为内湿。文蛤性涩，除湿润肺也。

内湿而饮水，湿阻相火下降之路，相火灼金也。

猪苓汤

猪苓　茯苓　滑石各三钱　泽泻钱半　阿胶三钱

治消渴，脉浮，发热，小便不利者。

湿盛风生，则脉浮发热。二苓滑泄以去湿，阿胶以清风也。五苓散性刚，猪苓汤性柔，猪苓汤证，脉有刚象。

肾气丸

方见前治消渴小便多者。

木气失根，疏泄妄行，故小便多。肾气丸补水与水中之阳。木气得根故愈。

栝蒌瞿麦丸

茯苓　薯蓣　栝蒌各四钱　附子二钱

治小便不利而渴者。

上有燥热则渴，下有湿寒则小便不利。瞿麦栝蒌清上，附子温下，茯苓薯蓣除湿也。此脉心寸涩而尺微，右尺必较左尺更微也。

蒲黄散

蒲灰五钱　滑石五钱

茯苓戎盐汤

茯苓三钱　戎盐三钱　白术三钱　戎盐（即青盐）

滑石白鱼散

滑石五钱　白鱼一两　乱发灰一钱

治小便不利者。

均除湿之法。蒲灰滑石湿热之法，戎盐湿寒之法，白鱼乱发灰开窍利水之法。

内伤水气黄疸

麻黄甘草汤

麻黄四钱　炙甘草二钱

统治水病。

麻黄通腠理以散水。甘草保中气也。

越婢汤

麻黄六钱　生石膏八钱　炙甘草二钱　生姜三钱　大枣六钱

治风水。恶风身肿，脉浮不渴，自汗，身无大热者。

汗出当风，闭其汗孔，水停皮肤，则成风水。病因于风，故恶风，内热故汗出。热盛于内。故外无大热。水在皮肤之表，故脉浮。热在水中，故身肿不渴，石膏清内热，麻黄炙草生姜大枣发汗乃内热蒸出之汗。此方之用麻黄，乃用以发散水气。用石膏乃清内热以止汗也。

防己黄芪汤

防己三钱　黄芪三钱　白术三钱　炙草二钱

治风水。脉浮身重汗出恶风者。

汗出当风，汗孔复闭，湿不得出，骨节疼痛，身重恶风，是为风水。防己散湿泄水，黄芪补卫气，以开汗孔，以助防己之功。术草补中除湿也。防己散水，力量特大。与黄芪同用，水去而人不伤。白术除湿生津，为治水湿要药。津液与水湿，原是一物。故治水湿以顾津液为要。

防己茯苓汤

防己三钱　茯苓六钱　炙甘草二钱　黄芪三钱　桂枝三钱

治皮水。治肢肿，轰轰动者。

水在皮肤，肢肿而动。防己黄芪发汗去水。动乃风木之郁，桂枝达木气。茯苓甘草扶土养中气也。

越婢加术汤

即越婢加白术

治水病，一身面目黄肿，脉沉，小便自利而渴者。

水病小便当不利。尿利伤津，内热作渴。越婢汤散水清热，加白术以止小便也。小便自利，乃小便太多，非小便不短也。前证脉浮，此证脉沉。浮沉皆兼实意，故皆用麻黄石膏。津液伤故脉沉，水阻腠理故脉浮。麻黄石膏皆能伤中，故皆用甘草姜枣以补中气。

蒲灰散

方见前治皮水而厥者。

内热故外厥，滑石清内热，蒲灰利小便也。

麻黄附子汤

麻黄三钱　附子六钱　炙甘草二钱

治水病脉沉者。此脉沉，乃沉而无力。

沉而无力，肾阳不足，附子温肾阳。麻黄散水，甘草保中也。

杏子汤

杏仁三钱　麻黄三钱　生石膏六钱　炙甘草三钱

治水病脉浮者。

此脉浮必浮而有力，肺热充实。石膏清肺热，杏仁降肺气，麻黄甘草泄水保中也。

桂甘姜枣麻附细辛汤

桂枝三钱　生姜三钱　大枣六钱　炙草二钱　麻黄二钱附子六钱　细辛二钱

治水病。心下坚大如盘，边如旋杯者。下焦阴寒之气，逆塞上焦阳位。凝聚不动，则成此证。附子细辛降阴寒，桂枝麻黄发散荣卫，甘草姜枣调补中气也。

枳术汤

枳实三钱　白术二钱

治水病，心下坚大如盘，边如旋杯者。

此让与桂甘姜枣麻附细辛汤证有别。前证用附子细辛，脉当沉微，现寒之象。

此证脉当濡实，现湿痞之象。白术除湿，枳实消痞也。

黄芪芍药桂酒汤

黄芪五钱　芍药三钱　桂枝三钱　苦酒六钱（苦酒即醋）

治黄汗。身重，发热汗出而渴，汗沾衣色黄如药汗者。

瘀热在里，水与热合，则出黄汗。此水病，名黄汗。黄芪桂枝发散荣卫以去水，芍药苦酒泄瘀热也。

桂枝加黄芪汤

即桂枝汤加黄芪

治黄汗。腰以上汗出，腰以下无汗。腰髋痛，如有物在皮肤中，身体疼痛烦躁者。

热瘀于水，荣卫阻滞，则腰上汗出，腰下无汗，而腰痛身重烦躁。桂枝加黄芪以通调荣卫也。此方服后，如不得微汗，再服必得微汗，荣卫乃通，黄汗乃愈。凡病腰以上有汗，腰以下无汗，皆有胆热。此方之芍药，为清热要药。

茵陈蒿汤

茵陈蒿六钱　栀子四钱　大黄二钱

治谷疸。寒热不食，食则头眩，心胸不安，发黄者。

湿热瘀于脾胃，故食则头眩，而心胸不安。荣卫根于脾胃，脾胃热瘀，升降不和，则荣卫郁阻而发寒热。食则热增故头眩。茵陈栀子，除湿清热，大黄下瘀。虽发寒热，不治荣卫也。

栀子大黄汤

栀子四钱　香豉八钱　枳实二钱　大黄二钱

治酒疸。心中懊恼，或热痛者。

饮酒发生湿热，则懊恼热痛。栀子香豉，荡涤懊恼，枳实大黄，攻下热痛也。

硝矾散

硝石熬黄　矾石烧等分

治黄汗之得于女劳者。

女劳伤损肝肾，不能化水，则成黄汗。其证足下热，额上黑，腹满，日晡发热而反恶寒。木气下陷，则足下热而腹满，阳气不能上达，则额上黑，日晡阳气入于土下，增其瘀热，则发热，病属肾虚，肾阳不达于外则恶寒。虽属肾虚，此时却不能治肾，惟当治其瘀热。硝石矾石去其瘀热也。瘀热去后，乃可治肾。

茵陈五苓散

五苓散加茵陈　统治黄汗病者。

茵陈最能去黄，故于五苓去湿之中，加之以统治黄病也。

猪膏发煎

猪膏（即猪油）八钱　乱发如鸡子大三枚烧灰

治诸黄病者。

湿热瘀阻，尿道不通，猪油发灰利尿道以去湿热也。

桂枝加黄芪汤

即桂枝汤加黄芪，之黄病脉浮者。

治黄病，当利小便以去湿热。脉浮则当汗解。桂枝汤加黄芪以发汗也。

大黄硝石汤

大黄四钱　硝石四钱　栀子四钱　黄柏四钱

治黄疸。腹满，小便短赤，自汗出者。

自汗出为里气热，腹满尿赤为里气实。大黄硝石栀子黄柏，下里实之湿热也。

小半夏汤

方见前，治黄疸误服下药而哕者。

黄疸之病，若小便色不变赤，腹满而喘，欲自下利者，乃脾肾寒湿，不可用大黄栀子寒下之药以除热。若热除去，则阳败作哕。哕者，用半夏生姜以温降胃阳也。

小柴胡汤

方见前，治黄疸腹满而呕者。

呕为少阳胆经不和之病，黄为胆经上逆之色。胆经不和，是以腹满。小柴胡和胆经也。

小建中汤

方见前，治诸黄疸，小便自利者。

小便利则无湿，既无湿而病黄，此胆经上逆之病，与湿热无关。宜小建中汤降胆经也。黄疸之病，亦有属于湿寒者。《伤寒论》曰，当于湿寒中求之是也。干姜最要，干姜白术与茵陈并用为宜。

内伤跌蹶手指臂肿转筋狐疝蛔虫

刺腨方

腨，足肚也。刺入一寸。古时一寸合今五分，只刺五分可也。

治跌蹶病，但能前不能却者。

但能前走，不能后移。太阳膀胱经，伤于寒湿之故。膀胱经自头至足，行身之后，刺腨以泄膀胱经之寒湿也。

藜芦甘草汤

藜芦三钱　炙甘草三钱

治手指臂肿，其人身体瞤瞤者。

痰阻经络，故手指臂肿。风木之气不能流通，故动而瞤瞤。藜芦吐痰，甘草保中也。

鸡矢白散　鸡屎白

治转筋为病。臂肿硬直，脉上下行，微弦者。

此病经风盛，木气结聚之病。鸡属木气，屎能通结。木气之结病，用木气之通药以通之也。鸡属木气，白属金色，金能制木故效，亦通。

蜘蛛散

蜘蛛十四枚熬　桂枝二钱

治阴狐疝气，偏有大小，时时上下者。

疝结阴囊，上下不定，有如狐妖。此肝木结陷，阳气不能上达之病。蜘蛛散木气之结，桂枝达木气之阳而升木气之陷也。

甘草粉蜜汤

炙甘草二钱　白粉一钱（白粉即是铅粉）　蜂蜜四钱

治蛔虫为病，吐涎心痛，发作有时者。

蛔乃木气所生，蛔动而上行，故心痛而吐涎沫。蛔动不定，故发作有时。白粉杀虫，甘草蜂蜜保中气也。

乌梅丸

乌梅三十个　细辛六钱　桂枝六钱　川椒六钱　当归六钱干姜一两　附子六钱　黄连一两六钱　黄柏六钱　党参六钱

治吐蛔心烦者。

吐蛔心烦，此虫病之虚证。故用乌梅丸。心病吐涎，不烦，不吐蛔. 此虫病之实证。故用甘草粉蜜汤。虚证而用杀虫之法，非将人杀死不可。乌梅丸，寒热并用，乃调木气之法，亦即治虫之法。治虫者，治木气也。离开木气而日治虫，所以只知杀虫了。

外科疮痈肠痈浸淫疮

大黄牡丹汤

大黄四钱　丹皮一钱　芒硝三钱　瓜子桃仁各三钱

治肠痈。其脉迟紧，脓未成，可下者。

薏苡附子败酱散

薏苡五钱　附子三钱　败酱一两（败酱即苦菜，即做冬菜之青菜）

治肠痈，其脉数，脓已成不可下者。

大黄牡丹汤证之脉迟，言不数也。不数而紧为实，数为虚。脓未成而脉紧，热聚脉紧，故下之。脓已成故脉虚。故薏苡附子以补之。败酱能涤脓也。

排脓汤

炙甘草二钱 桔梗三钱 生姜一钱 大枣五钱

治脓已成者。

此方姜枣补中气，甘草桔梗排脓。

排脓散

枳实 芍药 桔梗为散，鸡子黄一枚调服。药与黄相等。

治疮痈脓已成者。

此方枳芍桔梗，皆无补性。故以鸡子黄以补之。

王不留行散

王不留行十分 炙甘草十八分 厚朴二分 黄芩二分芍药二分桑白皮十分 干姜二分 川椒三分

小疮则粉之，大疮但服之。治金疮者。金疮失血，内寒木燥，脉络滞涩，椒姜温寒，芍芩润燥，桑白皮厚朴王不留行活脉络，甘草扶中气也。

黄连粉

黄连一味作粉

治浸淫疮者。

湿热之气，淫于四肢为浸淫疮。黄连收湿清热也。

外感历节中风

桂枝芍药知母汤

桂枝四钱 白芍三钱 麻黄二钱 防风四钱 生姜五钱炙甘草二钱 白术四钱 知母四钱 附子二钱

治诸肢节疼痛，身体尪羸。脚痛如脱，头眩短气，温温欲吐者。

荣卫闭涩，则肢痛身羸。下焦阳少，则脚痛如脱。肺胃热逆，则头痛短气，温温欲吐。桂枝白芍麻黄防风生姜甘草以调理荣卫，知母清降上逆之热。附子以补下焦之阳，白术补中土以资旋转而培荣卫升降之力也。

乌头汤

乌头一两　炙草三钱　白芍三钱　麻黄三钱　黄芪三钱白蜜一两

治历节疼痛，不可屈伸者。

湿寒伤筋着骨，荣卫不通则疼痛不可屈伸。乌头温寒逐湿，白芍麻黄调理荣卫，黄芪大补卫阳以利关节，白蜜润养津液，炙草补中以资荣卫之运行也。历节之证，肢节肿大，体肉瘦削。

外感痉湿喝疟

栝蒌桂枝汤

栝蒌根四钱　桂枝　白芍　炙草　生姜各三钱　大枣　六钱

治荣卫外感，身体强，几几然汗出恶风，脉反沉迟，病柔痉者。

恶风汗出，此中风之桂枝汤证，而背却几几欲向后折，此津液亏伤，是为痉病。恶风汗出，痉病之柔者。脉反沉迟，津亏之象。桂枝调和荣卫，栝蒌清热生津降足阳明也。

葛根汤

葛根四钱　麻黄　桂枝　白芍　生姜　炙甘草各三钱　红枣六钱

治荣卫痉病，状如栝蒌桂枝汤证。不恶寒而恶风，不汗出，小便少，气上冲胸，口噤不得语，欲作刚痉者。

荣卫病而恶寒无汗，乃伤寒麻黄汤证。小便少，津液伤而膀胱气不降也。气上冲胸，口噤不得语，津液伤而胃经胆经不降也。是欲作刚痉。此病卫气闭而不降，阳明胃经不降，少阳胆经不降。麻桂甘草姜枣，以开卫气之闭，而降膀胱之经。芍药以降胆经，葛根以降胃经，葛根之降胃经，乃升大肠经之作用。手阳明经上升，足阳明经自然下降。几几反折，乃手阳明后陷之象。手阳明后陷，故足阳明前逆也。几几反折，津液亏伤之证。芍葛根最生津液。

大承气汤（方见前）

治痉病胸满，口噤，卧不着席，脚挛急，龄齿者。

痉病在荣卫，不速汗解，表郁里急，津液胃热，故现以上诸证。大承气下胃热也。此即刚痉。

麻黄加术汤

麻黄四钱　杏仁　桂枝　炙甘草各三钱　白术四钱

治湿家身烦痛者。

湿郁经络，则生烦疼。麻黄汤发汗以去湿，加白术补土气以去湿气也。

麻黄杏仁薏苡甘草汤

麻黄四钱　杏仁　薏苡　炙甘草各三钱

治湿家一身尽痛，发热，日晡所剧者。

此病由于汗出当风，闭其皮毛，荣卫阻滞，故身痛发热。日晡乃申酉之时，阳明金气当旺，将风湿收敛。荣卫难于流通，故日晡加剧。麻黄杏仁发散金气之收敛，薏苡甘草泄湿补土，则荣卫和而风湿去也。

防己黄芪汤

防己三钱　黄芪　白术各四钱　炙草三钱

治风湿，脉浮，身重，汗出恶风者。

卫气不足，不能收敛，故脉浮汗出，恶风。湿凝经络，故身重。黄芪大补卫气，收敛作用与疏泄作用调和，荣卫运行能圆，湿气乃能流通。此与麻黄散卫闭，为相对之治法。白术防己补土除湿，炙草补中也。防己除湿有散性，故与黄芪之补卫气同用。

桂枝附子汤

桂枝　生姜各三钱　红枣六钱　炙草　附子各三钱

治风湿相搏，身体疼痛不能自转侧，不呕不渴，脉浮虚而涩者。

风湿相搏，荣卫不通，故身痛不能转侧。不呕不渴，言无热也。脉浮虚而涩，言无阳也。桂草姜枣，补中气达肝阳，以调荣卫。附子补阳气也。若小便利，大便坚者，去桂枝加白术汤主之。因湿家木气不能疏泄，当小便不利，大便不坚。今尿利便坚，木气疏泄伤津，宜与附子桂枝汤内，加白术以补中土之便坚，木气疏泄伤津，宜与附子桂枝汤内，加白术以中土之津液，去桂枝之疏泄木气，以减少尿量，而润大便也。白术能去土湿，又能生津，乃白术之特长。凡湿病，大便溏者湿易去，大便坚者湿难去，最宜注意。

甘草附子汤

炙草　白术　桂枝　附子各三钱

治风湿相搏，骨节疼痛而烦，近之则痛剧。汗出短气，小便不利，恶风不欲去衣，或身微肿者。

身微肿，汗出，短气，恶风，不欲去衣，肾阳虚也。小便不利，骨节烦痛，土湿也。白术除土湿，附子补肾阳，桂枝固表阳以止汗，并利小便以除湿，炙草补中气也。湿病白术附子为要药。骨内阳虚，故近之痛剧。汗出而又恶风之证，肾阳虚者居多，必不渴，其脉必重按虚微。

白虎加人参汤

生石膏八钱　知母四钱　炙甘草三钱　粳米四钱　人参五钱

治喝病。感冒风寒，身热而渴，汗出恶风者。

喝病即暑病。内热蒸发则汗出。内燥热则外恶寒。暑伤肺气，津液枯燥，则身热而渴。白虎养中气清肺燥，加人参益气生津也。暑病之脉甚虚，身热又复恶寒，内气必有燥结。石膏善清暑热，最开燥结。凡用石膏之病，必有燥热在肺之证。恶寒而渴是也。暑脉虽虚，而用石膏之脉，必重按滑而有力。最宜细辨。

一物瓜蒂汤

瓜蒂

治喝病，身热重痛，而脉微弱者。

此夏月浴于冷水，水入汗孔，闭住内热。热伤肺气，故脉微弱，此微字，作虚字看。瓜蒂能泄皮中之水。使汗孔仍开，暑热乃散。病身重，即肺热之故。

白虎加桂枝汤

即白虎汤加桂枝。

治疟病，脉如平人，身无寒但热，骨节时痛，烦而呕者。

无寒但热而烦呕，乃肺胃肾皆热之象，石膏清热。疟病必结，石膏又能散结。故治之。骨节时痛，此必由于外感荣卫不调而来，故加桂枝以和荣卫也。谨按：

此方经文谓治温疟. 此温字作热字解，非温病之温字也。

蜀漆散

蜀漆（即常山根）云母　龙骨各等分为散

治疟多寒者。

寒主收敛，收敛则结聚。蜀漆云母龙骨，扫除结聚，使阴阳之气易于通调也。

鳖甲煎丸

鳖甲十二分　桃仁二分　䗪虫五分　鼠妇三分　螳螂六分蜂巢四分　葶苈一分　大黄五分　厚朴五分　石苇五分　赤硝十二分　乌扇三分（即射干）

紫威五分（即凌霄）　半夏五分　柴胡六分　黄芩三分　桂枝五分　白芍五分　瞿麦二分　阿胶五分　人参三分　丹皮五分　干姜五分

治疟病，日久必发，名疟母者。

此疟邪内结，成为症瘕，名为疟母。治以消结为治，而以温补中气为主。丹皮桃仁乌扇紫威螳螂鼠妇蜂巢䗪虫破瘀以消结。葶苈石苇瞿麦赤硝利湿以消结。大黄厚朴泄胃热滞气以消结，桂枝白芍阿胶鳖甲调木气以消结。半夏黄芩清相火调胆胃以消结。

人参干姜温补中气以运行结聚也。用人参不用炙草，炙草壅满助结之故。用丸缓缓治之，病去人不伤也。

外感百合狐惑阴阳毒

百合知母汤

百合一两　知母三钱

治百合病。欲食不能食，欲卧不能卧，欲行不能行，饮食有美时，或不欲闻食臭时，常默默，如寒无寒，如热无热，口舌小便赤，诸药不能治者。

肺朝百脉，肺热百脉皆热，故现诸证。百合知母清除肺热，故诸病愈也。

滑石代赭汤

百合一两　赭石三钱　滑石三钱

治百合病。得之于下之后者。

下伤中气，湿动胃逆，热郁于肺，故成此病。代赭石降胃逆，滑石除湿气，百合清肺热，故愈。

百合鸡子黄汤

百合一两　鸡子黄一枚

治百合病。得之于吐之后者。

吐伤津液又伤阳气。鸡子黄补津液，补阳气，百合清肺热也。

百合地黄汤

百合一两　地黄汁三钱

治百合病。不经吐下发汗，病形如初者。

吐下发汗，可以解除内热。今不经吐下发汗，病形如初。内热瘀塞，地黄涤荡瘀热。百合清百脉之热也。

百合洗方

百合，水浸一宿，取水洗身。洗毕，将百合煮研淡食。

治百合病，一月不解，变成疮者。

脉热溢于皮肤，积变成疮。百合洗疮以去热也。煮研淡食，内外并清。盐性热，故忌之。

栝蒌牡蛎散

栝蒌五钱　牡蛎五钱

治百合病渴者。

相火刑金故渴。栝蒌清肺金润燥，牡蛎敛肺止渴也。

百合滑石散

百合五钱　滑石五钱

治百合病变发热者。

湿热瘀住肺气，故病变热，滑石清利湿热，百合清肺也。

甘草泻心汤

炙草五钱　人参三钱　大枣六钱　干姜三钱　黄连二钱黄芩二钱　半夏三钱

治狐惑，状如伤寒。默默欲眠，目不得开，起卧不安，不欲饮食，恶闻食臭，面目乍赤乍白乍黑，上部被蚀声哑者。

此病中气虚寒，土湿木郁，木郁生热，则虫生焉。湿热入肺，则有默默欲眠等证。虫时动时静，则面目乍赤乍白乍黑，起卧不安。虫蚀上部则声哑。炙草人参大枣，补中气之虚。干姜温中气之寒。黄连黄芩半夏除湿热也。此病实际是虫，病状则如狐之惑人也。有谓惑字乃蜮字之误者。

苦参汤

苦参二两

治狐惑蚀于下部，咽干者。

肾脉上循喉咽。虫蚀前阴则咽干。苦参洗前阴以去虫。仍服甘草泻心汤，以治病本也。

雄黄散

雄黄二两

治狐惑蚀于肛门者。

雄黄烧熏肛门以去虫也，仍服甘草泻心汤。

赤小豆当归散

方见前

治狐惑汗出，目赤如鸠眼，四眦皆黑者。

狐惑汗出，木气疏泄。湿热蒸熏，故目赤眦黑。赤小豆除湿调木，当归养木气也。此赤小豆乃红饭豆。

升麻鳖甲汤

升麻二钱　鳖甲一片　甘草二钱　当归一钱　蜀椒一钱雄黄四钱

治阳毒为病。面赤如锦纹，咽喉痛，唾脓血者。

此病胆经上逆，相火刑金，故面赤咽喉痛而吐脓血。升麻甘草清利咽喉，鳖甲当归排除脓腐，蜀椒降胆经相火，雄黄泄湿气也。此方升麻上升之性，对于咽痛吐脓，恐有疑义。吐脓咽痛，皆上逆之病。升麻升之，岂不更逆，后学慎用，毒之由来，不得其解。

升麻鳖甲去雄黄蜀椒汤

即前方去雄黄蜀椒。

治阴毒为病。面目青，咽喉痛，身痛如被杖者。

此病肝经下陷，肝阳不能上达，故面目皆青。肝经下陷，则胆经上逆，故咽喉痛。肝阳不能运于全身，故身痛有如被杖。升麻当归，升肝阳之下陷，甘草清利咽喉，鳖甲调木通滞也。谨按，咽痛用升麻，危险。曾见咽喉痛用升麻，半日即死者。

妇人妊娠产后病及杂病

桂枝茯苓丸

桂枝　茯苓　芍药各三钱　桃仁二钱　丹皮二钱

治妇人妊娠三月，血漏不止者。

妇人宿有癥瘕之病，胎气渐大，与癥瘕相碍，则血不止。桃仁丹皮去癥瘕，桂芍调木，茯苓培土。癥瘕去则血流通而不漏也。

附子汤

附子　白术　人参　茯苓各三钱

治怀胎六七月腹痛恶寒，腹胀如扇，脉弦发热者。

腹痛恶寒而加腹胀，脾肾阳虚之象。弦乃木寒之脉。内寒而热发于外，阳气外泄。附子温肾阳，参术茯苓补脾土也。胎热误服附子，则阳动而胎堕。胎寒则宜用附子以温寒也。此汤即伤寒少阴附子汤去芍药。

胶艾汤

阿胶四钱　艾叶一钱　炙甘草二钱　当归一钱　川芎一钱地黄一钱　芍

药一钱

治妊娠下血，或妊娠腹中痛者。

血虚风动，则下血腹痛。归芍芎地以养血，阿胶以息风。艾叶温养木气，使经脉流通以复其常，温而不热，最和木气，甘草（补）中气也。

当归芍药散

当归　芍药　川芎各一钱　茯苓二钱　白术二钱　泽泻一钱

治怀孕腹中㽲痛者。

怀孕之病，多在肝脾。肝脾之气不足，则生㽲痛。归芍川芎以补肝经。苓术泽泻以补脾经。土木二气充足，则升降调而㽲痛止也。土木兼医，妇科要诀。

姜参半夏丸

干姜二钱　人参四钱　半夏二钱

治妊娠呕吐者。

妊娠而呕吐，乃胎气阻碍胃气之故。姜参温补胃气，半夏降逆也。谨按，妊娠呕吐，诸药不效时，用乌梅六枚，冰糖二两，频服即愈。因呕吐既久，胆经受伤，胆逆不降，木气根虚。乌梅大补木气，大降胆经，冰糖补胃气也。

当归贝母苦参丸

当归二钱　贝母二钱　苦参一钱

治怀孕小便难，饮食如故者。

肝气虚陷，肺气热逆，则小便难。当归补木气以升陷，贝母清肺热以降逆，金降则木升，木升则尿利也。苦参泄湿利水。饮食如故，中气不虚也。

葵子茯苓散

葵子五钱　茯苓五钱

治怀孕身重，小便不利，恶寒头眩者。

小便不利而身重，此有水气。头眩恶寒者，水阻经络，阳气不达，茯苓泄水，葵子滑窍以利小便也。

当归散

当归二钱　白术三钱　黄芩一钱　芍药一钱　川芎一钱

妊娠常服此散最宜。

胎药以土木为主，白术补土，当归川芎补木，芍药黄芩清热以养血固胎也。胎热则动而不固，故于当归川芎温性之中，加芍芩以调之。

白术散

白术三钱　　川芎二钱　　蜀椒一钱　　牡蛎二钱

养胎之方。

土湿水寒，木气郁结，则胎动失养。白术补土除湿，川芎温达木气，蜀椒温水寒，牡蛎散木结也。

小柴胡汤

方见前

治产后大便坚，呕不能食者。

产后血去津亏，则大便艰难。胆火上逆，则呕不能食。黄芩清降胆经上逆之相火，火降则津液得下。参草姜枣补中生血，半夏降胃，柴胡升三焦相火之陷也。足少阳相火上逆，手少阳相火即陷。小柴胡汤之柴芩，所以能解少阳之结者，升降并用之法也。

大承气汤（方见前）

治产后便难，呕不能食，病已解，七八日更发热，胃实者。

胃中热实，故病解后又复发热。故宜大承气汤下胃实也。胃实者，有宿食也。产后三病，一曰病痉，二曰郁冒，三曰便难。皆血去津亏使然。血去津亏，木气疏泄，易于出汗伤风，则病痉。津亏不能养阳，阳气上浮，则郁而昏冒。津亏则大便艰难也。

当归生姜羊肉汤（方见前）

治产后腹中寒痛者。

产后肝阳不足，故易寒痛。当归羊肉，温润滋补，以益肝阳。生姜散寒也。

枳实芍药散

枳实　芍药　各二钱

治产后腹中热痛，烦满不得卧者。

胆胃热逆，气实不降，故腹痛烦满不得眠卧，芍枳清降胆胃之热也。

下瘀血汤

大黄二钱　桃仁三钱　蟅虫一钱

治产后瘀血腹痛者。

服枳实芍药散，腹痛不愈，此为瘀血着于脐下。大黄桃仁蟅虫下瘀血也。谨按此病，吞服五灵脂五分最效。

大承气汤（方见前）

治产后七八日少腹坠痛不大便，烦躁，发热，日晡为甚，食则谵语，夜半即愈，热结膀胱者。

热结在里，故食即谵语，夜半之后，阳气上升，热结得松，故愈。大承气下里热也。凡阴液不足，而病阳热之病。皆夜半前重，夜半后轻。夜半前阳气实，夜半后阳气升，升则虚矣。此亦冬至后下阳虚之理。

阳旦汤（即桂枝汤）

治产后外感。续续数十日不解，微恶寒发热，头痛汗出，短气，干呕，心闷者。

外感而恶寒发热汗出头痛，此为桂枝汤证，胆经上逆，故亦短气心闷干呕。桂枝汤补中气而解荣卫之郁，芍药降胆经也。

竹叶汤

竹叶三钱　葛根二钱　桔梗一钱　桂枝二钱　防风一钱附子三钱　人参三钱　炙甘草二钱　生姜三钱　大枣六钱

治产后外感，发热，面正赤，喘而头痛者。

面赤乃阳戴于上之证。阳戴于上，则虚于下，附子补下虚之阳。喘而发热头痛，肺胃不降，竹叶桔梗葛根以降肺胃。桂枝防风以解荣卫，人参甘草姜枣以补中气也。

竹皮大丸

生竹茹三钱　生石膏三钱　桂枝二钱　白薇一钱　炙甘草二钱

治妇人乳中，虚，烦乱，呕逆者。

乳子之中，而病呕烦，此中虚而肺胃之热上逆。甘草安中，竹茹石膏白薇清降肺胃，桂枝达肝阳以降逆冲也。

白头翁加阿胶甘草汤

即白头翁汤加阿胶炙甘草。方见前。

治产后下利虚极者。

产后血去木热，疏泄下利，中气与津液极虚。黄连黄柏秦皮白头翁清木热，阿胶补津液以止疏泄，甘草补中气也。

小柴胡汤（方见前）

治妇人外感，续来寒热，发作有时，经水适断者。

此为热人血室。小柴胡升降少阳之气，以解血室之热也。

又治妇人外感，经水适来，昼日明了，夜则谵语，如见鬼状者。此亦热入血室，故小柴胡汤治之。经水适来适断，三焦相火发动之时。故外感即热入血室。戌亥时，三焦相火主事，故夜则谵语。此病之脉，右尺必特别紧动也。

旋覆花汤

旋覆花三钱　新绛三钱　葱白三个

治妇人半产漏下者。

此病瘀血使然。旋覆花新绛，善行瘀血。葱白舒达血中阳气，使经脉调和，仍复升降运动之常，则半产漏下均愈也。

胶姜汤

阿胶三钱　干姜一钱

治妇人经陷，漏下色黑者。

此中寒不运，木气下陷，木郁生风之病。干姜温运中气以升木气，阿胶平疏泄以止漏也。木气通达，中气运化，清阳四布，血色不黑。色黑为阴寒，故用干姜。用干姜之脉，必有寒象。因色黑亦有热者。

抵当汤

水蛭二钱　蛰虫　桃仁　各三钱　大黄二钱

治妇人经水不利者。

经水不利，有气血虚者，有瘀血壅阻者，抵当汤下瘀血也。虚实之分，以脉为主。

温经汤

当归二钱　川芎一钱　桂枝　芍药　阿胶　半夏　麦冬各二钱人参　炙草各三钱　丹皮二钱　生姜　吴茱萸各一钱

治妇人经水诸病。

归芎桂芍，以调木气。阿胶冬夏，以降金气。参草生姜，以调中气。丹皮吴萸，以调血分之滞气。整个得运动圆，然后经调也。麦冬能开腹中一切结气。

土瓜根散

土瓜根一两　䗪虫　桂枝　白芍各二钱

治妇人经水不利少腹满痛，经一月再见者。

血瘀于下，则少腹痛满。经脉热滞，则一月再见。䗪虫去瘀血，桂枝芍药调肝胆以和木气。木气调和，血行无阻，则经来照常也。土瓜根，性凉，善清血热。

矾石丸

矾石一钱　杏仁三钱

治妇人经水下利，下白物者。

湿凝气滞则下白物。矾石除湿，杏仁理滞气也。

小青龙汤（方见前）

治妇人吐涎沫者。

中下寒，则寒水上逆而吐涎沫，小青龙汤，泄寒水也。

半夏泻心汤

半夏四钱　干姜　炙甘草　人参各三钱　大枣六钱　黄连　黄芩各二钱

治妇人吐涎沫。误下伤中，心下即痞者。

误下伤中，中寒上热，心下即痞。干姜甘草人参温补中气以助旋转，连芩降热，半夏降逆也。吐涎沫而不痞者，宜小青龙汤轻剂，发汗逐水以除涎沫之来源也。

甘麦大枣汤

炙草 三钱 小麦四钱 大枣六钱

治妇人悲伤欲哭，喜欠伸者。

中虚肺热，则成此病。草枣补中，小麦清肺热也。

半夏厚朴汤

半夏四钱 厚朴 生姜 茯苓 苏叶各二钱

治妇人咽中如有炙脔者。

湿凝胃逆，则咽中有物不下，有如脔肉。朴夏姜苏皆降胃逆，茯苓除湿气也。

当归芍药散

当归一钱 芍药二钱 川芎一钱 茯苓二钱 泽泻一钱白术三钱

治妇人腹中痛，诸疾痛者。

妇人之病，多在土木二气。归芍川芎以治木气，苓术泽泻以治土气也。脾胃肝胆，升降调和，则诸病不生。

小建中汤（方见前）

治妇人腹中痛者。

胆经下降，肝经上升，中气不虚，则痛自止。

红蓝花酒

红花一钱

治妇人腹中气血刺痛者。

血瘀则气滞，红花去瘀活血，则气行无阻也。

大黄甘遂汤

大黄二钱 阿胶四钱 甘遂一钱

治妇人产后，少腹满如敦状，小便微难而不渴者。

此治水与血俱结，热在血室。大黄甘遂逐水开结，阿胶养血也。

肾气丸（方见前）

治妇人烦躁不得卧，倚物作息，不得小便，饮食如故，名曰转胞者。

肝阳下陷，故小便不得。肝阳下陷，则胆阳上逆，故烦躁不得卧。胆木不降，阻碍肺气下行之路，故倚物始能呼吸。此名转胞。乃肝肾阳陷，尿胞不举之病。肾气丸，补肝肾之阳也。

膏发煎（方见前）

治妇人阴吹者。

此病前窍喧鸣，后窍不通。此缘大肠干涩，胃家浊气不得后泄，肝木之气因而阻滞，故迫而向前窍疏泄，则作喧鸣。猪膏滑大肠而通后窍，发灰泄木气之阻滞也。

蛇床子散

蛇床子

治妇人阴寒者。

蛇床子温暖肾肝，纳入阴中，其寒自去也。

狼牙汤

狼牙四钱

治妇人阴中生疮，痒烂者。

此病少阴尺脉滑而兼数。乃木气陷于肾水之中，郁生下热之病。狼牙汤洗之，以去热达木也。

谨按：《金匮》原文肺中风，肺中寒，肝中风，肝中寒，心中风，心中寒云云。下列病证，所谓中风中寒，实是病热病寒。大气之中有两种对峙作用，寒热是也。热则疏泄，寒则收敛。风亦疏泄，故热性与风性相通。独病热不可称为中风，否则无法用药。原文以病热的事实，冠以中风之名。中风者，乃中外来之风。五脏中外来之风，岂有不经过全身整个荣卫，而直入五脏之理。又岂有脏中风，腑不中风之理，此原文之疑点也。读肺中风肺中寒，应认为肺病热肺病寒。五脏风寒积聚，应认为五脏寒热积聚。

《金匮要略》原文所载：夫人禀五常，因风气而生长云云一条，与上条"睢治肝也"以下各句，笔法俚俗，不类西汉文字。又其议论浅陋，恐系王叔和所加，读者注意。其文曰：甘入脾，脾能伤肾，肾气微弱则水不行。水不行则心火气盛则伤肺。肺被伤则金气不行，则肝气盛，则肝自愈。岂有金不生水水不生木，病能自愈者。后之人不闻有以正之，且认为仲圣之法，怪哉！王叔和于《伤寒论》篇首妄加序列，将寒字捣个大乱。使后人治温病，治麻疹认错原理。又欲于《金匮》篇首捣风字的乱，遗祸后世，不可不辨。王叔和收集仲圣伤寒杂病全文，其功大矣。愚妄多事，以误后人，其罪亦不小。

金匮方解篇终。

古方中篇

导　言

先入为主，学医通弊。不只是学习从前无原则无系统的医书如此，即使学本书也是如此。欲除此弊，惟有对比的学法。《古方上篇》的编法，五行对比并学，六气对比并学。本篇的编法又与《古方上篇》对比并学。前六方为上篇。前六方为对比并学法，后五方则为形实病的学法，后二方则为妇人病的纲领学法。

著者识

炙甘草汤证治本位的意义

炙甘草四钱　人参三钱　大枣四钱（掰）　生地四钱　麦冬三钱　阿胶三钱　麻仁六钱　生姜二钱　桂枝二钱

治津液损伤，脉结代心动悸者。此滋养津液以运中气之法也。血脉，心之所主。津液流通，中气旋转，心气下行，心不动悸，脉不结代，是为平人。津液损伤，脉络枯滞，中气不能旋转，故心气不能下行而跳动作悸。悸者，似惊非惊，所谓心跳是也。脉来迟缓，停止一至，来而小数为结。停而复来，来而又停为代。此津液损伤，络脉枯滞，中气因以不运之病也。

方用炙甘草党参大枣以健中气，生地麦冬阿胶麻仁以滋养津液，桂枝生姜升降肝肺之气，使生地麦冬阿胶麻仁阴润之性运动不滞也。此方滋养津液而重用炙甘草并用党参红枣，且以炙甘草为方名，非中气运化津液不能复生，却非津液滋润中气不能运化之意也。中气如轴，四维如轮。轴轮相辅，运动流通，故结代动悸俱愈。此方与理中丸为对应的治法。一则病湿寒而中气不运，一则病燥热而中气不运；一则温补中气以运动湿寒，一则清润燥热以运动中气。

茯苓杏仁甘草汤证治本位的意义

茯苓　杏仁各三钱　甘草一钱

治胸中痞塞短气，脉象濡短者。此润肺金以降气除湿之法也。肺金下行为顺，肺气下行，胸中宽舒，故不痞塞。短气者，气不下行，呼吸上迫，非短少之短。

此病乃湿伤肺家津液，气不下行。方用茯苓去湿，杏仁润肺行气以除湿，甘草养中也。

此方与麦门冬汤证为对照的治法。一则病燥，一则病湿。燥乃金气之本气病，湿乃金气之兼气病，此方中气药仅用生甘草一钱，甘草生用，其性清凉。较之麦门冬汤之补中之药不及四分之一。因湿之为病，已至痞塞，已成有形之物，不可重用补中之品以增其滞塞也。此方妙处，全在杏仁润肺之功。如无杏仁肺家津液被茯苓伤耗，湿不能去也。麦门冬汤证，燥伤肺家津液，中气大虚。此证湿伤肺家津液，中气虽虚，却不可大补。

理中汤治胸痞，中气不运，无形之痞也。此方治胸痞，湿气填塞，有形之痞也。麦门冬汤证之上气，中虚不降而气逆。此证之短气，乃湿凝而吸不能深也。脉象濡短，濡为淫象，短为肺气不降之象。去湿补津液的意义，详古方下篇本方推论的意义中。

酸枣仁汤证治本位的意义

酸枣仁四钱　川芎三钱　知母二钱　炙甘草三钱　茯苓三钱

治虚劳虚烦不得眠，脉象虚浮者。

此升肝以降胆之法也。人身阳入于阴则寐，阳出于阴则寤。阳入于阴者，相火下行，须得胆经右降，胆经不降，多由于热。此病之胆经不降，则由于胆经之寒。肝胆升降，互为其根。胆经降则肝经升，胆经升则肝经降，肝阳弱而升气不足，胆经可遂寒而不降。

方用川芎温补肝阳以助上升，以培胆经不降之根源。酸枣仁补胆经相火，以助胆经下降之气。胆经不降，则生虚烦。烦者热也，知母以清虚热，使胆经易于下降。胆经不降，相火外泄，土气必湿，土湿则胆经更无降路，茯苓去土湿以通胆经降路，甘草培中气之旋转以降胆经。枣仁川芎，皆温补木气之热之药，知母则引木气之热下行之药。

此方与小建中汤证为对照的治法。芍药性寒，川芎性热，胆木气热不降，故用芍药以降胆经，胆木气寒不降，故用川芎温升肝经以降胆经，肝经木气阳升，胆经木气自然不寒。此为治木气之对照治法中的互根治法。小建中汤清降胆经，肝经自升。此方温升肝经，胆经乃降也。脉象虚浮者，阳气不降之象。虚者，肝阳不足之象。

人身中气旋转，最密最速之时，惟在睡卧酣甜之时。如人一夜不眠，次早膝冷如冰，精神不振，饮食不甘，形成废人。一旦得睡，膝即温暖。醒来之后，精神健壮，饮食甘美，前后判若两人，中气增减的关系也。

白头翁汤证治本位的意义

白头翁二钱　黄连二钱　黄柏二钱　秦皮二钱

治肝经热利，后重，渴而饮水，脉象沉细而有力者。

此治肝木因热不升之法也。阴升化阳，阳降化阴。不升则陷，不降则逆，逆则生热，陷则生寒，自然之理。惟木气之病，有陷而生寒者，有陷而生热者。当归生姜羊肉汤，木陷生寒之病，此方，木陷生热之病。因木本生火，木郁不生，必生下热也。木主疏泄，热性本动，故病热利。疏泄不通，又欲疏泄，故病后重，木热伤津故渴而饮水。方用白头翁秦皮专清木热，黄连黄柏并清湿热。因疏泄不遂，必有湿气，湿与热合，阻木气上升之路，故病热利而又后重。湿热除去，木气乃升也。此方与当归生姜羊肉汤证为对应的治法。一则肝经下陷而病寒，一则肝经下陷病热。故一则用温，一则用清。脉象沉细数而有力，下热伤津之象。

薯蓣丸证治本位的意义

薯蓣丸即山药麦冬当归阿胶地黄炙甘草党参白术茯苓白敛豆黄卷各二两防风杏仁神曲桔梗干姜各五钱大枣熬膏三两蜜为丸，每服三钱，日二服。治虚劳诸不足，风气百疾，脉象弦涩小数者。

此概括治虚劳病之法也。此方所治之风，并非外来之风，乃本身木气失和之风。但看得见的，只有口眼歪斜，手足抽搐，筋肉嗝动，觉得是风。其余的风，都看不见了。风气百疾的虚劳，金气失收，风气肆动。风气一动，克土，耗水，煽火，侮金。经络因而滞塞。运动因而不圆之病也。

此方重用山药，补金气而助收敛，加桔梗杏仁以降肺金之滞，加麦冬以滋肺家津液，则金气收也，用当归地黄阿胶养血润木，芍药清降甲木，川芎桂枝温升乙木。甲降乙升，运动复圆，则风息也。金逆木动，全由中土旋转之衰。故用参，枣，炙草以补中气。中土气虚必生湿，故用白术茯苓以补土去湿。金逆木动，经络不运，必生积滞，故用干姜，神曲以行中土之滞，柴胡防风白敛豆黄卷以疏木

方名	炙甘草汤	茯苓杏仁甘草汤	酸枣仁汤	白头翁汤	薯蓣丸	生姜泻心汤
证状	心动悸	胸痹气短	不得眠而虚烦	下利后重，渴而饮水	虚劳，里急，自汗，烦热，腹痛，食减，遗精白带，气短形瘦等	心痞，下利，发热，头汗，干噫，食臭，胁下腹中雷鸣
原理	血枯中伤	肺气湿逆	胆经寒	肝木下陷生热，有湿	肺金失敛，风水妄动，五行皆病	中虚，胆胃逆，上热中寒，外热内寒
治法	润血补中	除湿润肺养中	温肝经以降胆经	清热除湿	补金敛木，去滞调中	温寒清热补中
脉象	脉结代	脉濡短	脉虚浮	细沉而数	弦涩小数	脉涩虚小
备考	理中丸证中虚而脾胃湿，此证中虚而血液燥	麦门冬汤证肺气燥，此证肺气湿。麦门冬汤证中虚甚，此证中虚不能补中	温肝经以补胆经之阳，胆经阳足，自能下降。小建中汤证，胆热不降，此证胆寒不降	当归生姜羊肉汤证，肝木下陷生寒。此证肝木下陷生热。肝为阴脏，阴脏病寒者轻，阴脏病热者重	肾气丸证木泄耗水，此证金气木动。金败木动因而火逆金亏，木滞生热此治虚劳病之大法	大黄黄连黄芩泻心汤证，为热气不降，此证热气不降，又兼中气虚寒，经气散乱，下焦不升

气之滞也。

　　此方与肾气丸证是对应的治法。肾气丸养金养木以保肾经，而重在养木。此方补金养木以维全体而重在补金。寒热并施，虚实兼顾，补泻同行，理全法备之方也。此方与建中汤亦是对应的治法。小建中重在降甲木，甲木降相火乃降。此方重在降辛金，辛金降风木乃平。脉象涩弦小数。肺金不收，津被风耗，则脉涩。风木疏泄则脉弦。中气虚，血液少，则脉小数也。

　　人身十二经络，六升六降。而升的主力在肝木，降的主力在肺金。升降的枢轴在二土。大气的圆运动，虽有升浮降沉之四部作用。其实整个的圆运动，只有升降而已。升极则降，无浮之存在也。降极则升，无沉之存在也。妨碍升降，由于滞塞，故方中疏通滞塞之法并重。

生姜泻心汤证治本位的意义

　　生姜三钱　法半夏三钱　黄连　黄芩各二钱　党参炙甘草各三钱　干姜二钱　大枣三钱瓣

　　治伤寒坏病，心中痞硬，发热头汗，干噫，食嗅，胁下腹中雷鸣，下利日数十行，脉轻按浮涩，重按虚小者，此清热温寒升陷降逆并用之法也。心中痞而硬者，中气虚寒，旋转无力，胆胃之经气不降也。发热头上汗出者，胆胃不降，相火上逆也。干噫食嗅者，胆经不降，木气逆冲，上脘横滞也。胁下腹中雷鸣者，胆经横滞，相火散漫，寒热混乱，水气漫溢也。下利日数十行者，胆胃之经热，散漫不收也。此病复杂极矣。其实只是中气虚寒，因而升降反常之故。

方用生姜半夏温中降胃，以开相火下降之路。用黄芩黄连，降相火降胆经，以收散漫之热。用干姜枣草人参，以温补中气而升降上下。经方寒热并用，此为大法。泻心者，降相火也。热利有屁而射远，寒利无屁不射远。寒利一日数次即危，不能数十次。此方拨乱反正，各得其宜。此方升陷之法，乃间接的非直接的。上降则下升也。此方与大黄黄连黄芩泻心汤均称泻心者，言只泻胃上之热，不可泻动胃气之意，利虽属于热，中气却是虚寒。

注意：

此方与大黄黄连黄芩泻心汤证为对应的治法。大黄黄连黄芩泻心汤证，不过在上的火气上逆而已。此方则在上之火，既已上逆，在下之火，又复下陷，在内之火，又复外泄。火气散漫，内必生寒，上逆下陷，中气必虚，所以生姜干姜与连芩并用，而以参枣炙草补中，用生姜者，降胃也。此病复杂极矣，而治之法，则甚简单。脉象轻按浮涩，重按虚小，胆热外泄则脉浮，汗出津伤则脉涩，中气虚寒，则重按虚小。

黄芪五物汤证治本位的意义

炙黄芪二钱　炒白芍五钱　桂枝二钱　生姜三钱　大枣六钱擘

治血痹身体不仁，脉象虚涩者。

此治荣卫内伤之形质病之法也。荣卫者，各脏腑公共组织，以行于脏腑之外，躯体之内，整个圆运动之气也。人身气化的运行，在右曰卫，在左曰荣。荣气左升以交于右，卫气右降以交于左。荣中有卫，卫中有荣，气血流通，血不痹也。身体健康，无不仁也。平日荣卫之气偏虚偏盛，中气不能调和，时有分离之意。偶遭风寒外感，情思内动，一经激刺，荣卫分开。开而不合，则中气脱而人死。开而仍合，合不复旧，则荣卫乖错，中气损伤，而患血痹身体不仁。

此方芍药调荣，黄芪调卫。桂枝以助芍药黄芪之力。生姜大枣补中气生血液，以助荣卫之升降。不用甘草者，甘草性壅，因血已痹身体已不仁，荣卫运气已不通，甘草性壅，即不相宜。此方乃整个圆运动，以通调血气之方也。脉象涩，血不流通也。脉象虚，荣卫败也。

大黄䗪虫丸证治本位的意义

大黄䗪虫各三钱　桃仁　干漆　䗪虫　水蛭　蛴螬　杏仁　黄芩芍药地黄各二钱　炙甘草三钱

蜜为丸，如小豆大，每服五丸或七丸，日三服。

治虚劳赢瘦，腹满。不欲食，两目黯黑，肌肤甲错，内有干血，脉沉细而涩者。

此治干血形质病之法也。人身中气旋转，经气升降。灵通流利。一气循环，百病不生，是曰平人。若是内有干血，肝经失养，气脉不通，横滞于中，脾不能开，胃不能降，故腹满而不欲食。内有干血，故赢而肌肤如鳞甲之错落，肝开窍于目，肝经枯故两目黯黑。此时中气滞涩极矣。如不将干血磨化，经脉愈滞愈涩，中气愈滞愈减，中气消尽，人遂死矣，但磨化干血，宜缓不宜急，更宜顾着中气。

此方用大黄䗪虫桃仁干漆䗪虫水蛭干血，磨蛴螬也。血干则气滞，杏仁以疏气滞。血干则生热，黄芩芍药以清血热。血干则枯结，地黄以润枯结。以上各药，皆须以中气以运行，故用炙草以补中气。干血磨去，经脉自和，中气旺而升降复其常，斯病去而人安也。

此等病症，内而脏腑，外而经络，以至皮肤，干枯滞涩，劳伤赢瘦。所以不死者，仅一线未亡之中气耳。非磨化干血，不能使中气复新，非中气复新，不能新血复生，此方妙在磨干血之药，与补中气之药同用。尤妙在每服只五七丸。不曰攻下干血。而曰磨下干血。所以徐俟本身运动，自然回复也。

此方与黄芪五物汤为对待的治法。一则调和气化，以活动形质，一则活动形质，以调和气化。脉象细而涩，即内有干血之象。

大黄牡丹汤证治本位的意义

大黄二钱　芒硝一钱　南瓜子一两　桃仁十枚　丹皮二钱

治肠痈，少腹肿痞，按之极痛如淋，小便自调，时时发热，自汗出，复恶寒，脉迟紧，脓未成可下。脉洪数，脓已成，不可下。

薏苡附子败酱散证治本位的意义

薏苡一两　附子二钱　败酱（即苦菜）三钱

治肠痈，其身甲错，腹皮急，按之濡，如肿状，腹无积聚，身无热，脉洪数者。

此治局部形质病之在下者之法也，大黄牡丹汤证，血气结聚，故少腹肿痞，按之痛。肠热内实，故小便自调。内热实，故发热自汗。痈之为病，荣卫必郁，故恶寒。脉迟紧者，迟为沉实之象，乃不数之意。紧者，向内结聚之象。大黄牡丹汤，大黄芒硝攻其实热。牡丹皮瓜子桃仁下其结血也。此迟字，不可认为寒之迟。此肠痈实热证之治法。

脉如洪数，血已化脓，便不可下。此时按之，必不即痛。必不时发热恶寒汗出也。脉紧迟为内实。脉洪数为内虚，故洪数脉，不可下。

薏苡附子败酱散证，大肠与肺皆秉金气，肠内肉腐，金气伤损，收令不行，故身甲错。金气散漫，故腹皮急而按之濡如肿状。痈而发热，身不热而脉数，故知为虚。大肠为腑，腑气属肠。肠痈而身不热。脉又不沉实而虚数，故知为腑肠之弱。薏苡附子败酱散，附子温回腑阳，薏苡除湿健脾理滞，败酱涤腐生新也。此肠痈虚寒证之治法。

凡肠痈之病，病在左，左腿伸则腹痛，病在右，右腿伸则腹痛。再以手循大肠地位按之，必痛也。

治气化病，认定全身运动因何不圆，用药帮助本身气化运动，回复其圆。治形质病，一面用药去腐。一面用药生新，腐去则运动圆，圆运动则生新也。

大黄牡丹汤，腐去则运动圆也。因阳气偏多，阴气偏少，故运动不圆。大黄芒硝下去过多之阳，阴阳和平，则运动圆也。薏苡附子败酱散，阳复则运动圆而新生也。因阳气少，阴气偏多，故运动不圆。附子补起腑阳，阴阳平和，则运动圆也。

此二方为对照的理法。大黄牡丹汤证，误用附子，阳更盛阴更衰则病加。病虽加，不既死。薏苡附子败酱散证，误用大黄，腑阳更退，不待病加，人即死矣。

葶苈大枣泻肺汤证治本位的意义

葶苈三钱捣末熬令黄色　大枣一两掰，先煎大枣去渣，入葶苈调服，治肺痈喘不得卧，口燥胸痛，脉涩数者。

此治局部形质病之在上者之法也。肺痈之病，中虚而肺胃上逆。肺胃俱逆，胆经相火必不降。相火不降，将肺间津液熏灼成痰。熏灼即久，肺的形质即生脓成痈。于是气小降而发喘，津液变脓而口燥，肺被痈伤，故不能卧而胸痛。

方名	黄芪桂枝五物汤	大黄䗪虫丸	大黄牡丹汤	薏苡附子败酱散
证状	血痹，身体不仁	羸瘦，腹满不欲食，两目黯黑，肌肤甲错，内有干血	肠痈，少腹肿痞、按之极痛，发热出汗，恶寒	肠痈，甲错，腹皮急，按之濡如肿状，腹无积聚，身无热
原理	荣卫不和	干血阻滞，经络不通	气血结聚，肠热内聚	痈成阳蛊
治法	调和荣卫	磨化干血，兼养中气	攻下结热	补阳涤脓
脉象	虚涩	沉细而涩	迟紧	虚数
备考	此治半身不遂之法	此治干血阻滞之法	此治肠痈实证之法	此治肠痈虚证之法

方名	葶苈大枣泻肺汤	甘麦大枣汤	温经汤
证状	肺痈，喘不得卧，口燥胸痛	妇人脏燥，悲伤欲哭	妇人久不受胎，崩中去血，月经不来，或来过多，带下，口干，妇人五十下利不止，日暮发热，腹满，里急，手心烦热，内有瘀血
原理	中气虚，肺胆胃三经上逆，相火灼肺成脓	木郁生风，伤耗津液，中气大虚	水寒木郁，升降不和，瘀血阻滞，整个圆运动失常
治法	排脓，补中气，补津液	润燥补中	温寒，调水，清热，去瘀，兼养中气
脉象	虚涩	弱涩	浮数弱涩
备考	此治肺痈之法	此治怪病之法	此治妇人病之大法

此方葶苈下脓，大枣补津液补中气。不用炙草而用大枣如此之重者，葶苈下脓，极伤中伤，极伤津液，大枣津液极多又能补中也。肺痈之人，津液损伤，血管干涩，炙草补中，力大性横不宜也。脉象数，中气虚，脉象涩，津液少也。

此方与肠痈二方，为对照的治法。在上之病，用中气药，在下之病，不用中气药之别。

甘麦大枣汤证本位的意义

炙甘草二钱　小麦二两　大枣二两掰

治妇女脏燥，悲伤欲哭，如神灵所作。数欠伸，脉象弱涩。

此治怪病之法也，悲伤欲哭，如神灵所作者，本已并无悲伤的心思，而悲哭不能自主，故而神灵所作，此为怪病，其实并不为怪。

缘妇人之病，木郁为多。木郁生风，妄肆疏泄，伤耗肺臟津液。金性本燥，肺属阴金，从湿土化气。金气主降，金气发现，志悲声哭。所以其病发作。如神灵为之，不能自主。欠者开口嘀气，伸者举臂舒筋。此阴阳相引，欲交不能之象，乃中气虚也。方用小麦生津清燥，大枣炙草养液补中，故病愈也。脉象弱涩，津液不足，中气虚乏之象。

温经汤证治本位的意义

当归二钱　川芎一钱　芍药二钱　阿胶　桂枝　麦冬各二钱党参　炙甘草各三钱　法半夏二钱　吴茱萸　生姜各一钱　丹皮二钱

治妇人少腹寒，久不受胎。兼治崩中去血，或月经过多，或至期不来。又治带下，唇口干燥，内有瘀血。又治妇人年五十内有瘀血，下利数十日不止，日暮发热，少腹里急，腹满，手掌心烦热。脉象轻按浮数，重按弱涩。

此治妇人经血病之法也。妇人之病，与男子相同。所不同者，胎产与月经也。其实月经胎产之病，与治之法，乃五行升降圆运动而已。

少腹寒久不受胎者，水气主藏，木气主生。胎乃藏气与生气之事。水中火泄，温气不足，木气的生气无根，藏气与生气不旺也。

崩中去血者，内寒外热，上焦之气因热不降，下焦之气因寒不升。不降则不收，不升则下崩也，月水过多者，木气热而疏泄太过。月水不来者，木气寒而疏泄无力也。

带下者，水气阻滞，升降失调。郁而疏泄，津液外注也。

内有瘀血，而唇口干燥者，瘀血阻滞，脾阳不能上升以化生津液也。

年五十下利不止者，五十月经应止，水气应当安静之时。内有瘀血，木气失养，因而疏泄。疏泄于前，则为崩中带下，疏泄于后，则下利不止也。

日暮发热者，内有瘀血，木气枯燥，日暮阳气下降，阴枯血少，不能藏阳，阳气化热也。少腹里急与腹满者，木气为瘀血所阻也。

手掌心烦热者，瘀血阻碍木气升降之路，手厥阴心包相火不降也。

方用当归川芎温暖升发，以培木之生气。芍药阿胶，收敛滋润，养木息风，以助水之藏气。桂枝配合芍药于归芎阿胶之中，以升降木气，而调寒热。丹皮以去瘀血，麦冬清燥热，半夏降逆，参草补中，生姜吴萸以通寒滞，故诸病皆愈。经血不和，腠理必多结塞不通之处。结塞之原，由于津燥，麦冬润燥，最能开结。此方用之，随参枣姜萸之后，当归芎芍桂胶丹之先。此方要药也。

此治妇人病整个原理与治法也。此整个原理治法了解，凡前贤所治妇人病医案，皆可就其所用药性，寻求所治病理，以合于圆运动的原则。脉象轻按浮数，中虚热逆之象。重按弱涩，津亏气滞之象。

人参十二经，脾胃肝胆肺肾，病症惟多。脾胃肝胆肺肾六经治，其余六经自治。故仲圣《伤寒》《金匮》之方，多系脾胃肝胆肺肾之病。如心经心包经不降，只须肺胆胃三经下降，心经心包经自然下降。如膀胱经上逆，肺胆胃三经下降，膀胱即不上逆。如小肠经大肠经不升，肝脾肾三经上升，大肠经小肠经自然上升。如心经心包经病热，肺胆胃三经下降生阴，心经心包经即不病热。

心经心包经病寒，肝脾肾三经上升牛阳，心经心包经即不病寒。大肠经小肠经病寒，肝脾肾三经上升生阳，大肠经小肠经即不病寒。三焦经火弱，胆经下降生火，三焦经自然火足是也。虽亦有各本经之病，应治各本经，只是极少之数。故先学脾胃肝胆肺肾六经之方，省事得多。却能推行尽利也。再进一步说，肺为阴脏，居最高之位。阴性本是降的，只要胃胆二经下降，相火不克它，胃经不阻碍它，肺经是最喜下降的。至于肾经，只要胆经下降，相火下交于肾，肺金下降生水，水源不断。肝木平静，不去耗水水无去路。也是最喜上升的，是肺肾之病亦极少。只是中气与肝胆二经之病多耳。五行之气，皆各有定性。所不定者，木气耳。肝胆二经，挟土气为升降，木气和则中土旺。归纳之下，注重木气与中气，便能得到极妙之境。桂枝汤为治外感之法，小建中汤为治内伤之法，同是一方，包举中医证治之纲领，而皆肝胆中气之药，可以见矣。无定性之木气病解决，有定性之金气水气火气土气，不难解决也。

古方下篇

导　言

医学须先学根本。根本学定，乃学变通。古方上篇中篇，根本学法。此篇推论的意义，范围极广。若根本未曾学定，未可读也。

著者识

理中汤证治推论的意义

寒霍乱泻伤津，亦有口干微渴者。姜术均不可用。寒霍乱亦有因，吐而胃逆生热，服理中丸后更吐着。须知寒霍乱用理中丸，乃正吐正泄时之方。吐泻已止，切莫服用。用则燥热伤阴，必又别出祸事，吐利大伤津液，干姜燥热慎用。

寒霍乱胸腹绞痛者危险。因为木气阻滞，全体空虚，易于气脱也。若胸腹绞痛有木气阻滞而土气又虚寒者，理中丸加艾叶数分以温木气。人身胆木降则胸不痛。肝木左升，则腹不痛。如绞痛甚者，是木气有力，加炒白芍数分以调木气。五行惟木气最动，动而不通，故郁而冲击，所以其痛如绞，此病如误服藿香正气散立死。因方中皆消药散药，寒霍乱因于虚寒，宜温补忌消散。

寒霍乱，可先以老生姜少许嚼之，不觉甚辣，便可用理中法无疑也。嚼姜不辣，凡欲试内寒，皆可用之。霍乱有寒症热症湿症闷证之别。热症闷证忌燥者，详见时病本气篇。

理中汤亦治胸痞，胸痞者，中气虚寒，不能旋转。四维不能升降也，故服此方即愈。若中脘寒痛，已运动不通。草参姜术大补之。干姜三钱茶叶三分既效。因中脘寒痛，已运动不通，草参姜术大补之性，反将不通之处补住。单服干姜温运中宫，流利无阻。茶叶清凉，引姜性下行，故必见效。痞者，中气不运，尚未至于不通。中脘寒痛，眠餐俱废，则不通甚矣。可见人身是一活泼气机。补药滞塞，反酿祸事。因能受炙甘草参术之脉，必虚而活泼。中脘寒痛不通之脉，必沉着不起，不活泼了。以次类推，学医要决。

曾治一五十岁病人，环唇黄水疮，夜间痒甚。大便十数日一次，黑燥异常，便后既下血碗余。年余矣，医治无效。右脉微小食减，方用轻剂理中汤，加阿胶，并用黄芩黄连少许，五剂痊愈。

此病唇黄水疮，是偏见也。十数日始大便，燥偏见也。唇疮夜痒，热偏见也。便后下血，风偏见也。右脉微而食减，寒偏见也。风热燥湿寒，各偏一方，中气无运化调和之力必也。用理中汤参术炙甘草补中，干姜以燥土湿而温寒，阿胶以润燥而息风，连芩以清热。中气如轴，四维如轮，轴运轮行，寒热和合，燥湿交济，风静木荣，病遂愈焉。河图四象之中，皆有中气。所以中气运化，四象自然调和也。河图详生命宇宙篇。

又治一三十岁妇人，眼昏而痛，左眼较甚，大便日三数次，下白物，不后重。食减，右脉微小，左脉沉细。医治三年无效。方用理中丸三钱，阿胶三钱，化水送下，分三次一日服完，三日见效，半月痊愈。大便下白物多热，此白物为寒者，食减脉微故也。

此病脉微食少，大便下白物，中气虚寒者也。大便一日多次．风木疏泄之现象也。左目不明，木气疏泄自伤本气也。理中丸以温运中气，阿胶以养木熄风，所以病愈。左脉较细，木枯故也，阿胶养木润枯。

又治天津人五十岁脑力恍惚，胸满，左膀左腿酸滞，脉右虚大，左细硬，近一年矣。医治无效。方用理中丸三钱，阿胶三钱，化水送下，分三次一日服完，三日见效、一月痊愈。

此脑力不清，肺经与胆经热也。左膀左腿酸滞，肝经枯濇也。胸间满闷，中气虚寒也。左脉细硬，木气枯也。右脉虚，食少，中气虚寒也。理中丸温运中气，阿胶润肺金并润肝胆木气。中气旋转，肝木左升，胆木与肺金右降是以病愈。天津此人每日必食萝卜甚多。萝卜生食，性热伤肺之故。

又治一老人，眠食均减，头顶痛，右脉虚，左脉枯。年余矣。用黑豆五十粒煎浓汤，吞半钱理中丸，二服而愈。此病左脉枯，应用阿胶以润木气。因其食少，阿胶败脾，改用黑豆，润木不败脾，所以效也。

以上四案历治不效者，只知头痛医头，脚痛医脚，不知整个治法，不知治中气之故也。

此方干姜极热，热则燥肺。阿胶极腻，腻则湿脾。初学脉法不精，可用四君子汤代理中汤，用黑豆代阿胶亦效。四君子汤党参白术茯苓炙草各一钱以补中土之气，黑豆四钱以润降胆经，原则是一样的，不过真有中寒者，无干姜不能温中寒也。

中虚之病甚多，然用干姜之中虚病则甚少。用白术党参炙草之中虚病乃多耳。非真系中寒，万不可用干姜。学医易于学偏，由中气学起，仍易学偏。

河图中气，阴包阳外，阳蔽阴中。倘误用干姜将阴液伤损，包蔽不住阳气，中气中的阳气飞泄出来，遂不思食而中气消散也。中气乃阴阳和合而成的圆运动，故阴阳不可偏伤。白术性横，吐多者忌服。世人因土生于火，又因理中丸用干姜，遂认中气是阳性的，不知中气乃阴阳并重，党参即是补中气之阴之药。用干姜因中寒也。

余曾见一老人，颧赤、食减。医见其食减，用白术炙草补之。大喘不食而逝。颧属肾，胃家津液不足，降力大衰，肾水枯干，包藏不住相火，故颧赤。脾阳主化食，胃阴主纳食，脾为阴脏，其上升者阴中有阳也。胃为阳腑，其下降者阳中有阴也。胃阴不足，不能降纳故不思食。白术横燥，炙草横热，胃阴更伤，降气全消。阳气有升无降，故大喘不食而逝。白术炙草，看似寻常补品，用不得当，致造如此大祸。老人的圆运动，已在消减之时，本难用药。用药稍偏，消灭更快。如非阴寒偏盛之病，附子肉桂一切动阳之药，下咽即生大祸。

中气者，阴阳互根，五行运化，六气调和，整个圆运动的中心之气也。有寒湿偏多之中虚，燥热偏多之中虚，阴液枯涸之中虚。寒湿偏多之中虚易治，燥热偏多之中虚难治。阴液滋润之中虚易治，阴液枯涸之中虚难治。阴液者，有形之体质。阴液既少，不惟炙草不受，即白术亦不受，故难治。寒湿偏多，津液滋润，乃可服理中丸，一服即效。

寒霍乱，用理中丸，易治之中虚也。如非寒湿多津液多之中虚，误服干姜，劫损真阴，致人于死。风热暑湿燥寒，皆能吐利，此吐利乃因寒湿也。

凡中虚之病，认为当用炙甘草补中，服炙草后反觉胸腹横滞者，便是阴虚。此津液不足，脉络枯涩，故不受炙甘草之刚性。可用冰糖，冰糖觉热，可用白糖饴糖。如阴虚之家，津液枯燥，又不能不用中气药者，须避去甘味。可用山药，扁豆，糯米均佳。冰糖性聚，如虚劳咳嗽服之，病必加重。阴虚的中虚，淡豆豉亦佳。淡豆豉养中调中，又能宣泄和平。阴虚液枯，腠理必滞，故宜豆豉去滞。如两尺无脉者，阴液太枯，扁豆补土，亦不可用，土气能伤水也。

凡百病皆有中气关系，中气之治，有温中、养中、补中、调中、顾中之别，干姜为温中之法，白术炙草扁豆党参为补中之法，冰糖白糖饴糖山药扁豆糯米为养中之法。调中者，用清轻之品以去滞，顾中者，用药须照顾中气，不可损伤中气也。

学医最易蹈先入为主之弊。一蹈此弊，即易偏执。本篇所引经方，须将各方合成一个整的去研究明了，自无先入为主之患。偏于寒润者，易败脾胃之阳；偏于燥热者，易劫肝肺之阴，皆能致人于死地。肝肺阴液被劫，即成痨瘵而死；脾胃阳败，即滑泻而死。脾胃阳败，死在目前；阴液被劫，死在后日。死因阴虚，误用刚燥之罪也。

人之有生，先有中气，后有四维。中气如轴，四维如轮，轴连轮行，轮运轴灵。无论何病，中气尚存，人即不病。中气渐复，病即能愈。故学医必先从中气学起，自然一本万殊，头头是道。万殊一本，滴滴归源。干姜伤阴液，用理中丸一钱，干姜只合一分，慎用之意也。干姜所以温中寒，先以老生姜嚼服而不知甚辣，便是中寒之证。经方皆重证据。故桂枝汤证，在发热汗出脉缓六字。发热汗出，荣卫疏泄，用芍药以收敛疏泄之证也。脉缓为虚，用炙甘草红枣补虚之证也。麻黄汤证，在恶寒身痛脉紧六字。恶寒身痛脉紧，卫气闭敛，用麻黄以疏泄闭敛之证也。经方不言症而言证。即是用药之证。嚼生姜而不甚辣，初学用干姜之证也。理中丸之证，脉微、吐利、气微、不渴，皆是。本书首列理中丸，系认识中气如轴四维如轮之法，非教人以热药入手之法。中寒病少有，夏月上热下寒之大气中，人食生冷，则多有之。

吐有因于热者，食入即吐，生甘草一钱，生大黄五分煎服，其脉必实也。吐有因于胃虚者，朝食暮吐，脾胃之根气不足，肾气丸一两，分五次吞服。其脉必虚也。吐与呕之辨，与利之寒热之辨，详下文柴胡汤中。有因停食而利者。详时病篇水泻中及儿病篇中。停食水泻，忌补中药。有用补中药者，必以疏通药为主乃可。

一老人76岁，津液素亏，左尺微少，饮食一如少时。一日食鸡蛋烩饭，胃间不见消化，胃右有三处作痛。后食肥猪肉一块，下咽痛即全止。少顷胃活动，顿觉舒适。缘人身的阴阳和平，运动乃圆。平者平均，和者混和。此人阴液偏少，不能兴阳气平而和之，运动已不能圆。再食入鸡蛋，将阳热加多。于是阳多阴少，不能运动而痛，食物遂停顿而不消化。阳热加多，得肥猪肉之阴液，登时阴阳和平，故下咽痛止，而消化也。凡病皆运动不圆，凡病之愈，皆不圆者仍复其间。此圆字的事实上，必左右相互，平而又和，然后能圆。凡病除有宿食停痰停水瘀血，必去之而后阴阳能复和平外，皆须自己的阴阳和平，而后病愈。并非别有去病之法，调和阴阳、运动复圆之法也。

理中丸证，不渴为寒。其他的病，多有热而不渴者。阴虚之人，肺燥肝热，反多不渴。渴有三病，湿渴、燥渴、风渴。湿渴者，胸下有水湿，阻隔相火不能下降，火逆伤津，则渴而能饮，饮仍吐出。燥渴者，肺胃燥热，大渴能饮不吐出。风渴者，肝枯风动伤津，则渴而小便多也。湿渴燥渴，详《伤寒论》五苓散，白虎汤。风渴详本篇肾气丸乌梅丸中。

有室女二人，春初食鸡蛋鸡肉生果，忽然嘴向右歪。脉现中虚、左尺如无。用理中丸二钱，黄精三钱，十剂而愈。其一人服祛风除湿等药，病乃加重，更歪食减。右眼流泪，眼跳不止。不知中气之理奈何。凡偏左偏右，皆中虚极也。

寒霍乱的头痛，由于中气虚寒，升降停顿。其他的头痛，肝胆二经关系独多。阴亏液少，木气枯燥故也。亦有肝经阳气升不上来而头痛者。用川芎一钱党参三钱温补肝阳外，皆宜降药，不可用升散之药。

足软无力动行，有因肺热者。凉降肺家则愈。此病能多食。

麦门冬汤证治推论的意义

人身水下有火，则水中生气。火上有金，则火中生液，水气上升，全赖肝木之疏泄。火液下降，全赖肺金之收敛。肺金收敛，全赖津液。津燥液枯，收令不行，升的气多，降的气少，遂成干咳上气咽喉不利之病。麦冬性极清降，津液极多，然能败中滋湿。半夏性燥利湿，降力甚大。麦冬得半夏，清润下行自无滋湿之过。又以粳米、参、草、红枣补中之药辅之，中气旋转，自无败中之过。麦冬半夏同用，下行之力甚速，如无中气之药，极伤中气。麦门冬汤证，其脉必中部虚少也。如伤寒论人参白虎汤，用石膏治伤寒燥渴。石膏大寒，远过麦冬。而必以人参粳米大补中气以助旋转，尤需加炙草以充足其中气健运之力，亦于麦门冬汤同一意义。特麦门冬汤证，燥而不渴，故不用石膏之大寒耳。世人于石膏麦冬，不知应重用中气之药，反助以黄芩黄连芍药生地阴寒之品，使中气大败，变成他祸。可怕之至。人参白虎汤，详伤寒论读法篇。

半夏专降胃经，加补中之药，既是降胃经之法。金匮大半夏汤，用半夏人参白蜜，治朝食暮吐，大便燥结是也。

此病之咽喉不利，乃咽喉干燥。此病之咳嗽，乃无痰之干咳。故用麦冬以润燥，如咽干不因于燥，误用麦冬，病必加重。不因燥之咽干，乃下部阳弱，脾胃津液不能上奉之故。脾胃津液，乃水中阳气所化，常用温养脾肾之药。如下文肾气丸少服，或用补益脾肾之方，乃有效也。

曾治一老人，口舌咽喉俱干，脉弱不振。余用山药枸杞煮猪腰汤见效。滋养脾胃之津液，温升脾肾之阳气也。后易一医，用麦冬三钱高丽参三钱，咽干更甚，不食而逝。麦冬寒润，极败脾阳，极伤中气，老人阳气微少，故麦冬三钱，即将微少之阳气完全消减也。老人中气将完，直补中气之药多不接受。吞服五味子数粒，补肾家水火以生中气，尚效。麦冬润肺生津，能开腹中一切结气，为药中妙品。用之失当，能杀人也。下行之速，津液之多，开结之速，莫如麦冬。又能收敛金气。但须燥结之病，补以中气之品方可用之。

风热暑湿燥寒，六气之中一气有偏，皆能令人肺气上逆而咳嗽，此病为燥邪偏胜之咳嗽。

肺金主收，金气为一年之圆运动成功的第一工作，人身亦然。而咳嗽乃痰，人身圆运动工作最易最多之病。参看下文小建中汤薯蓣丸方。

若咳而痰白胶黏，脉象不润，夜则尿多。此肺燥肝热，为阴虚之咳，麦门冬轻剂多服即效。肺润，肝即不热也。

若咳嗽痰少声空，痰中有血，脉来弦细，沉而有力。口苦舌有黄苔，此胆胃二经，有了实滞。不宜大枣党参炙草，可用天冬麦冬贝母阿胶，以润肺燥。款冬花马兜铃百部紫苑，以舒肺络。冰糖以补中气乃愈。弦细乃津枯之象。至于沉与有力，则津枯生热，阴分被伤极矣。而口苦苔黄，必是起病由于外感，卫气闭塞而未开，误服温补卫气敛涩之故。润燥通络补中，均宜清轻之品。服后弦细疏开，阴液复生，热退络活，咳血乃止。如用参草大枣，经络更横，津液更枯，伏热更甚，咳血更多，必死。此方见效后，可加当归少许，以补血。如苔黄已退，多加山药扁豆以健脾胃，二冬胶贝渐渐减轻，始终不可用伤阴之药。此等病与治法仲景经方无有，详于王斋医案。细弦之脉，闭敛之象。如用芍药，病必加重。芍药其性收敛之故也。自来治阴虚脉细，好用白芍，切宜戒之。二冬胶贝，寒滑败土。如非热实脉实，且须慎用。一药有一药之功，医生用错，功便成过。如补阳之功错则伤阴，补阴之功错则败阳，补土之功错则伤水，补水之功错则伤土。初学总须于认定着落四字上用功，方不错误。白芍与当归同用，亦可舒开弦细之脉。白芍性敛，当归性散之故也。

咳因于内寒者，喉必做痒，清水加稀痰，痰不胶黏，就枕即咳，脉沉而细且微，口淡无味，饮食减少。方用五味子细辛干姜各一二钱，即愈。五味子温肾，干姜温中，细辛温肾寒降寒水之逆冲也。细辛五味，性皆收敛，皆温肾药。世医误以五味子止咳为肺家药非是，又误以细辛为发散药更错。

咳因于中气虚寒而兼肺热者。痰必黄稠而不胶黏，痰稠如脓。方用理中汤加天花粉橘皮半夏以清降肺气而温补中气即愈。咳因感外寒者卫气与肺气闭束不舒，咳声不利，头身微痛，脉象束迫。方用苏子杏仁橘皮半夏各一二钱，以舒卫气而降肺气，冰糖五钱，炙甘草一钱，红枣三钱以补中气即愈。脉细者，加生地当归各一钱以润血。此方可为咳嗽普通用方。但须认明是疏散卫气，并非疏散外来之寒气也。

咳因于内风者，交半夜即咳。此本身木气不调，子半阳生，阳生木动，木气上冲也。白芍当归各一二钱以调木气，饴糖一两，炙草一钱以补中气即愈。黄豆绿豆黑豆各一把，浓煎卧前服，养木平风亦效。

咳因于气血虚者，八珍汤。党参白术茯苓炙甘草当归白芍川芎生地各一二钱，多服乃愈。咳嗽而脉虚者，大人小儿均宜。此病如服苏子杏仁等降肺气之药，必坏。

咳因于津液干枯者，中年以后，津液不足，每到冬季，日夜咳嗽，夜间尤甚。无痰干咳，咳时气由下上。此冬藏之阳气，由肾上冲。用黄豆一把，白菜心一整个，煎服即愈。白菜心下里阳之上冲，黄豆润肺卫津液，养木气。冬咳上气，木气动也。内经谓秋伤于湿冬必咳嗽。既是此病。咳嗽上气，由于津液伤，湿乃土金之津液也。此病除此方无特效药。

咳嗽清痰而小便不利者，黑豆三钱，乌梅三钱，服后小便利，咳即止。清痰者，水也。乌梅助木气以疏泄水气，故小便利咳即止。乌梅性温属阳，故用黑豆和之。豆与梅分量应如何配法，临时确定为是。脉柔润者不用黄豆。可用乌梅三枚白糖一两。

咳因于酒积者，吐黄稠痰，胸热食减，面色青黄。用白扁豆黄豆各一把，或单用黄豆而愈。胸热食减，湿热伤损肺胃之阴也。面色青黄阴伤土败也。扁豆除湿健胃，黄豆清热益阴。兼而用之，除湿不伤津液，健胃不嫌横燥。养阴清热而不败胃，又皆淡而不甘食品。治湿热而用淡味之谷食，妙不可言。若用他药，必贻后患。黄豆善补胆肝胃脾肺肾之津液而不湿脾，故愈。

又有咳因酒积，日久伤阴，声粗而空，痰白稠黏，不易咳出，出则甚多。脉洪大，鼓指有力，重按空虚，关寸最盛，关尺最微，右脉最盛左脉最微，行动欲喘。此非寻常轻剂所能奏效。须用大剂填阴之法。熟地一两龟板鳖甲各一两以填阴，扁豆黄豆各六钱，以补土养木养津液，牛膝枳实橘皮半夏各三钱，以降肺胃。浓煎多服，服至脉小乃愈。

夜间干咳无痰，脉不虚浮。葱豉汤甚效。脉不浮，肺气闭束之象。葱舒肺气豉能宣通，故效。葱头三个豆豉五钱煎服。

如咳嗽脉短，此为肺气不舒。苏子杏仁各二钱，红枣十枚，浓煎服。脉长即愈。此则肺脏本身自咳也。

小儿篇治咳方，各宜参考。四逆散，治半夜烦咳，脉实妙极。

虚劳咳嗽未有不愈治愈咳者。因治咳之药皆伤肺气之药。补药皆滞肺气之药故也。可用净糯米粉，揉成小水圆，扁形一寸大一个。豆油或花生油猪油，小火炸微黄。木器装，放土地上半小时，以退火气。凉水煮稀糊，淡食，不可放糖与盐。一日二次，食半饱，极有功效。虽至无药可治之虚劳之咳，皆有奇效。糯米补益肺阴，性能收敛，能补肺损。炸过兼补中气。油的润性，最宜虚家，咳而失眠潮热盗汗最妙。此无法中之法也。虚劳咳嗽，脉忌细数。多服此方，细能转宽，数能转缓，真有不可思议之妙。

虚劳咳嗽，如确喉痒，清痰夹水，便是五味子干姜细辛证。可用五味子干姜细辛各一钱另服。一面仍食糯米粉水圆方五味干姜细辛证。非五味干姜细辛不能医。如咳而喉不痒，痰不清不夹水误服之杀人。五味干姜细辛证，脉必虚寒，注意。

麦门冬汤，金匮原文无咳嗽二字。事实上，上气咽喉不利，既是无痰之嗽。见病本气篇咳嗽最后一方，重用麦冬，无补中药，因中不虚。此病中虚也。上气咽喉不利六字合看，便是燥嗽。气不顺下，则逆而作嗽。咽喉不利，便是燥嗽的上气。《周礼·天官》疾医，冬时有嗽上气疾，既是此病。有痰为咳，无痰为嗽。

肺为阴根，肺阴足则全身的津液自足。麦门冬补肺阴之方也。用糯米稠粥调花生油，不着盐不着糖，早晚饭后一碗，数日之后，阴生液旺。凡肝肾阴亏，上焦干涩，左尺脉少诸病，皆有显着功效。调法，须调至粥油不分乃止。粥一碗，油二两。如食后胃即觉腻者，不可食耳。秋冬尤宜，此食一切价贵之物。花生油有通结润枯之功，阴虚最宜。

223

小建中汤证治推论的意义

此方重用芍药名建中者，中气生于相火，相火降于甲木故也。相火降则中气运，中气运则相火降，交相为用，其机甚速。

芍药专降甲木而敛相火。性寒味苦，如不与饴糖姜枣桂枝甘温之味同用，将苦寒之性化合，必伤土气而败相火。

造化之气，地面之上的少阳相火，降于土下，藏于水中，远为一年之根，近为中气之本，人身亦尤是耳。故降甲木以敛相火，为治虚劳之大法，为建中气之关键。胆经与相火关系全身，可谓大矣。

此病如兼见咳嗽，即入危险之境。如咳嗽不愈，便为难治。因相火下降，全赖肺金的收敛之力。如咳嗽不愈，肺金的收力散失，相火永不能降，发热不止，中土无根。肾水不能复生，肝木之气枯竭。五行消灭，不能生也。

此病如兼咳嗽，仍用原方。因肺金收降，本自然的性能。只要甲木能降相火下行，不伤肺金。中气回复，肺金自能下降不咳也。如加用治咳之药，必伤津液，咳反加重。叶天士谓芍药入肺经，其意即此。此病为气化为病，形质未损之方。如为病日久，性质损坏，此方诸药均不相宜。仲景立虚劳之法，乃形质未损之法，倘或之形质已损之虚劳亦用此方，不惟无效病反加重。因形质即坏者，芍药之大苦大寒，不能受用。炙草大枣甘味，亦能聚气而加咳。形质已坏者，咳嗽发热自汗，枯瘦而脉象细数，饮食极少，不能起床也。身形以生气，气以成形，形质已坏，气无所生，故为难治。

虚劳病三十二岁以前得者，发热不止，必入危险之境。三十二岁以后得者，可不发热，可免危险。因三十二为四八之期。男子四八，肾水固定，水能藏火，故不热。女子则四七之后肾水固定也。

虚劳之病，至于如此情形，可谓重矣。治法不独降胆经相火以建中气，此五行之妙也。中气在二土间，胃土喜清降，脾土喜温升。胆经相火下降，则胃土清降而脾土温升。二土升降，中气自任。尤妙在饴糖白芍合用重用。

虚劳用芍药。一要用辛甘之药和其苦味，二要有干燥烦热之证，否则减轻用，三要右手关上胜过他脉。关上乃肝胃脉也。冬至后夏至前，不善用之，最败火土。中伏后最易见功。因夏至后太阳南行。中伏地面之上压力渐增。地面上的太阳热力，遂压入地面去，以后愈压愈深愈压愈多。造化的中下，阳气充足，人身胆经降入中下的阳气亦充足。故芍药降胆经之功甚伟。处暑后，地面上的阳气正在入地，胃间的阳气更足，故处暑后用芍药尤易见功。冬至后地面下阳气左升，阳根疏泄。人身此时，亦中下阳泄，根本动摇。芍药苦寒故用之见过。所以老人与久病之人，冬至后死者较多，中下阳根泄动故也。圣人春夏养阳冬养阴。一日之间，午前养阳午后养阴。养阳者，不用寒凉以伤中下之阳也。养阴者，不用燥热以伤中上之。

阴也。此指大概而言。本书温病篇，温疹各方，均不用芍药。因温疹之时，正天人之气，阳气动摇根本之时。温疹之热，乃下部微阳上冲所化之热，并非胆经不降相火所化之热。所以温病篇各方见功极速，而皆可靠也。不仅用芍药应研究节气，凡用苦寒之药与滋润发散之药，与治小儿发热，皆应知节气的关系。东部冷冻之地更宜注意。

人身腠理，为气血流通关键，质系油膜，为胆经相火之所司。虚劳病气血不通，即腠理油膜干涩之故。小建中汤，最通腠理，血痹身体不仁，功效尤着。如左腹似痛非痛，芍药冰糖补身右之阴即愈。右降则左升也。胆经之阴，降入肝经，则肝阳和也。

虚劳病，最忌黄芪与当归并用。芪性补阳，最往上升，最伤阴液。当归性湿而窒，败脾滑肠。惟津液不足，用当归党参卧时嚼服一钱，甚效。参补中气之津液，归补水气之津液。胆木右降以生肝木，遂成其圆的运动。失眠尿多，颇有特效。黄芪的妙用，在补卫气。卫气虚陷不起者，非芪不能补回。世误黄芪补卫为补肺，肺主下降，肺主下降何可用黄芪以升之，黄芪的芪字误为耆老的耆字，遂又误黄芪为补药之长。不可不知。

虚劳之病脉象浮虚者易治，脉象弦细而涩者难治。小建中汤用生姜桂枝之辛散以和芍药之收敛。炙草红枣饴糖之甘补，以和芍药之克伐。使土木之气的圆运动舒展调和，细涩之脉渐转柔和。其所以能转柔和者，中气之复也。如姜桂枣草饴糖的分量多少，不适合于调和芍药，必有因用芍药，脉反加弦病反加重者。弦细之脉，不喜芍药之苦寒收敛也。弦细在左，右不弦细，中气未被木气克完，尚有可为。若右脉亦弦细而涩，便难治矣。可见治虚劳病之难也。小建中汤，亦治遗精阴头寒。肝主宗筋，阴头寒，肝经寒也。肝经乙木，生于胆经相火，胆经不降，阴头乃寒。芍药降胆经相火，交与肾水。肝木得根，是以阴头不寒。若以热药以温阴头，热药，燥动枯木，不惟阴头仍寒，遗精必更加重。世谓精满自遗，不知饮食化精，积精化气，岂有满时。精之化气，全在肝胆二经运动之圆。肝胆二经，何以运动不圆？一由中气虚，一由腠理滞。小建中汤，建中气通腠理，降胆经升肝经，遗精第一仙方。梦因肝水升气不遂而成，所谓物质生精神是也。

宇宙造化圆运动之成功，全是由秋金西降，相火下藏成的。人身的圆运动，全是由胆经相火，降入肾水之中成的。故人身一切运动不圆之病，小建中汤实握重要的原则。以上所列病症，不能完全，吾人汇此原理，便可曲尽法外之法，以治一切运动不圆之病。此点宜特别注意。

饮食入胃，先变化成饴糖，储于胃壁后方，以运输于个脏腑及全体。胃壁后方，即五脏六腑皆系于脊之处。此处饴糖存储者多，身体必壮。存储者少，身体必衰。胆管由十二指肠下降，为全身升降锁钥。《内经》谓十一脏之气，皆取决于胆。言胆经由十二指肠下降，全身的升降乃通也。小建中汤多用饴糖，重用芍药，酸甘化阴，使左尺脉加多，建中又能补水。左尺脉加，白芍降胆经之能事也。饴糖愈多愈妙，桂枝愈少愈妙。

麦芽消积散气，芍药破结通瘀，力量均大。小建中汤并用之，须借红枣之补益以济其偏。不然，虚人每有克伐之感觉。则红枣分量应重用也，按各人脉象酌定之。脾湿尿短，忌用饴糖。饴糖即麦芽糖。

鸡肝一个，炒白芍一两，同煮烂，晒干研末。每早晚服一钱胜于小建中之功。凡阴虚胆逆之人，十二指肠形质枯损，不受小建中汤甘味者服之。胆管胃部，即见疏通下降之效。连服数日，失眠尿多并胆胃不降，于肝木燥动种种虚劳之病，有出乎意外之功力。鸡肝大升肝阳，白芍大降胆阴，二味同用，圆运动之力，非常之大而且速。二味多少，随时按证配合。如服后病见减少，而半夜大便者，此为肝热，酌加白芍。此方治遗精特效，通滞之力大也。若胆胃之阳不旺者，白芍减半。此方黄连阿胶鸡蛋黄汤参看。

同学关崇卿，寒露后，交戌时，左鼻出血，数日不愈，脉弦细急数。命服黄连阿胶鸡子黄汤，一剂脉和而愈。寒露阳气下降入土，比秋分多。肝木根气增加，肝阳升的大过，肺金降力受伤，于是左鼻出血。圆运动整个不圆，中气大亏，故脉急数。肝阳化热伤阴，故脉弦细。此病如用补中凉血之法治之，必能见效。但不能如此汤之见效而脉和迅速也。因黄连所降之热，即是鸡子黄所补之虚，即是黄连所降之热。虚即是热，热即是虚。黄连与鸡子黄化合，既不见虚，即不见热。既不见热，即不见虚。鸡子黄润而大热，其性上升。黄连燥而大寒，其性下降。同具中土之色。两下混合则生中气。中气升的迅速，所以脉象和的迅速而病止也。经方功效，皆是如此由此旨而推之，黄连阿胶鸡子黄化合所治之虚病多矣。鸡子黄一枚，黄连一钱煎透去渣、调黄至极匀。大有再造生命之功且能通调一切气血滞塞不和诸病。中风寒者，加干姜一二钱，中寒者，单嚼食干姜，不甚觉辣。

牛肚一斤，生白芍一两或五钱，水六碗煎成一碗，分二次服，兑入饴糖二两或一两。有小建中汤之功，而补损之力独大。半身不遂，久服尤妙。牛肚不可去黑皮，老人日日服之，增寿可靠。淡食。白芍秋后可多用，冬至后宜少用。

当归生姜羊肉汤证治推论的意义

疝病有寒者，有热者，有木气积聚者。腹痛有寒者，有热者，有水气滞者，有积聚者。胁痛有寒者，有热者，有木气滞者，有淤血者，有水停者。

此方所治疝病，乃因于肝经寒者。如因肝经热者，其脉右大左细，沉而有力。或左脉弦实有力。方用归芍地黄丸。归芍以调木气，地黄丸益水养木以清热。因于木气积聚者，归芍地黄丸加苦楝子以泄木气。丸药每次二钱，楝子每次二分。徐徐治愈，不可求速。

此方所治腹胁痛，乃因于肝经寒者。如因于肝经热者，左胁下痛，腹泻金黄，或泻白物。其脉左关尺沉细，或左关鼓指有力。方用归芍地黄丸二钱，加栀仁三枚以清热。因于木气滞者，芍药炙甘草各二钱，加苦楝子五分。因于积聚者，兽炭五分或一钱。甚者大承气汤轻剂下之。此证必腹痛拒按也。其脉皆沉而涩。因于瘀血者，痛处不移，按之更痛。八珍丸加桃仁红花少许，或加益母草生首乌。有水者，五苓散加牛蒡子。有水者，胁下必有水声也。孕妇下半夜左腹胁下痛不可忍，左尺脉无有。黄芩白术各三钱多服。左尺脉现，痛即止矣。兽炭，兽肉炒焦成炭。

当归生姜并用，辛窜非常。曾见一室女，病腹痛。医用此方，服后甚效。更进一剂，小便次数忽然加多且长，脐内奇痒，脐内有虫爬出。后服清肝凉血养阴之药始愈。盖辛热之剂，温肝经之寒，过服则肝寒已去，肝热复生。尿多虫痒，皆肝热也。大凡偏寒偏热之方，切须中病则止。阴分受伤，补救不易。

　　肝经秉春木之气，喜温恶寒，但尤恶燥。温则生气充足，上升而化心火，心火因之而足。寒则不升，故冬令多食羊肉，次年精神必能增加。羊肉最能温润肝木，能每早淡食一碗更妙。无盐则不助热也。经验多的大医，治内伤病，慎用桂枝，因其燥肝之故。只要善降肺胆二经、肺经降生肾水，胆经降生肾火，水中火足，肝木之阳遂足。不惟肝木不寒，而且肝木不燥补肝阳之妙法也。肝阳由水中之火而生，故不燥也。肝木燥，屁必多。燥伤津液，肝木横滞则成屁。治木气病，由无屁而治成有屁，再由有屁而治成无屁，乃能尽治木气之能事。生姜最燥木气，慎用。服生姜而肝木燥者，姜燥肺经之故。肺如不燥，能生水下润，则水气柔和。善治肝燥者，必先润肺金也。广西冬至食羊肉，则病热泻，大气热也。

肾气丸证治推论的意义

　　经方于五行皆有直接治法，惟肾水无道直接治法。治肾水之法。薯蓣补肺地黄滋肝之法。补肺金以益生水之源，滋肝木以杜耗水之路也。其实凡润肺滋肝之药，皆能补益肾水。

　　此方既治小便过多，又治小便不利。可见木气之动，忽而太过，忽而不及，皆水气与水中温气不足，不能养木之故。

　　此方补金润木滋肾水，又用附片温肾水。凡阴液不足，而肾阳又虚之病，总以此方为大法。

　　此方药店名桂附八味丸，又名桂附地黄丸。药店的肾气丸，则名金匮肾气丸。于肾气丸中、加牛膝车前以利小便。大伤肾气，切不可用。其意以为小便不利也。其如小便太多者何哉。木气疏泄之理，不知故也。

　　后人将此方去桂附，名六味地黄丸。转治肾水不足，极有功效。而不知全是补金润水之功。补金以培生水之源、润水以杜耗水之路，肾水有生而无耗、故肾水足也。再于水中补火，水中有火，则生气。此肾气二字之起源也。肾气者，元气也，中气之根也。

　　此病完全为肝肾病，肝肾病而津液亏伤者，忌用中土甘味之药。所谓土克水是也。况津伤之人，脉络干枯，甘味壅滞，用之必生胀满。六味地黄丸补水，不如归芍地黄丸补水功大而活动。归芍活动木气，不用活动木气之药，必腻胃矣。

肾家水火二气，水气多于火气为顺。缘人身中气，为人身整个运动之枢机，肾气为中气运动之基始。水气多于火气，火藏水中，乃能生气。若火气多于水气，水气不能包藏火气，火气遂直冲上越，运动遂灭。此方附子极少，山药地黄丹皮茱萸独多，即是此理。况卧寐则生相火，一年之秋冬又生相火，一日之申酉以后又生相火。故人身只恐津液不足，不愁火气不足。果病水多生寒之病，用附子以温水寒，一剂便奏全功。若水少补水，一年半尚难补起也。小便不利，服肾气丸而现口苦者，此肾水较肾火尤虚。宜去附桂，并去茯苓泽泻，加车前草同服。水较火虚，故不用附桂以助火。苓泻以伤水。车前草润而利尿，故以之代苓泻。

但火气虽多，不可用热药加火，亦不可用凉药灭火，只宜润肺滋肝以益水而配火，水火俱多，元气更足。如因火多水少而用凉药灭火，水火俱少，元气遂减，中气无根矣。因火多而去火，此不知根本之医也。

附子纯阳，其性上升。如水寒不大而多用附子，或水不寒而误用附子，附子下咽，能将肾中的阳根拔动而起，使水气从此不能包藏火气，为祸不小。

除纯寒之证不能不用附子外，其内伤之肾阳不足，肾并不寒之证，莫如用甜苁蓉巴戟天，柔润和平益肾之品，以代附子最为妥当。猪腰子不去膜，用生姜丁拌湿包固，柴火烧熟放冷，胃强者嚼食腰子，胃弱者将腰子煮汤食。右腰子中白油膜，较左腰子特多。腰子属水，肾水候于左。此方温补肾阳，平和力大。凡先天不足，与肾家阳虚之人，皆可奉为再造之宝。但多食亦能动热，如其动热、须以养阴之品配之。肾阳虚者，虚而兼寒乃用附子，虚而寒者，脉迟而食减也。

肾为一身之本，中气为人身之生命，肾中之气又为中气之生命。凡老人八九十岁，夜不小便，眠食精神如常。此必平日保养肾家之效。如老人肾气受伤，食入仍吐，即宜服肾气丸，养起肾气，以生中气，乃愈。肾气丸治脑鸣特效，脑髓即肾精也。

如老人肾气受伤，春夏之间，昼则微觉恶寒，夜则微觉发热。微汗满身，口苦食减，身体疲乏，并无外感项强身痛之证。亦宜肾气丸以补肾气自愈，切不可用发散药以速其死。恶寒汗出，乃荣卫将散之兆。中气之败可知。但不宜直接用白术炙甘草补中之药，因此病之中虚，乃肾气不能生中气的关系，如服肾气丸不效，则肾阳难复。宜多食猪腰汤以补命门相火自效。此病欲知是否肾气亏伤，可于恶寒之时，用温水泡足。觉身体陡然舒适，恶寒全消者，便是肾气伤亏之象。因足底为肾经涌泉穴，此穴得温，肾阳上升，故恶寒立罢。荣卫的寒根于肾气。寒热者，水火之征兆，肾乃水火二气所成也。

消渴小便多。消者肝木失根，风动消耗津液，故渴。风动疏泄，故又小便太多。是乃难治大病。著者本肾气丸的原理，用辽海刺多的小海参一枚，黑豆一把，煮烂食，极效。因此病乃形质亏损，非草木之力所能挽回。此方一为血肉之品，一为谷食之精。海参大补肾中阳气，黑豆大补肾水。水火均足，水静风平，疏泄遂止。凡肾家亏损，及年老肾虚，真有不可思义之妙。凡补品，多数皆有偏处，或生胀满，或生燥热，种种不适，功不抵过。惟此方，服之愈久，神愈清，气愈爽。服之终身，不仅能却病延年而已。海参大补肾阴，又补肾阳，世人只知补肾阴也。煮法先将海参用温水泡一小时，用手捏去渣，换水两大碗，加黑豆一把，微火煮八小时，取出海参，剥去沙坭，肠勿去，连汤食。海参精华全在汤中也，肾家虚损，力可回天。凡病精神不振，饮食减少，补中药服之不受者，可速服此方以补中气之根源即效。能于子时后寅时前服下，效力更大。凡半身不遂，经脉不通，癥瘕，皆可借子后寅前造化旋转之力，以宏海参黑豆补肾水火之功，而复中气之旧也。消渴属于热者，小黑豆煮浓汤，常常服之，胜于食凉药。

人于四十后善保肾家，左脉充足，皆能有八十以上之寿。因水足乃有藏火之处。水亏不能藏火，中气失根，与河图中宫阴数在阳数之外，阴以养阳之理相背，则阳气飞越，中气消散，无药可回也。好食纸烟，鸡鱼烧酒，牛奶热性等伤阴之物，与燥热之药，亦能使左尺脉少。老人能受附子阳药，皆肾水充足之故。前人谓阴脉旺者必寿，其意深矣。李东垣谓人当四十以后，气当下降，宜升阳之药。此言误人不少。其实四十以后，降气即渐衰矣。降气者，阴气也，津液也，肾水之来源也。东垣错处，汤头篇中最多。

凡阴虚则肝热肺燥，忌食下列各物。

燕窝　鱼翅　虾米　鲤鱼　咸鱼　鸡　鸡蛋　牛肉　羊肉鸽　红糖　甜酒与一切酒胡椒花椒韭菜生姜蒜核桃茶烟以上各物皆伤阴分。

每晚调服鸭蛋一枚，调十分钟生食，或开水冲服，最能补阴。惟大痈疽未合口者，忌之。小疮之属于阴虚者，宜之。此方比服补阴药功大，治幼童夜尿特效。

小便不利，有因土气虚者，有因肝阳虚者，有因肺阴虚者。土气虚、肝阳虚者脉微、肺阴虚者脉弱。土气虚者宜服茯苓白术，肝阳虚者宜服乌梅，肺阴虚者宜服车前草。苓术除湿补土，乌梅性温补阳，车前性凉补阴，不可错误。阳虚误服车前，败脾滑肠。阴虚误服乌梅，疏泄过甚，小便不治而死。此外则木气结滞，脉象沉涩，亦小便不利。宜伤寒论之四逆散，柴胡白芍枳实炙草各一钱。以升降木气，疏通滞气，并养中气乃效，又非肾气丸所宜矣。微脉弱脉，详脉法篇。

一七十六岁老人，小暑大暑之间，满身发痒，脉虚饭少，行动无力，脉甚润却散漫。予附子理中丸一钱。二日后，头忽晕，改服肾气丸一钱，一日二服，至立秋约服三两，诸病全愈，脉亦调整。次年春精神大加，行动如少年。此病身痒，阳气虚也。附子理中，乃中虚又寒之法。此病中不寒，故服之头晕。改用肾气丸，由水中补阳，所以病愈。小暑大暑之间，正少阳相火之时，此时补起相火，秋后降入水中，所以交春，见效特大。凡附子理中觉燥，改用肾气丸，此法最佳，最宜研究。相火当令之时，宜补相火，所以冬季热药不宜。冬季宜补水也。世人以为夏季炎热宜凉药，冬季寒冷宜食热药，可谓不知医理。

有一人夏季感寒，恶寒甚盛。服阿司匹林，汗出感愈而胸痞气微，心烦意乱。若甚危险者，脉右关独大，虚松无神，左脉甚细。服附子理中丸梧子大五粒，顷刻而愈。此中寒兼阴虚，附子理中少许即效。若服之稍多，必病愈而阴虚之病随之起矣。此治法，乃中寒宜附子理中却宜少服之法。若服肾气丸，于右关脉大之中寒，必不见效。

补益肾气，时方之中还少丹最好。巴戟天甜苁蓉楮实子五味子小茴香炒杜仲山茱萸各一两，以温补肾肝阴中之阳，枸杞熟地各二两，以补肾肝之阴，山药茯苓各一两，以补肺健脾，牛膝远志石菖蒲各一两，以疏通腠理，使补益之品可无停滞之患。避去附子肉桂之纯阳。于温补中寓润养之义。蜜丸每服一钱，饭后服。此方与下文健步虎潜丸，滋补肾肝之妙法也。还少丹并治脾胃虚寒，饮食不思，发热盗汗遗精白浊，真气亏损，肌体羸瘦，肢体倦怠等症。菖蒲远志、最疏胸膈滞气，心虚者少用。胸膈气疏，心肾乃交，人见远志的志字遂认为能补心肾。误后学者也。还少丹用之于大队滋补药中，正所以疏胸膈之气，以利导滋补之作用。此方偏热，右尺脉少者宜之。虎潜丸偏寒，左尺脉少者宜之。

肾气丸治的小便太多、乃肾中火弱之虚病。故用附片于地黄之中，以补肾水中之火，以培木气之根。木气得根，疏泄有本，故小便减少。以归于常。若手厥阴心包经热实之小便太多，则非黄连不效。厥阴热实，其脉细沉有力。夜半烦躁，口渴汗出，甚则肢冷。舌之中心两旁黄苔两条，时起时退，一夜小便十数次，白日睡醒，亦两三次。用黄连者，降手厥阴心包相火也。潘荣武同志少君五岁病此，用白芍菊花以清肝热，麦冬以清肺热，生铁落以降胆，黄连以降心包，大效。口渴津液伤也，汗出内热也，肢冷，热极则热聚于内，不能达于外也。舌心两旁黄苔，时起时退，舌乃心之苗，心包热实，热现于舌也。胃热之胎，退则病愈，不时起时退，土气厚重不移易也。心包属火，而来自肝木，木病则进退不定也。白昼睡醒，小便宜多，睡则增相火，火增则本热也。脉沉内实也。细而有力，热伤阴也。此证与肾气丸证，一虚一实、虽实仍虚。用参术草枣白芍，白芍重用，以善其后焉。

单食甜苁蓉一味，剪细吞服一钱，水火双补，可代肾气丸。阴阳俱虚，形体瘦弱，不能受附子者，此药最宜。白果煨食十枚，亦治肾虚小便太多，此无热之小便太多。

有老人小便不利，服温补肝肾之药始利，而大便反泻不能收纳。此肝肾阳虚，肝木又热。后服生鸡子一枚，生白芍二钱，生知母二钱，乃愈。鸡子以补阳，知芍以清热也。此人服肾气丸甚热。

大黄黄芩黄连泻心汤证治推论的意义

肾水足则上升以交心火，心火足则下降以交肾水。肾水上升者，阴中阳足也。心火下降者，阳中阴足也。肾水不升则化寒，故肾气丸，用附子以温下寒。心火不降则化热，故泻心汤，用大黄黄连黄芩以泻上热。渍少顷者，泡出味便服，不可多泡也，轻之至矣。此心火乃心包相火，非心藏君火。君火不病，病则人死。

降火与清火不同。清者有去之之意，降者引之使下，归于水中，不去火也。明了降火法之意，方能治火气之病。如用清法去火，乃火气病之实者。此方乃火气病之虚者。

心气不足四字，切须认清。心属火气，下焦之火主上升，上焦之火主下降。心火不足，乃心火之降气不足。如系心火不足，便须用羊肉温补木气，心火乃足，或用肾气丸以补木气之根，心火乃足。

吐血有因寒者有因热者，大黄黄连黄芩泻心汤，此病之由于热者。火热不降，中气必虚。故此方渍而不煎，预防伤中，为治火逆之大法。即吐血之由于实者，大怒之下，肝胆横塞，实在肝胆，虚在中气。如吐血而脉紧，重按有力，则泻心之法中，又须兼清肺和肝，散结养中之品矣。吐血乃大口吐出，非咳血。

若吐血不止，是中下寒盛，肺金不敛而血逆行。用柏叶汤，干姜温中，艾叶温木气而调升降，各用三二钱。马尿一两，煎服即愈。马尿收敛下降，能滋润血液。此脉必微而浮，或虚而大也。中温肺敛、血乃下行。下部温暖，血乃归根。若服凉药，病则难愈。有时咳血而大口吐出，若属于热，难治。

吐血不止，或十数日发一次。除用柏叶汤外，红炖羊肉，随意食特效。此为木气兴中气虚寒之病。木气寒则胆木不降，故血逆行。其脉必弦大，或虚微。弦而大为虚寒之脉，微脉亦阳虚也。羊肉温补木气，又补中气，红炖有桂皮等香料，亦温补木气兴中气之品也。凡吐血不止之吐血，乃大口吐血，非咳血，非咯血，慎之。

泻心汤治上热吐血，柏叶汤治中寒吐血。此种吐血，多系一吐即愈。惟虚劳咳嗽，痰中带血，特别难治，以其形损故也。

人身之气，阳位在上，阳根在下。阴位在下，阴根在上。虚劳咳血，肺质损伤，阴根受伤。如脉不细数，尚可补肺益阴。肺阴复原，降气充足，圆运动迅速，中气复生，自能病愈。如脉细数，形质大损，阴液枯涸，病即难治。咳血又加发热，阴竭火飞，一交节气，大气变动、即生危险。

咳血而脉尚未细数者，切不可用补气伤津之药，使之转成细数。方药如下，白芨阿胶糯米各三钱，以补肺质之阴。山药扁豆各三钱，以补肺阴之阳。山药兼补土去湿，可以调和白及阿胶糯米腻性，使之不碍食欲。槐角二钱，以清肺热而助收降。海浮石，补肺质之损，益肺质之阴，以助肺金降气。苦杏仁泥一钱，以润肺质而降其逆气。蜜制款冬花枇杷叶各二钱，以降气止咳。黑豆五钱，养木气、降胆经、敛相火、引肺气降入肾家。黑豆益阴而不败脾，和木气不使上冲，以保肺金之安宁，为此病要药。总之此病此方，总要补阴不伤土气，补土不伤阴气为主。如半夜阳动，宜加苦楝子生枳实一二分研末，每日卧前吞服。盖能半夜举阳，此相火尚旺。能将此火藏于水气之中，肺金赖以安宁，中气赖以复生，此好机会也。凡动阳食物一概不食。用糯米百合山药莲子扁豆绿豆沙红枣白糖猪板油，蒸熟如泥，以代早点。食后不觉热，则中气受补，形质易复，病愈较速。形质不可损坏，坏则难望复原。医此病者不可求速效，致药不见功反加病也。

至于鼻衄皆是虚证，有燥病湿病之别。燥病，口苦额痛，麦门冬汤可用。湿病，面黄食减，炙草侧柏叶各二三钱。柏叶除湿敛肺，炙草补中。麦门冬汤亦重补中，可见肺逆者中必虚也。妇人经期，鼻血大出。此心热横肺，乃倒行经也。速将头发用凉井水泡之，频换新汲井水以撤心火。心火降，血则归经。另服柏子仁汤乃愈。柏子仁汤，详汤头篇。

一妇科年四十，因咳嗽痰中有血，注射葡萄糖钙多次。后遂痰中大口带血，晨起即咳，半黑半红，继则全红。中脘作痛，有气上下分行，上行者，由中脘向右入耳后至前额，则鼻出血。由中脘趋左腹，腹即痛大便泻稀水少许至十数次，小便亦日十数次，背后发热，月经减少，饭食不甘，睡亦不稳，脉两尺俱无。予用龟胶二两鲜柏叶二钱。一剂血止咳减。第二仍二两、去柏叶加槐角二钱咳与背热皆大减。大便小便均复原状，食睡都好。其间有一种现象颇为特别，第二剂后，额上皮内如有多少虫行，由后而前，由上而下，由头下至脐下。睡醒之后，精神百倍，右尺先有，左尺亦来，不多。胶减一半，槐角仍用二钱。服至十剂，病始全愈。而左尺仍不足也。此病阴虚而用补阳伤阴之药，圆运动失常，此用不运动之药使然耳。人身阴阳圆运动，后升前降，左升右降。此病两尺俱无，平日阴亏可知。阴亏而咳，此肺热之咳。葡萄补肾阳之药，糖补中土之药。阴亏之人，忌补肾阳忌补中土。阴阳运动，是活泼的，钙乃金属，是不运动的，所以注射葡萄糖钙多次，而成以上所列现象。阴亏则不降，所以热咳。既不下降而热咳，又加以补阳之药。阳多阴更伤，更不下降。于是由右上逆而鼻出血。阴阳运动，相抱如环。肺阴既不下降而向上，肝阳即不能上升而向左下陷。于是腹痛下趋，而连泻不已。小便多次，亦肝阳下陷生热也。背面发热者，阳升于后，不能下降于前也。头皮内如多少虫行，下至脐下者，身后督脉上升之阳，升至头顶，由额下降至脐也。龟胶大补阴液以复尺脉，用至二两可谓重矣。柏叶收肺气，槐角清肝热。故此方特效。此病已花费二十余万。此方十来日，药资不过千余元耳。此中医根据圆运动的原则，凭脉治病之妙也。中医不用不运动的药。

吐血属于虚劳者，用生地熟地天冬麦冬知母桑皮杏仁白芍阿胶白芷甘草各一钱，鸡蛋三枚同煮，蛋熟去壳，用竹筷将蛋戳一小孔，再入药锅内，煮数分钟。先食蛋，后食药汤。隔一二日一剂。血鲜红者，药加为各二钱。服后脉细数者，渐转和缓，肺内部痛者渐不痛，潮热者渐退，虽二三期之重病亦效。此方乃整个圆运动之法也。虚劳吐血，向来只有补阴之法。补阳之药，不惟无效。反以加病。人身阴阳二气，互为其根。一派补阴之药，皆是灭阳之药，土败火熄，不食而死。鸡蛋大补脾肾之阳，有姜附之功，无姜附之燥。于大队补阴地冬等药中用之，并使药汁渍入蛋内，而成一阴阳互化的圆运动。脾肾阳复而左升，胃肺阴复而右降。形质与气化的圆运动复原，所以热退进食愈。吾人将此阴阳互化之意想清，不用温补药，而用鸡蛋之理认识，必能治多少阴阳两虚无法用药大症而得到愉快之境。咳血者不可服。服此方须隔一二日一服，若每日服之，鸡蛋不易消化。煮药要盖住。

炙甘草汤证治推论的意义

此方用生地麦冬阿胶麻仁，凉润之品，大补津液。因脉已结代，心已动悸，已现津液燥热之象。津液乃中气旋转之所生。必须中气旋转，津液方能复生。又必须津液滑利，中气方能旋转。此互相关系的实际上，学者能思维透彻，得到着落，便能解决阴虚用药的困难。因向来治阴虚病的方药，只知凉润，不知补中。及至凉润伤中，仍不能不用凉润。结果中气败完，液干人死。不补津液，中气不能旋转。不补中气，津液无由而生。而补中之药，必伤津液，补津液之药，必伤中气。故困难也。此结代之脉，并不弦细，与普通脉象一样。如其弦细，脉络枯涩，炙草参枣，不易用矣。

茯苓杏仁甘草汤证治推论的意义

时方中之二陈汤，陈半夏陈橘皮茯苓甘草，世皆认为治痰通剂。有以二陈汤治胸中痞塞短气。不见效者。半夏与杏仁之分也。半夏性燥，杏仁性润。燥药伤津，润物养津。半夏只可去痰，不可用以去湿。用燥药去湿，津伤而湿不去。用养津药去湿，津生则气降，气降则湿行也。

湿在人身，如物受潮湿，是满布的，是侵透肉质的。痰在人身，痰自为痰，离开肉质的易医。发汗利小便，为去湿两大法门。然只能去初病之湿，不能去久病之湿。初病之湿，湿气未将肉质浸透。故可发汗利尿以去之。若久病之湿，已将肉质浸透，湿气与肉质的津液合而不分。发汗利小便，皆大伤津液。又须于发汗利尿之法中，求深细的治法。《金匮》曰，若发汗，大汗出，湿气不去。微微似欲汗出、湿气乃去。又曰：大便坚，小便利，桂枝附子汤去桂加白术主之。湿气与津液合而不分，必发汗而微微似欲汗出，满身潮润，不见汗流。然后湿气与津液分开，湿气乃去。大便坚小便利，湿气与津液不能分开必须去桂枝之疏泄小便，加白术以停留津液。使大便润而不坚，小便比较减少。湿气与津液分开，湿气乃去。此深细之治法之功效，只须验之脉象。脉象调和而微小，湿气已去之脉。脉象弦细不调为湿气未去之脉。湿气之去，全赖整个运动圆而木气和。弦细之脉，整个运动未圆，木气未和也。微微似欲汗出，与小便减大便润，为整个运动圆。经验多时自知。

夏日久雨，一人晨事操作，冒雨用力过甚，遂病感冒。自服葱豉汤，体舒而热不退。食无味，惟食糖有味，尿短脉细而涩。热如在骨。继食黄豆四两，已能食粥三碗。一医用大剂茯苓苍术厚朴木通泽泻等除湿之品。遂失眠，身黄，不能行走，尿愈短，头骨热退。反不能食。身仍热。此病用力过甚之时，而感受湿气。脾肾两亏，病气极深。重服除湿之品，伤其脾胃津液。脾津伤，则阳散土败而身黄。肾津伤，则肾阳不能藏而失眠，不能行走。今津液伤尽，阳无所藏而散去，故头骨忽然不热也。此病尿短，乃阴液不足，肝肾之阳，藏不住而外泄，无力疏泄小便之故。发热不思食，即阳气外泄之据。此时宜用干姜附子炙草，兼党参黄精，阴阳两补，方能回生。学医须学整个的，乃能治病。只知尿短为脾湿，提笔大开除湿之药致人于死。危险危险。可类推也。曾见一医治水肿，重用茯苓泽泻等除湿之药。下咽一刻，胸痛汗出而亡。详汤头篇大橘皮汤。

一人身黄足肿，问其小便长而次数多，其脉两尺如无。医家按湿治，黄肿反加。用阿胶每日服之，至半月尿减少，再半月尺脉起，黄肿渐消。阿胶一味服至年余乃全愈。黄为土色、人木为黄。阴虚木败之病也。此方补阴以养木之法也。

酸枣仁汤证推论的意义

失眠除因胆经寒外，有胃气不降者，用法半夏五钱，党参五钱，红枣六枚。

半夏专降胃逆，参枣补中气。胃气降相火乃降，相火降入肾家，故眠也。脉象平和，或右关脉大，无肝胆病证者，便是。

有因胆经热者，半夜手掌发胀，或胆经热肝经亦热，则放屁声大，尿多，左腿痒，用龙胆草三钱，清降胆热，并补中气即效。

老人失眠左尺脉细小者，此为真水就枯，甚难治。朱丹溪健步虎潜丸有效。方用制龟板制鳖甲大熟地各四两，盐水炒黄柏炒知母各三两，牛膝橘皮锁阳虎骨当归白芍各一两，党参三两，研细末，瘦羊肉蒸烂同捣为丸。羊肉不拘分量，以能捣和作丸为度。临睡时吞服四两。此方龟鳖熟地党参补形质之阴，知柏大寒补水右降，虎骨羊肉补形质之阳，又能温补肝经耗损之气。锁阳敛阳下归肾水，牛膝橘皮引阴药下行以交肾脏，归芍调木气之升降。此方凡左脉细小，一切阴虚亏损，无不奏效。

一人年五十，好怒，两目不能上视，亦不能左右视，视则头目昏晕，浑身陡软。每日必吐二三次，并未吐出有何物，饭食减少平日四分之三，舌苔微现润黄色。六脉皆虚，右有弦意，左尺较少。医两年无效。令服健步虎潜丸，一日五钱，甫服一日，即见大效。加饭一碗。服至一月全愈。左迟脉较少，为龟地知柏并用之据。此方妙处，全在虎骨，温补木气之阳，以配合龟地知柏滋补木气之阴。若徒知补阴，不知补阳。相火一败，土气失根，再不能食便坏。此方亦根据肾气丸之法，加以细蜜之配合而来。此朱丹溪之妙方也。凡阴虚木旺诸病，皆宜此方。须知木之旺，即是木之虚。此方可谓能尽整个圆运动之妙。此病之不能上视左右视者，肝阳旺于上也。肝阳旺于上者，肝阳虚于下也。肝阳之偏升，胆阴之不降也。故滋补阴液，温补肝阳并用，恰合病机。而血肉之品，尤宜虚损之家。研究此方，得其妙处，虚家肝胆之病之法，应用无穷矣。龟甲能降木气偏升之力，亦此病要药。

失眠如由阴虚，糯米粉做成水圆，猪油炸，卧前食半饱特效。鸡肝白芍方，治失眠特效。降胆经升肝经，通滞气补阴阳，其力大矣。鸡肝方见前。

小建中汤，将饴糖红枣加重，于半夜失眠时服之，顷刻即能得睡。可以见睡眠是胆经相火兴中气之事也。治失眠病，总以补中温胆为主，补阴为辅。凭脉用药，不必拘执为妥。阴虚之人，有食饴糖作热泻者。

鸡蛋黄油，最通胆管，最能活动身右一切痹着。饭后服之甚佳。用鸡蛋连壳煮熟，将蛋黄加油炒透，成老黄色，加水将油煮浮于水上，取油服之。能补相火，温暖胆经。其力非药力所能及。胆经寒失眠至实，清鱼肝油，补胆经相火，功力大而性平和，每饭后食半匙极佳。每日食海参一条，猪肉炖食极效。半夜失眠，枕上嚼食艾叶一二分极效。皆补相火之意。失眠由于相火虚者较多。

白头翁汤证治推论的意义

曾与一医家同治一白头翁证，医家主用白头翁汤。余曰：脉弱不能受黄连黄柏之大苦大寒，宜变通也。用白头翁秦皮而以栀子皮炒过代黄连黄柏。又加山药扁豆以益中气，服之而愈。此方服之即愈，若用原方，必加脾败之病矣。加山药扁豆者，平淡之性，扶土气以任苦寒也。

此病，伤寒厥阴肝经阳复生热有之。伤寒里病，一气独胜，病气极盛。故阴经阳复所生之热，其力甚大。非用黄连等大寒之味不能清之。至于内伤肝经病热，左关迟脉小于右，则归芍地黄丸甚相宜。六味地黄丸加归芍，滋养肝木津液之方也。伤寒一气独胜，详伤寒读法篇。

凡用大苦大寒伤中气之药，不惟要审明脉象，尤要审明病人所在地之地气。如夏日多雨，地下之热较实。夏日少雨，地下之热较虚。春夏则地下之气之热较虚。秋冬则地下之热较实。造化地下的热之虚实，人身中气以下的热之虚实应之。热实故脉实，热虚故脉虚。又如秋冬之间鸣雷，则秋收之阳外散。地下阳少，人身中下亦阳少，阳少则脉虚。冬至后不冷，常起大雾，则冬藏之阳外散。地下之阳少，人身中下亦阳少。阳少则虚。冬月阳少脉虚，来春春无所生，阳更少，脉更虚。一直要到立秋处暑后，太阳射到面的热经秋金收降之力，将他收而降入地面之下，然后地下有阳。然后人身中下阳气渐充，脉乃渐实也。阳实脉实，病热之病，其热乃实。然后黄连黄柏的证，乃可用黄连黄柏之药。西南各地，冬季无雪无冰，气候不冷。重庆且多大雾。地下藏阳不多，医家如仍按书用药，不知审查地气，一定将病治重，而不知何以病重之所以然。常谓东北方实病多，西南方虚病多。东北地方冬令严寒，西南地方冬令少冷故也。亦有个人之病，不能一概而论。则内伤之病有之。时令病则大概相同。

《内经·四气调神大论》，对于春生夏长秋收冬藏的藏气，特别重视，医家却解释错误，使后人学之不得要领。即如香连丸治痢疾，东北各地都效。西南如昆明重庆都则多不能见效。反加病焉。痢疾服黄连加病者，将黄连易艾叶以温暖肝经，然后效也。此因冬令不冷之地，水中所藏阳热不多，肝阳不旺，化热之元素本少，故畏黄连之寒，而喜艾叶之温也。肝阳不虚之人，不在此例。前人立方，根据一地之病证地气。吾人用前人之方，须审各地之病证地气。此本书生命宇宙篇，所以冬藏不足之地，特别重视也。总以病人之脉象为凭。阳虚之地，病人之脉，亦多阳虚也。

人身内伤之病，肝木刚燥之病最多。归芍地黄丸，杞菊地黄丸极合机宜。王孟英医案所载养阴诸案，可以为法。当归生姜羊肉汤治肝木寒证，白头翁汤治肝木热证，皆少有之肝木病也。前人对于柔肝之法，特别注意。初学切不可忽。

薯蓣丸证治推论的意义

木主疏泄，其气本动。木动风生，第一克土气，第二耗水气，第三煽火气，第四侮金气。

第一克土气者，木本克土，土气旋转，须木气调和。木郁风生，则盘塞冲击，土气便不能旋转了。虚痨病，食减，中虚，中郁，即是此理。

第二耗水气者，就同有水气的物件，一被风吹，水就干了。肾主藏精，精者津液所成。风木动则疏泄妄作，肾不能藏，津液枯耗也。津液枯耗，腠理不通，百病皆起，虚劳病，发热，出汗，干涩枯瘦，即是此理。

第二煽火气者，乙木上升则化君火，甲木下降则化相火。相火下降，藏于水气之中，又为乙木之根气。病风则乙木不升而君火陷于下，甲木不降而相火逆于上。火气者，动气也。再遇风气煽动，故愈煽愈热也。火气生热，灼伤水气，不能藏火，元气消散，中气灭亡。虚劳病手足心热，潮热出汗，咳嗽食减而死。即是此理。

第四侮金气者，金本克木，木主疏泄，金主收敛。金气收敛，木气乃不妄肆疏泄。金气之收敛，虽随中气之右转。亦须木和风静。方能行其收令之权。令木气风动，煽火上焚，金气虽欲收敛，而有不能矣。金不能收，风气愈泄，水气无根，火气飞越，土气消灭。虚劳病咳嗽不止必死，即是此理。

故曰：风者，百病之长，五脏之贼也。因木病而水火土金皆病，故曰风气百疾也。

蛊劳之病，其初皆由木气之妄动，其后皆成于金气之不收。盖金收则水藏，金收则甲木下降，金收则相火归根。相火归根，则水气温暖，乙木温和。只生心火，不生风气。甲降乙升，土气松和，中气旋转，各经升降之气，自然调和。诸病自然消灭。

是金收二字，责任实在不小。金气能收，风木四害，皆可不起。所以虚劳之病、最忌咳嗽也。咳而不愈，金气全败，收气全消，风遂无平息之望。中气无存，遂难治矣。所以此方重用山药，补肺经之气以助收敛而平风气也。

此病此方，于中气旋转，阴阳升降，五行六气，一气回环的圆运动，可以概括。苟深思而明之，虚劳诸病全解决矣。

水火交济则人生，水火分离则人死。分离少者则病轻，分则多则病重。虚劳之病，水火分离。此方则有金木与中土之法，而无水火之法何也。缘肺金下降则生水，胆木下降则生火。故此方只有金木与中气之法，水火之法即在其中。

甲木下降乃生相火之法，不言君火之法何也。因乙木上升，自生君火。非甲木下降，乙木不能上升，故不言君火而君火自在其中。故仲景医经，于劳伤各病，皆是金木中气之法。

诸家药性，皆称羌活独活薄荷白芷等，好些发散药为驱风药。风者木气也，木气疏泄则成风，岂有疏泄之病，又用发散之药，以增加疏泄，为能治风之理。中医学竟有如此不讲理，而众口一词者。无怪瘟疹用散药将人治死，而不知其所以然也。后学被其害者多矣。

生姜泻心汤证治推论的意义

凡经方寒热并用，皆既有寒又有热之病。不可认为寒热并用，乃彼此牵制之意。用药须于认定着落四字上，求切实之解决。如认定有寒，干姜便有了着落。认定不清，则着落不确含糊用药，必加病。

此病主因，总是中气虚寒，不能旋转于中，因而四维的升降停顿。应当上升下降的火，成了上逆下陷之热。既成热，必须清去其热，其火乃能升降。又非温运中气，四维不能复升降之常。此等病甚多，将生姜泻心汤的理法，玩索有得，应用无穷。

金匮黄土汤治便血，用附子黄芩灶心土白术炙草阿胶地黄。既用附子之热性，又有黄芩之寒性。既用灶心土白术之燥性，又用阿胶地黄之润性。用附子、因肾水寒不能养肝木也。用白术灶心土，因水寒木郁，土气必湿。土湿则木气愈郁，愈妄肆疏泄也。用阿胶地黄，因木郁疏泄，必生风燥、既生风燥，必更疏泄也。各有认定，各有着落。亦非寒热燥润并用，彼此牵制也。人身是五行六气所成的。五行六气是融合的，并不发现一行一气的。是圆运动的。病则六气分离，各现本气，故寒热燥湿风，都发现也。

有人嗜酒，遂病便血。六年无虚日，服黄土汤病反加。其病面黄，左腿足热，左手心热，左乳部微胀，大腹满胀，小腹硬胀，均时胀时消。行动则咳。脉小而短。为处一方，麦冬白芍法半夏各三钱，川芎一钱，白术茯苓苡仁各三钱而愈。此病面黄，土湿也。左手足热，血去木枯，又阻于湿，木气不能左升，则左足热。木气不能右降，则左手热。木枯气滞，升降不和，则胸腹胀也。方以术苓苡仁，除湿健土。麦冬半夏白芍，由右以润降肺胆胃三经。轻用川芎，由左以温升肝经。肝胆二经升降调和。风木之气得润，中土之气运化，故诸病皆愈。脉短为气滞，故不用甘草以增滞也。凡黄土汤证，木气不枯，气不滞脉不短小，不热不胀。此病乃土湿木枯，热而又滞之病。认定土湿，苓术苡便有了着落。认定木枯生热生滞，白芍麦冬川芎便有着落。降药多升药少。造化之气，能降自然能升，升降自如，胀满热咳皆自愈矣。升降的运动圆，血自不下也。

生姜泻心汤，治伤寒坏病痞证。其复杂情形，非学有根底，于《伤寒论》下过苦功者，不能辨别出此方用药之所以然。但自来医家，有几人能对于《伤寒论》用过苦功者？医家岂有不愿用功学伤寒论，整个原文次序，愈读愈不明白，于是只有遂死记之一法。不知整个，如何能知一章。伤寒一百一十三方，三百九十七法。是内伤外感整个的书。不懂伤寒一病的书。伤寒论无法读彻底，此中医所由坏也。本书伤寒论六经原文读法篇，与伤寒方解篇，开自来学《伤寒论》简便法门，不可忽矣。

黄芪五物汤证治推论的意义

身左不仁者，荣气衰也。身右不仁者，卫气衰也。然今日之偏衰，实由前日之偏盛而来。因荣卫相实，全要平均。荣盛则身右之卫气，维系不住荣气而身向左倾。卫盛则身左之荣气，维系不住卫气而身向右倾。倾者，偏盛之气，单独震动，圆运动忽然分离，身体随偏盛之气之一方而倾倒也。但荣当偏胜，只责卫虚只责荣虚。如当时补其虚之一方，以调其盛之一方。则荣卫和合，运动能圆，万无病中风倾倒半身不仁之事。荣盛而身向右倾，倾后则荣衰矣。卫盛而身向左倾，倾后则卫衰矣。一方偏少，一方偏多，运动不圆，中气遂受其影响。而实中气先弱，不能运化荣卫也。

此等病证，无论右倾左倾，由于卫气偏盛者极少，由于荣气偏盛者极多。卫秉气于肺，肺气能盛，则金收水藏，火秘木静，中气益旺，运动益圆，病从何来。荣秉气于肝，肝为一身动气之主。平日不知珍摄，液亏水耗，木枯风生，木动生热，风热伤金，金不能收，木气更动。此时中气摇动极矣。中气尚能维持本身运动之圆，木气虽动，不过发生木气疏泄之本病而已。何致将整个圆运动的个体、忽然震开，致向一方倾倒。此必因又遇一番刺激，方能一动而倒。

当未倒之先，必有先兆。如果头脑眩痛，耳鸣心跳，眼生金花，少腹干热，半夜发躁，手足麻掣，痰火上冲，行动眩晕，种种阳亢阴亏等象。其脉必右多左少，左且沉细硬涩。

必于此时，赶紧用滋津液、润枯燥、去滞塞、养肝木、助肺金、降相火、培中气之药。使气血无阻，腠理流通，动气入于静气之中。刚柔相济，运化能圆，方无后患。如果卫气偏盛、静气可制动气，乃太平之象也。然须本人忌食动阳燥热刺激等物，方能生效。

此病血痹身体不仁，乃形之病，方中只用调和荣卫之药。荣卫流通血自然不痹，身体自然灵活也。如其舌有腻苔，须兼清理胃滞，加神曲半夏槟榔之类。如血痹已久，须兼活血，加桃仁红花之类。如津液枯涩，干姜辛散亦不用。甘草横滞亦不宜用。宜加冰糖以助中气，则芍药得甘味相和。奏功必较易也。

荣卫之气流通，其力极大。每当夜半阳生之时，与天明阳动之际，病人身体常有感觉。如有一次由四维运动归到中脘，病必大愈。盖四维升降，则生中气。中气有力，四维愈能升降之故。

世谓中风跌倒，有中风、中火、中痰、中气中湿之分。其实火也、痰也、气也、湿也，皆由于风。此风乃本身木气之风，却非风寒之风，平日阴虚阳亢，肺家津液不能养木。木气生动，肺金不能降之，则木动风起，荣盛卫衰，荣卫分离，而成半身不遂。不过因木动中伤，故火痰气湿，随风木之动而起也。于黄芪五物汤，加治风治火治痰治气治湿之药可也。荣卫不通，必有瘀血。须加活血通瘀之品，乃能见效。热加栀子黄芩，气加青皮枳实，痰加半夏南星，湿加茯苓白术。如兼阳虚内寒，干姜附子尤要药也。惟中风之后，有气闭之证，宜急顺气。详汤头改错篇乌药顺气汤中。

此病世医好用时方之防风通圣散，而病加重。因防风通圣散大开大合，大通大散，力量猛烈。乃内风陡起，忽然倾倒，脉实气实痰实热实闭塞不通之方。如果证与方合，自当见效。黄芪五物汤不合用也。虽实亦只暂时之实，闭塞稍通，脉象转和，速补中气，调荣卫，乃是治法。

黄芪乃大补卫气，以通腠理之药，力大功宏，非他药可及。整个荣卫之内病，身体不足，气血不和，左右内外痹涩者，非黄芪不能医也。其性由右下降，复由左上升，升力多于降力。如津亏脉细者，忌用。必须认为整个荣卫之病，乃可用之。真能使身体强健也。肺病忌黄芪，性升之故。此点人多忽之。

老人荣卫衰败，每逢气候变化，晴雨不定。感觉全身困乏，口发酸味。用炙黄芪二两，红枣六钱，炙甘草一钱，黑豆二钱，煎服即愈。黄芪红枣并用，补卫气以运荣血，黄芪又补阳，补三焦相火。炙草补中，黑豆养荣。整个得运动圆，中土阳气增旺，口酸自止。气候变动，宇宙大气个体得荣卫，整个开合错综不定。人呼吸之，故老人多病。时令感冒病亦是荣卫不足之理，特不可用黄芪以补外感之卫气耳。凡服黄芪，须早服。若晚服、则性升动阳，必出他患。人身整个圆运动得气，称曰荣卫。荣卫二字乃气行的地位与作用不同之名称。荣主疏泄作用，卫主收敛作用。荣主血液，卫主腠理。荣主身左，卫主身右。其实人身整个圆运动，是分析不开的。今分析言之，因病机的关系，各有分析的着落也。荣卫关系最大，莫如外感。外感的病，汗出乃愈。荣卫和则汗出，病乃荣卫分也。荣卫为人身整个圆运动，职司在肝肺，枢机在中气，根源在两肾。所以外感之病，有调和荣卫而愈者，有调和肝肺而愈者，有补中气而愈者，有补两肾而愈者。黄芪五物汤的荣卫关系，腠理与血液的关系也。

淡豆豉最开腠理，痛痹者，早晚吞服一钱，日久颇见功效。可以为黄芪五物汤之助。但无补益之功，只有调中之效。

一人用力劳伤，两臂不能举，两膝痛，口淡不思饮，六七日不大便，腹不胀，交酉时即悲苦胡说，并不自知，交子时乃止，脉象薄涩而沉，中有一细线着骨不起，好吐酸水。方用黄芪二钱，桂枝一钱，小红枣十枚当归一钱，法半夏二钱，麻黄一钱。服一剂，臂举十分之六七，膝不痛，食饭两碗。胡说悲哭止，解大便润成条。面上起小粒不痒，口水止，脉转调，细尚有十分之二三。去桂枝再服一剂愈。此病臂不举膝痛脉薄涩，荣卫虚也。黄芪当归红枣桂枝以补荣卫。悲哭，不大便、不思食、脉沉、阳气下陷也，芪桂以升阳气。脉细着骨，此卫气不舒二成积也。麻黄舒卫气以开积。好吐口水，阳气陷而胃气逆也，黄芪桂枝以升陷，半夏以降胃逆。大便六七日解出仍是润条。阳气不升，中气不运，阳升中运，大便乃下也。芪枣升阳补中。此病如攻不下大便必死，如用生姜脉必更涩更细，如用芍药阳气更陷。此为用黄芪五物加减之一妙法。在麻黄与黄芪当归同用、否则难效。服药后面起小粒者，卫气外发，卫气外虚不能作汗也。人身百病多系虚弱结滞四个字。人之死也，除热实而死外，非虚弱而死，即结滞而死。或虚弱又结滞，治不得法而死。不论何病，但见脉象虚弱之中有干涩弦细之象，便是虚弱而结滞之病。弦细乃结滞之脉，用八珍益母丸特效。八珍益母丸，详时病篇恶性疟疾法中。此丸并能调经种子，亦补益血之虚弱而调气血之结滞也。黄芪五物汤，为荣卫虚弱结滞之法。八珍益母，则气血虚弱结滞之法。一人久咳，胸闷，两臂举动不灵。脉象虚弱弦细，八珍益母三剂全愈。以能推之，八珍益母丸所治之病，多矣。脉不弦细去益母。

血痹之人、荣卫不通、遇交节之前三日，或久雨转晴、久晴转雨。身体必大感不适。或忽然心慌，尿多，失眠，忽然便泻怔忡心跳，异常不安。或指胀肢痛，肋胀陡作，遗精白带，有不能形容之苦。是肠胃中有老积，阻滞营卫腠理，阴阳不通，阴阳隔离。此等老积，多由肝阳偏旺，化风伤津而成。宜用兽炭三五分空腹吞下，必下污垢如熟藕粉，或坚硬黑物。此人大便内常有异物，与特别干燥之粪。鼻梁与大眼角之间，现有青色，面色必晦暗不鲜，脉必常沉而难活泼。皆宜兽炭消积。用西医打诊法，听其背部腰部胸部腹部声音，左右必有不同。老积在左则左腹音空，在右则右腹音空。空者，老积阻塞腠理，气机流通不匀也。而有积之一方，上而头项以至胸肋腰腿，必痞胀常发也。兽炭用瘦猪肉，不用肥的，切细，在滚开水里一串，色变即起。将水气吹干，以火炒成黑炭，不可留黄色，不可起烟。研末用。此炭比较谷食炭少伤胃、西药房有售者。

黄芪五物汤，治整个荣卫败坏，不惟运动不圆，致全身血痹之病。兽炭治肠胃中老积，阻止荣卫阴阳整个运动不圆，因而发生上列各病。善为运用，亦可与五物汤相辅而行，收效较速。凡中年以后，常有疾病脉不活泼，山根两旁有青绿暗色，必有老积。可于每交节气前三日，吞服兽炭，积在左，吞服二分。积在右吞五分。左积气虚，右积气实也。服后即服猪油白糖开水冲鸡蛋化［跛脚的蜗牛2］一枚，以辅之。并连日食之。脉左细而涩者，如食鸡蛋不加猪油，阴必更伤。鸭蛋最补阴，可单食不加猪油。冬月卧前食，能补阴以养阳，食鸭蛋须调数百下。凡虚损之家，与老人小儿，最宜食品治病，宜重视之。不得已而用药，亦须本品之旨。药虽补剂，亦伤胃气，经验自知。

凡身体一部分疼痛，皆荣卫不调血痹所致。惟胸骨疼痛，痛至不欲直立。此肾阳不充，难以上交于胸。诸药不治，惟五味吞服三五十粒，以补肾特效。

如手膀不能举，用葛根薤白各三钱炙甘草二三钱红枣三五枚，疏通手阳明经气即愈。

大黄䗪虫丸证治推论的意义

干血为病，与瘀血为病的分别。干血为病的外症，腹满，两目暗黑，肌肤甲错。此是凭外证可断的。瘀血为病外证，如妇人经停，午后发烧，咳嗽食减。男子肌肉消瘦，咳嗽食减，午后发烧，天明汗多。小儿尿如米泔，午后潮热，腹大筋青，面色黄青。小儿夜啼，大人发热一阵，或心慌，或干呕，或无故生气，或五更作泻。或吐泻日久，并不危殆。男子日久遗精，妇人日久白带。皆因膈上停有瘀血而成的病。膈上停有瘀血，升降不能全通，故病以上诸证。用养气养血之药，加桃仁红花治之，即效。干血在肠胃，既是干的，气血均被阻塞，不能运行。所以腹满、肌肤甲错、两目暗黑、早露明白的现象。膈上虽有瘀血。瘀而不干，气血运行，大体仍然照常通利。所以外证难断也。尝治一九十老人，眠食精神俱佳。忽然言语颠倒，絮絮不休，喜动不静，夜亦不眠。诊其脉，右实大，左亦不虚。舌有黄干苔，此瘀血与肝热结于胃间也。用桃仁红花大黄黄连黄芩各二钱炙草二钱，两剂而愈。此秉赋过人，六七十时亦曾病此，均服桃仁红花三黄始愈也。

白芍鸡肝方，治半身不遂特效，亦通瘀之故。方见小建中汤证治推论中。

人身气以成形，形以寓气。实则气以成形，形以生气。气化病易治，形质未坏，形能生气也。形质病难治，形质已坏，不能生气也。一面去形质之坏处，一面调气化以生形质。总不能离培养中气，以恢复其整个圆运动之法。

大黄牡丹汤薏苡附子败酱散证治推论的意义

现代所谓盲肠炎病，以割去盲肠为惟一治法。大黄牡丹汤薏苡附子败酱散，治盲肠炎病，则系运动全身为惟一执法、治法。人身构造复杂极矣。但总不外左升右降，以成一整个圆运动的功能。大病将愈，每于半夜阳生之时，感觉身体左右，形成一个太极相抱的圆。此日即大见起色。大黄牡丹汤，所以去圆运动之滞碍，使本身之运动迅速恢复其圆。薏苡附子散，所以培补其本身圆运动之元素，使本身之运动恢复其圆也。人身是无数个细胞成的，而无数个细胞的运动规则，与最切一个细胞无异，圆运动而已。肠痈病如此，一切病亦复如此。若谓此二方，是运动肠的一部分的不运动之法，离开整个而运动局部，运不动也。虽治局部，仍治整个。此古中医学功参造化之妙也。

如疮痛不在腹内，而在腹外，以荣卫为主。以脏腑之虚实寒热为据。

一人右腹痛，右腿不能伸。医谓盲肠炎，宜速割。诊其脉，沉细不舒。余用四逆散加栀仁贝母一剂而愈。四逆散柴胡白芍枳实炙甘草，柴胡白芍升降滞气，枳实疏通肠胃积滞，甘草养中以助升降，加栀仁贝母清热消滞故愈。病在里，故脉沉。热而滞故脉细。一剂之后，滞气疏通，脉来活泼，故病愈也。四逆散，治肠痈初起。大黄牡丹汤，治肠痈将成。薏仁附子败酱散，治肠痈已成。各有层次，不可混乱。

疮科书以徐灵胎《外科正宗》、张山雷《疮痈纲要》为最好。按其所用药性，以伤寒论荣卫脏腑、中气阴阳，本气自病，虽实亦虚之理求之。认明阳证阴证，勿蹈拔毒外出之谬，而使中气消亡。勿犯先时溃口之戒，而致荣卫难复。便能学着其好处，疮科非热实脉实，大渴口臭，苔黄腹满便结，不可用凉药。凉药败中气，败荣卫，疮家大忌也。

葶苈大枣泻肺汤证治推论的意义

前人谓此方用大枣以和药力。这句话，与甘草和百药的话一样的无着落。甘草并非和百药也。人身十二经，皆根源于中气，中气左旋右转，经气左升右降。升降不乖，是为平人。当升者不升，当降者不降。是为病人。经气的升降失常，因于中气的旋转不旺。要升经气，必调助中气。所以中气如轴，经气如轮。甘草大枣，补益中气，治各经的药有中气的药在内，则轴运轮行，气化自和。甘草和百药的话，其实就是甘草补中气的意思。用药治病，须先认定是何原理，用药方有着落，不可含糊。

此方如不用大枣单用葶苈，一定能将人泻死。何也？脓去而津液随之亦去。中气系存在津液之中，津液去中气亦去。仲景方中，凡用大枣皆是养中气养津液之意。

大凡治肺病，总要调中补土，与治肝肾病不同。肝肾病热者、水涸木枯，风热耗津。中土之药，最增木热，最增木滞，不惟甘草不受，即大枣亦嫌壅满。

肺经右降，非中气不能降。肝肾左升，肝肾有阳自然升耳。升降已和，又升中气，中气复起，升降更和。上文茯苓杏仁甘草汤，治胸中痞塞短气，降肺不用中气药，因湿气填塞，已成有形之物。用补中药，反助其填塞之性。或其人中气必不大败。如中气大败，脉必入虚，如无补中药以旋转于其间，四维不能升降，肺气亦必降不下去。是又不可不从活泼处以消息求之。

曾治一葶苈大枣泻肺汤证。因其人较虚弱，用贝母桑叶各五钱以代葶苈，大枣肉四两同煎服，甚效。贝母桑叶，排脓除痰之力亦大。但不及葶苈之猛。根据原理用药，不必死守成方。适合病机，乃善学古人者。

甘麦大枣汤证治推论的意义

人秉造化圆运动的大气而生，大气中有什么，人身有什么。大气有降沉升浮，人身有降沉升浮，而并不觉得有所谓降所谓沉所谓升所谓浮者，中气旋转，作整个的圆运动也。病者，降沉升浮分析也。原理下篇，气降则悲，气降则哭。悲哭之发作，本己并不知觉，气之偏降使然。气之偏降，中气不能运化使然。五志五声如此，五色五味亦如此。此等病证，人咸怪之，且大骇焉。而治法不过助中气之旋转，复四维之升降。极简单，极容易，而却归本于宇宙之法，亦极简单，极容易之法也。圆运动而已。

一妇科二十五岁，每日交午则悲哭不能止，交子乃罢。脉沉迟之至，月经六个月不来。服附子干姜肉桂苁蓉巴戟故纸五味黄芪党参白术红枣炙甘草重剂，三剂乃愈。是阴寒证也。阴盛气降，故交午病作。此悲哭不属于脏燥者。本身的阴阳随大气的阴阳而病发也。甘麦大枣，补中气润脏燥之药。

又有一种怪病，病人未出屋，而知屋外之事。如有客来，尚未抵户，亦未发现声音，病人在屋内曰，某客来矣。此为痰病，痰去则愈。此种怪病，无理可求，惟逐痰也。

温经汤证治推论的意义

后世治妇人病，统以四物汤为王。当归川芎白芍地黄。谓男子以气为王，女子以血为王。不问内伤百病，皆用四物汤加减，即外感各病，亦用四物汤加减。名六物四合汤。无一点理法，一人倡之，众人和之，误人多矣。不知人是五行六气圆运动的大气生的，不论男女，所有生理病理医理，总不外五行六气圆运动。所以温经汤，治妇女病证甚多，仍不外五行六气的圆运动。本温经汤之法，活泼变通，治妇人病，应用无穷。

曾见一老医，治一五月孕妇，神倦不思食，处以四物汤加小茴香。一剂而胎堕，遂成讼。医会处理，谓妇人病用四物，并无不合。不知无论何人，总以中气为主。中气者，脾胃之气也。怀孕五月，食减神倦，中土虚也。中气不能统摄四维，胎已不固。四物汤滋润之品，最助湿败土。小茴香性极辛窜。土败矣又湿润之，中虚矣又窜动之，所以一服而胎堕也。此病应照温经汤加减，参术苓草以补其中土，桂芍芎归以调水气，下寒者少加艾叶以温下焦，自能饮食增加胎气日旺。妇人之病，虽较多经产一门，仍五形六气的圆运动。世乃有以专门妇科称者，岂妇人另有专门之五行六气乎。温经汤加减，治妇人诸病极妥。

　　妇人产后发热不退。黑豆二两，每日煮汤服之，数服即效，服至热退为止，特效方也。滋补肝肾的好处也。温经汤干姜吴萸，左迟脉虚少者慎用。

　　产后食生化汤，误人不少。产后血去津伤，最忌黄芪干姜。产后须自己恢复，惟腹痛为有瘀血，宜五灵脂五分，吞服，以化瘀血，如仍痛者再吞服五分即愈。益母草化瘀血太散不可用。如无五灵脂，不能不用益母草者不可过一钱煎服。

　　山西产后食小米粥，只三指一撮。将产妇身体饿伤，极宜改良。最好是头一顿食大米粥，不可稀。小米性热大补，产后慎之。三指一撮，未免过于慎了。两广产后食鸡汤，加烧酒生姜、甚好。平日左关迟脉细弱者仍不可食。左关尺少为阴虚，阴虚忌鸡，因鸡助肝热也。肝热者，胆必寒。鸡加生姜烧酒，姜酒能将肝之木热，运动归于胆经，熟能成圆，肝即不热。所以姜酒鸡，为产后妙菜品。著者尺脉少，食鸡即肝热。食姜酒鸡即舒服。

桂枝汤麻黄汤桂枝麻黄各半汤证治推论的意义

　　桂枝汤为治外感受风而病疏泄的大法。麻黄汤为治外感受寒而病收敛的大法。桂麻各半汤为治风寒两感的大法。麻黄其性疏泄。专通收敛。桂枝之芍药其性收敛，专平疏泄。芍药的作用是向内的，不是向外的。

　　乡村无医药之处遇外感发热之病，用酸菜汤一碗，兑水半碗，无盐者加盐少许。煮开热服，立刻汗出而愈。春夏温热病，发热不退者，服之立效。酸的作用，亦是向内的也。

　　但是一层，无医药的乡村，方能有这合于古圣人遗教的成绩。若是有医药的乡村，乃至于有明医有儒医的都会，则不惟无此成绩，且更以酸菜汤治时气发热为戒。谓酸味之物，有收敛作用。时气发热而服酸菜汤，岂不将时气温热，敛在腹内，烧心烂肺而死。因伤寒的卷首，有王叔和妄加的序例。王叔和所说的意义是冬有伤寒，登时病作，就要食麻黄汤，这就是伤寒病。若冬月伤寒，登时不病，寒毒藏于肌肤，不知不觉，安然无恙，三个月后，寒毒变为温毒，发起热来，这就是温病。大家将王叔和的话，不管是与不是，不加思想，紧记在心。以为春天发的时气病既是冬天藏在体内的寒毒变成的温毒，当然不可食酸收之药了。明医儒医如徐灵胎，与著《温病条辨》的吴鞠通，著《温热经纬》的王孟英，著《时病论》的雷少逸，著《世补斋》的陆九芝，诸前辈先生。无不尊重王叔和于理不合，于事绝无之言。所以全国一致，流毒至今。

乡村治外感恶寒，用葱姜盐豉而愈。葱姜疏泄，盐豉养中而兼宣通，亦合麻黄汤用麻黄之疏泄以开卫气之闭敛的意义。乡村治外感发热又恶寒者，食香油酸辣面汤。酸以敛荣卫之疏泄，辣椒以泄卫气之闭敛，面以补中，香油以润津液，立刻汗出而解。此又合于桂麻各半汤之原理也。生姜伤肺，外感莫用。可多用葱豉较为稳当。

自来注桂枝汤证，皆曰风中肌腠，用桂枝汤以解肌。注麻黄汤证皆曰：寒伤皮毛，用麻黄汤以散寒。桂枝的芍药，其性收敛，下降。既是肌腠有风，芍药不将肌腠的风愈加收敛出不来乎。寒在皮毛，如何会发热恶寒，又如何会骨节疼痛乎。此两方皆发汗之方，麻黄性散，服后汗出病解。芍药性敛，又何以服后亦能汗出病解乎。仲圣《伤寒杂病论》，为中医内外疾病方药的祖本。桂枝汤麻黄汤，又为起首之方。吾人读诸前辈的大注，起首一方，便引人堕入五里雾中，不知原理之害也。

桂枝汤为治外感的第一方。小建中汤。即是桂枝汤加重芍药加饴糖，为治虚劳的第一方。一治外感，一治内伤。病证各殊，方药则同。吾人于病殊药同之中，找出认定，寻出着落，然后能入仲圣之门。然后能知圆运动的古中医学，一个原则支配一切分则的所以然。

大承气汤核桃承气汤四逆汤附子汤乌梅丸证治推论的意义

整个的《伤寒论》，曰表病、曰里病、曰经病。表曰荣卫、里曰脏腑、经曰少阳之经。脏乃脾脏肾脏肝脏，腑乃胃腑与膀胱腑。胃腑之病最多，膀胱腑之病最少。六气（图）三阳与三阴平列。《伤寒论》整个病证，实是三阴脏与阳明胃腑平列。因少阳胆为经病，而无腑病。太阳膀胱腑病，有两证。膀胱腑热，必胃腑热。故膀胱腑病，可以附属于阳明胃腑病。《伤寒》一书，如内容六瓣之一橘。荣卫加橘皮，三阴脏、三阳腑如橘瓣。将此比喻整个认识之后，再由六瓣之中认为阳明胃腑病与三阴脏病相对，将太阳膀胱腑病用于阳明胃腑病，另将少阳经病划出三阳腑病之外。于是表则荣病热卫病寒，里则腑病热脏病寒。少阳之经病半热半寒的《伤寒论》的原则了然，全书证治皆有系统矣。

腑病阳热，大黄清热救阴为主药。脏病阴寒，以附子温寒救阳为主药。太阴之四逆汤，干姜炙草乃为太阴之主药，附子则太阴之母气药。厥阴乌梅丸，乌梅乃为厥阴之主药，附子则厥阴之母气药。少阴之附子汤，附子乃为少阴之主药。少阴之肾脏，主藏津液。干姜燥烈伤津，如少阴病未发现下利时，干姜慎用。下利乃太阴脾寒之故。肝肾病的药，皆不喜姜草壅留于中之故。母气者，水中之火为土气之根，火生土也。三阴脏病人死最速，因阴盛灭阳，阳亡甚速故也。自王叔和将《伤寒》原文次序编定错乱之后，世人对于《伤寒论》整个阳腑阴脏病热病寒的原理，得不着根本的认识。于是以讹传讹，遂相传为传经为热，直中为寒之种种谬说。直中云者，风寒直中人身阴脏而成病也。按四逆汤、附子汤、乌梅丸药性寻求，乃人身阴脏自己阴盛病寒，绝非风寒直中病寒也。至于传经二字，更非明白辩证，不能解决。自古传统之讹，已于《＜伤寒论＞原文读法篇》辩正之矣。阴脏病寒的所以然，《古方上篇》已说清楚。所宜注意者，不可误信"直中为寒"四字耳。中医难学的所以然，一在五行的大气无显明的说法，一在伤寒论的原文弄不清楚。再加上"传经为热，直中为寒"的谬说，大家相习不察。王叔和又于《伤寒论》卷首妄加序例以乱之。谓中医学自古至今尚未成立，亦无不可。

乌梅丸治虫之理，尤不可忽。虫乃木气，木气失和，然后生虫。不和者，水寒于下，土湿于中，而木气动也。故椒附细辛以温水寒，连柏以清心火热，干姜党参以补土虚，乌梅当归桂枝补木气而息风。木气复和，虫乃不动。凡病吐虫，吐后则腹之右部即觉空虚者，肝阳耗伤之象。虫即肝阳也。治虫乌梅丸和木气外，《金匮》则有甘草粉蜜汤，其证吐涎，心痛如咬，发作有时。故用铅粉杀虫。然必用甘草蜂蜜以保中气。然后虫去而人不伤。虫证有虚实之分。乌梅丸治虚证，粉蜜汤治实证。实者有宜去之虫也。后世见虫就杀，竟有将人杀死而不悟其失者矣。杀虫宜于秋冬之间，肝阳足也。春夏不可杀虫。

太阴之利，寒热皆有。寒症不渴，热症则渴。寒宜理中丸，一面温寒，一面除湿培土。热宜猪苓汤，一面除湿，一面养津清热。寒热皆兼腹满。寒之满，为土气不能运化。热之满，为木气之热凝于湿中。太阴病热，乃木气之热也。

阴寒证都不大渴，惟少阴寒证有渴者。以肾主津液，津液伤则渴也。然渴的程度，只小渴耳。较白虎加人参之渴，不及多矣。应用附子之证，不得因渴不用附子。服附子后反不渴，是其明验。

厥阴病，舌卷囊缩，寒证热证都有。寒则收引内聚，热则煎灼伤阴，故皆有之。心开窍于舌，手厥阴心包主之，故肝脏病则舌卷。囊属肝木，肝脏病则囊缩。厥阴之气，上热下寒故也。

大小柴胡汤证治推论的意义

大柴胡汤证呕而下利胸痞，与太阴吐而不利胸痞，明辨于下。吐而下利又加心痞，乃太阴寒证太阴之吐利，不发热，不出汗，胸痞不硬。今一面下利，又胸硬，又出汗发热，乃少阳之热利。利出而兼呕，乃少阳之热呕。呕无物有声而声大，吐有物无声。于少阳热呕之中，加心痞而又硬。乃少阳经逆塞心下，非寒痞也。于发热出汗呕而痞硬之中，加以下利。此热利，非寒利也。

曰少阳经病，必有口苦耳聋肋痛诸证。太阴脏病，无有口苦耳聋肋痛诸证。

寒利下如注，利时无屁，粪为灰色，一滑即下，一泻之后，精神立刻短少。热利有屁，利如喷出，粪为稀水，多有黄色，稀水之中，必杂硬粒，停而又下，不觉其滑，其射皆远，泻后精神不衰，反觉松快。

寒利色灰，舌无苔而口淡。热利舌有黄苔，而口苦。阴阳不同、虚实各判也。

阳腑阴脏。腑病阳热，脏病阴寒，一定之理。少阳居三阳之一却无腑病者，少阳胆腑附肝脏而生，入胃腑而下，居其他脏腑之间。阳盛则胃腑病热，阴盛则肝脏病寒。故胆腑本身无有本病只有经病。经病现时，必项强已罢，继以口苦等证也。

一部《伤寒论》，如内容六瓣之一橘。表病宜汗法、里病宜下法，宜温法。少阳经病，不可汗，不可下，不可温。柴胡汤之柴胡却有汗意，黄芩却有下意，大枣、生姜、党参却有温意，所以能和解也。

少阳经病，不可汗者，汗所以通表气。少阳胆经秉气水火，居表里之间。汗伤水火津液，必干燥生烦，而成坏病也。不可温者，温所以扶脏气之阳。胆经水火正郁，热药必助其逆升而不能降也。不可下者，少阳相火一病，上热不降，中土失根。下之必伤中败土，至于危亡也。惟有和之一法，不损其本来之气，调和其升降之郁，故病愈也。表里之间有少阳经，少阳经之内是脏腑，少阳经之外是荣卫。故少阳解决，整个表里方能分清。然必整个的表里认识，半表半里的少阳经方能认识耳。大柴胡汤是一面和解少阳经，一面下阳明胃腑之热之法。

小柴胡汤，是伤寒的少阳经病之方。后人每于老人之寒热口苦，亦率用之。不知柴胡性升而散，伤人可畏。小柴胡汤柴胡系升手少阳三焦经相火下陷，与黄芩降足少阳胆经相火上逆，是整个的作用，而又非参草姜枣温补中气，不能成柴芩升降之功。非少阳经病，不可用也。老人寒热口苦，此寒热乃肾气虚中气败而荣卫分散之寒热，口苦亦中虚上逆之苦，万不可用寒凉去火。应服肾气丸、猪腰汤、小刺辽海参，温补肾气。肾气与中气恢复，荣卫有根，仍然能作圆的运动，胆经仍然下降，寒热口苦自止。倘服小柴胡汤，升散寒凉，下咽即死。

再推论桂枝汤麻黄汤的意义

外感病分两大原则，收敛与疏泄是也。恶寒无汗脉紧、为收敛为病。发热汗出脉不紧，为疏泄为病。收敛为病，用麻黄汤之法。疏泄为病，用桂枝汤之法。麻黄汤，发散本身卫气之法，非散寒也。桂枝汤，补益本身中气降胆经以调荣卫之法，非散风也。

本书《脉法篇》有病外感风寒恶寒发热而脉细，用生地当归等填补阴液之药，汗出感愈者；有病外感风寒恶寒发热而脉微，用温补肾气之药，汗出感愈者。《时病篇》有病外感风寒恶寒发热而脉虚，服补中益气丸而愈者，八珍丸而愈者。里气和则荣卫和，荣卫和则寒热罢也。若果外感风寒是风寒入了人身为病，岂有将风寒补住，病反能愈之理？

他如外感于暑，脉虚恶寒发热欲吐，以扁豆藿香为主药。扁豆乃补胃之药，藿香乃降胃土之气之药。若果是外来暑气中入人身，而用扁豆藿香将暑补于胃土之中，降于胃气之下。此暑气岂不深入胃中出不来乎？暑者太阳直射地面的热气，人身胆经与心包经相火之气也。宇宙的暑气由地面之上降入地面之下，则地面清凉，万物得根。人身的暑气由胃气之上降入胃气之下，则肺气清凉，命门生火。暑病者，人身肺气不能将人身心包经胆经的相火降入胃气之下，本身的暑气停留于胸中，与外来的暑气接触，肺气不降，而相火停留，故发热欲呕，而成暑病。藿香扁豆降之归下，故暑热病得愈。肺主皮毛，皮毛主表。暑热伤肺气，牵连荣卫，故暑热病亦恶寒发热也。古人造字，执、火为热，日、者为暑。热主上升，暑主下降。所以称少阴君火为热火，称少阳相火为暑火。人乃将暑字认为伤人的恶气，而不知暑乃天人的相火之气，万物生命的根气，遂不治暑病以降之使下为主。此自来不于事实上求原理之过也。

麻黄之法，是调和本身荣卫之气之法，非散外来风寒之法。藿香扁豆之法，是温降本身胃胆之气之法，非清外来暑气之法。外感风寒而用养阴、补阳、补中、补肾、补气血之法，是补益荣卫里气。里热不偏虚，表气自调和，矣治荣卫的里气之法，非治风寒之法。如应当补阴、补阳、补中、补肾、补气血治愈的外感，要食着外感散风寒的药，一定要死的。里气已伤，再食伤里气的药，焉得不死？反之，用补阴、补阳、补中、补肾、补气血之药，以治应用麻黄汤法之外感，也一定死的。人身脏腑荣卫表里一气的圆运动，是有层次、有秩序的。外感风寒伤了荣卫，荣卫分离。表里的层次，运动的秩序，紊乱起来。荣病疏泄，气机皆虚；卫病收敛、气机皆实。实而误补，实上加实，乱上加乱，焉得不死。非麻黄汤证的外感，脉不紧，寒热不甚也。

外感荣卫，收敛恶寒之病。只要恶寒不罢，脉象紧而不舒，未曾出汗，或出汗未出彻底，不论久暂，始终须用麻黄之法以开卫气。使荣卫调和，病始能愈。与补阴、补阳、补中、补气血等调补以和表气的治法，是对的。桂枝汤之法，即补里气以和表气之法。《内经》曰："夫虚者，气出也；实者，气入也。"出入二字之意，在一年说则立春后气出，立秋后气人；以外感说，恶寒无汗为气入，发热汗出为气出。恶寒无汗之麻黄法，乃气入为实之法；桂枝汤法，乃气出为虚之法。外感之病，凡非恶寒无汗，而是发热汗出，皆虚证非实证。仲圣用桂枝汤以治外感，用桂枝汤加重芍药饴糖以治虚劳，同是一方，而为外感内伤之祖方，气出为虚之故也。气入为实之麻黄汤法，须彻底认清。但有恶寒身痛无汗，脉象紧而不舒，无论已发热否，总须发散卫闭重顾中气为治。此点彻底，皆彻底矣。

注意《温病·时病篇》的乌梅白糖汤、三豆饮、《麻疹》之一豆饮，乃桂枝汤用芍药降胆经助收敛，用草枣补中气，变化而来之法。而善治不恶寒只恶热，一切外感。葱豉汤、人参败毒散，一切用薄荷之方，乃麻黄汤用麻黄以散卫气助疏泄，变化而来之法。而善治恶寒之外感，惟麻黄汤一证宜发散耳。古方命名，有名实不符之处。如桂枝汤之桂枝，本桂枝汤麻黄汤共享之药。麻黄汤之主药系麻黄，桂枝汤之主药系芍药。名实不符，所以后人解释都不得要领。当谓中医书，非医学学好之后，不能读，此之谓也！

伤寒病荣卫表病不经汗解，则归结于脏病阴寒，腑病阳热而死，或归结于少阳经津液干而死。温病荣卫表病不经汗解，则归结于气分病、血分病、肠胃病。然皆热而不寒，虚而不实。如不医错而死，则阴分阳耗，中气减少，转成虚劳，然后人死。其他外感荣卫表病不经汗解，则归结于胆经与肺家，或归结于气血。归结于胆经与肺家者，荣分发热作用，司于胆木；卫分恶寒作用，司于肺金。胆木横逆则成虚劳，肺经不降则成咳嗽。归结于气血者，荣卫不和，气血不通亦成虚劳。若不咳嗽，则身体羸弱，久不复元，亦不致死。若加咳嗽，则成瘵劳而死。

《古方上篇》前六方为初学基础，后十方为初学进一步基础。由内伤而知外感原理，由伤寒而知温病，及一切外感原理也。

发热恶寒，乃荣卫之事。有出于荣卫者，有出于脾胃者，有出于肾家者，有出于胆经者．有出于肺家者。出于荣卫者，荣卫自现本气，荣郁则发热，卫郁则恶寒也。出于脾胃者，脾为诸阴之本，胃为诸阳之本。脾胃为饮食所滞，脾滞则现阴寒，胃滞则现阳热。或脾胃将败，则脾胃分离，亦现寒热也。出于肾家者，寒乃水气，热乃火气，肾气败而现水火本性也。出于胆经者，胆经居阳腑阴脏之间，病则兼现阴阳之性也。出于肺家看，肺主皮毛，反毛主一身之表，肺气阳则牵连荣卫表气，而发热恶寒也。肺家之发热恶寒，时止时作，不似荣卫外感之发热恶寒无休止。五种发热恶寒，惟寒脉紧无汗，身痛项强之麻黄汤证，为气入则实之证，应用发散之药。此外皆气出则虚之证，宜养中气、降胆经、补阴、补阳、补中、补肾、补气血为治矣。惟兼有恶寒之证者，宜加少许发散之药。如《温病篇》之乌梅汤、三豆饮加薄荷之法是也。世谓外感不可用补药太早，恐将风寒补在身内。其实是将卫气的收敛作用补住耳。凡病外感而日久不愈，皆非风寒未清，皆卫气未曾散通之故。

只须切实认明麻黄是开散卫气之收敛，并非散开外来的风寒。风寒伤了荣卫自病，风寒并未入了人身。便扫除了一切邪说，而得外感病的原理。此点明白，温病疹病一切外感病的理都明白。

再推论承气汤四逆汤的意义

四逆汤加干姜，名通脉四逆汤。治少阴病，下利清谷，里寒外热手足厥冷，脉微欲绝者。下利清谷肢冷，此四逆汤证。而脉微则属通脉四逆汤证。缘人身气脉，起于中气。中气虚寒故脉微欲绝。故于四逆汤加重干姜，大温中气以通脉。加干姜不加附子，此四逆汤更重温中之法。若并加附子，使脉暴出，必致不救。何也？附子重用能引肾阳外散也。

通脉四逆汤加猪胆汁，名通脉四逆加猪胆汁汤。治寒霍乱吐下已止，汗出而厥，肢急，脉微欲绝者。吐下虽止，而四肢厥冷拘急，内寒也。又加汗出脉微，阳降脱矣，通脉四逆汤加猪胆汁，以收汗之阳，由胃降入肾家也。用胆汁之寒润，于姜附之中。使将脱之阳，仍降入肾，而姜附得胆汁之寒润化合，刚变为柔、阳入于阴，学用姜附宜细玩之。

承气汤为寒下之方。一人病停食发热，日久未愈。肠部痛不喜按，形容枯瘦，二便照常。舌伸不能出口，以指按舌心，有干黑苔一块。一医拟调胃承气汤，炙甘草三钱，大黄四钱，芒硝四钱。一医谓脉弦少胃气，且右关尺部甚空。拟四逆汤加大黄，姜附草黄各一钱。一剂痛减，再剂脉和，舌转。三剂改用炙甘草一钱、槟榔五分而愈。此病如服承气，必一下而脱。本是下证，却用四逆汤以辅助大黄。与四逆加猪胆汁汤，本是寒证，却用猪胆汁以辅助姜附。此圆运动的中医学整个妙旨，初学最宜注意者也。

脉法篇

导　言

尝谓读书不易，治病不难，书只言理，病则凭脉，理是活动的，脉是实在的，惟其是实在的，可以再三审查，反复推求，以得着实在之解决。所以去治病不难也，而人往往得不着实在的解决者，学脉的方法不善也。学脉之法，一曰脉位，一曰指法，一曰脉象，一曰脉理，明白脉位与指法，然后能捐除自己的成见，看清脉来的真象，脉象脉理，必须于普通学法之中，有系统以贯之，然后无繁难之苦，然后有运用之药，此篇，脉之较善之法也。

编者

枯润二脉

枯润二脉者，用药之提纲，枯脉宜养阴，润脉莫伤阳，润者津液充足，枯者津液干涩，润脉无论何病，慎用凉润药，枯脉无论何病，忌用热燥药，认明枯润二脉，处方用药，便少错误。

微弱二脉

微脉润而少，轻有重按无，总属阳气微，温补宜急图；弱脉枯而少，轻无重按有，总属阴液枯，清润法当守。此二脉，脉体皆少，一者宜补气补阳，一者补液补阴，最易含糊，须以轻按重按之间，寻出证据以为用药之本，病人的体质不是阴虚，便是阳虚，故诊脉先以枯润微弱，分别阴虚阳虚，便有把握也，微弱二字，自来概属虚脉之称，而以阴虚阳虚置之不辨，遗误后学不少，故以脉法起首，郑重言之。《伤寒论》，少阴病，脉微细，用附子。营卫病，脉弱而渴，用石膏是也。

枯润二脉别阴虚阳虚，弱微二脉，辨别阴虚阳虚，又须审查两尺，左尺较右尺少为水虚，右尺较左尺少为火虚，据两尺为判断之中判断，用药更少误差。总之脉法的阴虚阳虚，认识无差，然后能识一切疾病之阴虚阳虚，然后能判断一切医书所说疾病之阴虚阳虚，此要诀也。

虚实二脉

实脉中沉盛，满指成分厚，久按总有力，攻下须研究。此为阳实、气实、热实、胃家实。可用攻下之实脉，脉之成分厚而不薄，满指有力，中沉两部，久按不衰，此为完全的实脉。所谓完全实脉，中土实则全体皆实也，攻下胃实，不可冒昧，须有法度，应当研究，详古方上篇大承气汤中。此外则伏而有力，脉细有力，软而有力，滑而有力，亦有实意。但只腠理热实，只宜清润疏通之法，无有下法。完全实脉，脉来迟缓，因中土实则热实，热实则脉来不数也。病有名五实证者，脉完全实，而不食、不大便、不小便、不出汗，须攻下与发汗并施，此证少有。凡诊实脉，须兼腹诊，以手按大肠部位，病人拒不受按，此肠中有当下之燥屎，此脉有小而实者，如兼现虚证，当用补气补血之药，辅助下药缓缓下之，如温病篇之黄龙汤法是也。

虚脉松而大，气血与阳虚，阴虚液虚者，脉与松大殊。松，有成分不足向外发散之象，大而松为气虚、血虚、阳虚，乃对上项厚而有力之实脉而言。其实除厚而有力之实脉外，多是虚脉，不止松大为虚。大而松之虚，直接补之虚也，其他之虚，脉体微小，亦有松意，多有不能直接用补，必须全体的圆运动得圆，然后不虚。阴液之虚，脉则或弦、或细、或涩、或弱、或沉、或结、或代也，血虚，乃血中之温气虚。

松紧二脉

松脉即虚脉，虚松气不充，诸病宜急补，补气与补中。脉法诸书，只有虚实而无松脉，虚乃其名，松乃其实，松乃外散之脉，成分不够之脉也，补气补虚，则归根而不外散。紧脉与松脉反，内聚不舒，象转绳弹人手，寒实之现状，紧脉有细小之象，转绳者向内收紧也，寒性收敛故脉紧，食停则气聚于食故脉紧，气血不调，或热聚而不散，而成一部之积聚，亦有紧者。积聚在于何部，紧则现于何部，皆宜温散清散通散之药，寒性之收敛，卫气之收敛也。古书云，左脉紧伤于寒，右脉紧伤于食，不尽然，外感之脉，若迫促不舒，其中即有卫气收敛之紧意。

滑涩二脉

滑脉有二象，鼎沸与盘珠，鼎沸躁热病，盘珠津液多。燥热伤津，如鼎锅之水，被火煎熬沸腾，故脉滑；津液滋多，往来流利，如珠走盘，故脉滑。痰病脉亦滑，痰亦津液也，新婚有孕脉亦滑，津液增多也，鼎沸之滑，重按有力，有孕之脉，脉气充足，痰病之滑，脉气不足。

涩脉有两仪，血少与阳虚，血少涩在左，阳虚涩右居。涩如刀刮竹，亦如雨点沙，血少津枯故脉涩，阳虚脉涩者，津液生于阳气也，荣卫不足，脉亦现涩，荣卫调和充足，然后津液生也。血少津枯之涩者，薄而有力，阳虚之涩，薄而微也，荣卫不足之涩，薄而无神也。左属水木，故血虚则涩应于左，右属火土，故阳虚则涩应于右，荣卫不和不足，必左右皆涩。

弦缓二脉

弦脉收敛病，气机不舒展，治弦须养中，用药忌收敛。疏泄畅通，则气机舒展，疏泄不通，则气收聚。弦者如弓之弦，向内收聚之象，木主疏泄，木气本身稚弱，不能疏泄则脉弦，金气燥结，木气因而不疏则脉弦，弦乃木气之郁象，木气稚弱之弦，宜温养木气，金气燥结之弦，宜清润金气之燥，开散金气之结，然后木气之郁舒开，脉乃自去，惟既现弦象，木气愈郁而欲疏泄，则克中土，中气受伤不能运化四维，病即关系生死。故又须于疏展木气之中，兼扶中土。五行之气，郁则克其所胜，而侮其所不胜，此自然之势也。金匮见肝之病，当先实脾，其意指此也。弦即为寒，木气阳弱也；弦则为饮，木气不能疏泄水分也；弦则为痛，木郁冲击也；弦则为风，木病风而脉弦，则病重矣，中气败故病重也。弦脉多胃气脉少故也，治弦脉忌用收敛药，慎用刚燥药，寒病之弦脉弦，温能则弦化，则弦脉易治之病。此外之弦脉皆不易治。寒病之弦、饮病之弦、弦大而虚，润而不枯；风病之弦，不润而细，阴虚津枯之脉弦，宜养津清热；内伤之脉弦，宜补中土，兼治木气，弦乃能去。

缓脉虚而散，散慢不收敛，中虚卫气虚，疏泄自出汗。缓与弦为对待之象，忌疏泄药。喜收敛药，伤寒论桂枝汤证，发热汗出脉缓，即是此脉，中气与卫气不足故也，散字读闪，言松散非分散也，此缓脉非和缓无病之缓，非热实而脉反迟缓不数之缓，是缓脉有虚实之分也。

濡细二脉

濡脉为湿盛，细脉为津伤，湿热脉亦濡，细亦主无阳。濡脉如棉在水中，细脉如蛛牵细，濡而似缓有湿热，细而无力为阳虚，津伤之细，细而有力，津伤则生热，故细而有力，细而有力着骨，则为积聚，濡中藏细，则湿伤津液，故濡溢于外，细现于内，故湿，用利水药，有不效者，利水药伤津液之故，善治湿者，养金气之收敛，调木气之疏泄，扶土气之运化，湿乃自去，津液不伤。

大小二脉

脉大气离机，脉小气归里，脉大病渐增，脉小渐自已。冬季脉大最忌，胃热实则脉大而有力，中部沉部盛于浮部，此大脉为实，否则愈大愈虚；脉小则气归于里，有病而脉由大转小，乃将愈之象，此小脉非微脉非细脉。

阴虚亦有大脉者，浮大而不润泽，重按迫迫夺指，有燥动之象。阳虚亦有脉大者，大而虚松，指下润泽，重按无有，对照研究，参与外证，容易明白。

脉有重按起指，脉即浮起，寸多尺少，浮多沉少，夜半不安，此为阴虚，阴之封藏，夜半阳动，阴虚不藏，故脉现如此状态也。

芤革软硬四脉

芤热阴伤极，革脉属阳虚，硬脉寒之象，软脉热在中。芤革二脉皆中空，芤则浮而边虚，有柔松之意，为热伤阴之象，革则沉而边实，有石硬之意，为寒伤阳之象，失血则芤，失精则革。硬脉有牢坚之意，阳和之气少也，软脉似濡而厚，按之欲沉不沉而有力，乃内热之实脉，不可认为软弱之软，世以软弱并称，软脉遂为人所忽矣，软弱之软，则微脉也，实热之软则如胶黏而有力，举指不移，硬脉则脉之沉部，硬而牢坚，重按有力，阴寒之象，外证必无燥热之事，沉部硬脉必宽厚不细，而鼓指有力，软脉有力为热，硬脉有力为寒。

浮沉迟数四脉

浮脉随手起，总是虚之征，诸病忌升散，中下复其根。以指按至沉部，随指而起，即往上浮，是为浮脉。并非浮中沉三部，浮部有脉，中部沉部无脉。浮而向外，中气虚也，浮而脉上，其虚更盛。浮弦鼓指，则兼肝风，外感脉浮，只宜降药，兼补中气，内伤脉浮，必重补中，内伤脉浮，中部以上多，中部以下少也；外感之脉，必有束迫不舒之象，不必定见浮脉。外感之家，必定有忽然恶寒、发热、头痛为据，如麻黄汤证之脉，当有恶寒，脉沉，及至脉由沉而浮时，即发热而汗出矣。

沉脉在肉下，虚实易了然，沉实为实热，沉微属虚寒。如沉细无力，亦属虚寒，沉细有力，亦属实热，实则不通，分整个实和腠理经络的实，整个的实，如《伤寒论》承气汤证攻下之胃家实是，腠理经络的实，如沉细有力，弦紧鼓指，只宜滋润疏通，理气活血为治。

迟脉乃虚寒，里阳太少时，无病脉迟者，元气难久持。不及五至为迟，胃家热实，脉反迟缓不数，故迟脉亦有实热者，实热之迟缓，厚而有力，虚迟之迟，脉来虚微，以证判之，极度易明了，无病脉迟，则肾家无气将难久存矣。

数脉乃中虚，虚甚则数甚，数亦为虚热，兼细则阴病。中虚则数，世人所忽，河图之数，五数居中而统四维。故平人之脉，以医生一呼一吸脉来五至为准。中虚不能统乎四维，故脉来过乎五至而成数脉。热伤津液，脉来亦数，数而兼细，则中虚而津液亦亏，阴分受伤，为难治矣。发热而脉沉不数多实，发热脉动数必虚，此脉必中部以下较微少也。如沉而微，其虚更甚，数极度之脉，中气大虚之脉也，凉药伤中，下咽即危，用甘味补中，中气回复，胆经相火下降，热即退下而不数，此与热实而脉反迟缓，为对待的理法。数读索，世人却认数脉为热，杀人不少，经文气虚脉乃数也句，宜注意。

结促动代四脉

结促与代脉，脉来停一至，动脉如豆动，只见关中位。脉动现数象，停止一至为促，外感风寒，荣卫迫促，促乃表郁之脉，脉不现数象而停一止为结，结乃津液不足，不能流通之皆弦皆石皆缓，一气独胜，诸气败亡，故死也。

指法与脉位

自来诊脉两手分诊，圆运动学的诊脉，必须两手合诊，因整个圆运动的消息，须两手合诊，则比较上去审察，方能审察得出，又须三指斜下，次指按在寸脉的浮部，中指按在关脉的中部，名指按在尺脉的沉部，沉部在骨，中部在肉，浮部在皮，斜下者，中指比次指重，名指比中指重，即《难经》所谓三菽之重，六菽之重，九菽之重是也，是为三部诊法。若三指不分轻重，便不合于关尺三部脉的本位，三部之法之中，又有九候之法，三部九候者，一部三候，三部九候，寸脉本位在浮部，浮部有浮部的浮中沉，关部本位在中部，中部有中部的浮中沉，尺脉本位在沉部，沉部有沉部的浮中沉，三部九候的诊法，只须三指斜下，三指同时由轻按而重按，由重按而中按而轻按，由轻按而再轻按，便将寸关尺三部九候的整个手法得着。

三部九候的指法，是按寸关尺皮肉骨的部位，不是按脉的整个体，是下指诊察的方法，方法与地门澈底了，然后诊脉，看脉在此地位中的动恶如何，方能审察出脉的真相。

下指诊脉，不可将指头死按脉上，就如用眼睛看物，却把眼睛珠放在物上，如何能将所看之物看得明白，三部九候的指法无差，便能免却此弊。

诊脉动称为看脉，不如将看字改为听字，能将听字的意义体会有得，则诊脉必有聪明过人之处，听字比看字静得多，活泼得多，看是我去看他，听是听他来告我，必能听而后得整个认识也，三部九候的候字，候者等候之意，我的指头，只在九候字的地位上，审察地位，等候脉来告我，候字听字的意义，大医的妙用，全在于此，先将指头审察九个字地位，以候脉来，指头与脉见面之后，仍不听脉，仍只审察九个字地位，有意无意之中，听出脉的病点来，然后继续搜求，由合听而分听，由分听而合听，整个脉体即是整个人身的河图，由合以求分，便知病之所在，由分以求合，便得处方的结果，总而言之，不可由我去找脉，须候脉来告我，我去找脉，我便有成见了，就得不着脉的真相了。

诊脉先分别脉的大体

诊脉，须先定六脉的整个大体。切不可先注意关脉怎样，寸脉怎样，尺脉怎样。先诊整个大体，诊出大体是阳虚是阴虚。阳虚者脉气润，阴虚者脉气枯。润者，无论何病，慎用阴寒药。枯者，无论何病，忌用阳燥药。又要诊出虚的程度如何，方能决断用药。

处方定药要在指头未离开脉时决断

定药要在指头未离脉时研究清楚。如诊脉放手，再来定药，即不准确。在脉上定方，即在脉上审察所用的药，与脉的轻重。审察再三，心中安了，放手即提笔写方。写完之后，再写医案，然后可同别人说话。万不可先写医案，后写药方，写完医案，再写药立方。所写之药，必不全合所诊之脉矣。

拟方定药，要在指未离脉之时。如认为中气虚寒，拟用理中汤，是必脉未松微，润而不枯，倘肝胆脉比较细，则干姜伤津，细涩乃津伤之脉，须加少许芍药当归以润肝胆津液，如脉来松微，证现虚寒，当用理中补虚温寒，而左尺比较短少，左尺属水，是水气不足，当加熟地麦冬以补左尺水气，理中汤乃不发生燥热伤津之过。

如麦门冬汤治中虚肺燥，其脉必涩。倘涩而兼细，则去半夏。半夏伤津，细涩之脉最忌。

如小建中汤治虚劳，以芍药降胆经收相火为主，须右脉关寸之间，脉气较他脉为盛，乃受得芍药之苦寒。倘右脉动关寸之间脉气不盛，胆肾之热不足，当减轻芍药。或不减轻芍药，加冰糖白糖以和芍药之苦，免伤胆胃之阳。

如肾气丸治肾气不足，须看左尺右尺比较之多少，左多右少为火虚，附桂宜稍加重，右多左少为水虚，附桂即宜轻用。

如当归生姜羊肉汤治肝经虚寒，倘肺脉虚弱，生姜只宜少许，肺主收敛，生姜辛散伤肺也。

如泻心汤治心火不降，吐血衄血，倘脉来不实，便不可用也。

如诊治伤寒麻黄汤证，问证无差，是麻黄汤证也，当用麻黄多少，当以寸脉尺脉而定，寸脉弱，尺脉少，只宜轻剂麻黄，便可出汗，寸脉弱，肺家收敛力少，尺脉少，肾家津液不足也，倘麻黄分量与脉不称，则服后汗多，诸祸作矣。

如诊治桂枝汤证，问证无差，是桂枝汤证也，而脉气虚软，芍药寒中，宜多用炙甘草以扶中气，以减去脉之虚软，则芍药乃能免寒中之弊。

如诊治普通外感，用薄荷以调卫气，用黄豆以和荣气，薄荷散性甚大，倘脉气无弦紧之象，不可多用，多则辛散伤肺，更加发热。

如诊肠胃热滞，拟用大黄以消热滞，倘脉象重按不实，便不可用。如其不能不用，必须用术草以辅之，乃不发生下伤中气之祸。

如诊吐血之虚热证，饮食甚少，阴液又伤，拟用补土养液之药，补土之药必伤阴液，养液之药，必伤土气，必须详审脉象，脉象润数，术草不可并用，或术草均不可用，则用山药扁豆以代术，用白糖以代草，细脉最忌辛散，当归不宜，只宜阿胶，虚热吐血，肺脉如细，更须保肺，橘皮下气，亦能伤肺，半夏更不敢当。

如诊治腹泻，腹泻因于食滞热滞者多，因于阴寒阳败者少，两下诊治错误，关系生死甚速，认为阴寒，脉必微少无神，泻后气衰，稀粪下注不射，不食，乃可用姜附以温寒回阳。食滞热滞，脉必紧细有神，泻后气不衰，粪粒兼水射远，能食，乃可用神曲谷芽以消食，栀子黄芩以清热，脉虽紧细，若右脉较左脉无力，消食预防伤中，清热预防败火，前人有云：左脉紧伤于寒，右脉紧伤于食，其实伤食不必紧在右脉，伤寒也不必紧在左脉。

如诊阴寒夹暑，其人不食，不大便，不小便，但欲寐不能寐，口渴而苦，舌无苔，六脉洪大异常，沉按虚空，而关脉洪大中藏有弦细之象。洪大虚空，阴寒之脉，口苦而关脉内藏弦细，是乃暑脉，方用重剂四逆汤以回阳，兑入冬瓜蒸自然汗以清暑也，无冬瓜汁麦冬二三钱亦可。

如诊得妇女经停，脉象平和，寻求结果，在左关得看病象，左脉较他脉多些，此木气不调也，用桂枝汤一剂，左脉多处平了，仅食饭加增，再诊则左尺较他脉少，此乃热液少也，桂枝汤加生地以补左尺，一剂左尺脉起，经来如常。

王孟英医案载，一人病外感，寒热身痛，孟英诊之，脉弦细异常，孟英曰：阴虚极度矣，未可治外感，用重剂熟地当归等补阴之药而愈。外感风寒而用熟地补阴之药，岂不将风寒补住，不知荣卫乃人身表气之阴阳，表气之阴阳根于里气之阴阳，里气之阴阳偏多偏少，表气之荣卫即不能调和而成圆运动。外感风寒而荣卫病；乃荣卫因风寒之伤而荣卫自病；并非风寒入了人身为病。此病脉象弦细异常，阴液偏少，即不外感，荣卫早已失和，再遇外感，失和更甚。所以熟地等药，补起阴液以兴阳气调归于平，里气这阴阳既调，表气之阴阳亦调，阴阳调而荣卫和，所以外感愈也，王氏谓未可治外感，正所以治外感也，王氏用此药治此病，乃由经验而来，于外感风寒，并非风寒为病，乃荣卫自病的原理尚不知道，因王氏亦王叔和伏寒变温之信徒故也，医家有舍证从脉不通之说，毫无理由。如此案，医家即谓舍证从脉的治法，可以见中医不知原理，自古已然。

一七十老人，冬有外感，恶寒重发热轻，脉动不紧而虚微，服肾气丸五钱，半夜寒热罢而体舒，次早满身微汗而愈。《伤寒论》麻黄汤治恶寒脉紧，紧者卫气闭束之象。故麻黄开卫气之闭束，为治恶寒定法。今外感恶寒脉微，微者阳虚之脉，肾气丸补起肾阳，里气的阴阳平，荣卫的阴阳自和，所以病愈而行微汗。如不补肾阳而用发散之剂，必脱阳而亡。此两案在已知圆运动原则的医家，自必认为当然，而不通医家，无不问之而咋舌。学脉不可就脉猜病，应问病求脉。所问之病是外感，求得之脉乃是内伤，内伤治愈外感自愈。外感病在荣卫，果是里气不伤之荣卫表病，脉必弦紧，束迫不舒而现躁争之象，不现阴亏之弦细脉，不现阴亏之微脉，按疏泄收敛之法治之可也。所以学医要学具体的病，乃能治抽象之病也。明了《伤寒论》桂枝汤麻黄汤证脉的意义，本书温病乌梅汤三豆饮证脉的意义，自能明了此两案的意义。桂麻二证与乌梅三豆之意义，本气自病的意义也。

一女科平日阴虚血虚，脉象沉涩，左尺尤弱，平日有病，皆服归芍地黄丸补血而愈，一日洗澡受寒；身痛怕冷，不能起床，脉象沉涩尤甚，予归芍地黄丸八钱，吞下安卧，并未出汗而愈。明是外感受寒，全从补血补阴施治而愈者，因脉象沉涩故也。若照外感治法，而用发汗之品，伤其血入阴分，病必加重，至于不起。所以此病明是外感，病愈汗出，其恶寒自罢，乃荣卫之和。阴血已虚可作汗故不汗出而病愈也。此病治效，所凭者脉，前人谓此等治法，为舍证从脉动，其实何曾舍证，正因此证，由于脉象纯系血虚阴虚乃成此证也。证由血虚阴虚而来，故用补血补阴之药，病自能愈。故用药治病，必以脉为主。

又一男科，自称男病复发，口淡不食，亦不饥，小便黄如柏汁，甚长，大便燥结，身倦无力，诊其脉全体细弱，右尺较少，予附桂八味丸二钱，茵陈蒿一钱，吞服，一日二服。服后胃更滞，更不欲食，脉细转和，右尺亦起，因以干姜两片嚼服，辣味少，苦味多，辣味少者，亦口淡之例，下焦无火也，苦味多者，火虚于下而逆于上也。用原方加干姜少许，同服，食遂增加，尿黄亦减，脉更调和。一剂之后，去干姜，只用附桂地黄丸四钱，茵陈蒿一钱，一日分二次服，数日全愈。此病口淡不思食，当然不宜地黄。因脉细阴虚，故仍用之，右尺火虚，故又用附桂。黄病为湿，尿长非湿，故宜地黄也。无湿而病黄，乃胆经之逆也，胆经相火逆行于上，故病黄味苦。火逆于上则虚于下，故口淡不食。茵陈清上逆之热，地黄滋阴，附桂补火，所以病愈。此病此方，亦凭脉耳，若以口苦胃滞之故，不用地黄，脉细难复，病将坏矣。此病，前数年曾病一次，医用附子理中加幼童忽不思食，或咽痛或咳嗽，迟脉中有一线，上窜入关脉，此肾虚阳动，宜温养肾家，如肝胆有热，肺虚不能收降，关脉中有一线窜入寸脉，宜补中敛肺兼降胆经，如尺脉中有如珠的一点，窜入尺下，此肾败也，最难治，男童早婚有此脉者多死。

平人脉

欲知病人脉，先学平人脉，调匀柔和者，乃是平脉诀。平人脉亦称胃气脉，亦称和缓脉，来去调匀，不来多去少，不来盛去衰，神气充足，体质柔润，所有以上各病脉，寻找不出一字，此胃气健旺，和缓无病之平人脉也，《内经》脉法，以胃气为主，胃气多，病脉少者易愈，胃气少，病脉多者病重，病脉太多，胃气太少者易死。学平人脉，可常诊视无病而身体健全，元气未泄，面无浮红，食量极度好，体力甚大，跑步而脉不加快不喘气之人之脉，便可得着胃气脉和缓的认识，然后可学病脉，胃气脉者，中气脉也。

真脏脉

五行运动圆，见圆不见真，一见五行真，胃气无毫分。心火的真脏脉如钩，如上挂之钩，有上无下之象，只有浮而不降也；肺金的真脏脉如毛，薄涩之象，将散而不收也；肝木的真脏脉如弦，如新张弓弦，劲疾如循刀刃，毫无生意之象，欲疏泄而不能也。肾水的真脏脉如石，如石沉水底，毫无阳和之象，只沉而不升也，此皆中气无存，不能调和四象，四象各现本气之真也，故称真脏。脾土的真脏脉为缓，有如屋漏，时而一落，迟缓不能连续之象，中气不能自存也，五行之真已现，中气先亡，故曰死脉也，如钩如弦如石如缓，则各脉皆钩皆毛脉，代脉之止有定数，亦津液损之脉也，长夏脉代，有孕脉代，为中气加多之脉，中气能代四维也，亦有禀赋代者，乃富贵之人也，若病重脉代则危，此代脉无神，乃中断不能连续之脉，长夏之代，有孕之代，多在五至以内，脉神特别充足. 五为中气，中气之中，原有四维故也，详生命宇宙篇河图中，动脉有如豆动，无头无尾，只于关脉见之，气机不舒，主内痛也。

洪伏二脉

洪脉向外掀，中气大虚证，愈洪中愈虚，兼弦乃别论。实脉必向内沉，世谓洪而有力为实，认错矣。虽有力亦向外之力耳，向外则内虚必矣，必洪而兼弦，乃为实象，弦乃内聚之象，洪而兼弦，是原有内热，被卫气敛之，热郁则脉洪，热郁被敛不能通达，则洪而兼弦，在外感宜舒散卫闭，兼清内热，内伤病少洪弦者，有之亦内热为卫气所闭，仍舒卫闭兼清内热，洪大无力者全属于虚，洪而弦大有力，乃为实象。然实脉不洪，必如胃家实可用下药，乃为真实，洪而兼弦有力，乃实在腠理，不在胃腑，舒散卫闭，腠理一通，即不实矣。

伏脉气内实，深藏骨际间，热深与痰闭，指下细心探。伏与洪是对待之象，气虽内实，热清痰豁之后，脉起不伏，即不实矣。

躁驶二脉

躁脉不安定，外因与内因，驶脉上下窜，虚与热之征。有内热而感外寒，热为卫气闭束，动不能通，则躁急不宁，此因于外感者，宜散卫清热，温病之脉躁急，乃木火离根，此因于内伤者，宜照温病证治法，驶脉因虚因热，如小寒前后，小儿黄连，时轻时重，三年始愈，脉细尿长不知养阴，其不死者，幸也。此案用药，亦全凭脉象之功，数日全愈，理有当然。故学医归结在用药，用药的根据在脉象，故善于学脉者，乃能立于不败之地也。

一人左肢肿胀疼痛，午前轻。左肿痛为阴虚，午前为阳虚，脉左右皆虚，右尺尤虚，命脉服附桂地黄丸，每日二钱，午前服下，三日全愈。此病有谓为湿热者，有谓为风湿者，有谓为气虚者。今凭脉用附桂地黄丸全愈，可见凭脉治病，能免去一切牵缠而得着根本解决也。

《国医指南》将十二经病证，分虚实寒热，挨次列出，后学称便。然于脉的虚实寒热，无有认识，即无法辨别证的虚实寒热，只要于脉的虚实寒热，有精细的认识，无论何证的虚实寒热，不惟能彻底辨别，且能寻出整个治疗之法，不惟辨别医书已载之病证，且能辨别医书所未载的病证。由脉断病，实有不可言喻之妙。因一经的虚实寒热，必有他经的关系。脉法不精，必无整个彻底的辩法。而头痛治头、脚痛治脚，病不有愈且生他变也。欲认识脉的虚实寒热，只要有十架病床的中医院，以一年的临床经验，便可成功。总之由脉断病，是由原则以解决分则，由病断病，是图解决分则，而遗却原则，由脉断病，百无一失，由病断病，失多得少，甚至全失无得。脉者，审病断病处方用药的根据也。

以上审脉用药之大概分别法也，又有笼统学法，六脉中部为主，凡中部以上脉盛，中部以下脉虚，无论何病，先补中气，再配合病之药，凡中部以上脉少或无脉，中部以下脉多有力，无论何病，温药补药忌用，宜用消滞清热养阴药。中部以下主里，中部以上主外。里气不足，故先补中，里气有余，故忌补药。人身右为阴道，左为阳道，左脉阳虚，则升不上来，右脉阴虚，则降不下去。升不上来，则左郁而虚大，宜温升之药，降不下去，则右郁而实大，宜凉降之药。左属水木，右属火土，左脉沉细，水木枯涩，宜滋润水木之药。右脉微少，火土衰退，宜温补火土之药。左寸属心火，左寸不足，木气足则左寸足，右寸属肺金，右寸不足，不治右寸，土气足则右足，左尺属肾水，左尺不足宜补水，兼降肺金，右尺属相火，右尺不足，宜温肾，兼降胆木，此大概笼统学法也。笼统学法中，更有笼统学法。即上文所说脉的大体柔润布微为阳虚。夫论何病，不可用凉药攻伐药。干枯而弱为阴虚，夫论何病，不可用燥热药横补药是也。只要指法活泼，大体认清，笼统之中，已得应用地步了。学医归结在学脉，以上学法，理路明白，初学入门之捷径也。

还有好些省分诊脉，病人伸手就诊，都将掌心向上仰着，更无法诊得明白。万不可掌心向上，定要虎口向上，而且将掌向心微弯，则脉来流利，医生仍能用指法去细细寻求，李濒湖候证之《四言举要》曰：初持脉时，令仰其掌，不可为训。

处方定药要自己立法

诊脉之时，即是定方之时，此时指下心中，只知病人身体整个气机的圆运动如何不圆，要用如何的方法，以补救其圆满所开药方，却要自己立法，此时切不可有一句古人的书在我的心里，若是心里有一句古人的书，心就离开指下，忘却病人的整个气体，便不能立出合于病机的方法来。自己立法者，所用之药，只与脉的病机相合，不迁就书上成方也。书上的成方，乃教人自己立法之意耳。

诊脉之时，既不可想着病人身体的形质，又不可想着书上的一句话。此时心中，只觉两手按着一个圆运动的气体，此妙法也，亦捷诀也。想着书想着形质，决不成功，试验便知。

脉的原理

腕上动脉，能诊全身，此扁鹊脉法，非《内经》脉法，脉者，血中之气也，脉分寸关尺三部，正对腕后高骨为关脉，关上为寸脉，关下为尺脉，寸脉以诊胸上，尺脉以诊脐下，关脉以诊胸脐之间，左以诊左，右以诊右，尺主沉，寸主浮，关主中。关者，升降浮沉的关门，运动的中枢之意。关前至鱼际得一寸，关后至尺泽得一尺。古人一尺，约今之五寸也，鱼际者，掌下大横纹也。寸关尺三部，为全身气脉总代表之处，两臂下垂，两腕上举，以寸关尺三部，配合全身上中下三部，左右相对，成为一个圆的运动，右降左升，运动匀和，是为平人。

造化秋金之气，居上而降于西，人身右寸属肺，肺与大肠相表里。肝与胆相表里，造化夏火之气，居上而来自春木。左寸属心脉，心与小肠相表里，左寸亦候小肠之气；造化冬水之气来自秋金，人身左尺属肾脉，肾与膀胱相表里，左尺亦候膀胱之气；造化相火之气，降于秋金，藏于冬水，人身右尺相火脉，三焦相火与心包相火相表里，右尺亦候心包之气；造化中土之气，居中而在相火之上，身右关属脾脉，脾与胃相表里，右关亦候胃经之脉。

肝胆脉俱候于左关，却胆经脉亦候于右关，右关乃土气之位，少阳相火附于土气之上也。胆经循胃口环行，入胃中而下也。大肠经脉候于肺脉，大肠位居下部，亦候于尺脉，小肠位居中焦，亦候于右关脉，心包相火位于心下，亦候于心脉也。

腕上动脉，名曰太渊，乃肺脉也。人离母腹，通了大气，肺家即起呼吸作用，呼吸作用起后，循环作用、排泄作用、消化作用，乃随肺家的呼吸作用相继而起。《内经》曰：肺朝百脉，言百脉皆朝于肺，惟肺家呼吸作用之命是听也。《难经》同：寸口者脉之大会，手太阴之动脉。手太阴动脉，肺脉也，各脉皆会于肺脉，各脏腑的作用皆起于呼吸作用。此所以中医诊脉，只诊肺脉，便知全身也，参看生命宇宙篇法医学的证明。

现在要总结一句，读者特别注意，脉法要学得深透，指法要按得活泼，无论何病，应用何药，但是阴虚之脉，用养阴之药，无论何病，自然病愈。但是阳虚之脉，用养阳之药，无论何病，自然病愈。但是中虚之脉，或滞积之脉，用养中之药，调滞水消积之药，无论何病，自然病愈。脉，轻按多重按少为中虚，轻按少重按多，多而虚松，成分不足，亦为中虚。脉润中虚，补中不兼润药。脉枯中虚，补中加用润药。真寒之脉，指下肤冷。真热之脉，指下肤热。根本上获着解决之法，再加以本证上应当兼顾的治法，病证虽多，医书虽繁，实际上都解决于极少极简的脉法之上，看去似乎太不科学，其实由极少的原则，以处理极多的分则，正是中医学最科学处，因极多的分则，乃发源于极少的原则故也。若谓一个病一个原则，无是事也。当谓学医甚难，诊脉甚易，病太多，书太多，谈空理，故难也。在脉上寻辨法，有实在的证据，有原则的现象，故易也。将无数的病，无数的书，归纳于三指之下，以求切实的解决，此学中医的秘决也。

舌胎篇

平人舌胎

舌本宽厚红润，胎面呈荷花色。凡无此色的舌胎，中气不足。荷花色，粉白带红，有似腻非腻的一层。五脏六腑，皆系于舌本。故脏腑之气，皆现于舌。

舌的部位

舌尖火，中属土，左属木，右属金，根属水

舌尖鲜红，此心火不降，脉实者吉。脉虚者病重，重在中气虚不能降火也。脉实者，舌必痛。脉虚者则有种种衰败之病而不痛，老人舌尖红，用药错，多不利。脉虚之舌尖红，如食凉药，即生危险。危险在中气更伤，火更不能降也。

尖与中之间，如现水湿浮聚之形，主胸间有积水。

左有黄厚胎，主肝热之积，与胃之左部有积。

右有黄厚胎，主胆热之积，与胃之右部有积。

根部应常有厚腻，如不腻而是光胎，此肾气虚薄，体气单弱之人也。

舌左部肿硬，肝热。右部肿硬，肺胆热。全部肿硬胃热。

伤寒舌胎

病在荣卫时，舌无胎。

阴脏病时，荷花色变为猪腰浸在水中之淡灰色，虽有淡灰色，仍无胎。此淡灰色，里气阴寒之色也。

如淡灰色，而舌心有腻胎，此阴寒又兼湿滞也。

阳脏病时，舌胎现有黄燥色，此胃热之舌胎，再燥则转黑色，再燥则胎起断纹，黑上生刺，此胃中热燥至极之舌胎也。此种舌胎，便是大承气汤症。此黑色在舌中心与中心之两旁，若黄燥无黑胎，只可微下，用调胃承气汤，大黄玄明粉炙甘草，黄燥亦在舌之中心与中心之两边。若舌胎满黄而不燥者，此非胃热实症，乃湿热病。

凡外感病，数日不愈，必起胃热，即舌上生胎，表气不解，里气必郁之故也。

如系大承气汤症之胎，若不下之，胃热更甚，则津液烧干，舌必干缩而现虚象，实极反虚，最宜注意。

由实转虚者，当下失下，手足溅然汗出，潮热，腹满痛等症，渐渐消减，只余不大的潮热与拒按之一症。大承气汤，阳盛脉实大，今则不现阳盛脉实，而成阳弱脉虚，舌胎缩小，伸不出来，黑胎缩成一小硬块。此时脉若沉部较多，可用调胃承气汤，缓下之，若脉大重按虚少，便不可用承气汤，须用大黄兼理中汤，或加附子，方能下去拒按之点，而获愈也。舌即不能伸出，可用指探之。此黑胎粘在舌心，成一硬块，此等症使人难下判断，就只可凭看拒按一点耳。阴寒里症，舌胎黑润而无胎，以干姜炙甘草温补中气即退，此种舌胎满、黑而润，不似胃热实症之黑在中心。不似胃热实症之黑而干燥，内伤病误服寒药汤中，亦有此胎。

少阳胆经之大小柴胡汤症之舌胎，小柴胡汤症舌胎，白润而兼黄腻。大柴胡汤症舌胎，则润腻之中兼有干黄。

温病舌胎

温病，病在荣卫无胎，入气分舌胎全白。如满铺干粉，此肺气大热之胎，必燥渴能饮。入血分无胎，舌全红或绛赤。有入肠胃者，则舌有干黄胎。入气分清气分之热。入血分清血分之热。入肠胃下肠胃之热。方详温病本气篇。

暑病舌有少许黄胎，胆经相火之气停留胃中，故现少许黄胎，虽有黄胎，并无燥症。只滞而仍虚之症耳。

湿病舌胎，有薄腻一层，湿润不燥，湿热病舌胎淡白，或厚腻，或干黄。湿热伤阴则淡白，湿热聚于胃中，则厚腻。湿热聚久津液灼伤，则干黄。

燥病舌胎，润而不燥，惟满布黄而腻之胎，亦润而不燥，燥乃敛结之气也。燥乃干燥敛结，燥寒燥热相兼，以症判之，如时病篇成都燥病，干姜麦冬并用之症是也。

胃中燥热，黄胎在舌心两旁而成条形。如不成条形，满舌散见。此病不在胃，而在胸膈之间。须竹叶方能扫除。此胎多不黄而白润也。普通外感舌胎，或白或黄，腻而滋润，只是胃间小有滞气而已，无入胃腑病实之症也。

内伤的舌胎

无荷花色，而现淡灰色，此阳气不足，无论何病，皆属阳虚，如看不准，当参脉象与病症为断。如舌胎中前左右，有灰色黑色淡白色淡黄色夹杂，而湿润，此中土大败之象。冬末春初，小儿发现此舌。先温补中土，俟夹杂之胎退去，乃按病治病，此种胎，中虚兼肾虚也。

凡舌胎黄腻湿润。去黄腻之药，必须兼温补中气。

凡诊病无论何病，须看舌胎，舌有厚黄胎少许，干燥者，有一部分胃热，方中须有兼清胃热，理胃滞之药，如槟榔、花粉之类。

舌心有黑腻一点如指大，极腻极密，紧贴舌本，拨之亦看不见肉，此有老瘀血，结在胃中，须用气血双补之药，加桃仁红花五灵脂益母草通瘀。轻用多服乃愈。气血双补，八珍汤最佳，八珍丸更好。丸药服下，与胃中细毛缓缓摩擦，去瘀血之妙法。

舌之红心，有枣核大一块红色，此最坏之症。一些燥热药，补气药均用不得。用则真阴立竭多死。不死亦从此病重，无法挽回，此伤真阴之舌胎也，红而干者更危也。

又有病由外感，多日不愈。口苦，舌胎满布黄点，其点甚稀，胎润不燥。服党参乌梅麦冬而苦退黄退者。此胸膈有胆经木火之气，凝聚不降，胎之黄点，乃中虚之现象也。

虫病舌胎

舌上有小黄圈，圈中有一点，此圈不止数个。病重者下唇内面，有好些白点。此种舌胎，其脉必大小不定，忽燥忽急也。此舌胎的原理，不得详细的解释。大约土木二气不得之故。土气开窍于口，土气之中，发现木之动气，故有圆点之形，木之动气，乃虫为之。虫病秋冬多实，春夏多虚，秋冬阳内入故实。春夏阳外出故虚。

阴虚舌胎

胎与舌本均淡白色，牙龈腮内满口肉色，唇内唇外之色，两眼角肉色，都一律淡白，满身肤色，亦皆淡黄淡白，脉并不细数，有沉而搏指有力之意。此种阴虚，须多日调养，方能转愈。脉沉搏指，是其证据。慎勿误认为阳虚，而服热药以加病。阴虚之胎，灰润不白。

舌胎光绛、阴虚血热，舌本圆而硬，与满舌无津液，或大便干，伸不出齿，亦阴虚血热。

舌胀满口，此中寒血热，干姜温中，蒲黄清热，即愈。共为末，擦舌上即消。如不知中寒，全用凉药，必生危险。阴虚舌胎，王孟英医案载的甚多。舌胎湿润，津液必多。舌胎干燥，津液必少。舌胎的胎字，有写作苔字者，胎乃底子之意，不可写作苔字。

舌本的本字，是整个肉质，胎乃面上一层，不可认为苔字。初学看舌胎，须兼脉症为断。脉症须兼舌胎为断。

舌胎代表整个内脏。阴阳调和，中气充足之人，舌胎必有荷花色。阴阳不调，中气不足，则现种种不足不调之象。多看舌胎，现而易见。

药性提纲篇

初学用药的提纲

初学用药可看汪切庵编之《本草备要》。明白实在，极为适用。兹将常用者加以系统的简单说明。先将此说明认识，较有纲领。

中气药

温补中气，以炙甘草为主药。性温，有起死回生之功。凡脉虚大而润，或微小而润皆宜。若脉枯细与阴虚诸证慎用，脉实有力者忌用。阴虚而脉枯细，有兼补中之必要者，于滋阴药中斟酌少用。否则，横滞伤阴，中气反因之窒塞不能运化，小儿不宜重用。补中而不横窒者冰糖最好，但力小无起死回生之能。白糖养中较冰糖更平和矣。大枣补中，最补津液，性温，惟有滞塞诸证者，不可用。党参补中气补津液，性平。如有卫气闭束之外感服之，卫气愈闭，为祸不小。水饮病亦不可服，生津助水之故。此外凡补土之药，皆能补中。生甘草性寒，能将中气的运动力量减少也。

中寒，干姜为第一要药，有起死回生之力。古方干姜炙草同用之证，皆有关生死大病。误用伤阴，为害最大。炮过用，力稍减。生姜亦能温中，捣汁止呕止吐。外感用之，有伤肺之害。必须完全寒症，肝不燥，肺不热者，乃可用之。蜂蜜炼熟，温中补液，惟无运化之力。生蜜寒中。

调中理滞。食滞用神曲、麦芽、山楂、槟榔、草果，俱炒过用。神曲草果皆性热，余性平。凡舌上有黄白腻苔，皆宜。气滞用砂仁蔻仁，用量愈轻愈好。淡豆豉，调中理滞，其性阴柔，温燥病妙品。

中寒乃常有之事。中气最怕病热。中气若热，胃中阴不包阳，阳气飞散，即死。本人好食热性食物，与医生好用热性之药，日久，中气遂热。可怕。治之之法，养肺阴，养胃阴，降胆经，与温补中气并重，可愈。饭后胸下热，即中气热也。

脾胃土气药

补脾胃土气，白术为主药。宜用慎用忌用之脉与炙甘草同。性平，不可用土炒，伤其津液，以增燥性。脾胃无滞者，合用。有滞之吐泻忌用。其次则山药、扁豆、薏苡，皆补土气，性味平淡，兼能除湿。凡除湿之品，皆伤津液。苍术除湿性燥，兼能发湿气之汗。茯苓除湿，其性平而刚，猪苓泽泻除湿性柔，小便利者肺津亏者皆不可用。除湿之药，皆于土气有益。然土虚无湿，切不可用，以伤脾胃津液，致土气更败也。凡补土除湿之品，阴虚慎用忌用。半夏藿香平降胃气，赤石脂善收滑脱，平和妙品。冰硼散，口舌诸热，擦之特效。木通性平泻水，清心热而下行。

肺与大肠金气药

补肺金，山药为主药。其性平和，最助肺金收敛之气，并能利尿。利尿者，金气收则水归膀胱也。肺虚而燥者，以阿胶之滋润辅之。凡补中补土之药皆于肺金有益，土生金也。凡补肺之药，皆补大肠。

红枣补肺，能填补伤损。糯米最补肺阴，落花生润肺通滞，杏仁温肺降气，马兜铃润肺降热，麦冬清肺开结，桔梗排脓降肺。至若旋覆花枇杷叶桑叶，皆性燥，皆普通降肺之品。虚人都不宜用。款冬花紫菀性润，降肺甚好。葛根升大肠金气性凉，薤白降肺金性温，合并用之，能将整个金气的升降，活动起来。如膀臂酸痛，二便不通，均有特效。肺脏内积有实热，轻则括蒌贝母，重则生枳实最妙。槐实清金气之热，咳血最效。中寒者，辅以冰糖红枣或山药扁豆。黄芩清肺热，极寒中气，初学莫用。知母清肺，只宜少用。竹叶清降肺胃，功效特殊。舌上白霉之时气与痧胀病，非竹叶重用不效。

肝胆木气药

补肝胆木气，当归、川芎、地黄、芍药，合用为主药。芎归补木气之阳。芍地补木气之阴。当归性散益肝，芍药性收助胆。川芎温升，地黄凉降，乃木气整个圆运动之药。于土气药中用之，如八珍汤善治诸虚者，中土运于中央，木气升降于四维之功也。芍地能助金气之收，助水气之藏。芎归能助火气之长。凡能善用八珍汤之医家，其成绩必有意想不到之妙。芍地性寒，芎归性热。当归润肠，脾湿忌用。阿胶润木气，助收敛，止疏泄，功效无匹。脾湿肠滑忌用。

温补木气，乌梅第一。发热舌无黄胎而尿短者极效。发热则胆经逆，相火虚，乌梅补胆经相火，而降之使下也。山茱萸温补木气，善于收摄。酸枣仁专补肝胆，收敛相火。首乌温补木气，能通能敛。艾叶温肝经暖下部，能通十二经。丹皮能除血中伏热，性平功大，妙品也。

秦皮性寒而涩，最清木热，下焦不收宜之。白头翁，寒能凉血分，苦能坚下焦，与秦皮合用，故治热痢。龙胆草大泻肝胆之火，并除下焦湿热，实证乃可用之。普通肝胆病热，芍药生地二味，已足运用。鸡助肝热，为害甚大。鸡汤一大碗，兑好烧酒二两，生姜二两。能将肝经之热，运到胆经，以成木气的圆运动，妙品也。生姜烧酒，俱往右降，由右下降入肝经，再由左升入胆经。胆经能热，肝经乃不偏热耳。羊肉温润木气妙品，广西独不可用，冬月食之，病热泻。吴茱萸温补木气，大热善通，其力极猛，初学莫用。细辛温降寒水，最益木气，最伤津液，初学莫用。苦楝子能去木气实热，肝病脉沉相宜。防风性平，乃疏通木气，使之不郁，防其生风之药，质润而力散，疏泄之病忌之。世认为防外来之风。防外来之风，必如桂枝汤之芍药，乃合理也。

肾家水火二气药

补肾水，以熟地龟板为主药，女贞子亦效，性均平和。黄精滋补脾肾津液，最宜水亏之家。补肾火，以韭菜子、菟丝子、甜苁蓉、巴戟天，温而兼润为宜。五味子大补肾阳，性较刚烈，善通少腹之滞塞，肺病忌用。海参大虾，温而润，补的力量太大。和以白糖，能增圆运动之力，不使其热性偏于一方，而成阳盛化热之害。凡补肾火，须带水性之温药，非真系水寒无火，不可用刚燥之附子。君火相火药

补君火之药，皆温补肾家之药。水中阳足，君火自足。补相火之药，皆温补肾家之药。心包相火，亦来自肾家。清君相二火之药，黄连为主药，大苦大寒，

误用杀人，初学莫用。必要用时，以栀仁代之。由心包屈曲下行，功用极妙。柏子仁清降心火，润肝润肾，和平妙品。远志极伤胸部津液，初学莫用。肾热者，栀仁知母最佳。

外感荣卫药

外感荣卫病。卫病收敛，以麻黄为主药，疏泄之力极大，凡皮肤、腠理、筋骨、关节，无所不到。虚人小儿老人，虽轻用亦不可。凡卫气闭束恶寒之病，可用薄荷、苏叶、荆芥、葱头以代麻黄，疏泻力小。非真麻黄汤证莫用麻黄。荣病疏泄，以芍药为主药。苦寒伤中，须用甘温之药以和之。凡一切外感发热，鼻不塞脉不紧，依温病为治。黄豆黑豆为主药，润降肺胆，平疏泻，兼养中气，大便滑泻忌用。山药扁豆合用，能代炙草大枣。凡恶寒发热之病，多日不解，须看舌苔，有黄苔而脉沉，即须用清解之药，按证施治。至于羌活、独活、白芷、升麻，性燥气升，不合荣卫生理，千万莫用。

黄芪大补卫气之阳，乃疮科补虚之药。内伤病，关于荣卫不足，运动不灵，如黄芪五物汤之证，乃可用之，肺虚忌用。世以黄芪当归并用，为气血双补，多有流弊。肺气主降，黄芪性升故也。

柴胡解少阳经气之结之药，性升而散，最伤肺气，脉象沉紧之肝胆病，如《伤寒论》厥阴下篇四逆散之证，乃可用之。因发热恶寒的病，不止伤寒病小柴胡汤一证也。

常用药中特别注意药

附子性热，乃补阳温水寒之药，非补肾之药，巴戟苁蓉等，才是补肾之药。非将《伤寒》《金匮》有附子各方，研究清楚，不可使用。如非阳气虚少水气又寒之病，而误用之，且有将中下阳气引出之患，与拨动木气煽动心气之患，其患大矣。大黄性寒，乃攻下肠胃燥热结聚实证之品。须有舌苔干黄，腹痛拒按之证，乃可用之。若仅舌苔干黄，肠胃并无燥热结实拒按证，只可少用两三分以清燥热，否则肠胃无有燥热结聚实在之物当之，必将人泻死。芒硝性热，用萝卜制名玄明粉，泻性速过大黄。世乃认为性寒，名实不符，《本草备要》谓芒硝能化七十二种石为水，又曰玄明粉，实热忌用，因其热也。有用玄明粉代西药泻盐用，泻后常有伤阴出汗，须用凉药清热，汗乃能止者，可见也。枳实性寒，下气猛烈，虚家忌用。厚朴性热，最能下气，最伤阴液，最伤元气，慎用。伤寒大承气汤为攻下肠胃燥热结实主方，大黄枳实之寒，配以芒硝厚朴之热，寒热并用，做圆的运动而下，是定法也。

生石膏乃清散金气燥结之药。寒中败阳，误用杀人。必须将《伤寒论》白虎汤与本书时病篇痧胀证，研究清楚，乃可用之。初学如有用之必要时，可用麦冬代之。麦冬亦清散金气燥结妙品。

桃仁性温，最攻瘀血，较红花平和，初学莫用红花与三棱莪术。益母草散血力大，脉虚慎用。乳香没药，通滞攻瘀，可少用。芫花、大戟、葶苈、甘遂、巴豆攻水力猛，初学莫用。木香香附皆温调木气之品，木香最助疏泄，伤阴液，只宜轻用，莫过一钱。使君子杀虫伤肝，钩藤寒中，蝉蜕破肺，小儿忌用。世人惯用以害小儿，可恨。五灵脂善化瘀血，产后腹痛按之更痛者，吞服五分至一钱立效。龙骨牡蛎，收敛浮阳，降胆经，去滞塞，性平，忽然脉象浮大异常者，速速用之。

生命宇宙篇

导　言

欲用科学方法来整理中医，须由中医方法去选择科学；欲由中医方法去选择科学，须先认识古中医学的本身真相。

如不认识古中医学本身真相，而盲目的去用科学方法来整理中医，得了科学的虚名，失了中医的实效，可惜殊甚。

世界的人，皆谓中医的阴阳五行为古董，此不认识阴阳五行之人之言也。今欲与人谈中医的阴阳五行，必先使人认识阴阳五行。本篇将中医的阴阳五行，于实在的事实上显明指出，证以现代十二种科学，科学青年读之，无不得到理得心安之乐。

万物皆是关于生物生命的宇宙圆运动的大气生的。中国文化的起源，即起源于宇宙大气的圆运动，医学乃其一端耳。

著者识

古中医学入门的指导

关于生物生命的宇宙间大气的圆运动

宇宙间的大气中，有氧氢氮碳四种元素。大气中的元素甚多，除占最多数的此四种外，并不发生人身生命整个的关系。氧气是往上升的，氢气是往上浮的，氮气是往下降的，碳气是往下沉的。氧氢氮碳混合起来，是升浮降沉分析不开，成为圆运动而中和的。升之最速为浮，降之最速为沉。

西医用氧氢氮碳治人身的病，因人身中的氧氢氮碳，发生或多或少的关系也。人身为何而有氧氢氮碳。因氧氢氮碳，大气运动图虚线为地面之际。线上为地面之上。线下为地面之下。是宇宙间大气中的物质，宇宙间的生物个体，都是大气生的。

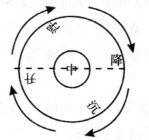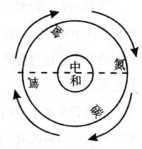

大气运动图

人是生物之一，大气中有氧氢氮碳，故生物个体有氧氢氮碳，故人的个体有氧氢氮碳。能明乎此，便已人古中医学之门。古中医学，乃人身个体与关于生物生命的宇宙个体，整个大气圆运动之学。大气内有物质，物质发生能力，能力发生运动。运动圆为生理，运动不圆为病理，运动不圆用药以回复其圆为医理。圆运动者，各种物质能力运动混合平均也。病者，一部份或数部份的物质能力运动不平均也。

关于生物生命的宇宙范围与中心

宇空间也，宙时间也。关于生物生命的宇宙，名曰造化。造化云者，一个生物所在地之宇宙间的大气，圆运动时生育生物之称。天晓时太阳的曙光射到此

生物个体所在地最远的东方地面，天暮时太阳的曙光射到此生物个体所在地最远
的西方地面之间，便是一个造化个体平面的范围。立体的范围，详气象学的证明。
造化个体的中心，在地面上下之际。此圆运动宇宙造化的进行，并非向前的，乃
是向中的。并非日新的，乃是照常的。一个生物所在的环境的圆运动，即是一个
生物的宇宙。参看下文易经图，注意地面下的一半。

造化宇宙的构成

　　关于生物生命的宇宙，简言之即是有造化的宇宙。此造化宇宙的构成。就是
太阳射到地面的热，与地面相合起来而成的。吾人设想其未合之前，地面上无有
大气的热，地面上是冷静闭压黑暗的纯阴的。太阳的热，射到地面之后，地面上
原有的阴冷，遂将太阳的热，压入地面下去。热是向上的不能向下的，热的向下，
除地面的阴有吸收作用外，全是压力压下去的。此热乃太阳射到地面的热，与地
心热力无关。其降下的程度，只与地面有不远的距离也。详下文气象学的证明。
此压入地面的热，又复膨出地面上来。力而圆运动起来，遂成有造化的宇宙。宇
是造化的个体，宙是造化的运动。

　　纯阳无气，纯阴无气，阴阳交合，乃能成气。大气者，阴阳己经交合之气。
阴阳交合之中点称曰中气。中气者，生物生命之所从出，而密布于地面之际的也。

　　造化之生物也，先有阴阳的运动，而后成生物的中气，是为先天。物之有生
也，先秉造化旋转的中气，而后成个体的运动，是为后天。大气是圆运动的，人
身是大气生的，为宇宙的遗传体，人身亦是圆运动的。人身个体，中气如轴，四
维之气如轮。

长养生物生命的常规

　　长养生物生命的常规，即造化大气的圆运动。圆运动者，大气的升浮降沉也。

　　吾人向阳而立，左东右西，上南下北。大气的圆运动，东升南浮，西降北沉；
春升夏浮，秋降冬沉；卯升午浮，酉降子沉。气温则升，气热则浮，气凉则降，
气寒则沉。造化生物生命的宇宙，是上南下北，大气上浮之方为南，大气下沉之
方为北。

夏至以后，太阳南行，直射成为斜射，地面上的阳热渐减。地面被直射阳热散开的阴压之气，又复渐渐地仍压下来，地面上压力渐增。此渐增的压力，将地面上的阳热压入地面，愈压愈深，故地面之上，秋凉冬寒。冬至以后，太阳北行，地面上阳热渐增。此渐增的阳热，有两种力量。一则将阴压之气仍又散开，一则将压入地面的阳热引申出来。阳热之性，本来升浮，阴气压之故降沉入地。及至地面又射到阳热为之相引，阴压之力既已散开，故一引即仍升出。愈引愈出，故地面之上，春温夏热。因秋凉冬寒春温夏热的力量，遂起了秋收冬藏春生夏长的作用。秋收者，夏时地面之上所受太阳直射到极大的热，经秋气之凉降，而收入于地面之下也。冬藏者，秋时所收太阳的热，经冬气之寒沉，而藏于地下之水中也。春生者，冬时藏于地下水中的热，经春气之温升，而生发于地面之上也。夏长者，春时生发于地面之热，经夏气之热浮．而盛长于地面之上，同时地面之上，又盛满太阳直射到极大的热也。

太阳地球公转自转之间，附着地面极小的一段的大气圆运动，为一个生物所在地的造化宇宙。此地所见太阳，冬至是由南而北，夏至由北而南的，卯时是东升的，酉时是西降的。故曰南行北行，东升西降。研究有造化的宇宙，从太阳的热，射到地面后起。此宇宙乃北温带的造化宇宙。（"夏长"的"长"读"涨"。）

违反常规的影响

人身乃造化的大气所生，人身也是一小造化。身之左部应东方，属春气；身之胸部应南方，属夏气；身之右部应西方，属秋气；身之脐部应北方，属冬气；胸脐之间应中央，属中气。中气旋转于中央，四气升降于四维。造化之气，运动常圆，人身即得健康。运动不圆而反常，人身即多疾病。大气运动失圆而反常，大气之病也。大气病，人气亦病也。

类如：

冬令以寒藏为常。倘或冬令之后，气候忽暖。水中阳热，当藏不藏。水中阳热，在造化为中气之根，在人身为生命之本。今当藏不藏，泄出地面。外则化为邪热，内则根本空虚。人与造化同气，于是冬温等病发生，人多死亡也。鼠疫即冬温之最重者。

春令以温生为常。倘或初春之时，气候过温。水中应当上升的阳热升的太过，则阳根拔泄，人与造化同气，于是春温等病发生，人多死亡也。猩红热，即春温之最虚者。

夏令以热长为常。此时太阳盛满地面的热，以下降土中为贵。夏日雨多，则阳热下降。酷热无雨，则阳热不降。人与造化同气，如阳热不降，于是霍乱等病发生，人多死亡也。

秋令以凉收为常。倘或深秋之时，大气燥结不降，热气散而不收。人与造化同气，于是发生时行感冒热伤风也。

大气有病之时，惟中气健旺之人，自已本身运动能圆，然后不随大气之不圆以俱病也。

又如人身下部之气损伤，交春必病极虚弱的温病。左部之气损伤，交夏必病胸中干塞的病。右部之气损伤，交冬必病干嗽的病。本身之气损伤，不能随大气的运动以俱圆，故病。

人身一小造化的证据，病重之时，方能显现得出。因无病之时，是整个圆运动。病重之时，整个运动分开，然后显出证据。整个圆运动者气也，人身之气，即宇宙之大气。

人身生命死亡的因果

人身个体的生命，乃秉受造化阴阳二气和平升降所成圆运动的中气而来。是人身之有生命，因人身有造化的中气也。中气之亡，约分数项。一由天年已尽，中气终了而中气亡。一由疾病将人身的圆运动消灭而中气亡。或由疾病经医治误，将人身的圆运动损坏而中气亡。一由造化之大气先病，使人身的圆运动失圆而中气亡。一由不善摄身，由渐而甚，将本身的圆运动损坏而中气亡。人有生命，因人身有造化的中气。中气既亡，所以死也。吾人身体轻健，眠食甘美，精神活泼，便是中气充足之象征。病人将死之前，必欲大便与恶心欲吐，便是上下脱离，中气将亡之象征。无病之人，精神短少，眠食不甘，便是气不足之象征。

孔子的学说

周　易

《易经·系辞下传》曰："天地之大德曰生。"又曰："天地氤氲，万物化醇。男女媾精，万物化生。三人行则损一人，一人行则得其友，言致一也。

天地以生育万物为德。因天地间无处无圆运动的大气的中气，即无处无有生物。氤（yīn）氲（yūn）者，大气中的阴阳交互，圆运动极密之意。男女媾精，亦犹是也。但阴阳运动，不可偏多，偏多则不能圆。不能一致，故不能圆。三人损一，一人得友，言阴阳偏多则不圆也。

《系辞·上传》又曰："易有太极，是生两仪，两仪生四象。"

易乃阴阳交易。太极者，阴阳交易，相抱而成之一点，中气是也。由阴阳交易而成生物的中气，是为先天。既有中气即成生物，是为后天。上传所言，即是天地生物，经过阴阳交合成了中气之后，便成生物个体。太极是由阴阳交合圆运动而成个体的一个起点。一点之中，原已含有阴阳圆运动的整个。由一个太极的旋转运动起，一个分为两个，两个分为四个，以至分为无数个而成一生物整个个体。此太极的义意也。群细胞学的证明。

《系辞·下传》又曰："天地设位，而易行乎其中矣。"

地面之际之上为天，地面之际之下为地，地面之际为中。太极的形状，乃阴阳交易于地面之际，相抱如环的一点圆运动。行者，运动也。《易绎》卦象，天卦在上地卦在下，名曰否卦。地卦在上天卦在下，名曰泰卦。天本在上，而气下交于地，地本在下，而气上交于天，上下相交，遂成产生太极的圆运动。泰者，通泰，运行通泰也。若天气在上，上者竟上而不下交。地气在下，下者竟下而不上交。成了直的不运动，无有中气，无有太极，否塞不通，万物不生，造化息矣。

《易经·说卦传》曰："帝出乎震，齐乎巽，相见乎离，致役乎坤，悦言乎兑，战乎乾，劳乎坎，成言乎艮。"（"劳"读"闹"）。

　　圆之虚线，地面之际。图的小圈，即一个生物所在地。大圈，即是所在地的环境。

　　震巽者，东方之称，春气之位。离者，南方之称，夏气之位。兑乾者，西方之称，秋气之位。坎者，北方之称，冬气之位。

　　左上右下，升浮降沉，东南西北，春夏秋冬。卯午酉子，温热凉寒，生长收藏，河图同此。坤者，南西两方之间之称，中气之位。艮者，北东两方之间之称，中气之位。震巽离坤兑乾坎艮，乃《易经》八卦名辞。卦者，大气圆运动的现象之称。此图为八卦图。此东南西北，即一个生物所在地的东南西北。八卦图即宇宙图。图的虚线，在造化为地面之际，在人身为脐上胸下之间。

　　"帝出乎震"者，言上年夏时太阳射到地面的阳热，经秋气之降，收于地面之下，经冬气之沉，藏于地下之水中。到了今年春初之时，此阳热由水中上升，出于东方也。阳热为造成生物生命元素之原始，故称曰"帝"。

　　"齐乎巽"者，震居东方地面之下，巽居东方地面之上。震为春初，巽为春末。春末之时，地下水中所藏的阳热，齐升于地面，地面上的生物生发都齐也。

　　"相见乎离"者，离居南方正夏之时，此时地面下所藏旧年的阳热，升浮地面上来，与今年直射地面尚未降入地面以下的阳热，相会见也。

　　"致役乎坤"者，役者事也，圆运动之事也。言今年升浮的旧年收藏于地下之热，与今年直射地面之热，不可浮而不降。坤为圆运动升极而降之方。离位正浮的阳热，到夏秋之间的坤方而初降也。

　　"悦言乎兑"者，阳热升而不降，则亢而悔。升而能降，则和而悦。此时地面的阳热，得地面上天空金气之收，而降入地下，以为来春万物生发之本。阳热秋降. 万物得根而皆悦也。（金气详下文气象学证明）。

　　"战乎乾"者，兑居西方地面之上，乾居西方地面之下。地面之下，乃为阴位。秋冬之交，阳热降入阴中，非常充足，阴阳乍合，必战动而后自然也。

　　"劳乎坎"者，阳热由地面之上降入地面下之水中，宜封藏不可外泄，当慰劳之，使安静不可泄动也。

"成言乎艮"者，坤为升极宜降之位，阳热至坤如不能降，不能行圆运动之事而直上矣。阳热至艮如不能升，不能成圆运动之功而直下矣。艮坤为升降之枢机，乃圆运动之中气。如无中气，直下不升，直上不降，造化息矣。成言乎艮，言一年的圆运动，成功于艮方也。

"帝出乎震"之时，大寒立春节前后也。此时大气降极而升，由静而动，地下水中所藏上年秋季所收降的阳热，升动出土。造化个体，根气摇泄，人身下部的阳热，亦升动摇泄。身体不强中气不足之人，尤其是年老之人，与常病之人，此时必感觉精神不振，食减不安。小儿如于此时发生麻疹，必多呕吐凶证。下部阳泄，中气失根故也。如麻疹发生于小寒前后多死，阳根拔散故也。冬至后有小虫飞动，或起热风，或闻雷声，即是阳根拔散之事实也。

"齐乎巽"之时，谷雨立夏节前后也。此时地面下所藏的阳热，升出地面者多，人身下部的阳热，亦升出中气以上者多也。

"相见乎离"之时，夏至节前后也。此时造化个体的阳热，盛于地面之上，虚于地面之下。人身个体的阳热，亦盛于中气之上，而虚于中气之下也。夏至前后，所以下寒之病特多也。

"致役乎坤"之时，夏秋之间之时也。此时造化由升而浮的阳热，又须由浮而降。由浮而降，中气之能。人身如中气不足，上部阳热降不下去，便成病也。

"悦言乎兑"之时，立秋处暑前后也。此时造化个体，由地下水中升浮于地面之上的阳热，与今年夏季直射地面的阳热，都向地面下降。造化圆运动的个体，中下如植物个体的根本，中上如植物个体的花叶。在个体之上的阳气下降，乃生根本；在个体之下的阳气上升，乃生花叶。在上的阳气，即是在下的阳气，在下的阳气，即是正上的阳气。今秋"悦言乎兑"的阳，即是来春"帝出乎震"的帝。此时地面之上，阳热已多，不能下降以交阴，则蓬勃而作吼；能下降以交阴，则收敛而生悦。人身此时阳气下降，精神强足，迥异寻常，而死人最多的时令病，处暑后即消灭也。处者归也，入也。言地面上的暑热，归入于地面之下也。所以人身立秋之后，内必生热。如此时阳热不足，下降不多，冬至之时水中阳少，便成大病。

"战乎乾"之时，寒露霜降节前后也。阳气出外则下虚，阳气人内则下实。

兑居地面之上，上即外也。乾居地面之下，下即内也。此时阳气人内者多，造化个体，中下阳实，人身个体亦中下阳实。造化个体与人身个体，中下为本，故人当秋冬之交，则特别壮健也。兑乾之时，宇宙与人身中气之上的阳气，收降于中气之下。中下的阳气既实，秋气又收敛之。收降不遂，则燥结于中土之际。于是江南的黑热病，西南的疟疾，即盛行也。

"劳乎坎"之时，冬至节之时也。此时阳气人地，封藏不泄，为来年岁气圆运动之本。惟水有封藏之能。故阳气人地，必须人于地下的水中，然后能封藏不泄。人身此时如纵欲泻阳，来年交春，阳热出震，必根气虚乏。倘感时疾，必易致死。小儿冬春之交，发热出疹，服升散药寒凉药破气药必死，即是阳根不藏又遭药力升散之故。此时如特别寒冷，阳气封藏，人身必健美也。

"成言乎艮"之时，冬春之间之时也。离居南方升极之位，坎居北方降极之位。圆运动个体，升极必降，故阳降于坤位。降极必升，故阳升于艮方。艮坤为升降的中气。人身此时中气不足，阳气升不上来，必成危险大病也。

以上节气，须将八卦图的上下左右，按着自己的身体揣想，方有着落。

吾人欲求明了生物生命的宇宙造化，可将图的中心小圈，作为我的个体所在地。由我的个体所在地的地面，仰观俯察此地的环境。设想此地未曾有太阳的热射到地面以前，是怎样的。是阴冷的。再设想太阳的热射到地面以后，由兑而乾而坎艮震巽离坤而兑，用下文植物学来实地证明，便能将这生物生命的宇宙造化整个的所以然明了。俯察者，俯察地面之下也。近世科学家，研究关于生命的宇宙，乃向太阳系的行星上，多少万里，多少万年去找寻，结果是徒劳无获。

既将图之中心作为我的个体所在地，再由我的个体所在地的环境，仰观俯察以求明了大气的升浮降沉，又须在我们的个体内，寻找大气升浮降沉的关系。如此则我身个体的圆运动，与造化个体的圆运动，是二而实一的研究，便能感觉有实在的事实发现矣。地面之下，最要紧。

《易经·系辞下传》又曰："仰则观象于天，俯则观法于地。近取诸身，远取诸物。"

造化宇宙之构成，全是太阳射到地面的阳热，压入地面之下的水中，再由水中澎出地面，又由地面压入水中。循环不已成立的。而将阳热压入地下，乃金气之力。将压下的阳热封藏不泄，乃水气之力。观象于天，注意天空的金气也。观法于地，注意地下的水气也。俯仰之间，有升降交会的中气也。近取诸身，吾身一小宇宙也。远取诸物，物身亦一小宇宙也。

《易经·系辞上传》又曰："天垂象见吉凶，圣人效之。河出图，洛出书，圣人则之。"

河图，伏羲时代，黄河中所发现之图。则者，取为法则也。今在山西荣河县境。

点的白色，是代表大气的阳性。点的黑色，是代表大气的阴性。下方一点，代表大气之下沉。上方两点，代表大气之上浮。左方三点，代表大气之上升。右方四点，代表大气之下降。中央五点，代表沉浮升降的中气。

中央五点，加五点为十点，代表中气为阴阳化合的圆运动个体的枢轴。下方一点加五点为六点，代表沉气之中有中气。沉气之中有中气，则下沉仍然上浮，以成其为网运动。上方二点加五点为七点，代表浮气之中有中气。浮气之中有中气，则上浮仍然下沉，以成其为圆运动。左方三点加五点为八点，代表升气之中有中气。升气之中有中气，则左升仍然右降，以成其为圆运动。右方四点加五点为九点，代表降气之中有中气，降气之中有中气，则右降仍然左升，以成其为圆运动。

白点加入黑点代表阳中有阴。黑点加入白点代表阴中有阳。言阳性为直上之性，阴性为直下之性，直上直下不能成圆运动，必阴阳化合，然后不直上不直下而成圆运动。然必上下左右皆含有中气，然后能成整个圆运动也。

造化圆运动个体之构成。先有沉，后有浮。沉贵能升，浮贵能降，沉浮有先后之分，升降无先后之别。

八卦图表示造化之成，只是太阳的热，经秋降人地面之下的水中，又经春由水中升出地面上来，又经秋由地面降入水中，升极而降，降极而升，升降不已，所以成为圆运动。

此亦关于生物生命之宇宙图。即是一个生物个体图。即是一个细胞图。

河图表示宇宙造化，中气居沉浮升降之中。中气之成，在沉浮升降之后。而中气之用，又皆寓于沉浮升降之间。升者，所以使沉的不可再沉。降者，所以使浮的不可再浮。中气者，升降之枢

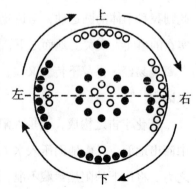

轴也。

浮沉为阴阳之本体，升降为造化之妙用。沉者再沉则直下，浮者再浮则直上，直上直下，则阴阳之本体发现，圆运动消灭而造化息矣。造化息，中气亡也。

一二三四五，代表大气内所有五种物质，组织圆运动个体之次序。六七八九十，代表大气内五种物质能力，整个圆运动之成功也。

太阳射到地面的热，经秋降入地下，经冬藏于地下之水中，与水化合之后，经春再由水中升出地面。升出地面，草木发生，故春气属木。将阳热降入地下的降力，是地面上天空的金气。金气自秋始显，故秋气属金。冬气下沉，最沉者水。阳热归水，故冬气属水。太阳射地的热，夏时为多，故夏气属火。土壤在地面之际，居升浮降沉之中，故中气属土。故称大气内的金水木火土五种物质为五行。

五行者，一个圆运动中五种物质的气，发生五部份能力之运行也。河图个体，下一代水数，上二代火数，左三代木数，右四代金数，中五代土数。分言之则曰五行，合言之则曰一个大气的圆运动而已。八卦图的五行，坎水离火震巽木兑乾金坤艮土也。

五行物质，各有能力。火气有煊通能力，夏月造化，热涨奋兴。夏月入身，汗出色华。水气有封藏能力，冬月造化，水冰地结。冬月入身，气固骨坚。木气有疏泄能力，春月造化，冻解草生。春月入身，筋脉舒达。金气有收敛能力，秋月造化，天凉热降。秋月入身，毛孔闭合。人与造化同一气也。大气的五行运动不圆，则时令传染病发生。人身的五行运动不圆，则个体之病发生。如疏泄作用太过，则发热汗出。收敛作用太过，则恶寒无汗之类是也。人身疾病，无不由大气的物质能力所发生。中医的学理，无不有大自然的科学的原则。惟自来医家，不能尽人皆知，偶有知者，亦无彻底的办法耳。能力亦称作用。

河图与八卦图，代表造化个体物质能力的圆运动，亦即代表人身个体物质能力的圆运动，亦即代表一个细胞小体物质能力的圆运动。圆的虚线，在造化为地面之际，在人身为胸下脐上之间。

生物个体，最初的一个细胞，无不具有河图圆运动的大气的物质能力。又经大气圆运动的积累而后成其个体。故生物全体细胞，仍是最初的一个细胞。一个宇宙个体，一个人的个体，皆可作一个细胞观，皆可作一个河图观。

能力物质，分不开的。人的喜怒悲恐，思想行为，早已具备于最初的一个细胞之中，而来自造化宇宙圆运动的大气也。详原理下篇。

八卦图的圆运动，一年一整个，一日一整个。河图的圆运动，一年一整个，一日一整个，一时一刻一分一秒以至无可分析，无不是一整个。吾人的个体，则具有八卦图与河图的圆运动，而成为本身个体的圆运动。八卦图的宇宙，河图宇宙的先天也。

八卦图为阳运阴中，阴包阳外的圆运动。河图为阴阳平均的圆运动，然河图白点的阳数二十五，黑点的阴数三十。是河图仍阴多于阳。故人身的阳气，为圆运动之始。人身的阴气，又为包藏阳气使阳气运动能圆之资也。如人身阳气损伤，则阴寒凝冱，不能运动而人死。人身阴气损伤，则阳气无所包藏，阳热飞越，运动解体而人死。

研究八卦图的宇宙，由兑金起。兑金于空间为西方，于时间属立秋处暑节。此时秋金收敛，将地面所有太阳射到的暑热降入地面之下而成阳盛之乾卦。此阳入于冬至坎水之中，经过小寒由艮卦上升，交春而成震巽之木。再升而成夏至离卦之火。此火经坤土之降，又同本年太阳射地的暑热，由兑而收入于地下。是为一年。秋降为春升之本，人身阳气的运行亦复如是。所以人身右部不降之病，较左部不升之病多。而左部不升之病，由于右部不降者亦不少也。

研究河图的宇宙，由中气起。中气左旋则木火左升，中气右转则金水右降。转者由上而下，旋者由下而上。中气如轴，四维如轮。木火左升，必右降以交金水。金水右降，必左升以交木火。以成其圆运动。圆运动者，整个不能分拆，以成其为整个中气运动是也。

《易经·系辞下传》又曰："易简而天下之理得矣，天下之理得，而成位乎其中矣。"

易简，圆运动极容易极简便也。理，即是圆运动之理。言不仅生物个体生成于圆运动之中，凡天下一切人事，只要合于大气的圆运动，合于天地生物的中气，无不得到成功之位的。极好的政治，极好的家庭，极好的社会，皆有极简易的圆运动之理。政府一举一动，无不得自人民，人民一事一物，无不信任政府。父慈其子，子孝其父。夫妇相和，朋友相信。人人都在圆运动之中，中气弥漫，而与天地合德，斯成盛隆之世。反之，则政府欺压人民，人民疑罹政府。父不慈其子，子不孝其父。夫妇相背，朋友相伪。遂成了无中气的直不运动。否塞不通，世道坏矣。天下之理，相对的两个，成为圆的一个，则治；圆的一个，成为绝对的两个，则乱。河图的五行，火气煊通于上，水气封藏于下，木气疏泄于左，金气收敛于右，各走极端，成了直不运动，造化遂息。而有中央的中气，运化于中，中气如轴，四维如轮，轴运轮行，轮运轴灵，使四方各走极端的相反作用，成为一个共同相成的作用。河图的表示，中央与四维共同维系一整个圆运动的表示也。河图中央五数之中，皆有四维的一二三四。四维一二三四之中，皆有中央的五数。此中国文化，所以起源于关于生物生命之宇宙的大气圆运动，而以河图为则，医学尤其切要者。人的个体，是圆运动的大气生的故也。

　　佛家谓人生个体是地水火风合成的，此乃言其大概。医学原则，乃是河图。因宇宙大气，一年的运动，金气的关系太大，无金气之收敛降压，阳热不能降于水中。不惟木气无从产出，一年的温热凉寒的圆运动，亦不可能成功，惟一二三四五的三字，尚有疑义。三字代单数的阳性则可，因先有金气，然后能产生木气也。（详原理上篇里六气中。）

　　河图为宇宙造化个体的代表，乃周易之起源，河图之数，五十居中，以运四维。孔子晚年学易，尝曰：假我数年，五十以学易，可以无大过矣。言守中以学易，可以无太偏之过也。盖河图四维的一二三四，合而成中宫之五。而中宫五数之中，即是四维之一二三四，故守中以运四维，不致偏于一方而成太过也。

周秦诸子的学说

庄子抱朴子刘子老子荀子

庄子曰："人之生，气之聚也。聚则为生，散则为死。"

抱朴子曰："人在气中，气在人中。"

刘子曰："人受天地之中以生。''

老子曰："天地之间，其犹橐籥乎。"

又曰："道生一，一生二，二生三，三生万物。"

荀子曰："六淫之气，皆出于地，于天无关。"

又曰："霜降娶女，冰泮节房"云云。

气之聚，大气聚在人身也。气在人中，大气在人身之中。人在气中，人在六气之中有也。人受天地之中，受天地之中气也。橐（tuó）籥（yuè），风箱也。风箱之用，大气出入不已。天地之间，春夏则阳气出于地上，秋冬则阳气入于地下。入而复出，出而复入，出入不已，因成造化也。老子之道，周流不息，无始无终，一个圆圈。一个圆圈升降起来，则生中气。一指圆圈言，二指升降言，三指中气言。天空一无所有，太阳的热，射到地面，乃生中气也。霜降宇宙阳气入内，人身下部气实，故可交合。冰泮宇宙阳气出外，人身下部气虚，故节，少交合。所以孔子有云：未知生焉知死。又云：致中合，万物育焉。无非本大气之大自然。故曰人身一小宇宙也。

《内经》的学说

四气调神论

所以中医《内经》有曰："春三月，此为发陈……，逆之则奉长着少，夏为寒变。夏三月，此为蕃秀……，逆之则奉收者少。秋三月，则为容平……，逆之则奉藏着少，冬至病重。冬三月，此为闭藏……，逆之则奉生者少。"

又曰："天气清净光明者也，藏德不上，故不下也。云雾不精，故上应白露不下。交通不表，万物命故不施。不施则名木多死。"云云。

发陈者，去年秋收冬藏陈旧的阳气，今年春时由地下的水中而发生于地面，万物发生也。逆了春气，便少了夏气之根，故夏病寒也。蕃秀者，发生于地面的阳热，夏时盛长于地面之上，万物蕃盛而秀实也。逆了夏气，便少了秋气之根也。容平者，夏时地面上阳热多，地面下阳热少。秋时大气，压力增加，将地面上极多的阳热，收容于地面之下，地面上下阳热平均也。逆了秋气，则冬气无根，冬气阳少，故病重也。闭藏者，此收容于地下之阳热，愈收愈深。入冬以后，此阳热即藏于地下之水中。闭固不泄，以为来年春夏生长之根也。逆了冬气，则春气无根也。但是水之能藏阳热，全赖冬令寒冷。若冬时不寒，封藏无力，水中所藏的阳热，散漫消亡。则地面之下，无藏德上升于天。天空之间，即无雨露下降于地。天气本来清净光明，无雨露无云雾。雨露云雾皆地下水中所藏的阳热上升成的。上升下降的交通停息，成了无中气的表现。中气乃万物的生命，今造化无中气以施于万物。极有名之大木，必多枯死，而况人乎。读《内经》需择其事实上有理由者读之，《四气调神论》之类是也。《内经》非一人手笔，所以有合理处，有不合理处。

《内经》又曰："夫虚者气出也，夫实者气人也。圣人春夏养阳，秋冬养阴。"

春夏之时，地下水中所藏的阳气，升出地面之上，地面之下阳气减少。造化个体与人身个体皆以中下为本。今中下阳气外出，故曰虚也。秋冬之时，地面之上所盛满的阳热，降入于地面之下的水中。阳气入于水中，中下阳足，故曰实也。圣人知春夏阳虚于下，故一切起居饮食，皆注意保养中下的阳气。此时不知保养中下阳气，必不免外热内寒，上热下寒诸危险病也。圣人知秋冬阳实于下，阳气是往上浮的，虽实于下，仍易浮动上来。必须阴气充足，方能将阳降而藏于水气之中。故一切起居饮食，皆注意保养中上的阴气。此时不注意保养中上的阴气，阴气不足，封藏不住在下的阳气。来年春夏，根本亏伤，必病极危险的温病也。故春夏以寒药治病，伤损下部的阳气，秋冬以热药治病，扰动下部的阳气，多坏。

宇宙大气圆运动的造化个体的力量，地面上得一半，地面下得一半。而根本则在地面下之一半。人知雪兆丰年，不知冬令雪大，次年丰收，乃因雪能封藏地面下的阳气。冬令雪大，地下阳足，岂止次年禾稼结实特多，人身亦加康健也。人知冬令鸣雷，次年不利。不知冬令鸣雷，乃地下封藏的阳气，往外消失。次年由地下生出地上的大气，成了无根的病气。岂知五谷缺收，民病犹不易治。因去年是今年的先天，今年是明年的先天也。

南方的井水，冬至后一日，比冬至前一日，温度减少。冬至阳生，阳生则升，故井水冬至后一日温度，较冬至前一日减少。北方的井水，冬至前一日比较冬至后一日，以致大寒之前，温度并无差别。雪大冰厚，地下水中，封藏气足，阳热不外泄也。所以人在北方居住，则身体健康。移住南方，则觉疲乏。大气中的阳，足与不足之分也。前人谓五月间井内须防有毒，五月不可淘井。因五月间，地面下阳气少，井内阴盛之故。

交秋之后，居住北方，住到春季，始往南方。一到南方，便觉呼吸清快，身体舒适。交秋之后，居住南方，住到春季，始往北方。一到北方，便觉身体疲乏，精神摇动。南方大气秋冬收藏之力量小，北方大气秋冬收藏之力量大。收藏大疏泄亦大，收藏小疏泄亦小。收藏者入也，疏泄者出也。入多出少故健美，入少出多故疲乏也。惟中气充足，身强年壮之人，本身的圆运动健全，不随大气以俱偏者，乃无如是之感觉。若中气不足，与年老之人，无不有如此感觉者。大气有南北之差，所以医药有南北之别也。所以上文研究造化宇宙的个体，重在此生物个体所在地整个的春夏秋冬。不可将南方的春夏，与北方的秋冬作一整个看。亦不可将北方的春夏，与南方的秋冬作一整个看。

现代科学的证明

法医学的证明

法医学检验婴儿尸体，以通大气者，为已有生命。未通大气者，为无生命。未通大气者，肺脏肉质，未成海绵体，是紧小的。云云。

婴儿身体，当未通大气，肺脏肉质，未成海绵体之前。呼吸器官不起呼吸作用。循环器官，不起循环作用。消化器官，不起消化作用。排泄器官，不起排泄作用。通入大气之后，呼吸器官先起作用。其他器官，乃随之而起作用。婴儿生命，于是完成。

婴儿产生之后，必经呱呱一声。此一声，即大气由鼻孔压入肺脏，肺脏肉质扩张成海绵体之时。大气压入肺脏，通达全身，与本身中气感召，中气遂旋转起来。中气右转，大气吸入。中气左旋，大气呼出，中气旋转不已，大气即呼吸不已。直至大年尽时，中气旋转终了，呼出不吸，然后人死。此大气即生命之证据也。人的生命，始于一吸，终于一呼。呼而不吸，所谓断气。

人的生命即是大气，所以一息离了大气则死。凡久病之人与带病年老之人，每当节气交替，或忽晴忽雨，大气变动较烈之时，身体必有不适的感觉。或病加重，或且就死啦。人死之时，俗谓断气者，便是断了大气也。大气变动较烈者，圆运动郁而后通也。人的个体，是圆运动的大气生成的，长养的。大气运动失常，呼吸之，影响其生活之常，所以人体不安也。美国妇女于大气变动，便觉不适，谓为天气病。

疾病有四时之别。古中医的治法，有四时之异。因人的气，与造化的大气，原是一气。四时的大气，有升浮降沉之不同，故人身的病，有四时之不同也。学佛法静坐呼吸，可能却病强身。因人的呼吸，出多入少。静坐呼吸，出少入多。大气出少入多，大气存积身内者多，身内的圆运动，加密加速，故能却病强身，且增加智慧。

中医于手腕动脉，诊治全身。此动脉为肺脉穴道，名曰太渊。谓太渊为脉之大会。于肺脉穴道诊知全身各内脏的脉，即是呼吸器官先起作用，各器官乃随肺的呼吸而起作用之故，故中医又曰：肺朝百脉也。此人身是大气的科学证明，与中医诊腕上动脉能知全身疾病的科学证明也。

植物学的证明

植物学谓一株树的个体，有导管，有筛管，有树瘤。导管由根须输送水分，上至枝叶。筛管由枝叶输送养分，下至根须。树瘤在根干之交，环扭如瘤。导管筛管的升降，由树瘤出发，水分养分的升降，由树瘤分布。当此株的种子，种在土内，已经发芽尚未出土之时，发根的芽，并非一直向下生的，发干的芽，并非一直向上生的，乃相抱旋转，有如环形。云云。

地面之际，为造化的中心。大气的升降，在此交汇。树株种子，秉升降交会的大气以发芽。大气旋转升降，将此种子，搓挪而成此旋转相抱之环形。即圆运动的造化的中气现象。即造化工作之结果也。根干之间的树瘤，即此环形已老之状态，导管输送水分上升，筛管输送养分下降。水分水也，养分火也。水能上升，火能卜降，非造化圆运动的中气的力量，其谁能之？

人生乃一温润之体。水气升入火气之中则润，火气降入水气之中则温。然非中气旋转于中，水火不能升降于上下也。所谓中气如轴，四维如轮。观于植物个体的运动，可悟人身个体的运动，可悟造化个体的运动。

造化一年的大气，本升浮降沉的自然，成生长收藏的宏功。最完备者莫如人身，最显见者莫如植物。植物经秋而叶落者，阳气之收敛而下降也。经冬而根向下穿插者，阳气之封藏而下沉也。经春而发芽者，阳气之疏泄而上升也。经夏而茂盛者，阳气煊通而上浮也。一个圆运动的造化个体，地面上得一半，地面下得一半，观植物个体升降的现象可无疑矣。一个生物所在地，即一个造化的单位也。

植物学又谓太阳的光热，是植物的绿叶素云云。

此绿叶素有先天的后天的之别。秋后大气收降，将太阳射到地面的热，收而降于地下，经冬气之封藏，又将降下的热藏于水中。交春阳气上升，草发木芽而呈绿色。此绿色即上年夏秋之间太阳的热也。此易经八卦，悦言乎兑劳乎坎帝出乎震的事实，此先天的关系也。太阳照到植物的热，后天的关系也。

以人事言，春季为一年之始。以造化言，秋季为一年之始。秋季如不将地面所受太阳的热，收而降于地面之下，春季草木，便无发生绿色之资也。

造化圆运动的个体，地面上有一半，地面下有一半。地面上为阳，地面下为阴。阳者万物资始，将成造化之先，地面上的一半，为地面下的一半之本。阴者万物资生，既成造化之后，地面下一半，又为地面上一半之本。而且从此上下互为其本。成造化者，由升降而成中气也。

吾人于交秋之后，身体结实，精神充足。于交春之后，身体疲软，精神困乏。秋后地面上的阳气，降入地面之下。人身上部的阳气，降入中气以下。秋后地面下的阳气，升出地面之上。人身下部的阳气，升出中气以上。造化个体，秋后中下阳实。春后中下阳虚。阳气入土则实，阳气出土则虚。中下为造化之本，人身个体亦复如是。

春月小儿出疹子，医家用寒性之药为治者多死。寒药伤害阳气，中下阳虚，又加伤害，故死。此宇宙造化个体，地面上一半地面下一半，是整个圆运动的科学证明也。

化学的证明

化学化验大气，大气中有氢气，碳气，有氧气，有氮气。氢气之性，往上浮的。碳气之性，往下沉的。氧气之性，往上升的。氮气之性，往下降的。氢气自己燃烧。氧气在水中燃烧。惟草木中最多。氮气富有矿素。碳气乃大气压力压沉地下所成云云。

氢气性往上浮，能自己燃烧，火气也。氧气性往上升，在水中燃烧，惟草木中最多，木气也。木气者，水中之火也。氮气性往下降，富有矿素，金气也。碳气性往下沉，最沉者水，最沉者碳也。河图代表造化生物生命的宇宙大气整个的圆运动。大气之中藏有五行，化学化验大气藏有氧氢氮碳，可以思矣。

生物乃大气所生，乃大气整个圆运动时所生也。化学化验大气，乃化验不整个不运动的大气也。河图者，示人以整个圆运动的大气，又示人以分析不运动的大气。示人以分析不运动的大气，正示人以愈能明了整个圆运动的大气。此宇宙大气中有五行的科学证明也。

生物学的证明

生物学化验动物尸体，以寻找生物的生命。见死体之内，尽是氧氢氮碳等毒质。生物个体原质甚多，惟此四种占最多数。兽脏粉内尤为显著。生命乃在毒质之中，实为奇事云云。

毒质之中绝无生命，浅而易知，显而易见之事。化验一切生物死体，尽是氧氢氮碳等毒质。生物个体，何以会有氧氢氮碳。氧氢氮碳，何以会成毒质，本是极难知道之事。知道大气的圆运动。则知道也。

大气之中，本来原有氧氢氮碳。若是毒质，人人呼吸大气，岂不人人都不能生活乎。不知大气中的氧氢氮碳，本是升浮降沉圆运动而中和的。中和者，氧氢氮碳分析不开，彼此融合，彼此互化，如河图的中气是也。五行的中气，是生物的生命。氧氢氮碳的中和，即使生物的生命。大气为生物的父母，生物个体的质素，为大气赋予的。赋予时是圆运动的，化验时是不圆运动的。圆运动时是中和的，不运动时是无中和的。无中和，则四气分析，分析则成毒质。

生物个体，本来是毒质所成的。不见为毒质，只见为生命者，圆运动而已。氧氢氮碳等毒质，兽脏粉内犹为显著。兽的内脏内，有氧氢氮碳，人的内脏内当然亦有氧氢氮碳。人身内脏内即有氧氢氮碳，人身内脏内当然有五行，可以思矣。

大气中有升浮降沉中五种物质。西医取氧氢氮碳中和，中医取木火金水中气，中医所取的五行，以物质发生的作用为主。一切生理病理医理，无处不是五行作用的关系。顾名思义，则氧氢氮碳的作用，不如木火金水的作用周备。故用氧氢氮碳中和来谈中医，谈得合处未免太少了。用氧氢氮碳中和来证明中医的五行，则可矣。此人身有五行的科学证明也。（人身的五行详原理上篇古方等篇。）

生理剖解学的证明

生理剖解学，谓人身各内脏的神经节，皆通胃中云云。

造化的中气在地面上下之际，细胞的中气在核，人身的中气在胸脐之间，胸脐之间，胃也。

圆运动学，是中气万能的。大气呼吸枢机在胃。肺为呼吸的官能，中气为呼吸的主使。饮食的消化在胃。饮食化血，呼吸化气，分布各脏，以达全身的动力亦在胃。胃者，中气之位也。吾人胃脏健强，各脏皆强。胃脏如坏，各脏皆败。治各脏之病的药，皆由胃脏输以达各脏。非各脏的神经结皆通胃中，如何能由胃以达各脏乎。此中气所以为万能也。

生理剖解学谓各内脏的神经结皆通胃中，是胃脏之中原有各内脏的元素矣。河图一二三四之中，皆有五数，实由于五数之中原有一二三四也。

科学家谓成人的血液，一小时行六百八十七英里。运行之速，莫如圆运动。圆运动必有中力。中医学中气如轴，四维如轮。非各内脏的神经结皆通胃中，运动哪能迅速如此。此中医学中气如轴，四维如轮的科学证明也。

细胞学的证明

细胞学谓一个细胞，有膜，有螺旋网状，有核。一个分裂为二，二分为四，以至分为无数细胞。无数细胞，集合而成人的个体。无数个细胞的物质能力，与运动的规则，与最初一个细胞无异，将一个细胞，切成两半。一半有核，一半无核。无核的一半，立刻死灭，有核的一半，经核的运动，仍能回复成一整个细胞。又云细胞是氧氢氮碳所成云云。

阴阳二气，交合运动则成细胞。圆运动的古中医学，视人身个体只是一个细胞耳。细胞膜者，个体外维也。螺旋网状者，各脏腑经络的升降也。细胞核者，中气也。

将一个细胞切为两半，无核的一半，立刻死灭者，无中气也。有核的一半，仍能回复成一整个的细胞者，中气运动，能生四维也。一个细胞分裂为二者，中气运动，细胞增生也。无数细胞，集合而成人的个体者，中气分布也。无数细胞的物质能力与运动的规则，仍与最初的一个细胞无异者，人身是一个河图，无数个细胞，仍是一个河图也。一个造化的单位，只是一个河图，只是一个细胞耳。

氧氢氮碳是升浮降沉圆运动大气内的物质。细胞是氧氢氮碳成的，可知细胞是升浮降沉圆运动的大气成的。科学家能得见细胞中氧氢氮碳，不能得见细胞中氧氢氮碳的中和。氧氢氮碳的中和，细胞的生命也。科学无法得见细胞的生命，只因科学有法得见细胞的氧氢氮碳故耳。此中气运动则生四维的科学证明也。

营养学的证明

营养学谓，用分析过的食物各成份，由人工混合以行动物实验。其结果和天然食物大不相同。用分析过纯碎的牛乳蛋白质豚脂糖类无机盐类，照牛乳的成分配合以为饲料。将肢体重量和发育状态相等的数头白鼠，分为甲乙两组。于上列饲料之外，并加二毫升的鲜牛乳于甲组，乙组不加，比较各组发育状态。结果乙组体重日减，逐渐衰弱。甲组发育健全，体重日增。十八日之后，加同量的鲜牛乳于乙组，甲组不加。其结果适相反。甲组渐衰，乙组迅速的回复其体重。这天然食物内，必有一种营养上不可缺的活力素云云。

生物禀宇宙圆运动的大气而生，大气是天然的圆运动，生物亦是天然的圆运动。天然的圆运动，所谓活力素是也。天然的圆，一经分析，便成不圆。既成不圆，与生活力量的元素相反，故有上述结果。生物生命是整个的圆，故化学分析，独不可用于生物生命上。所以古中医的学理方法，总是一整个的圆运动。此整个圆运动乃有生命的科学证明也。

气象学的证明

气象学谓包围地面的天空，皆是极厚的星气。此星气压入地面之下，则成矿质，矿气上升，又成星气云云。

矿为金属。星气能成矿质，是星气即金气也。满地面皆此星气的金气所降压，是极冷极阴极缩的，为何能成有生物生命的宇宙。被金气降压的地面，有了太阳的光热。此光热射到地面，是往上膨胀的。尽他的膨胀力量，将星球下降的压力散开。散开的范围内，就是一个生物生命的宇宙。散开的力量，最小是冬至前后，最大是夏至前后。此力量的大小，循环增减。大气中的膨力与压力，亦循环增减。膨压循环，因成岁气。膨是由地面之下膨出地面上来，膨力增则大气升浮。压是由地面上压人地面下去，压力增则大气下沉。升浮则热，降沉则寒。地面上见为寒，地面下已热矣。地面上见为热，地面下已寒矣。矿坑底的矿工，夏日着冬衣，冬日着夏衣。地面之下，夏寒冬热之故。

化学家于秋后化验二十吨海水，内含三便士金质。于秋前化验二十吨海水，不及三便士金质云云。此大气中的金气旺于秋之据。秋后大气压力较大，金气降入海水者较多也。

游泳家谓水中温度，秋后比秋前高。此秋金下压的事实也。

气象学又谓由地面往上若干尺为大气的对流层，对流层以上，为大气的同温层。又谓地面以下若干尺内，为不定温层。若干尺外，为有定温层云云。对流层，大气圆运动个体的上方也。不定温层，大气圆运动个体的下方也。地面之际，为大气圆运动的中心。所以植物种子所发的芽，是旋转相抱的环形也。

说者谓树株个体，在地面上者较长，在地面下者较短。认为地面之际非圆运动的中心。不知地面上是虚空的，地面下是实体的。气往地面上行易，气往地面下行难。地面上下的大气运动，容量是上多下少，力量则上下平均。如不平均，种子发芽，如何能有旋转的环形乎。

大气距地面远则稀薄，距地面近则浓厚。造化生物生命的宇宙，当在大气浓厚之处，中气多则浓厚。对流层以下无定温层以上近地面之处，则中气多。造化个体皆中气的圆运动所分布，中气的中心，则在地面上下之际也。

航空探险家谓同温层，一月与七月比较，七月距地面最远，一月距地面最近。大气的压力加多则近，减少则远也。整个远近中间，可以悟《易经》宇宙大气造化圆运动个体的范围焉！此宇宙大气中金气的科学证明，与宇宙大气圆运动个体的上下范围的科学证明也。

土壤学的证明

土壤学谓试取地面上一克重的土壤分析化验。此些许土壤中，竟含有三十六种生物的元素。这些许土壤，不惟此处与彼处不同，即同一地的土壤，所取之时不同，所取得的土壤亦不同云云。一克约重二分六厘。

其不同者，大气圆运动的时间不同，与圆运动的力量不同，所成的中气亦不同也。些许土壤而有如许之多的生物元素者，土壤为大气升降交会的中气之所在。中气之所在，乃生命之所出也。

常见种旱地麦的两家人。一家三日锄土一次，一家总共只锄土一次。到了收获的时候，三日一锄的比只锄一次的多收麦七八倍。因三日一锄的，土质轻松，地面上的热力容易降下去，地面下的水分容易升上来。地面之际，乃大气升降制造中气之处。升降密则中气旺，中气得的多，故生命力多，所以收获多。只锄一次的，土质缪固，大气的升降不能迅速，所造成的中气减少，所以收获减少也。如将三日一锄的土壤，用化学化验，或不止有三十六种生物的元素，亦未可知。造化生命的中气，时时不同，所以人的清浊寿夭，人的灵愚贤蠢，亦各不同也。

吾人居住楼房，不如居住平地健康，居住水门丁建筑的市场，不如居住野地健康。一离大气圆运动中气的中心近，一离大气圆运动中气的中心远也。一则中气少，一则中气多也。人身触电，速用黄土调水敷身，可望救活。任何毒物，埋于土中，其毒自消。造化之中和，在土壤之际也。此宇宙大气的中气在地面之际的土中的科学证明也。

无线电学的证明

无线电学谓无线电收音机之发音，乃大气中的电波，由天线地线通入机中，发生感应作用。由感应振动，发生音波。但必须天线地线通入机内之线，作多数线圈之后，方能发生感应作用。如无线圈，仅系直线，便不能发生感应作用。海洋面与低原地面，诱电率极大，平原次之，大建筑物多的城市又次之，山岩诱电率极少云云。

电气是充满于造化生物生命的宇宙个体之间的。此宇宙个体，地面上得一半，地面下得一半。两半之间，中气所在，中气乃阴电阳电交合的媒能。宇宙的圆运动，为制造中气的工作。天线地线通入收音机之线，作多数圆圈，天线地线便是一个制造中气的大圆运动。一个线的圆圈，又是一个制造中气的圆运动。圆运动的个体多，增加的中气多，即是增加的媒能多。所以感应而发音也。

电气升降，通过水质较通过土质迅速。水面之际，为电气升降交会之处，中气较地面之际特多，故诱电率极大。低原地水质较平原地多，中气亦较平原地多，故诱电率亦较大。平原地水气较少，故诱电率亦较少。如在蒙古沙漠极乏水质之地、诱电率必较更少。人行沙漠，呼吸短促，大气的中气缺乏故也。凡大建筑物多之地，地面用水门丁坚筑之，大气不易升降，中气已少。砖壁相接，又将大气中原有的圆运动，阻碍而消灭之，中气更少，所以诱电率更少。山岩的岩石，既无土质，又无水质，中气少所以诱电率亦少。所以在建筑物多的市场居住的人，身体不壮，寿命不长。偶游郊野，便觉大快也。医院不可用水门丁筑地，更不可住楼。

印度学者，利用宇宙电磁的能力治病。其法用汽车的发电机，以铅线数尺，一端系于电机，一端插入水瓶。俟电发后，水瓶的水起了电华，将此水治剧痛，并治神经衰弱，名曰感电水。剧痛者，人身阴阳二气的圆运动不通也。神经衰弱者，人身阴阳二气所成的中气不足也。感电水，感受宇宙电磁阴阳二电圆运动之能力。故效。此水用雨水，不用井水河水。

近代卫生学，谓海洋的大气最能健身。何以最能健身，因其封藏的阳气多、升降速、中气密，圆运动的力量，较陆地的大气大也。人谓陆地有五行，海洋五行不全。不知木气乃太阳的热，被金气收入水底，再由水底升出水外之称。土气即升降浮沉的中气。土气亦称中气，中气亦称土气。海洋无土气，有中气。将海水分作上下两层看，下层属水气，上层属中气。此海洋之河图也。

以前天津英法租界，均有花园，英国花园、法国花园。英国花园游人极少，法国花园游人极多。英国的多是水门丁筑地面。法国的地面是松土上敷细石子，时时洒水，地面上的大气升降密，中气多。游人呼吸其间，身体顿觉爽健也。此宇宙大气阴阳升降则生中气的科学证明也。

力学的证明

力学云，宇宙之间，只有五力。升力、降力、离心力、向心力、平衡力云云。

向心力，秉宇宙的阴气。离心力，秉宇宙的阳气。升力，秉阴气中的阳气。降力，秉阳气中的阴气。平衡力，秉宇宙的中气。向心力，河图之水气也。离心力，河图之火气也。升力，河图之木气也。降力，河图之金气也。

由气生力，由力生作用。升力生疏泄的作用，降力生收敛的作用，向心力生封藏的作用，离心力生煊通的作用，平衡力生运化的作用。运化者，中气运动则四维化合而得其平也。总由太阳的阳热，射到阴冷的地面，运动而成。整个的五力，惟河图能表现之也。

河图的力学，向心力系由地面之上，向入地面之下。离心力系由地面之下，离出地面之上。升力系由地面之下，升出地面之上。降力系由地面之上，降入地面之下。平衡力系圆运动于地面上下之中。而升力即是降力。降力即是升力。离心力即是向心力。向心力即是离心力。皆由平衡力的中气所变化。此河图圆运动的万能也。

力学又云，升降不已，则生中力。造化的大气，本阴阳升降的交合，而成生物个体的中气。生物的个体，本个体的中气，而交合各个体的阴阳升降。中气者，交合阴电阳电之媒能，所谓"以太"是也。古中医学谓由升降而成中气，是为先天。由中气而成升降，是为后天。升降不已，则生中力。既生中力，升降更不能已。此古中医学先天后天并包之圆运动法也。此河图代表宇宙造化整个圆运动，与代表生物个体整个圆运动的科学证明也。

物理学的证明

牛顿发明宇宙引力，是直线的。爱因斯坦绝不相信引力是直线。谓宇宙引力，一定是曲线云云。河图的圆运动，即是曲线也。

爱因斯坦相对论，谓引力场和电磁场，其实是一个东西，只须用一种公律，便支配了他们两个云云。河图的圆运动，乃完全的公律也。

科学家谓原质变化，为宇宙的原则云云。河图的圆运动，乃原则也。

物理学前三十年，曾于阴电子阳电子之间，发现中子。谓一个阳电子，与一个阴电子，紧密接合，遂运动而成中子。宇宙间一切物质，根本归于阳电子阴电子与中子。近三十年又于中子之间发见"卍"子云云。中子者，河图中气也。"卍"子者，整个的河图运动也。物理学既发明中子，乃谓中子为零元素，阳电子与阴电子是相对的，中子无相对的，故称曰零也。河图的中子，则与各方面均相对的，而且各方面的运动，皆有中子化合在内。"卍"子为整个河图运动。中子为河图中心。故中医学的生理病理医理，无不归纳于一个河图。此大气中有河图的科学证明也。

医学大概的意义

人之生也，得大气五行圆运动之全，故人为万物之灵。物之生也，得大气五行圆运动之偏，故物为人身之药。全者，五行调匀，不偏多，不偏少，圆而又圆之意。偏者五行圆运动中，有一方偏多偏少之意。类如中医之麻黄，偏于疏泄作用。芍药，偏于收敛作用。半夏，偏于下降作用。升麻，偏于上升作用。甘草，偏于补中作用。古中医治病方法，汗闭恶寒之病，是人身疏泄作用偏少，收敛作用偏多。用疏泻作用偏多之麻黄，以增加疏泄减少收敛为药。汗多发热之病，是人身收敛作用偏少，疏泄作用偏多。用收敛作用偏多之芍药，以增加收敛减少疏泻为药。呕吐之病，是人身下降作用偏少。用下降作用偏多之半夏为药。肛门重坠之病，是人身上升作用偏少。用上升作用偏多之升麻为药。收敛与疏泄欲调于平，上升与下降欲调于平，必赖中气之旋转。故用以上诸药，必兼用甘草以补中气。反之汗闭恶寒而用芍药，汗多发热而用麻黄，呕吐而用升麻，下坠而用半夏，与用上升下降收敛疏泻之药而不用中气之药。皆能将人身不圆的运动，偏上加偏，使圆运动的个体，成了直不运动的个体而死。人身五行的作用，运动圆则为人之生，运动偏即是人之病。人身五行的作用，是人身的病，即是人身的药。药的作用，所以帮助人身自己的作用，以治自己的病。倘人身的作用已无，药亦不发生作用的效力也。古中医学，用物性圆运动之偏，以调和人身圆运动之偏之学也。此其大概也。

汉代张仲景先师，著《伤寒杂病论》，为中医内科方药祖本。无一方不是整个五行圆运动的治法。虽局部之病，治法仍是整个。自来医书，虽为无有系统，无有原则，无有证实说明。学者虽不知道五行圆运动的所以然。然总在五行圆运动里摸索。所以随时随地皆有良医继起。使中医学至今不衰。历代皆有整理中医之举，规模之宏，用款之多，以前清乾隆年间诏修《医宗金鉴》为极盛。书成，除针灸正骨外科之外，徒乱人意，无有用处。因当事者不知阴阳五行之所以然，敷衍成书故也。今何如者。

最早的生物学，分生气说，机械说。生气说，无物质上的证据。机械说，有物质上的证据。故生气说不能存在，而机械说独能盛行。生气者大气也。生气是整个圆运动不能分析的，科学是以分析为能事的，所以证明不出也。

中医学自来认为人身是大气所生，故仲景先师《伤寒杂病论》的病证方法，根于大气。又申其说曰：人禀五行以有五脏。宇宙造化、生物生命、古中医学，并非分析得开的三个，乃是分析不开的一个。不知生物之生命，不见宇宙造化之成功。不知宇宙的造化，不知生物生命的来源。古中医学，乃宇宙生命的解剖与修理学也。

近代生理学，发明人身内分泌物，乃人身的刺激素，为人身无形的联络。刺激者，人身的气的整个圆运动的表现也。无形的气的联络，死体剖解学中求之无有也。商务印书馆出版之蔡翘《生理学》有云：细胞之生活作用如何，吾人不可得而知。若用化学方法去分析他，他的作用，就会马上停止，今天所讲的，就是从生活作用停止后得来的云云。细胞生活作用停止后的生理学中，无有中医学也。

以后国民，皆科学青年。古中医学，将来之或兴或废，全视科学青年之能彻底认识大气的物质能力运动与否。

科学方法改良中医，科学云者，有原理有系统有证实之谓。非死体剖解之谓。死体剖解学，是分析的，是片段的，是直不运动的，是死的。大气的古中医学，是不能分析的，是整个的，是圆运动着的，是活的。彼此立场，适成相反。由死体剖解来学中医的医家，未曾见其能治大病者。

凡改良一事，必须确知此事本身的究竟，而后可言何者为良，何者为不良。向相反之立场上去求改良，结果必更加不良而已。分析的死体剖解学，只可作外科手术的研究。

人是生物之一，生物是大气生的，故人也是大气生的。世界的人如都认识人是大气生的，岂止中医得着改进的根本办法而已哉。中医不良，非中医学本身不良，乃为中医学本身说法的书不良耳。不注意此点，乃曰取消五行，是无异坐井观天者，嫌天小也。老子曰：执古之道，以御今之有。能知古始，是谓道纪。老子之言善夫。

汉儒董仲舒，谓大雪节，天气上升，地气下降，闭塞成冬。关于生物生命的宇宙大气圆运动，总是天气下降地气上升，从无一息是天气上升地气下降者。至于大雪之时，地下封藏的阳气特别之多，圆运动的力量特别之大，更不闭塞。董仲舒下帷读书，目不窥园者三年。研究宇宙，全要在事实上寻出实在凭据来。三年目不窥园，在布帷子里面，凭空瞎造谣言。后人尊之，未免太不实事求是了。

荀子曰：六淫之气，皆出于地。荀子乃从实地考研得来。有科学家的眼光。中国的哲学史，有实地整理之必要矣。

王养林书后

去年夏，中央国医馆馆长焦易堂先生设特别研究班。陈立夫先生荐彭师子益充该班系统学教授。学员八十人，皆医专毕业，与行医多年之士。有充大学教授者，有业西医者。毕业之日，一致欢喜曰：今乃得见我中国古医学的本身真相，早已合乎现代医学矣。养林闻之，叹为先得我心。敢掬诚敬告于我辈科学青年，如学中医，读圆运动的古中医学，可省在医校学医十分之九的脑力，即能得到中医学整个的根本解决。读生命宇宙篇，即能得到中医学整个的根本信念。中医书籍，无有将古中医学原则的本身真相树立起来，使学者读之，了解中医学的所以然者。有之，自吾师圆运动的古中医学一书始。

江苏省政府主席陈果夫先生设医政学院。考选各县有科学思想之中医六十人，到院训练，特约吾师演讲，听众相率请益，岂偶然欤。

中医是生命与宇宙合一之学。明了生命宇宙，乃能明了阴阳五行。却非在现今科学潮流澎湃时代，无法证明阴阳五行。中国文化本位，自力更生，读此篇得见焉。中医的《内经》有云："善言天者必验于人，善言古者必合于今，善言气者必彰于物。"此篇有之。今之言物者不知有气，言人者不知有天，言今者不知有古，读此篇必知所返矣。

铁道部技正孙子明先生于吾师抵南京之日，邀集现任要职曾留学欧美之张德流诸先生六十余人。先后在南京第一公园—五洲公园听吾师讲演生命宇宙。孙先生继言于众曰："现今世界科学方法所不能解决之事物，惟生命宇宙耳。彭叟由大气运动中得着解决，将我中国古代的形上文化，与现代世界的科学文化，合而为一。源源本本，信而有征。爱因斯坦发明相对论，已令举世震惊，今彭叟发明生命宇宙，伟大过之。为天地立心，为生民立命，为往圣继绝学，非彭叟不足以当之。"云。

中华民国二十六年元旦太原川至医专学校毕业门人山西屯留王养林谨跋于南京清凉山扫叶楼。

汪英时书后

　　彭子益先生所著圆运动的古中医学，新旧中医学者皆喜读之。谓其能建设中医学原则系统，能增加中医治疗功效，使学中医者容易成功。因叩先生此书所以能至于此之由，先生曰："中医学乃人身一小宇宙之学。而关于生物生命宇宙中心，究在何处，中西学说，无道及者。《伤寒论》为中医方法祖本，首一方桂枝汤治中风发热，桂枝汤中的芍药，系收敛作用。既因中风而发热，反用芍药以收敛之。是何理由，历来注释，无能解者。宇宙之中心不知，宇宙的上下四维，便无法认识。《伤寒论》首一方不解原理，学医入门，便被阻拦。宇宙中心，中医学原则中心也。《伤寒论》，中医学原则之分则也。原则不知，何有分则。中医书籍，囫囵支离，后人从何学起，废书长叹而已。民国六年知山西霍县事，农桑局种核桃，久不出土。掘而视之，见发根之芽与发干之芽，并不直上直下，乃相抱如环，作圆运动之态。盖天气下降，地气上升，升降搓挪而成此圆运动也。于是得知宇宙中心之所在。一日到圣佛村办公，见儿童摘食未熟小杏，欲止之。一老人曰：时行病发大热，用此小杏十数枚，捣烂加盐少许，煎汤热服，即汗出热退也。于是得知《伤寒论》桂枝汤用芍药之原理。且并得知自来用银翘散治温病，用升麻葛根汤治麻疹错误的原因。乃于公余之暇，将整个囫囵支离之中医学，揭出原则，定出系统，重新编订。此本书之由来也。"云云。夫核桃发芽，煮食小杏，亦寻常耳。一与有心人接触之下，数千年之中医学理，遂得大明于世，殆有天意存乎其间欤。爰述先生之言，以告读先生书者，知此书之起源焉。

　　中华民国三十年端午乡后学吴门汪英时谨跋于国立桂林师范学院附中宿舍。

王祥瑞赞

古中医学，河图起源。圆的运动，万物皆然。五种物质，各有能力。运动失圆，因成病矣。原则系统，本来如此。书说不明，中医之耻。

吾师彭叟，得天独厚。圆运动学，浅明深透。初学入门，举步升堂。科学多种，对证周详。古中医学，乃大自然。中医真相，至今始传。

中华民国三十六年清明广西博白王祥瑞谨赞

下篇 系统的古中医学

全书概要读法

全书概要

读商务印务馆最近出版之大学丛书《疾病总论》曰：夫宇宙间之森罗万象，几是变化之无穷，然总括之，悉可纳诸物质与劳力之二大原则。物质发生势力，运动于空间。势力借物质，始能成可以计测之运动。宇宙间诸现象，写为分子运动之结果。其运动之源，势力是也。而吾人灵妙之身体机能，溯其来源，毕竟不外乎自物质所发生之分子运动之一现象。尽人体之构造，虽复杂错综至于极点，要之不过自物质所成之一肉块耳。

又曰：细胞出自细胞。细胞病理学者，宜以微妙错综之生活现象，归纳于一个细胞之小体，更进而研究其变化，遂知疾病由来，为细胞实质之变化。

又曰：疾病有二因，一为外因，一为内因。如外因虽具而内因缺如者，不至发病。外因虽微而内因较重者，则易罹病。

以上云云，现代最进步之西医新学说也。现代科学，研究宇宙间一切物体，大而太阳个体，小而细胞个体，以至大气中肉眼所不能得见之小粒子个体，皆是圆运动着的。此物质势力运动的事实，而又指出运动的公式是圆的也。

古中医学，乃在西医科学发明前数千年，已是物质势力的圆运动。而且是最初一个细胞的物质势力圆运动。而且能计测物质组织成细胞之程序。而且能计测势力运动之圆与不圆。运动圆为古中医学的生理，运动不圆为古中医学的病理。运动的何处不圆，用药以恢复其圆，为古中医学的医理。最古的旧中医学与最近的新西医学，于原则上原来是一致的。而内因外因之说，更可引为改正晋唐以后中医学说的错误之帮助。

吾人须知古中医学物质势力圆运动的原则，中医书籍中，未见有能明之者。即谓中医学说，至今尚未根本成立，亦无不可。

本书以物质势力圆运动归纳于一个细胞小体的原则编成的。完全用中医书向来的说法为说法，不插入一句新的名词。如插入一句新的名词，反将合于物质势力圆运动原则的古中医学，说不清楚了。

中医学加一古字，古的中医学乃有如是的原则，晋唐以后的中医学无有如是的原则之故。

生命宇宙篇概要

此篇，用现代法医学，气象学，土壤学，植物学，动物学，细胞学，生理学，无线电学，化学，物理学，营养学，力学，矿物学，十三种科学证明我中国古代文化整个的原则。整个原则者，关于生物生命的宇宙中的大气间运动也。宇宙大气的圆运动，为古中医学的原则所从出。认识宇宙，然后能认识古中医学。欲整理中医，不先认识宇宙，此自来整理中医之大错。系统学以生命宇宙，列为首篇，此根本解决的编法也。

系统原理篇概要

中医的书籍，如无字母无拼法文法的作文。人各一词，无有系统。中医方法，以汉代张仲景所著《伤寒杂病论》为祖本。仲景自序云，撰用素问九卷。素问为伤寒杂病论的原理所从出。素问文义，玄而又玄，甚难索解。中医书遂无整个原理可言。中医为世人诟病，原因在此，此篇于实在事实上，辨证出中医原则。系统原理，字母也。

处方基础篇概要

系统原理篇如字母，此篇如拼法如文法。了解原理篇与此篇，一切病理一切方法，俱能了解。不惟伤寒杂病论所有方法的所以然，得到理得心安之愉快。虽医书所未经载入的病证，亦能由此篇的各种方法内，求得治法。而且伤寒论前代注家的错误，人人遵守不知其非者，自然由此篇发现其错误。且能由此篇求出更正错误的办法。故日系统原理篇如字母，此篇如拼法如文法也。此篇名日处方基础，实乃中医学基础也。

伤寒读法篇概要

伤寒论，难读极矣。文法深晦难读，章次不清难读，注家说不出其所以然更难读。因无整个的认识，与整个的说法故也。整个者，根本枝叶是一整个也。不认识整个的根本而言枝叶，枝叶由何生来，宜乎说不出其所以然耳。此篇使学者认识整个。先认识根本。然后认识枝叶，全论经文，一目了然，快何如之。

温病本气篇概要

中医原理，温病错误最大。一则曰温气由口鼻而入，再则曰去冬伏寒今春变温。事实上全不如是。所以《温病条辨》治温病的银翘散，全不见效。因其不知人身病温，乃人身本己之气病温故也。此篇根据人身本气自病，立法简单，说理浅显，历试有效。一读便知。

时病本气篇概要

时病者，因时令之气变动而发生之病，如湿热中暑霍乱痢疾白喉疟疾等是也。病虽因于时气，病实成于本气。本来论时病者，皆认为外来时邪，中人人身为病。于人身本气自病，全不觉察。于时病原理，又是错误。此篇根据人身本气自病，方仍前人之方，理则实在之理。如此施治，乃得根本之法。

儿病本气篇概要

中医之原理错误最大，杀人最多，甘心相沿，不求改错，莫如小儿方书。亦因其不知小儿本气自病之故耳。其言曰，小儿是纯阳体，出疹是胃热，出痘是胎毒。将小儿脆弱之躯，认为纯阳胃热胎毒，于是肆用苦寒克伐之药，以治小儿之病。按全国估计，每年小儿麻疹之死于升麻葛根芍药犀角黄连等药者，已不下千万之数。可痛极矣，可恨极矣。此篇根据小儿身体本气自病的原理，选用功效可靠之方。以二十年中同学千余人的经验，得到圆满之结果。纯阳胃热胎毒等邪说，不攻自破。甚幸慰也。

时方改错篇概要

治病之方，以见效为主，不必有经方时方之别。自习医者不知深求原理，于是不敢用经方而用时方，且用时方者最多也。此篇将时方错处，根据原理，加以改正。使用时方者，由错处以悟出不错处，由不错处以悟出时方合于经方处，仲圣心法，庶几人人皆可得其传矣。

金匮药性脉法医案女科外科读法篇概要

系统的古中医学一书，著者并不为个人著作编的，乃为后来学中医的科学青年能将中医学到彻底编的。学到彻底，然后真能治病，然后能将古圣遗教大明于世，使人人信仰，以垂不朽。经过多少思维，多少商量，然后决定，惟有将人身与宇宙同一大气圆运动的法则，于实在的事实上，说成有系统的说法，方使科学青年学到彻底之望。上列各篇，前人成书中无有现成可取用者。故著者不揣谫陋，于民国八年，受太原中医改进研究会聘充理事并系统学教授后编成以上各篇。民国二十五年（1936 年），经陈立夫先生函荐，中央国医馆焦易堂馆长聘充本馆编审委员会系统学专任委员，兼附设特别研究班系统学教授，本班新旧同学，一致赞成。继于昆明成都教授时，又有增修。因思金匮，药性，脉法，医案，女科，外科，前人书中已有合于系统原理者，自以前人之书为是。特将读法说明，曰金匮药性脉法医案女科外科读法篇，以竟全功焉。

全书读法

科学青年，欲学古中医学，须先读生命宇宙篇。认识生命与宇宙，是一个并非两个。自然对于古中医学的名词，得到根本的认识，然后可言学医。

宇宙图的虚线，在宇宙为地面上下之际，在人身为胸下脐上之间，把握此点以运四维，自然滴滴归源，得剑成功。

然后读系统原理篇，由十二经名词以求原理，由原理以求古法。处方基础篇的古法，生命宇宙与古法合而为一不可分开之法也。

读处方基础篇，先将前六方本位的意义，合成一个宇宙读。因处方基础篇，是本书全书的基础，此六方又为本篇的基础故也。一个宇宙，就是一个人身。此六方有切实的着落，然后推而广之，自有化裁不尽之妙。

《伤寒论》为中医方法祖本，须立志作整个研究。立志二字，与整个二字，须特别重视。因自来医家，皆无整个研究之志．所以医学都不能学到彻底地步而医风日坏也。科学青年，于生命宇宙除系统原理篇处方基础篇贯彻之后，再聚精会神以研究整个《伤寒论》，我知其必定成功。然后读温病本气等篇，自然一个系统，事半功倍。然后读前贤所解《金匮》，及药性、脉法、女科、外科、医案，以系统原理归纳之，由约而博，复由博而约。成功之后，乃知古中医学，是实在的，是有系统的，有原理的，是科学的也。

中华民国二十九年（1940）庚辰夏至子益重著于成都四川国医学院生命宇宙篇

生命宇宙篇

生命宇宙篇序

中医学在现代分三个界说，一为潮流医学，一为世俗医学，一为宇宙医学。

根据形体解剖学，以运用中医方药，不问实际上有无见效之可能，惟以迎合科学潮流是务，施治不效，不解何因，为潮流医学。认伤寒为风寒伤人，由皮毛面入，认温病为温气由口鼻而入，认小儿疹病为热毒等，不求甚解，相习成风，病家医家，众口一辞，医不见效，死亦不悔，为世俗医学。汉长沙太守张仲景先师，著《伤寒杂病论》，为中医方药祖本，病症方法，根于阴阳，自序又云：人秉五行，以有五脏。阴阳五行者，宇宙大气中所含之物质也，为宇宙医学。宇宙医学，乃我中国数千年往圣先哲所有，最有功效的中医学，欲研究古中医学，须研究创造生命的宇宙，不先研究生命宇宙，即无从研究古中医学。

此篇乃研究生命宇宙之法，用十三种现代科学，作整个证明。使后来科学青年，由科学而认识阴阳五行的所以然，进而得着古中医学根本上极大功效的学术。此篇为普通辩证法，以下系统原理篇，处方基础篇，伤寒读法篇，伤寒方解篇，温病本气篇，时病本气篇，儿病本气篇，时方改错篇，金匮本草脉法医案读法篇，则专门之学矣。

中华民国二十七年（1938）戊寅冬月子益重著于昆明

生命宇宙篇

宇宙间大气的圆运动

宇宙间的大气中，有氧氢氮碳四种物质，氧气是往上升的，氢气是往上浮的，氮气是往下降的，碳气是往下沉的，氧氢氮碳化合起来，是升浮降沉分析开，成为圆运动的中和的。

西医用氧氢氮碳治人身的病，因人身中的氧氢氮碳，发生或多或少的关系也。人身为何而有氧氢氮碳，因氧氢氮碳，是宇宙间大气中的物质。宇宙间的生物个体，都是大气生的。人是生物之一，大气中有氧氢氮碳，故生物个体有氧氢氮

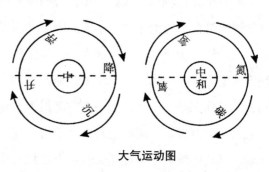

大气运动图

碳，大气运动图虚线为地面之际。线上为地面之上。线下为地面之下。人的个体，有氧氢氮碳，能明乎此，便已人古中医学之门。古中医学，人身个体，与造化生物生命的宇宙个体，整个大气运化学也。

创造生命的宇宙范围与中心

宇空间也，宙时间也，创造生物生命的宇宙，名曰"造化"。造化云者，一个生物所在地之宇宙间的"大气""圆运动时生育生物"之称。此造化个体的范围，约立体圆径一十里。个体中心在地面上下之际。日出的曙光，射到此生物个体所在地最远的东方地面，日入的曙光，射到此生物个体所在地最远的西方地面之间，便是一个造化平面的范围。立体的范围，详下文气象学的证明。此圆运动宇宙造化的进行，并非向前的，乃是向中的，并非日新的，乃是照常的。

宇宙造化的构成

创造生物生命的宇宙，简言之，即有造化的宇宙。此造化宇宙的构成，就是太阳射到地面的热，与地面相合起来成的。吾人思想其未合之前，地面上无有太阳的热，地面是冷静闭压黑暗的。纯阴的。太阳的热到地面之后，地面上原有的阴冷，遂将太阳的热，压入地面下云。此压入地面的热，又复澎出地面上来，澎压交互，出入不已，遂成有造化的宇宙。

夏至后太阳南行，此地的地面上压力渐增。冬至后太阳北行，此地的地面下澎力渐增，酉时后太阳西降，此地的地面上，压力渐增，卯时后太阳东升，此地的地面下，澎力渐增。宙是造化的个体，热是造化的运动。研究有造化的宇宙，从太阳的热，射到地面后起。

造化生物生命的元素与其方法

造化生物生命的元素，乃宇宙间的大气。大气者，阳气与阴气也，何为阳，太阳射到地面的热就是阳。何为阴，太阳射到地面的热已过，与热未到之间，就是阴也。《易经》伏羲画卦，一为阳卦，一为阴卦，其义即此。纯阴无气，纯阳无气，阴阳交合，乃能成气。既曰阳气，阳中已有阴矣。即曰阴气，阴中已有阳矣。

造化生物生命的宇宙方法，就是这阴气阳气合成的圆运动。阳性本动，动则直上。阴性本静，静则直下。本是各走极端的，不能成圆运动也。一自动的太阳的热，来到地面静的阴性之内。阴中有阳，静者亦动上去。阳在阴中，动者亦静下去。彼此合和，分析不开。于是动静相交，旋转升降，遂成一个圆运动也。此圆运动的中心，名曰中气。中气者，生命也。

造化之生物也，先有阴阳的升降，而后成生物的中气，是为先天。物之有生命，先秉造化旋转的中气，而后成体气的升降，是为后天。大气是圆运动，人身是大气生的，为宇宙的遗传体，人生亦是圆运动。中气旋转，体气升降。中气如轴，体气如轮。造化生物生命的元素与方法，阴阳升降，以成中气是也。

长养生物生命的常规

长养生物生命的常规，即造化的大气圆运动。圆运动者大气的升浮降沉也。

吾人向阳而立，左东右西，上南下北，造化生物生命的宇宙的南北，上南下北。大气上浮之方为南，大气下沉之方为北，大气的圆运动，东升南浮，西降北沉，春升夏浮，秋降冬沉。东温南热，西凉北寒。春温夏热，秋凉冬寒。东生南长，西收北藏。春生夏长，秋收冬藏。

夏至以后，太阳南行，直射成为斜射，地面上阳热渐减，地面上被直射阳热散开的阴压之气，又复渐渐地仍压下来，地面上压力渐增。此渐增的压力，将地面上的阳热，压入地面，愈压愈深，故地面之上，秋凉冬寒。冬至以后，太阳北行，地面上阳热渐增。此渐增的阳热，有两种力量，一则将阴压之气仍又散开，一则将压入地下的阳热，引升出来。阳热之性，本来升浮，阴气压之，故降沉入地。及至地面又到阳热，为之相引，且阴压之力，既已散开，故一引即仍升出。愈引愈出，故地面之上，春温夏热。秋收者，夏时地面之上，所受太阳直射到极大的热，经秋气之降，而收入于地面之下也。冬藏者，秋时所收太阳的热，经冬气之沉，而藏于地下之水中也。春生者，冬时藏于地下水中的热，经春气之升，而生发于地面之上也。夏长者，春时生发于地面之热，经夏气之浮，而盛长于地面之上。同时地面之上，又盛满太阳直射到极大的热也。春夏秋冬如此，东南西北亦复如此。

大气的圆运动，一年为一整个，一日为一整个。一时一刻，一分一秒，以至无可分析，亦无不是一整个，吾人个体的生命，则在此一整个圆运动的中间，赖其长养也。常者，无差错违反之称。升降指地面之际言，浮指地面之上言，沉指地面之下言。

违反常规的影响

人身乃造化的大气所生，人身也是一小造化。身之左部，应东方，属春气。身之胸部应南方，属夏气。身之右部，应西方属秋气。身之脐部，应北方属冬气，胸脐之间，应中央属中气。中气旋转于中央，四气升降于四维。造化之气，运动常圆，人身即得健康。运动不圆则反常。人身即多疾病。大气运动失圆即反常大气之病也。大气病，人气亦病也。

类如冬令以寒藏为常。倘或冬至之后，气候忽暖。水中阳热，当藏不藏，水中阳热，在造化为中气之根，在人身为生命之本。今当藏不藏，拽出地面。外则化为邪热，内则根本空虚。人与造化同气，于是冬温等病发生，人多死亡也。（鼠疫即冬温病之最重者）。

春令以温生为常。倘或初春之时，气候过温，水中应当上升的阳热，升的太过，则阳根拨拽。人与造化同气，于是春病温等病发生，人多死亡也。（猩红热即春温病之最虚者）。

夏令以热长为常。此时太阳盛满地面的热，以下降土中为贵。夏日雨多，则阳热下降，酷热无雨，则阳热不降。人与造化同气，如阳热不降，于是霍乱等病发生，人多死亡也。

秋令以凉收为常。倘或深秋之时，大气燥结不降，热气散而不收。人与造化同气，于是发生时行感冒，热伤风也。大气有病之时，惟中气健旺之人，自己本身运动能圆，然后不随大气之不圆以俱病也。

又如人身下部之气损伤，交春必病极虚弱的温病。左部之气损伤，交夏必病胸中空洞之病。上部之气损伤，交秋必病胸中闭塞之病。右部之气损伤。交冬必病干嗽之病。本身之气损伤，不能随大气的运动以俱圆，故病也。

人身一小造化的证据，病重之时，方能显现得出。因无病之时，是整个圆运动。病重之时，整个圆运动分开，然后显出证据也。

生物生命死亡的因果

人身人体的生命，乃秉受造化阴阳二气，和平升降所成圆运动的中气而来。是人身之有生命，因人身有造化的中气也。中气之亡，约分数项，一由天年已尽，中气终了，而中气亡。一由冬疾病将人身的圆运动消减而中气亡。或由疾病经医治误，将人身的圆运动损坏而中气亡。一由造化之大气先病，使人身的运动失圆即中气亡。一由不善养生，由渐而甚，将本身的圆运动损坏而中气亡。人有生命，因人身有造化的中气。中气既亡，所以死也。吾人身体轻健，眠食甘美，精神活泼，便是中气充足之象。

孔子的学说

论语

《论语》云：子路问死，子曰：未知生，焉知死。又云，四时行为，百物生焉。

中庸

《中唐》云：致中和，天地位焉，万物育焉云云。四时行者，四时运行，言时间也。天地位者，天上地下，言空间也。致中和者，空时之中，圆运动之和也。言空时间的大气，圆运动起来，造成一致中和的中气，则生生物的生命。中气在则生，中气亡则死也。

易经

《易经》系辞曰：帝出乎震，齐乎巽，相见乎离，致役乎坤，悦言乎兑，战乎乾，劳乎坎，成言乎艮云云。

左上右下，升降浮沉，东南西北，春夏秋冬，卯午酉子，温热凉寒，生长收藏，河图同此。图之虚线，地面之际震巽者，东方之称，春气之位。离者南方之称，夏气之位。兑乾者，西方之称，秋气之位。坎者北方之称，冬气之位。坤者南西两方之间之称，中气之位。艮者北东两方之间之称，中气之位。震巽离坤兑乾坎艮乃《易经》八卦名词，卦者，大气运动的现象之称。

帝出乎震者，言上年夏时太阳射到地面的阳热，经秋气之降，收于地面之下，经冬气之沉，藏于地下之水中。到了今年春初之时，此阳热由水中上升，出于东方也。阳热为造成生物生命元素之始原，故称曰帝。

齐乎巽者，震居东方地面之下，巽居东方地面之上。震为春初，巽为春末。春末之时，

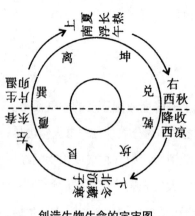

创造生物生命的宇宙图

地下水中所藏的阳热，升出地面，地面上的生物，生发都齐也。

相见乎离者，离居南方，正夏之时。此时地面下所藏旧年的阳热，升浮上来，与今年直射地面的阳热，相会见也。

致役乎坤者，役者事也，圆运动之事也。言今年直射地面的阳热，不可浮而不降。坤为圆运动升极而降之方，离位正浮的阳热，到坤方面初降也。

悦言乎兑者，阳热升而不降，则亢而悔，升而能降，则和而悦。此时地面的阳热，得地面上天空金气之收，而降入地下，阳热与阴气相和而生悦也。金气，详下文气象学证明。

战乎乾者，兑居西方地面之上，乾居西方地面之下。地面之下，乃为阴位，阳热降人阴中，阴阳乍合，必先战动而后安也。

劳乎坎者，阳热由地面之上，降入地面下之水中，当慰劳之，使安静不轻动也。

成言乎艮者，坤为升极矣之位，阳热至坤，如不能降，不能行圆运动之事，而直上矣。阳热至艮，如不能升，不能成圆运动之功，而直下矣。艮坤为升降之枢机，乃圆运动之中气。如无中气，直下不升，直上不降，造化息矣。成言乎艮，言一年的圆运动，成功于艮方也。

吾人欲求明了生物生命的宇宙造化，可将图之中心小圈，作为我的个体所在地。由我的个体所在地的地面，仰观俯察此地的环境。设想此地，未曾有太阳的热射到地面以前，是怎样的，是阴冷的。再设想太阳的热射到以后，由兑而乾，而坎，艮，震，巽，离，坤，而兑。用下文植物学实地证明。便能将这生物生命的宇宙造化，整个的所以然明了（近世科学家，研究有生命的宇宙，乃向太阳系的行星上，多少万里，多少万年去寻找，结果是徒劳无获）。

既将图之中心，作为我的个体所在地。由我的所在地，仰观俯察，以求明了大气造化的圆运动。又须在我的个体内，寻找大气升浮降沉的感觉。如此则我身个体的圆运动，与造化个体的圆运动，是二而实一矣。

帝出乎震之时，大寒立春节前后也。此时大气降极而升，由静而动。地下水中，所藏上年秋季所收降的阳热，升动出土，造化个体，根气摇泄。人身下部阳热，亦升动摇泄，身体不强，中气不足之人，尤其是年老之人，与常病之人。此时必感觉精神不振，食减不安。小儿如于此时发生麻疹，必多呕吐凶证，下部阳泄，中气失根故也，如麻疹发生于小寒前后多死，阳根拔散故也。冬至后有小虫飞动，或起热风，即是征兆。

齐乎巽之时，谷雨立夏节前后也。此时地面下所藏的阳热，升出地面者多。人身下部的阳热，亦升出中气以上者多也。

相见乎离之时，夏至节前后也。此时造化个体的阳热，盛于地面之上，虚于地面之下。人身的阳热，亦盛于中气之上，而我于中气之下也。

致役乎坤之时，夏秋之间也。此时造化，由升而浮的阳热，又须由浮而降，由浮而降，中气之能。人身如中气不足，上部虚热降不下去，便成病也。

悦言乎兑之时，立秋处暑节前后也。此时造化个体，由地下水中，升浮于地面之上的阳热，与今年夏季直射地面的阳热，都向地面下降。造化圆运动的个体，中下为植物个体的根本，中上为植物个体的花叶。在个体之上的阳气下降，乃生根本。在个体之下的阳气上升，乃生花叶，在上的阳气，即是在下的阳气。在下的阳气，即是在上的阳气，今秋悦言乎兑的阳，即是来春帝出乎震的帝。此时地面之上，阳热已多，不能下降以交阴，则澎渤而作吼。能下降以交阴，即收敛而生悦。人身此时，阳气下降，中下有根，精神强足，迥异寻常也。

战乎乾之时，霜降立冬节前后也。阳气出外则下虚，阳气入内则下实。兑居地面之上，上即外也。乾居地面之下，下即内也。此时阳气入内者多。造化个体，中下阳实。人身个体，亦中下阳实。造化个间与人身个体，中下为本。故人当秋冬之交，则特别壮健。兑乾之时，宇宙与人身中气之上的阳气，收降于中气之下。中下的阳气既实，秋金之气又收敛之，江南的黑热病，西南的疟疾，即盛行也。

劳乎坎之时，冬至节前后也。此时阳气入地，封藏不泄，为来年岁气圆运动之本。惟水有封藏之能，故阳气入地，必须入于地下的水中，然后能封藏不泄。人身此时，如纵欲泄阳，来年交春，阳热出震，必根气虚乏，倘感时疾，必易致死。小儿冬春之交，发热出疹，服升散药，寒凉药，破气药，多死。即是阳根不藏，又遭药力升散之故。

成言乎艮之时，冬春之间也。离居南方升极之位。坎居北方降极之位。圆运动个体，升极必降，故阳降于坤位。降极必升，故阳升于艮方。艮坤为升降的中气。人身此时，中气不足，阳气升不上来，必成危险大病也。

以上节气，须将八卦图，按着自己的身体揣想，方有着落。

《易经》又曰：仰则观象于天，俯则观法于地，近取诸身，远取诸物云云，观象于天，天空有金气，能将地面上的阳热，收降于地下的水中也。观法于地，地下有水气，能将金气收降的阳热，封藏周密，不稍泄漏，以待来年升出地面之上也。俯仰之间有中气成此旋转相抱之环形，即圆运动的造化的中气现象，即造化工作之结果也。根干之交的树瘤，即此环形已老的状态。导管输送水分上升，筛管输送养分下降，水分，水也。养分，火也。水能上升，火能下降，非造化圆运动的中气的力量，其谁能之。

人身乃一温润之体，水气中有火气则温，火气中有水气则润。然非中气旋转于中，水火不能降升于上下也。所谓中气如轴，四维如轮，观于植物个体的运动，可悟人身个体的运动，可悟造化个体的运动。

造化一年的大气，本升浮降沉的自然，成生长收藏的宏功，最完备者，莫如人身，最显见者，莫如植物。植物经秋结实，壳坚而叶落者，气之收也。经冬眠睡，而根向下穿插者，气之藏也。经春而发芽者，气之生也。经夏而茂盛者，气之长也。一个圆运动的造化个体，地面上得一半，地面下得一半，观植物个体的现象，可无疑矣。一个生物所在地，即一个造化的单位也。

植物学又谓，太阳的光热，是植物的绿叶素云云。

秋后大气收降，将太阳射到地面的热，收而降于地下，经冬气之封藏，又将降下的热，藏于水中，交春阳气上升，草木发芽而呈绿色，此绿色，即上年夏秋之间太阳的热也。此《易经》八卦，悦言乎兑，劳乎坎，帝出乎震的事实也。

以人事言，春季为一年之始。以造化言，秋季为一年之根。秋季如不将地面所受太阳的热，收而降于地面之下，春季草木，便无发生之资也。

造化圆运动的个体，地面上有一半，地面下有一半。地面上为阳，地面下为阴，阳者，万物资始，将成造化之先，地面上的一半，为地面下的一半之本，阴者，万物资生，既成造化之后，地面下的一半，又为地面上的一半之本。

吾人于交秋之后，身体结实，精神充足，于交春之后，身体疲软，精神困乏，秋后地面上的阳气，降入地面之下，人身上部的阳气，降入中气以下。春后地面下的阳气，升出地面之上，人身下部的阳气，升出中气以上，造化个体，秋后中下阳实，春后中下阳虚，中下为造化之本，人身个体，亦复如是。

春月小儿出疹子，医家用寒性之药为治者，多死。寒药伤害阳气，中下阳虚，又遭伤害，故死。此宇宙造化个体，地面上一半，地面下一半，是整个圆运动的科学证明也。

土壤学的证明

土壤学谓试取地面上一克重的土壤，分析化验，（一克约重二分六厘）此些许土壤中，竟含有三十六种生物的元素。这些许土壤，不惟此处与彼处不同，即同一地的土壤，所取之时不同，所取得的土壤，亦不同云云。

其不同者，大气圆运动的时间不同，与圆运动的力量不同，所成的中气亦不同也。些许土壤，而有如许之多的生物元素者。土壤为大气升降交会的中气之所在，中气之所在，乃生命之所出也。

常见种旱地麦的两家人，一家三日锄地一次，一家总共只锄地一次，到了收获的时候，三日一锄的，比只锄一次的多收麦七八倍，因三日一锄的土质轻松，地面下的大气，容易升上来，地面上的大气，容易降下去。地面之际，乃大气升降制造中气之处，升降密，则中气旺，中气得的多，故生命多，所以收获多。只锄一次的，土壤胶固，大气的升降，不能迅速，所造成的中气减少，所以收获减少也。如将三日一锄的土壤，用化学化验，或不止有三十六种生物的元素，亦未可知。造化制造生命的中气，时时不同，所以人的清浊寿夭，人的贤愚灵蠢，亦各不同也。

吾人居住楼房，不如居住平地健康。居住水门丁建筑的市场，不如居住野地健康。一离中气的中心近，一离中气的中心远也。一则中气少，一则中气多也。人身中电，速用黄土调水敷身，可望救活。黄土，乃造化的中气所在，中气能和电气之毒也。任何毒物，埋于土中，其毒自消，造化之中和，在土壤之际也。

曾见一人，大吐血后，口开肢冷，两目上视，知觉全无，整个圆运动，已整个不运动矣。生命将告终矣。医以大枣冰糖浓汤进之，尚能下咽，下咽之后，呻吟一声，安睡片刻，知觉照常，肢温体和，调理而愈。冰糖大枣，乃古中医补中气之药，中气回复，生命即能回复，可见中气即是生命也。此宇宙造化个体圆运动的中气，在地面之际。地面之际的中气，为生物生命之所出的科学证明也。

无线电学的证明

无线电学谓无线电收音机的发音，乃大气中的电波，由天线地线通入机中，发生感应作用。由感应振动，发生音波。但必须天线地线，通入机内之线，作多数线圈之后，方能发生感应作用。如无线圈，仅系直线，便不能发生感应作用。海洋面与低原地面。诱电率极大，平原次之，大建筑物多的城市又次之，山岩诱电率极少云云。

电气是充满于创造生物生命的宇宙个体之间的。此宇宙个体，地面上得一半，地面下得一半，两半之间，中气所在，中气乃阴电阳电交合的媒能。宇宙的圆运动，为制造中气的工作。天线地线通入收音机之线，作多数圆圈。天线地线，便是一个制造中气的大圆运动。一个线的圆圈，又是一个制造中气的圆运动。圆运动的个体多，增加的中气多，即是增加的媒线多，所以感应而发音也。

电气升降，通过水质，较通过土质迅速，水面之际，为电气升降交会之处，中气较地面之际特多，故诱电率极大。低原地水质，较平原地多。中气亦较平原地多，故诱电率亦较大。平原地水质较少，中气较少，故诱电率亦较少。如在蒙古沙漠极乏水质之地，诱电率必更少。人行沙漠，呼吸短促，大气的中气缺乏故也。大建筑物多之地，地面用水门丁坚筑之，大气不易升降，中气已少，砖壁相接，又将大气中原有的圆运动，阻凝而消减之，中气更少，所以诱电率更少。山岩的岩石，既无土质，又无水质，中气少，所以诱电率亦少。所以在建筑物多的市场居住的人，身体不壮，寿命不长，偶进郊野，便觉大快也。

近代卫生学谓海洋的大气，最能健身。何以最能健身，因其封藏的阳气多，升降速，中气密，圆运动的力量，较陆地的大气大也。人谓陆地有五行，海洋五行不全。不知木气，乃太阳的热，被金气收入水底，再由水底升出水外之称。土气即升降浮沉的中气，土气亦称中气，中气亦称土气，海洋无土气，有中气，将海水分作上下两层看，下层属水气，上层属中气，此海洋之河图也。大气运动最圆的河图宇宙，北温带之宇宙是也。

天津法国租界、英国租界，均有花园，英国花园少人游憩，法国花园游人极多，英国的是水门丁筑的地面，法国的地面，是松土上铺细石子，时时洒水，游人憩坐其间，身体顿觉健美故也。

无线电学又谓，落雷入地，便成中和云云。

地，阴气也。雷，阳气也。阳气郁升，离开阴气，澎涨作响，阴阳不交，中气减矣。然阳气以下交阴气为悦，虽暂时不交，必仍落入阴中，与阴化成中和。《易经》八卦之图，悦言乎兑，乃表示上空的金气，将阳气收敛而下，阳气因得下交阴气而欢悦。可见宇宙间的阳气，无可离开地下之时。造化之气，以中下为本，人身亦然也。

古中医学所治之极复杂极危险的病，用现在形体解剖学的科学医治，以我所闻所见，实在是治好了的太少，现代科学的医，不及古代的医，岂非古代的医，有什么神秘，驾乎科学之上乎。古中医书的伤寒金匮所载之方，约有三百，方虽三百，法子的原则，只是两个，一个是生扶中气，以运动四维，一个是运动四维，以生扶中气。无非本乎人身一小宇宙的造化自然之妙耳。临床实验，证据显然。此宇宙大气，升降运动则生中气的科学证明也。

气象学的证明

气象学谓，包围地面的天空，皆是极厚的星气。星气者，星体小而密，弥漫如气，须五百倍的显微镜，方窥得见。吾人所见之星，乃星之大者。又曰，此星气压力甚大，压入地面之下，则成矿质，矿质上升，又成星气云云。

矿为金属，是星气即金气也。满地面皆此星气的金气所降压，是极冷极阴极缩的，为何能成生物生命的宇宙。被金气降压的地面，有了太阳的光热，此光热射到地面是往上澎涨的，尽他的澎涨力量，将金气下降的压力散开，散开的范围内，就是生物生命的宇宙。散开的力量，最小是冬至前后，最大是夏至前后，此力量的大小，循环增减，大气中的澎力与压力，亦循环增减。澎压循环，因成岁气。澎是由地面之下，澎出地面上来，澎力增则大气升浮。压，是由地面上压入地面下去，压力增则大气降沉。由浮而降则凉，由降而沉则寒，由沉而升则温，由升而浮则热。地面上见为寒，地面下已热矣。地面上见为热，地面下已寒矣。

气象学又谓，吾人所居的大宇，乃一螺旋的星云窝。盖极冷极静压力极大的星气，与极热极动澎力极大的太阳光热，相合而成的运动也。

据游泳家言立秋之后，水中温度比夏时多，此金气将太阳的光热降入地下之据。

化学家于秋后将二十吨海水化验，内含有三便士之金质，可为秋后金气下压之据。

气象学又谓，由地面往上六英里，为空气的对流层，对流层以上，为空气的同温层。又谓，地面以下若干丈内，为不定温层，若干丈外，为有定温层云云。

对流层，空气圆运动个体的上方也。不定温层，空气圆运动个体的下方也。以上方六英里计之，下方当亦六英里，左方右方当亦六英里，大约可为圆径十英里。地面之际，为圆运动的中心，所以植物种子所发的芽，是旋转相抱的环形也。

说者谓，树株个体，在地面上者较长，在地面下者较短，认为地面之际，非圆运动的中心。不知气往上行易，气往下行难，地面上下的大气运动，容量是上多下少，力量则上下平均。如不平均，种子发芽，如何能有旋转的环形，惟六英里的测量，不必执着，试从地气上升，升到成雨成雪的界限度之，当较六英里为小。航空探险家亦谓，大气的同温层，七月距地面极远，一月距地面极近，远近之间，可以测界度之大小也。

科学家测量同温层，以对流层外边为准。创造生物生命的宇宙个体，以对流层以内为归。大气距地面远则稀薄，距地面近则浓厚，创造生物生命的宇宙，当在大气浓厚之处，中气多则浓厚，对流层以内，近地面处，则中气多。造化个体，皆中气的圆运动所分布，近地面处，中气多者，中气的中心，在地而上下之际也。

航空探险家谓，同温层，一月与七月比较，七月距地面最远。一月距地面最近。整个的远近中间，可以悟《易经》宇宙造化运动的范围焉。

云浮于天空，来自地面之下，雷出地则鸣声震惊。雷者，地面下所藏之阳气也。地面下若果容量不大，云与雷安所存在乎，故创造生物生命之宇宙的圆运动个体，地面上有一半，地面下有一半。

宇宙造化个体之构成，是金气与火气澎压循环成的。人身造化个体之构成，亦是金气与火气澎压循环成的。所以人身的疾病，完全是澎力与压力失其平衡而起，所以古中医治病之法，皆调和澎力与压力，复其平衡之法。此宇宙大气中有金气的科学证明。与宇宙大气圆运动个体上下范围的科学证明也。

化学的证明

化学化验大气，大气中有氢气、有碳气，有氧气，有氮气。氢氧之性往上浮的，碳氮之性，往下沉的，氧气之性，往上升的，氮气之性，往下降的。氢气自己燃烧，氧气在水中燃烧，惟草木中最多。氮气富有矿素。碳气乃大气压力，压沉地下所成云云。

氢气性往上浮，能自己燃烧，火气也。氧气性往上升，在水中燃烧，惟草木中最多，木气也。木气者，水中之火也。氮气性往下降，富有矿素，金气也。碳气性律下沉，并非水气，而皆大气之下沉也。河图代表创造生物生命的宇宙，大气整个的圆运动。大气之中，藏有五行，化学化验大气，藏有氧氢氮碳，可以思矣。

生物乃大气所生，乃大气整个圆运动时所生也。化学化验大气，乃不整个，不运动的大气也。河图者，示人以整个圆运动的大气。又示人以分析不运动的大气。示人以分析不运动的大气，正示人以愈能明了整个圆运动的大气也。

大气是人身的元素，大气中有五行，故人身有五行。人身五行的物质，不可得见，所得见者，发热的火而已。五行的物质，虽不可得见，物质的作用可得见，如收敛为金气作用，造化个体，是造化的金气，将太阳的火气，收入中气之下成的。人身的造化，亦是人身的金气，将人身的火气，收人中气之下成的。所以肺痨之病，初则咳嗽出汗，继则发热不退，皆金气收敛的作用，初则减少，继则消灭之故。所以古中医治肺痨之方，皆补助金气之收敛。将火气收人中气之下之法也。此宇宙大气中，有五行的科学证明也。

动物学证明

动物学化验动物死体，以寻找生命。见死体之内，尽是氧氢氮碳等毒质。兽脏粉内，尤为显著。生命乃在毒质之中，实为奇事云云。

毒质之中，绝无生命，浅而易知，显而易见之事。化验一切生物死体，尽是氧氢氮碳等毒质，生物个体，何以会有氧氢氮碳，氧氢氮碳何以会成毒质，本是极难知道之事，知道大气的圆运动，则知道矣。

大气之中本来原有氧氢氮碳，若是毒质，人人呼吸大气，岂不人人都不能生活乎，不知大气中的氧氢氮碳，本是随着大气升浮降沉的圆运动而中和的。中和者，氧氢氮碳分析不开，彼此融和，彼此互化，如河图的中气是也。五行的中气，是生物的生命，氧氢氮碳的中和，即是生物的生命。大气为生物的父母，生物个体的质素，为大气赋予的。赋予时是圆运动的，化验时是不运动的。圆运动时是有中和的，不运动时是无中和的。无中和则四气分析，分析则成毒质。

生物个体，本来是毒质所成的，不见为毒质，只见为生命者，圆运动而已。氧氢氮碳等毒质，兽脏粉内，尤为显著。兽的内脏内，有氧氢氮碳，人的内脏内，当然亦有氧氢氮碳。人身内脏内，既有氧氢氮碳，人身内脏内，当然有五行，可以思置。（人身内脏的五行，详原理篇。）此人身中有五行的科学证明也。

细胞学的证明

细胞学谓，一个细胞，有膜，有螺旋网状，有核。一个分裂为二，二裂为四，以至裂为无数细胞，无数细胞集合而成人的个体。无数个细胞的体质与运动的规则，与最初一个细胞无异。将一个细胞切成二半，一半有核，一半无核。无核的一半，立即死灭。有核的一半，经核的运动，仍能回复成一整个细胞。又云细胞是氧氢氮碳所成云云。

阴阳精气，交合运动，则成细胞。圆运动的医学，视人身个体，只是一个细胞耳。细胞膜者，个体外维也，螺旋网状者，各脏经络的升降也，细胞核者，中气也。

将一个细胞，切为两半，无核的一半，即立死灭者，无中气也。有核的一半，仍能回复成一整个的细胞者，中气运动，能生四维也。一个细胞分裂为二者，中气运动，细胞增生也。无数细胞，集合而成人的个体者，中气分布也。无数个细胞的体质，与运动的规则，仍与最初的一个细胞无异者。人身是一个河图，细胞是一个河图，无数个细胞，仍是一个河图也。一个造化的单位，只是一个细胞耳。

氧氢氮碳，是升浮降沉圆运动大气内的实质。细胞是氧氢氮碳成的，可知细胞是升浮降沉圆运动的大气成的。科学能得见细胞中氧氢氮碳，不能得见细胞中氧氢氮碳的中和。氧氢氮碳的中和，细胞的生命也。科学无法得见细胞的生命，只因科学无法得见细胞的氧氢氮碳故耳。

古中医的方法，只有两个，一个是运动四维以生扶中气，一个是生扶中气以运动四维。曾有人病脚气，趾缝破烂，流水奇疼。一医用蔗糖内服，并用蔗糖擦破处。次日水止疼止，再二日生肌而愈。此即生扶中气以运动四维之事也。人身全体的细胞，由运动而增生者，中气运动敷布之能也。破烂流水奇疼，细胞破裂，中气不能运动，四维不能复生也。蔗糖补益中气，故效。此中气运动则生四维的科学证明也。

营养学的证明

营养学谓，用分析过的食物各成分，由人工混合，以行动物试验，其结果和天然食物大不相同。用分析过纯粹的牛乳蛋白质，豚脂、糖类、无机盐，照牛乳的成分配合，以为饲料。取体量和发育状态相等的数头白鼠，分为甲乙两组。于上列饲料之外，并加二口的鲜牛乳于甲组。乙组不加。比较各组的发育状态，结果乙组体量日减，逐渐衰弱，甲组发育健全，体量日增。十八日之后，加同量的鲜牛乳于乙组，甲组不加。其结果适相反，甲组渐衰，乙组则迅速的回复其元气。这天然食物内，必有一种营养上不可缺的活力素，云云。

生物秉宇宙运动的大气而生，大气是天然的圆运动，生物亦是天然的圆运动。天然的圆运动，所谓活力素是也。天然的圆，一经分析，便成不圆，既成不圆，与生活力量的元素相反故有上述结果。生物生命，是整个的圆，故化学分析，独不可用于生物生命上。所以古中医的学理方法，总是一整个的圆运动。此整个圆运动乃有生命的科学证明也。

生理解剖学的证明

生理解剖学谓，人身各内脏的神经丛，皆通胃中，云云。

造化的中气，在地面上下之际，细胞的中气在核，人身的中气，在胸脐之间，胸脐之间胃也。

圆运动学是中气万能的，大气呼吸的枢机在胃，肺为呼吸的官能，中气为呼吸的主使。饮食的消化在胃，饮食化血，呼吸化气，分布各脏，以达全身的动力，亦在胃。胃者，中气之位也。吾人胃脏健强，各脏皆强，胃脏如坏，各脏皆败。治各脏之病的药，皆由胃脏输运以达各脏，非各内脏的神经丛皆通胃中，如何能由胃以达各脏乎，此中气所以为万能也。

生理解剖学谓，各内脏的神经丛皆通胃中，是胃脏之中，原有各内脏的元素矣。河图一二三四之中皆有五数，实由于五数之中，原有一二三四也。

科学家谓，成人的血液，一小时行六百八十七英里。运行之速，莫如圆运动，圆的运动，必有中力。中医学中气如轴，四维如轮，非各内脏的神经丛皆通胃中，那能迅速如此。

中气如轴，四维如轮，此气化之事。今得生理解剖学，各内脏神经丛皆通胃中的证明，气化的空谈，得到实在的根据矣。生理解剖学有益中医，此为极大之帮助。此人身中气如轴四维如轮的科学证明也。

力学的证明

力学云，宇宙之间，只有五力，升力，降力，离心力，向心力，平衡力，云云。

向心力，秉宇宙的阴气。离心力，秉宇宙的阳气，升力秉阴气中之阳气。降力秉阳气中之阴气。平衡力，秉宇宙的中气。向心力，河图之水气也。离心力，河图之火气也。升力河图之木气也。降力河图之金气也。平衡力河图之中气也。河图之水气云云，详系统原理篇。

由气生力，由力升作用。升为生疏泄的作用。降力生收敛的作用。向心力生封藏的作用。离心力生煊通的作用，平衡力生运化的作用。总由太阳的阳热，射到阴冷的地面运动而成。四时各有现象，人身各有感觉，整个的五力，惟河图能表现之也。

河图的力学，向心力，系由地面之上，向入地而之下。离心力，系由地面之下，离出地面之上。升力系由地面之下，升出地面之上，降力系由地面之上，降入地面之下。平衡力，系圆运于地面上下之中。而升力即是降力，降力即是升力，离心力即是向心力，向心力即是离心力，皆由平衡的中气所变化，此河图圆运动的万能也。

所以古中医学治病，虽治极小局部之病，必合全身以研究治法，从无只管有病的一局部者。如今之所谓脑充血之病，究治法，从无只管有病的一局部者。如今之所谓脑充血之病，古中医学的治法，必系降上部之气，潜入下部之法，与补助中气之法，因上部之血既有余，则下部之血必不足，气降血自降，又必中气旋转，气乃降也。此河图代表宇宙造化生物个体整个圆运动的科学证明也。

物理学的证明

牛顿发明宇宙引力是直线的。爱因斯坦绝不相信引力是直线，谓宇宙引力，一定是曲线。河图的圆运动即曲线也。

爱因斯坦的相对论，在不承认地动说，亦不承认天动说。相对论的原理，乃创可以兼容天动地动之力学。河图则兼容天动地动之力学也。河图的范围，仅为太阳与地面向背之间，极小极小附着地面约二十里内的一段。无论天动地动，只见大气的圆运动耳。

爱因斯坦相对论谓，引力场合电磁场，其实是一个东西，只须用一种公律，便支配了他们两个。河图的圆运动乃完全的公律也。

科学家谓，原质变化，为宇宙的原则。河图的圆运动乃原则也。

物理学前十年，曾于阴电子阳电子之间，发见中子。谓一个阳电子，与一个阴电子，紧密接合，遂运动而成中子。宇宙间一切物质，根本归于阳电子阴电子与中子。近十年又于中子之间，发现卍子。

中子者，河图的中气也。卍子者，整个的河图运动也。物理学既发明中子，乃谓中子为零元素。因阳电子与阴电子是相对的，中子无相对的，故称曰零也。河图之中子，则是与各方而均相对的，而且各方面的运动，皆有中子化合在内。卍子为整个河图运动，中子为河图中心。故中医学的生理病理医理，无不归纳于一个河图。本书处方基础篇，所列各方，皆整个河图之法，而首列理中汤，治全身上下左右内外的病，并不用上下左右内外之药，只理中气，而全身上下左右内外之病，同时皆愈，即是此理。此大气中有河图的科学证明也。

矿物学的证明

矿物学云，阳性之矿质为立方体，阴性之矿质为平方体。矿质的细胞最小云云。

万物皆秉宇宙大气而生，大气的圆运动，有升浮降沉中五部。矿质之生，大气之沉也，矿质亦有细胞，细胞者，中气也。造化之道，升浮降沉，皆有中气，阳性的立，升浮之意。阴性的平，降沉之意。独阴不生，独阳不生，无中气也。矿质亦有细胞，有中气也。阴阳合和，便成中气。既成中气，必生物体。矿质且有阴阳，有中气，何况有机之物乎。此人身有阴阳之科学证明也。

人之生也，得大气五行圆运动之全，故人为万物之灵。物之生也，得大气五行圆运动之偏，故物为人生之药。全者，五行均匀，不偏多，不偏少，圆而又圆之意。偏者，五行圆运动中有一方偏之意。类如中药之麻黄，偏于疏泄，芍药偏于收敛。半夏偏于下降。升麻偏于上升。甘草偏于补中。古中医治病方法，汗闭之病，是人身疏泄作用偏少，收敛作用偏多，用疏泄作用偏多之麻黄，以生扶疏泄，克制收敛为药。汗多之病，是人身收敛作用偏少，疏泄作用偏多，用收敛作用偏多之芍药，以生扶收敛，克制疏泄为药。呕吐之病，是人身下降作用偏少，用下降作用偏多之半夏为药。肛门重坠之病，是人身上升作用偏少，用上升作用偏多之升麻为药。收敛与疏泄，欲调于平，上升与下降，欲调于平，必赖中气之旋转，故用以上诸药，必兼用甘草以补中气。反之汗闭而用芍药，汗多而用麻黄，呕吐而用升麻，下坠而用半夏，与用上升下降收敛疏泄之药，而不用中气之药，皆能将人身不圆的运动，偏上加偏，使圆运动的个体，成了直不运动的个体而死。人身五行的作用，即是人身之病，人身五行的作用，即是人身之药。药的作用，所以帮助人身自己的作用，以治人身自己的病，人身的作用已无，药亦不能发生作用的效力也。古中医学，用物性圆运动之偏，以调和人身圆运动之偏之学也。

结　论

　　生物学分生气说，机械说。生气说无物质上的证据，机械说有物质上的证据。故生气说不能存在，而机械说独能盛行。

　　不知生气的气，即是宇宙间的大气。大气中有氧氢氮碳等物质，大气即物质也。西医用氧氢氮碳治病，因人身的氧氢氮碳，有过多过少关系之故。人身何以会有氧氢氮碳，人身是大气所生故也。因未曾设法以证实人身为大气所生，遂将生气说作废，此乃科学之憾事。

　　中医自古认为人身是大气所生，故仲景先师伤寒论的病证方法，根于大气。又申其说曰，人秉五行以有五脏。宇宙造化，生物生命，古中医学，并非分得开的三个，乃是分不开的一个。不知生物的生命，不见宇宙造化之成功，不知宇宙的造化，不见生物生命的来源。古中医学，乃宇宙生命的解剖学，与修理学，一个圆运动而已。今由科学得着整个的证明，中医学受科学之赐大矣。

　　以后国民皆科学青年，古中医学将来之或废或兴，全视科学青年之能彻底认识阴阳五行与否。

　　科学方法改良中医，科学云者，有原理，有系统，有证实之谓，非形体解剖之谓。形体解剖学是分析的，是片段的，是直不运动的，是死的。古中医学，是不能分析的，是整个的，是圆运动着的，是活的。彼此立场适成相反，由形体解剖，来学中医的医家，未曾见其能治大病者。

　　凡改良一事，必须确知此事本身的究竟，而后可言，何者为良，何者为不良。今之言改良中医者，亦曾确知中医学本身究竟是怎么一回事否，向相反之立场上去求改良，结果必更加不良而已。

　　人是生物之一，生物是大气生的，故人也是大气生的。世界的人，如都认识人是大气生的，岂只中医得着改良的根本办法，西医亦可悟到自己立场之不尽是了。中医不良，非中医学本身不良，乃为中医学本身说法的书不良耳。不注意此点，乃公然曰要取销五行，是无异坐井观天者，嫌天小也。老子曰，执古之道，以御今之有，能知古始，是谓道纪，老子之言善夫。

跋

去年夏，中央国医馆设特别研究班，陈立夫先生，荐吾师彭子益先生充该班系统学教授，学员八十人，皆医专毕业，与行医多年之士，有充大学教授者，有业西医者。毕业之日，一致欢喜。曰，今乃得见我中国古医学的本身，早已合乎现代科学也。养林闻之，叹为先得我心，敢掬诚敬告于我辈科学青年。如学中医，读惟物辨证法的古中医学，可省医校百分之九十脑力，即能得到中医学整个的根本解决。读生命宇宙篇，即能得到中医学整个的根本信念。中医学无教科书，有之，自吾师惟物辨证法的古中医学始。

江苏省政府主席，陈果夫先生，设医政学院，考选各县有科学思想之中医六十人，到院训练。特约吾师演讲，听众相率请益，岂偶然欤。

中医是生命宇宙合一之学。明了生命宇宙，乃能明了阴阳五行，却非在现今科学潮流澎湃时代，无法明了阴阳五行。中国文化本位，自力更生，读此篇得见焉。中医的《内经》有云，善言天者，必验于人，善言古者，必合于今，善言气者，必彰于物，此篇有之。今之言物者，不知有气，言人者，不知有天，言今者不知有古，睹此篇，必知所返矣。

铁道部技正孙子明先生，于吾师抵南京之日，邀集现任要职，曾留学东西洋之张德流诸先生，六十余人，先后在南京第一公园，五洲公园，听吾师演讲生命宇宙。孙先生言于众曰，现今世界科学方法，所不能解决之事物，惟生命宇宙耳。彭叟由大气运动中，得着解决，将我中国古代的形上文化，与现代世界的科学文化，合而为一。源源本本，信而有征。爱因斯坦发明相对论，已令举世震惊。

中华民国二十六年元旦（1937）太原医专学校毕业门人山西屯留王养林谨跋于南京清凉山扫叶楼系统原理篇

系统原理篇

系统原理篇序

中医学之有原理，犹世界文法之有字母。自来学中医的书籍，只有作文，并无字母，人各一辞，不能一致。后人学医不得要领，用力益深，入门益难，掩卷叹息，废然而返者，多少人矣。下焉者，则首读药性，记诵成方，只知此方能治此病，并不问此病何以要用此方。忽而大病赖以回生，忽而小病竟遭治死，问其何以回生不知也，问其何以治死不知也。我古先圣哲功参造化利济民生之学，势将亡于现代惟物辨证的科学潮流澎湃之中，可惧可惧。此篇原理如字母，下篇处方基础如拼法文法，伤寒温病篇如作文。大匠之巧，人各不同，大匠的规矩，人人皆同，规矩既同，则巧之不同者，仅高下不同耳。无字母的作文，无规矩之巧也。今而后有字母矣，有规矩矣，字母同则文同，规矩同则巧同矣。

阴阳五行者，宇宙大气中的物质。由惟物辨证之法，以得着阴阳五行的物质的认识。于是乎中医学的原理，出现于当今科学潮流澎湃之世。先读此篇，认识原理，由字母而拼法，而文法，而作文，然后知古中医学之不我欺也。

中华民国二十八年（1939）己卯冬月子益重著于成都四川国医学院

系统原理篇

系统的认识

中医学，乃人身与宇宙共同整个气质运化学。气乃大气，质乃大气中的物质，运乃运动，化乃化合，其原理出于河图。河图的圆运动，大之表示一个宇宙造化的个体。小之表示一个细胞的个体，一个人的个体，即是一个河图。河图者，中医学之系统也，河图详生命宇宙篇。

人乃宇宙造化所生，欲知人身，须先知造化。故本篇未言人身，先言造化。一言造化，即是言人身。

中医的阴阳五行，乃宇宙造化的大气圆运动的物质。生物皆是秉受大气的圆运动而生的，大气中有阴阳五行，故人身亦有阴阳五行。大气中阴阳五行，是圆运动着的，故人身中阴阳五行，亦是圆运动着的。生物各得大气阴阳五行圆运动之偏，人身独得大气阴阳五行圆运动之圆。人身之病，人身运动之偏也。中医者，以物性之偏，补救人身之偏之事也。

运动圆为生理，运动不圆为病理，运动不圆用药以回复其圆为医理。是实在的，是自然的，是简易的，一个河图尽之矣。

阴阳的认识

一个生物所在之地，太阳射到此地面的光热就是阳。此地面的光热已过，与光热未来之间就是阴，纯阴则静而不动，静则直下。纯阳则动而不静，动则直上。纯阳纯阴，直上直下，不能生物也。静则沉，动则浮。由静而动则升，由动而静则降，动静交合，则生中气。动静交合，阴中有阳，阳中有阴。阴阳者，生物之父母也。此大气的圆运动之所由来，亦即造化个体之所由成就，人秉造化阴阳圆运动之气以有生，人的个体，即造化个体的遗传，先认识造化的阴阳，自能认识人身的阴阳。五行六气者，阴阳二气圆运动的内容也。

五行的认识

一年的大气，夏气属火。太阳射到地面的光热，夏时为多，太阳的光热，火也。热则上浮，故夏时大气热浮而属火气。夏时太阳旺于南方，故南方属火气。一日之午时，亦属火气。午时太阳的光热，射到地面的多也。

秋气属金。秋时太阳往南，地面的压力渐大，天空之间，金气弥漫，空气的压力，即金气之下降也。天空的金气，至秋始显，故秋时大气凉降而属金气。造化之气，东升西降，降气旺于西方，故西方属金气。一日之酉时，亦属金气。酉时金气凉降之力独大也。天空之间，即是地面之上。

冬气属水。生物的生命，全是太阳射到地面的火气所产生。今夏太阳射到地面的火气，即为来年生物生命之根。然如火气，必须经过秋时，降入地下，经过冬时，藏于地下的水中，然后能生生物的生命。冬时大气，沉而能藏。沉而能藏者，水也。大气热则上浮，寒则下沉，故冬时大气，寒沉而属水气。南方在地面之上，北方在地面之下，故北方属水气。一日之子时，亦属水气。子时大气沉极之时也。

春气属木。一年的大气圆运动，冬时为终，春时为始，终即始之根也。上年夏时太阳射到地面的火气，经秋时金气，收而降于地中，又经冬时水气，藏而沉于地下。火藏水中，水气温暖。如温暖之气，交春升泄出土，草木发生，故春时大气温升而属木气。升气旺于东方，故东方属木气。一日之卯时亦属木气。木者水中火气，由封藏而升泄之气也。

中气属土。一年的大气，春升夏浮，秋降冬沉，故春气属木，夏气属火，秋气属金，冬气属水。升浮降沉，运动一周，而成一岁。夏秋之间，为运动的中气，地面的土气，居升降之中，为大气升降之交会，故中气属土气。

五行相生相克的认识

春气由冬气而来，故曰水生木。夏气由春气而来，故曰木生火。长夏之气，由夏气而来，故曰火生土。夏秋之交为长夏。秋气由长夏之气而来，故曰土生金，冬气由秋气而来，故曰金生水。

　　春气疏泄，秋气收敛，冬气封藏，夏气煊通，中气运化。收敛之气，制疏泄之气，故曰金克木。煊通之气，制收敛之气，故曰火克金。封藏之气，制煊通之气，故曰水克火。运化之气，制封藏之气，故曰土克水。疏泄之气，制运化之气，故曰木克土。

　　相生者，气化圆运动次序的先后。相克者，气化圆运动对待的平衡。相生者，补其不及。相克者，制其太过。相生相克，皆圆运动自身维持自身运动之圆而已。天人之气，和平则无病。运动圆则和平，亦和平则运动圆。相生则和，相克则平。相生相克者，中医学的生理病理医理之事也。土气燥则克水。土气湿则不克水。

人秉五行气质而生脏腑的认识

　　木气有疏泄作用。火气有煊通作用。金气有收敛作用。水气有封藏作用。土气有运化作用。五行之作用，五行之气之性也。人秉大气的木气而生肝脏与胆腑。造化的木气，乃太阳射到地面的热，由西方降入北方，再由北方水中升出东方而成。人身的木气亦然。肝胆的体质在右，肝胆的作用在左。必胆经降入下部水气之中，由下左升，然后发生肝经作用。肝经有病，诊在左脉，左腹有病，治在肝经。肝胆主筋，人身处处是筋，处处有疏泄作用。

　　秉大气的火气而生心脏与小肠腑，心与小肠主血，人身处处是血，处处有煊通作用。

　　秉大气的金气而生肺脏与大肠腑。肺大肠主皮毛，人身处处是皮毛，处处有收敛作用。

　　秉大气的水气而生肾脏与膀胱腑。肾膀胱主骨，人身处处是骨，处处有封藏作用。

　　秉大气的土气而生脾脏与胃腑。脾胃主肉，人身处处是肉，处处有运化作用。

　　秉大气的相火之气而生心包脏与命门腑。命门亦称三焦，心包命门主油膜，人身处处是油膜，处处有燔灼作用。相火详下文。

　　人身肝木之气，疏泄不及。则现无汗尿少，粪艰腹痛胁痛，妇人月事来迟等病。疏泄太过。则现自汗尿多遗精发热头晕耳鸣，妇人白带月事来早等病。疏泄不及者，水中的火气不足。疏泄太过者，金气不足也。

人身肺金之气，收敛不及，则现汗多头晕咳逆上气遗泄尿多痿软等病。收敛太过，则现恶寒粪艰胸闷无汗等病。收敛不及者，木气过于疏泄，收敛太过者，火气不能煊通也。

人身心火之气，煊通不及。则现血痹神倦口淡血寒等病。煊泄太过，则现舌痛喉痛心跳心烦等病。煊通不及者，木气虚。煊通太过者，中气虚，金气不降也。

人身肾水之气，封藏不及，则现阳越头晕发热足肿等病。封藏不及者，金气收敛不及，木气疏泄太过也。肾水无封藏太过之病，肾水愈能封藏，阳根愈固也。

人身脾土之气，运化不及。则现腹满停食上吐下泻，四肢不举，全身倦怠等病，运化不及者，水火之虚也。脾土无运化太过之病，有土气填实之病。土气填实，则不能运化也。

人身相火之气，燔灼不及。则现下寒肾寒，二便不固等病。燔灼不及者，相火的本气少也。相火无燔灼太过之病，有相火不降之病。相火不降，则燔灼于外而发烧热也。

五行之病，皆运动不圆，作用分离不能融和所致也。以上各病，略举数端，以概其余。

五行分离，中气之事，造化个体的中气，在地面之际，而分布于整个造化之中。人身个体的中气，在脐上胸下之际，而分布于整个造化之中。人身个体的中气，在脐上胸下之际，而分布于整个人身之中。中气如轴，四维如轮，轴运轮行，轮滞轴停，轴则旋转于内，轮则升降于外。中医的生理医理，只是运动轴的旋转，去运动轮的升降，与运动轮的升降，来运动轴的旋转而已。由轮而轴，是为先天，由轴而轮，是为后天。河图所以表示先天后天的生理的运动，病理医理都在其间矣。

由轮而轴者，由升降而成中气也。由轴而轮者，由中气而成升降也。大气是实在的物质，大气的运动，有一定的方法，有明显的程序，有各别的作用。由各别而共同，由共同而各别，此圆运动的河图，所以立造化之极也。

六气的认识

一年大气的圆运动，春木主生，夏火主长，秋金主收，冬水主藏，中土主化。生长收藏化，五行运动性能也。六气者，风热暑湿燥寒，五行运动不圆偏见之气也。五行各一，惟火有二，故曰六气。二火者，君火运行，重在上升，相火则相火也。相火运行，重在下降。相火由秋降入水中，再由春升上，乃为君火。而君火又随相火下降。名曰五行，其实六行。

初之气曰，厥阴风木，二之气曰，少阴君火。三之气曰，少阳相火。四之气曰，太阴湿土。五之气曰，阳明燥金。六之气曰，太阳寒水。

六气运动之图

此即五行河图加一相火，名曰五行六气，其实六行六气。阳升阴降。三阴之升，阴中有阳也。三阳之降，阳中有阴也。

木气偏则见病风，君火之气偏见则病热，相火之气偏见则病暑。金气偏见则病燥。水气偏见则病寒。土气偏见则病湿。金气水气与水中相火之气不足则病风。金气木气不足则病热病暑，火气木气水气不足则病燥。金气木气相火之气不足则病寒，金气木气不足则病湿。而皆缘于中气之虚，中气不虚，运动能圆，乃不病耳。

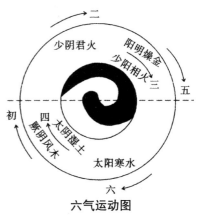

六气运动图

此即五行河图加一相火，名曰行六气。其实六行六气。阳升阴降。三阴之升，阴中有阳也。三阳之降。阳中有阴也。

六行六气的圆运动，四节一气，大寒立春雨水惊蛰，属初之气。春分清明谷雨立夏，属二之气。小满芒种夏至小暑，属三之气。大暑立秋处暑白露，属四之气，秋分寒露霜降立冬，属五之气。小雪大雪冬至小寒，属六之气。此时令病发生之根源也。圆运动天人一气，时令病上最为显著。内伤杂病，亦属六气，特不似时令病之关系生死之速耳，因时令病乃整个六气散开，中气消灭极易，故死速也。

厥阴风木

地面以上为阳，地面以下为阴。阴位在下，阴根在上。阳位在上，阳根在下。

初气之时，空气由寒而温，水中封藏经秋收来地面上的阳气，动而上升，是为木气。木气者，阳根也。大寒节气，当阴极之时，厥者极也，故称厥阴。木气主动，风者木气动而失其正之气，故称风木。

初气由六气而来，六气之时，雪大天寒，封藏气足，木气上升，只化生气，不化风气。凡大寒之后，民病温病，发热头痛身疼倦怠，小儿麻疹，皆木气生意不畅，疏泄化风之病。初气之时，小儿病麻疹，必神倦发热。小儿本身木气幼稚，不胜造化的木气疏泄也。人身内伤外感，风木之病极多，仲景伤寒论厥阴篇，死证之多可见也。如金气能收，木气不过疏泄，水气能藏，相火不动，水中温暖，木气根深，不病风也。

少阴君火

二之气亦从地下阴位升出地面，即木气上升之正气也。此时空气渐热，不似初气之阴极，故称少阴。木气上升之气，即水中所藏上年秋时下降的阳气。此阳气由地下升至地上，照临大宇，神明四达，上升之象，有如君位，故称君火。此时空气由湿而热，又称热火。

初气之时，木不生风，由升而浮，则生君火。君火上浮，万物茂长，人民不病热病。凡春分之后，民病喉痛温热，皆君火长气抑郁，因而病热之病。此时阳气渐充，人虽病热，不似初气之时。由静而动，有风木拔根之危险。然少阴之上升，全赖水中之阳足。仲圣《伤寒论》，少阴死证，皆属阳亡，可见也。如金气充足，火随金降，则君火不病热。如木气充足，甲木下降有力，乙木化生清阳，则君火不病热也。甲乙详下文。

少阳相火

火，阳气也。地面上为阳位，三气之时，地面阳气盛满，经暮夜空气之凉降，降入地面之下。然当暑热上腾之时，旋降旋升，地面之上，阳气盛满，地面之下，所得阳气不多。天人之气，中下为本，中下所得下降的阳气不多，故称少阳。此盛满地面的阳气，能往下降，以生中气，则上下交济，有如相臣之职，故称相火。此火不降，暑热薰蒸，又称暑火。

此相火，即本年太阳直射地面的光热也。凡小满以后，人病霍乱，皆少阳相火不降之病。霍乱有寒热之分，三气之时，地面之上虽热，地面之下却寒，人身亦上热下寒。偶因食缺饮冷，中气不运，遂成寒证。寒证人死最速者，中下无阳也。偶因暑热入胃，增加本身的热，遂成热证。热证人死亦速者，人身津液被暑热灼伤，气淤阻滞运行不通也。如金气充足，火随金降，则相火不病暑。如木气充足，甲木下降，则相火亦不病暑也。

太阴湿土

四时之气，地面上阳气盛满，地面下旧存的阳气，亦升出地面上来。地上偏热，地下偏寒。此时由地下上升的空气中，阳微阴盛，故称太阴。相火降而复升，升而复降，升降大作，大雨时行，湿气濡滋。土气在升降之中交，故称湿土。一年四季，惟三伏雨大，透土而下，湿气旺之故。

大暑以后，民病肿胀腹泻，皆土湿不能运化。此时中上现热，中下伏寒，故四气之时，上热下寒之病甚多。必须相火下降，土气方能运化而不病寒。伏天雨大之年，太阴病寒者少，相火下降之故也。如伏天干热无雨，相火即不下降，遂病下寒也。

太阴湿土，阴湿之盛者，因土气中旧存的阳气已升出也。然大暑之后，节交立秋，一交立秋，秋金降敛，旧存的阳气虽出，新收的阳气正入。太阴居少阳之后，阳明之前。此时土气，内有相火之热，外有燥金之燥。阴土转病燥热，亦复不少。是太阴湿土阴湿之病，当重在少阳相火之时，与立秋之前也。如金气充足，能将水气收敛，则土气不病湿。如湿气充足，能行疏泄之令，将水气疏泄出来，则土气不病湿。

阳明燥金

地面上为阳位。五气之时，地面上所盛满的阳气，经秋气之收敛，正当下降。中气之下，阳气充足。湿气已收，大宇光明。阳盛而明，故称阳明。秋气当旺，湿收则燥。此时上空金气，降力极大，故称燥金。

秋分之后，金气当权，收令大行，相火下降，不再逆升，万物归根。人身亦相火下降，根气加增。精神强健。中气充足。无动关生死的时令病。燥金的普通时令病，不过咽干粪结热伤风与秋燥感冒而已。惟冬令冷冻不大之地，水中阳气封藏不住，随时升泄，燥病之起，甚为难治，详本书时病篇。

金气凉则收敛而下降，金气燥则横结而不降。燥者，天空金气凉降而下，已经降人地面下之火，又复热升而上，雨相裹束，故燥结于中。金燥必结聚。如木火充足，结聚解散，则不病燥。如水气充足，能藏火气，火不逆升，则不病燥也。

太阳寒水

六气之时，地面上的阳气，经秋气的收敛，全行降入地下。天人之气，中下为主，地下阳多，故称太阳。此阳气降入地下，即藏于地下的水中。惟水能封藏阳气也。阳气降入地下的水中，地面的空气遂寒。空气愈寒，压力愈大，水中阳气愈藏。冬令大寒的作用在水，故称寒水。

小雪之后，大气带寒，阳藏水中，根气深固，无普通时症。伤寒病乃个人感冒寒气之病。倘或冬时大气不寒，水中封藏的气，泄露出来，则病冬温。冬温乃阳气失根，外泄化热之病。即不发现于冬时，必发现于春初。温病死人最多，火泄于上，水寒于下也。必金气能收，火随金降，甲木下降，相火归根，则水不病寒也。水之病寒，水气之内寒也。水气之内寒，水气之外不寒也。若水气内外都寒，则水气之内，所藏的相火必微少矣。

六气病症，略举数端，天人一气，可以概见。

研究五行六气的圆运动。须认定此地本年空气的升降浮沉，追想此地上年的升降浮沉。再预想此地来年的升降浮沉。（此字的意义，包括一年的春夏秋冬而言）。将一年的圆运动，归纳一日的圆运动，再归纳一息的圆运动。时时刻刻，静默体会，自然发见天人一气的一切事实。人身的五行六气，是不发见的，只有圆运动而已，如一发现，便是病了。

相火与圆运动整个的关系

圆运动者，春生夏长，秋收冬藏也。夏秋之交，太阳直射地面的光热，名曰相火。此相火经秋气的收敛，降入地下，经冬气的封藏，沉于水中，来年交春，乃由地下水中，向地面升发，来年交夏，再由地面浮长。春生夏长，如植物的花叶。秋收冬藏，如植物的根本。在人事上说，今年的春生，为今岁气之始。在医学上说，去年的秋收，实为今年岁之根。今年秋收，又为来年岁气之根。是一年四时，无非此相火所流行。故人身上部谓之上焦，中部谓之中焦，下部谓之下焦，焦者火也，不惟相火之意也。凡内伤外感，最易发热的原因，与温病发热的原因，全在于此。

相火与中气的关系

土主运化，居圆运动之中。中气即在土气之内。相火下降，中气即能运化。相火不能下降，中气即不能运化。却又要中气运化，相火乃能下降。中气不能运化，相火即无力下降，相火与中气，交相为用。其机至速。凡服凉药，热反更加，与服养中药，热即退者，即是此理。关系生死极大极速也。

相火与水气的关系

相火下降，水气封藏。中气为人身的生命，火在水中，又为中气的生命。君火有煊通作用，相火有燔灼作用，君火不生土，相火乃生土，君火之力小，相火之力大。惟其燔灼力大，水气能将他封藏不泄，水火俱足，便生元气。此火外泄上逆，则燔灼如烙矣。此火外泄一分，元气即减一分，元气去，中气亡，人就死了。吾人饮食则生津液，肺金下降，津液归肾，则成水，吾人睡眠，阳气下降，则成相火。吾人睡醒之后，精神加增，小便色赤，水中加火故也。凡虚劳发热的根源，多在于此。因水少不能封藏相火，水反被相火煎枯故也，封藏火气者水也。温暖水气者火也。生中气者，水火所生之元气也。纵欲之人，无不短命，此之故也。

相火与木气的关系

木为造化的生气，人身的生机，木气上升，由水中的温气升来也。水中温气，即是相火。相火藏在水中的足，水气温暖，木气乃足。凡温病热烧极盛肺胃之间，并无实火。而现瘈疭抽风现象至于死者，相火全泄于外，木气无根，而风动故也。平人甲木下降，则火生于下。乙木上升，则火生于上。木气足，则相火足，其实相火足，木气乃足耳。相火足，木气乃足者，必相火与水气俱足也。

相火与君火的关系

夏时太阳射到地面的光热为相火。此相火降入地下，藏于水中，来年春夏，再由地下升洋出来，是为君火。君火看，木生之火也。水中相火，木气之根，是相火能足于下，君火乃足于上。如有上热之病，乃在上的相火不能下降，相火燔灼为殃，非君火之过。君火只有不足，不见有余。凡肾水耗伤之家，君火暗弱，思想迟钝，神明减少，此皆水少，封藏的相火不多故也。

相火与金气的关系

相火下降，全赖金气收敛之力，金气凉降，方能收敛。金收则火降，火降则金凉，金气不足，收敛力弱，火气飞腾，反伤金气。金气受伤，火气四散，上热下寒，中气失根，便成大祸。一年之气，春生夏长，秋收冬藏。生者生相火也。长者长相火也。收者收相火也。藏者藏相火也。大地之间，除太阳射到地面的相火外，全是金气。金气如不能收，则冬无所藏，春无所生，夏无所长，造化减矣。造化之气，相火与金气的责任极大。金收则水藏，水藏则火秘，火秘则水温，水温则木和，木和则土运。故痨病之人，咳嗽不愈则死，因金气不收，相火散泄，水寒木枯，而土败故也。冬令冻寒不大之地，水中所藏的相火，容易泄出地面，将下降的金气冲开，使之不能收敛。而金气本以收敛为性，下降为能，金火裹结，遂燥聚于中气之间，而病作也。

以上六气，略举病症，以见大概。

五行的病气即人身的元素。

木本生火，木病则生风而不生火。风气尽木气亡。凡风病用散风药，病加人死者，皆是此理。

火本生土，火病则生热而不生土。热气尽火气亡，凡热病用去热药，病加人死者，皆是此理。

土本生金，土病则生湿而不生金。湿气尽土气亡，凡湿病用去湿药，病加人死者，皆是此理。

金本生水，金病则生燥而不生水。燥气尽金气亡，凡燥病用散药去燥，病加人死者，皆是此理。

水本生木，水病则生寒而不生木，寒气尽水气亡。凡寒病用热药去寒，病加人死者，皆是此理。

六气者，人身的元素。六气和合，则为生命。一气偏见，则为毒质。一气独胜，诸气皆并入一气之中，则毒极而人死。六气偏见者，五行的运动不圆也。因一气之偏，而欲去之，毒质去元素亦去矣。故治六气之病，以通动五行之圆为主，只知去六气的偏气可乎哉？

十二经名词的认识

足太阴脾经己土
足阳明胃经戊土　相表里　己升 戊降　合成圆运动

手阳明大肠经庚金
手太阴肺经辛金　相表里　庚升 辛降　合成圆运动

足厥阴肝经乙木
足少阳胆经甲木　相表里　乙升 甲降　合成圆运动

手太阳小肠经丙火
手少阴心经丁火　相表里　丙升 丁降　合成圆运动

足少阴肾经癸水
足太阳膀胱经壬水　相表里　癸升 壬降　合成圆运动

手太阳三焦经相火
手厥阴心包经相火　相表里　三焦升 心包降　合成圆运动

此十二经名词，参看下图，按着自己身体作圆运动的默诵，务须默诵极熟，便将中医学整个纲领提起。整个中医学加散珠，此名词与下图，如贯珠之索也。如不记熟，便要多费多少功夫，还得不着纲领，苦甚矣。

下图两经一气，一降一升。金主收敛，辛金收敛，自上而下，庚金收敛，自下而上，合成一圆运动。木主疏泄，乙木疏泄，自下而上，甲木疏泄，自上而下，合成一圆运动。他经仿此，反此者病。

西方以金气为主，东方以木气为主，南方以火气为主，北方以水气为，主中央以相火二土为主。

河图五行，生人五藏。左木右金，上火下水。中土，言脏不言腑者，阴阳配合，运动乃圆。言脏而腑自在其中也。

读法将每经前三字在后读便容易记得甲阳乙阴，丙阳丁阴，戊阳己阴，庚阳辛阴，壬阳癸阴。甲乙云云，阴阳分别之符号也。

阴经主降，阳经主升。阴经之升者，阴中有阳也。阳经之降者，阳中有阴也。阴经之降者，阴性原降也。阳经之升者，阳性原升也。

阴经三经，阳经三经，成圆运动。阴中阳三经，阳中阴三经，成圆运动。

如脾胃二经，称太阴阳明者，关乎六气而言。称戊土己土者，关乎五行的阳

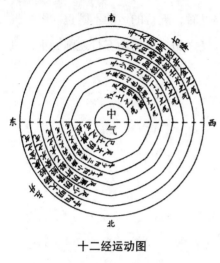

十二经运动图

性阴性而言，称脾胃者，关乎脏腑的肉质而言。称脾经胃经者，关乎脏腑的经气而言。经气如传电之线，脏腑如蓄电之瓶。称手足者，关乎脏腑的经气的升降起止而言，他经仿此。

如肝经有病，而汗出尿多，此木气疏泄之事。只言肝脏，不言木气，肝脏病如何能汗出尿多乎。如肝经病，阴寒腹痛，此厥阴之气之事。只言肝脏，不言厥阴，肝脏病如何能阴寒腹痛乎。肝经自足走胸。如肝经病升不上来而腹泻足酸，只言肝脏，不言肝经，肝脏病如何能腹泻足酸乎。他经仿此。

相表里者，即相为阴阳升降以成圆运动之义，非内为里外为表之表里。

胃为脾之腑，脾为胃之脏。脏者，藏也。腑者，化也。

阳性化，阴性藏。藏者藏其所化，化者化其所藏。人身秉造化的阳气而生腑，秉造化的阴气而生脏。腑属阳，其色明，脏属阴，其色暗。阳而明，故能化。阴而暗，故能藏。此脏腑二字之意也。他脏他腑仿此。

人秉大气的土气而生脾脏与胃腑。土气有运化作用，土气主肉，人身处处有运化作用。一切运化的病，只治土气，兼有他经关系者，兼治他经。人秉大气的金气面生肺脏与大肠腑。金气有收敛作用，金气主皮毛，人身处处有收敛作用。一切收敛的病，只治金气，兼有他经关系者，兼治他经。人秉大气的木气而生肝脏与胆腑，木气有疏泄作用，木气主筋，人身处处有疏泄作用。一切疏泄的病，只治木气。兼有他经关系者，兼治他经。人秉大气的火气而生心脏与小肠腑。火气有煊通作用，火气主血，人身处处有煊通作用。一切煊通之病，只治火气，兼有他经关系者，兼治他经。人秉大气的水气而生肾脏与膀胱腑。水气有封藏作用，水气主骨，人身处处有封脏作用。一切封藏的病，只治水气，兼有他经关系者，兼治他经。人秉大气的相火之气而生心包脏与命门腑。相火有燔灼作用，相火之气主油膜，人身处处有燔灼作用。一切燔灼的病，只治相火，兼有他经关系者，兼治他经。人身整个气体的圆运动，是六气的作用混合成的，运动圆密，分析不开，是为无病之人。一有分析，便成大气。分析特盛，即六气之中，必有一二气消灭，人遂死也。圆运动者，中气之万能。中气者，所以使分析的仍归混和，以复其整个的圆也。

六气从化

脾与胃属土。脾经称太阴，胃经称阳明者，太阴湿土，阳明燥金，脾经病湿，胃经病湿，又病燥故也。故戊土从化于庚金也。

肝与胆属木。肝经称厥阴，胆经称少阳者，厥阴风木，少阳相火，肝经病风，胆经病风，又病暑故也。此甲木从化于相火也。

肺经与大肠属金。大肠经称阳明，肺经称太阴者，阳明燥金，太阴湿土。大肠经病燥，肺经病燥，又病湿故也。此辛金从化于己土也。

肾与膀胱属水。膀胱称太阳，肾经称少阴者。太阳寒水，少阴君火，膀胱经病寒，肾经病寒，又病热故也，此癸水从化于丁火也。

心与小肠属火。心经称少阴，小肠经称太阳者，少阴热火，太阳寒水，心经病热。小肠经病热，又病寒故也。此丙火从化于壬水也。

心包与三焦属相火。三焦经称少阳，心包经称厥阴者，少阳暑火，厥阴风木，三焦经病暑，心包经病暑，又病风故也。此心包从化于乙木也。

六气虽从化，仍以本气的阴阳为主。本气阴旺，则病阴病。本气阳旺，则病阳病。

人身左升右降的窥测

左升右降，无病之人，无所发见。如病不升之病，或少腹胀满，腿酸足重，或遗或泻。服温升肝经肾经脾经之药，病人少腹左部，必有响声，由下而上。如病不降之病，或胸痞头胀，耳聋目眩。服清降胆经肺经胃经之药后，病人胸胁右部，必有响声，由上而下。如病人中气不足，或中气不调之病，服补中或调中药后，病人胸下脐上，必有响声旋转。新病轻病，不甚觉得，久病重病之人，最为明显。病人睡着将醒之际，本人常有确切之感觉。子丑之交，与天明之前，响声尤大。子丑为造化阳气发动之始，天明为造化阳气齐动之时也。

人身左升右降，应乎一日，后升前降，应乎一年。后升前降者，冬至后造化阳气北行，人身阳气由下升上，夏至后造化阳气南行，人身阳气由上降下也。造化升降，一日一周，一年一周。人身升降，一息一周。一呼一吸为一息，呼主升，吸主降，而呼时，气必由前归下。吸时气必由后归上。降不离升，升不离降，此圆运动之妙也。

阴阳升降的活泼看法

人身个体，右为阴道，左为阳道，右降左升。其实人身个体，全是阴的，阴体之中，包藏阳气，升降运动，以阳为主。左部阴多，则阳不能升。右部阴少，则阳不能降。人身气化运动，只是津液与热力混合而成，两得其平，运动自圆。五行六气，十二经的升降，皆可以此义括之。然仍不离阴阳混合，与阴阳平匀之理，便可得整个贯通之妙。

中气运动，分析言之，为阴气右降，阳气左升。其实中气亦阴包阳外，阳藏阴中。故保中气，为中医学根本主义，而保津液，保热力，保津液以藏热力，又为保中气之根本主义。

脏腑阴阳之体用

脏腑之阴阳为体，阴阳之升降为用，手之三阳主升，为阳体阳用，手之三阴主降，为阴体阴用，足之三阳主降，为阳体阴用，足之三阴主升，为阴体阳用。用伤病轻，体伤病重。体伤病重者，如腑气病寒，脏气病热是也。如脏气病热，伤及肉质，则更重矣。

十二经主之病轻重

十二经以脾胃肝胆肺肾六经为重。凡疾病发生，惟此六经最大最多。其余六经的病，极少极少。此六经治，其余六经自治。故《伤寒杂病论》，皆脾胃肝胆肺肾的事也。相火的事虽多，皆由胆经负责。因相火以降为宜，胆经属阳木之气而化相火，胆经降，相火乃降也。

人身宗气元气与中气的关系

人身中部之气名曰中气，脾胃主之。上部之气名曰宗气，肺主之。下部之气名曰元气，肾主之。元气为中气之根，宗气为元气之根。元气为中气之根者，肾中水火俱足，乃生元气，元气运动，乃生中气也。宗气为元气之根者，水位于下，而来于上。肺金收降，则生肾水，火藏于下，而来于上，肺金收降，则水中有火，水火俱足，乃生元气也。中气足肺气乃足，中气又为宗气之根矣，肺主呼吸，中气足呼吸乃足也。

十二经应十二时

子胆，丑肝，寅肺，卯大肠，辰胃，巳脾，午心，未小肠，申膀胱，酉肾，戌心包，亥三焦。

如每日申酉时，微觉恶寒，或精神倦怠。此肾阳不足也。每日子时，心烦出汗，或睡着必醒者，此胆经相火不降也。如每日巳午时，欠伸频频，身体不适，此脾胃虚也。他经仿此。

十二经脉起止简述

手太阴脉，起于胸中，属肺，络大肠，循腋下，出手大指次指之端。

手阳明脉，起于手次指之端，入缺盆，属大肠，络肺，支者出缺盆。挟鼻孔。

足阳明脉，起于鼻准，至额头。支者下膈，属胃，络脾，直者下膝，出足次指大指之端。

足太阴脉。起于足大指之端，入腹，属脾，络胃，挟咽，支者上膈注心中。

手少阴脉，起于心中，下膈。络小肠，支者挟咽。系目系，直者出腋下，入掌中，出手小指之端。

手太阳脉，起手小指之端，入缺盆，络心，属小肠，支者上额至目锐眦，内眦。

足太阳脉，起于目内眦，上额，交巅，下项，挟脊，络肾，属膀胱，支者贯臀，入腘中至足上指外侧。

足少阴脉，起于足小指下趋足心，贯脊，络膀胱，属肾，直者贯肝，入肺，挟舌本，注胸中。

手厥阴脉，起于胸中，属心包，下膈，络二焦，支者出胁，下臂，入掌中，出手中指名指之端。

手少阳脉，起于名指之端，贯肘，入缺盆，散络心包，属三焦，支者出缺盆，挟耳，至目锐眦。

足少阳脉，起于目锐眦，上头角，下耳后，入缺盆，下胸中，络肝，属胆，循胁，下膝入足名指间，支者出足大指，贯爪甲。

足厥阴脉，起于足大指，上腘，过阴器，挟胃，络胆，属肝，上连目系，支者贯膈，上注肺中。

手之三阳循臂外，手之三阴循臂内。足之三阳循腿外，足之三阴循腿内。

手之三阳，自手走头，主升。足之三阳，白头走足，主降。手之三阴，自胸走手，主降。足之三阴，自足走胸，主升。升经降经，左右皆同。升经的主干力在左，降经的主干力在右。

五脏所主的认识

五脏——肝心肺肾脾

五主——筋血皮骨肉

五荣——爪脉毛发唇

五窍——目舌鼻耳口

五色——青赤白黑黄

五味——酸苦辛咸甘

五声——呼笑哭呻歌

五志——怒喜悲恐思

五液——泪汗涕唾涎

五臭——臊焦腥腐香

读法：五主，五荣，五窍，如肝主筋，肝荣爪，肝窍目。心主血，心荣脉，心窍舌。肺主皮，肺荣毛，肺窍鼻。他经仿此。

五主五荣

肝主筋。事实，筋病诊在肝脉，如肝脉枯细，筋病硬缩。肝脉微小，筋病惕动之类。原理，造化之气，冬气在内，冬气主骨，春气在冬气之外，筋附骨而生，肝秉风气，故肝主筋，爪者筋之余，故荣在爪。

心主血。事实，峨病诊在心脉，心脉浮洪滑大则血旺。心脉沉弱涩细则血少之类。原理。造化之气，夏气属火，火色为赤，地下水分，经阳气之温暖，交夏令后，升发于地面之上。夏时人血淖溢，心秉火气，故心血主血。脉者血之余，故荣在脉。

肺主皮。事实，皮病诊在肺脉，皮坚而理细者，肺脉不虚，皮松而理粗者，肺脉虚散之类。原理，秋金之气，居造化最外一层，包围整个造化，肺秉金气，有收束全身之力，故肺主皮，毛者皮之余，故荣在毛。

肾主骨。事实。骨病诊在肾脉，肾脉微者，骨软，肾脉足者骨坚之类。原理。造化之气，冬气主内，气沉而坚。肾秉冬气，故肾主骨。发者。骨之余，故荣在发。肾属水，肾主骨，骨富有炭素。炭者大气下沉，压极所成，有坚凝作为。水有封藏作用。水与炭，其气皆沉。肾气以沉坠沉藏为能，故肾属水，肾主骨。此节参看宇宙篇大气中的炭气。

脾主肉。事实。肉病诊在脾脉，脾脉衰者肉脱，脾脉旺者肉丰之类。原理。造化之气土气居中，水火木金之中，皆有土气在内。脾秉土气，人身整个浮沉升降的圆运动，处处皆中气所分布。人身内外，处处是肉质所构成，故脾主肉。唇者肉之余，故荣在唇。

五色

肝色青。事实。肝病则面现青色，青色多，肝气绝。青色多者，肝脉必弦细而急。如循刀刃之类。原理。造化之气，水性下沉，下沉则黑，火气上浮，上浮则赤。木气者，夏秋火气降沉水中所成，黑中有赤，其色为青，故木色为青，肝秉木气，故青为肝色。

心色赤。事实。心病则面现赤色，赤色多，心气绝。赤色多者，心脉必浮而不降，有如挂钩，上有下无之类。原理。造化之气，火气上浮，其色为赤，心秉火气，故赤为心色。

肺色白。事实。肺病则面现白色，白色多，肺气绝。白色多者，肺脉必薄而涩，有如循鸟之羽毛之类。原理。造化之气，金性在上，其色本白，肺本金气，故肺色为白。

肾色黑，事实，肾病则面现黑色，黑色多，肾气绝。黑色多者，肾脉必沉而不浮，有如石之下沉之类。原理，造化之气，下沉则黑，最能下沉者，莫如水，肾秉水气，故肾色为黑。

脾色黄。事实。脾病则面现黄色，黄色多，脾气绝。黄色多者，脾脉如屋漏一落，缓而不能连续之类。原理。以青赤白黑四色，融而和之，则成黄土的黄色。土气居升浮降沉之中也。所谓四象之中，原有中气者，其实中气之中，原有四象也。四象与中气，中气与四象，原是分析不开的，中气不衰，黄色不现，一现黄色，乃土气之败，脾秉土气，故脾色为黄。运动圆则五色不见，不运动，则一色独见，而人死。

五味

肝味酸。事实，木病则现酸味，病人自觉有酸味者，调和肝脉则愈之类。原理。木主疏泄，木本生火，木僵则不能疏泄而热矣。肝木热郁，是以作酸。肝秉木气，故肝味为酸。

心味苦。事实。火病则现苦味，苦者火逆不降之味，病人自觉有苦味者，清降心脉则愈之类。原理。凡物之被火烧熏者，其味即苦，火气浮上则燃烧，燃烧则苦，故火为苦味，心秉火气，心火不降，则自觉味苦。

肺味辛。事实。金病则现辛味。辛者金气逆散，不能收敛之味。病人自觉有辛味者，降敛肺脉则愈之类。原理，辛味主散，人食辛味则汗出，以其散也。金气喜收恶散，金气降则收，不降则散。肺秉金气，肺金不降，则现辛味，故肺味为辛。

肾味咸。事实。肾寒则无味，肾热则味咸。病人自觉有咸味者，清润肾脉则愈之类。原理，海水之咸，太阳射入海水的热力深藏富有也。咸极则苦，即是咸由于热的根据。肾秉水气，水中阳气过旺，则现咸味，故肾味为咸。

脾味甘。事实。脾病则现甘味。脾气郁热，甘味乃现。病人自觉有甘味者，清解脾热则愈之类。原理。以酸苦辛咸四味，融而和之，则成甘味。谷食味甘，秉中土也。脾秉土气，脾病热则现甘味，故脾味为甘。五味偏见，皆热之病，五味偏现，病人自觉。

五声五志

肝声呼，肝志怒。事实。肝脉沉而濇者，则病怒病呼。原理。阳气降入水里，封藏一冬，降极而升，化为木气。木气上升，其力甚大，升而不遂，则郁动莫遏。冬春之交，必起大风者，木气之郁动也。肝秉木气，肝经升气被抑，则郁动而声呼志怒也。

心声笑，心志喜。事实，心脉浮而弱者，则病笑病喜。原理。火气主浮，一浮即降，浮而不降则病生焉。笑与喜，皆气之偏浮不降使然。心秉火气，人身的火气偏浮，则病笑病喜。故心声为笑，心志为喜。

肺声哭，肺志悲。事实，肺脉沉而虚，则病哭病悲。原理，笑与喜为阳象，哭与悲为阴象。阳浮故病笑病喜，阴沉故病哭病悲。金气主降，降而不沉，则阴象不盛，不哭不悲，降而太过，则阴沉而病哭病悲。故肺声为哭，肺志为悲。

肾声呻，肾志恐。事实，肾脉沉而虚者，则病呻病恐。原理，气浮则笑，气沉则呻，气浮则喜，气沉则恐，阳浮阴沉，自然之理。肾秉水气，水气为沉，沉而不浮，阳气退败，则阴沉而病呻病恐。故肾声为呻，肾志为恐。

脾声歌，脾志思。事实，脾脉郁者，则病歌病思。原理，气升为病，则自呼，气浮为病则自笑，气降为病则自哭，气沉为病则自呻。气升为病则自怒，气浮为病则自喜，气降为病则自悲，气沉为病则自恐，气郁于中，则病自歌，与病自思，欲呼不呼。欲笑不笑，欲哭不哭，欲呻不呻，是以歌也，欲怒不怒，欲喜不喜，欲悲不悲，欲恐不恐，是以思也。脾秉土气而居升浮降沉之中，中气抑郁不舒，则病歌病思。故脾声为歌，脾志为思，五声五志发现，病人自觉。

五窍

肝开窍于目。清阳上升，目系于肝也。

肾开窍于耳。浊阴下降，化精归肾，耳系于肾也。

肺开窍于鼻。肺主呼吸。鼻为呼吸之门。鼻系于肺也。

心开窍于舌，舌系于心也。

脾开窍于口。脾口俱主饮食也。

五液

肝液为泪。肝家津液，为风热所动泄也。

心液为汗。汗即血所化也。

肺液为涕，肺气不降，则津液凝聚，而出于鼻也。

肾液为唾。肾气不能藏，而津液上泛也。

脾液为涎，脾阴不足，不能汲收本脏津液也。

五臭

肝臭为臊。木气病也。人身腋下狐臭，即肝木病气。

心臭为焦。火气病也。每年夏季，必有极热之数日，空气中时有焦臭即是。

肺臭为腥。金气病也。秋晴日久，空气中时有腥臭即是。

肾臭为腐。水气病也。阴霾不见阳光之时，时有腐臭即是。

脾臭为香。土气病也。不臊不焦不腥不腐，则成香也。

气血的认识

空气入腹则生气，饮食入腹则生血。空气入腹则生血，饮食入腹则生气，二者不可分也。人身无处非血，即无处非气。圆运动之左升，血中有气也。圆运动之右降，气中有血也。气统于肺，血主于肝。气纳于肺，血运于心。凡气之成血，血之成气，皆中气变化之力也。故血病责在肝心。气病责在肺病。中气不足，责在脾胃。血者有形之气，气者无形之血。统由于空气与饮食，经人身的圆运动所成而已。

荣卫的认识

荣卫者，脏腑以外，脏腑整个的圆运动之气分而言之之称。荣者，人身由内而外之气。卫者，人身由外而内之气。内字兼下字左字而言，外字兼上字右字而言。由内而外者，疏泄之气，春夏木火之气也。有发荣之意，故曰荣。由外而内者，收敛之气，秋冬金水之气也，有卫护之意，故曰卫。

荣性本热，卫性本寒，荣性疏泄，有卫气之收敛以交之，木火之中有金水，则荣不病热。卫气收敛，有荣气之疏泄以交之，金水之中有木火，则卫不病寒。此荣卫之合也。荣离卫则郁而病热，卫离荣则郁而病寒，此荣卫之分也。合而忽分则病作，分而仍合则病愈。中气伤则荣卫分，中气复则荣卫合。中气者，荣卫之根本。荣卫者，中气之外维。

荣卫者，十二脏腑公共组织以行于躯体之内脏腑之外，通于经络，溢于皮肤之气也。脏腑主一身之里，荣卫主一身之表。故外感之病，不论伤寒温病，无不由荣卫病起。一见恶寒发热，便是荣卫由合而分，中气未有不虚者，调解其分以求归于合，未有不顾中气而能收敛者。

但荣卫之由合而分，虽由中气不足，亦必有所感伤。感空气中之寒气则伤荣，感空气中之热气则伤卫。寒伤荣，则卫郁而不交荣，热伤卫，则荣郁而不交卫，荣卫交合，如环无端，寒伤荣则疏泄之气减少，收敛之气加多，热伤卫则收敛之气减少，疏泄之气加多。一少一多，加多之气，与减少之气，不能通过，故荣郁而现其本性则发热，卫郁而现其本性则恶寒也。

空气之热气，性本疏泄，与人身荣气同气，故热不伤荣而伤卫。空气中之寒气，性本收敛，与人身卫气同气，故寒不伤卫而伤荣。天人之气化原如此也。

脏腑主里，荣卫主表。当其一伤一郁，恶寒发热，病在表时，辅助中气以调和荣卫，荣卫复合，汗出病解。汗者，荣卫分离时所停之气水，与荣卫复和时所生之津液也。病在表时，不由汗解，则里气内动，而荣卫内陷，便成大病。

腑阳内动，则荣热内陷入腑，而里气亦病热，脏阴内动，则卫寒内陷入脏，而里亦病寒。里气病热，脏阴复则病愈，脏阴尽则人死。里气病寒，腑阳复则病愈，腑阳尽则人死。表热入里者，半死半生。表寒入里者，九死一生。名曰表病入里，其实乃中气败而里气自病。自病者，脏阴病寒，腑阳病热，阳热阴寒，自然之理也。

至于荣热外郁，而脏寒反动，卫寒外郁，而腑热反动者，亦复不少。盖愈郁愈盛，愈盛愈泄，荣分水火之气泄伤，自然阳亡而寒生。愈郁愈盛，愈盛愈闭，卫气闭而不开，里阳莫达，自然阳遏而燥起。伤寒温病，皆起于荣卫，而终于脏腑也。

至于内伤诸病，只重在十二经之本经。因荣卫为十二经之□□，降气足则卫气足，升气足则荣气足，降气司令在肺而根于胃，升气司令在肝而根于脾。调脾胃以升降肝肺，荣卫自旺也。

若夫卫者降气也，而根于阳，阳气升而后化卫，阳微则卫气下陷。荣者升气也，而根于阴，阴气降而后化荣，阴弱则荣气上冲，故荣与卫又当阴阳并重。卫阳主气而下降，荣阴主血而上升。卫交荣则气降而复升，荣交卫则血升而复降。此又表里之外的荣卫的关系也。

若年老之人，肢体常觉微微恶寒发热，口中微觉味苦，甚与外感相似，其实并无外感，此乃脾胃将败，荣卫解散之征兆。脾胃败而中气不运，胆经不能下行，故口有苦味。脾胃为两肾之后天，两肾为脾胃之先天，先天不伤，后天不败。水火为中气之根，寒热为水火之象，水火将亡，寒热现象，故微觉恶寒发热耳。凡老年病重，每交半夜子时，或发烦热，或出微汗，皆是此理。子时为造化圆运动开始之时，人身不能与造化相合，人身的圆运动将减矣。

凡小儿春令之时，遍身发红发痒，此中气虚荣卫外泄。老人病时，身体发痒，此中气亡荣卫外散也。

凡老人荣气外散，舌尖先有红色，有如涂殊，其色浮于肉外。红为火色，荣为火气，心属火，其色红。红色浮于外，乃火气外散之象。火气外散者，中气将亡，不能将火气降入水中也。

药性大概的认识

欲用某药去治某病，须先知某病何以需要某药。欲知某病何以需要某药，须先知某药何以能治某病。欲知某药何以能治某病，须先知造化何以产生某药。认识河图的圆运动，即知药之产生的由来也。

缘造化之生物也，空气的阳性，与空气的阴性，升降运动的圆而已。圆的运动中有五行，五行不偏的生物，人而已。人外之物皆五行之偏者，所以人为万物之灵也。五行不偏为人之灵，五行一偏便是人的病。病生于五行之偏，偏于五行之物是为药耳。四肢寒冷，肚腹疼痛，为偏于木气阳分衰弱之病，用偏于木气阳分特多之物以补之，用当归、川芎之类。暮夜干烧，形体枯瘦，偏于木气阴分亏乏之病，用偏于木气阴分特多之物以补之，用芍药生地之类。土气偏少之病，用土气偏多之物。如脾胃虚乏，用甘草党参白术之类。心火偏热，舌疼心跳，用偏于寒性之黄连黄芩以寒之。肾水偏寒，腹泻肢冷，用偏于热性之附片以热之。肺金偏燥，胃热便坚，用偏于寒润之石膏麦冬以清之。肝木偏风，耗津动热，用偏于静润之阿胶生地以息之。脾土偏湿，运化顿停，用偏于渗利之茯苓泽泻以泄之之类。

人以外之物，皆秉五行之气之偏，皆能治人身五行之气之偏之病。偏东方之病，用西方之药，偏南方之病，用北方之药。中医学的药学，必言性者，五行之性也。

又如足软之病，肺腑燥热，用百合以清肺热，并不治足，而足软自愈。头晕之病，肾脉虚乏，用熟地以补肾，并不治头而头晕自愈。右胁痞胀，用升左腹之药。左腹郁痛，用降右胁之药。上下左右俱病，用建运中气之药。病情简单，用药亦简单，病情复杂，用药亦复杂，研究经方的配合，便见得中医用药的方法的原则，不过一个河图的圆运动而已也。病有千班，药只五行。本草一千三百余品，常用者不过百品。所谓中医的理法，极简极易，于此可见也。

至于人身的水气，即是人身火病之药。人身的火气，即是人身金病之药。人身的金气，即是人身木病之药等。五行相克药也。五行相生亦药也。药物之药，无非帮助本身自己的药耳。所谓圆运动为生理，运动不圆为病理，运动不圆用药以恢复其圆为医理，如此而已。

中医学的结果在用药，认识河图，自能认识药性。不先认识河图，而欲认识药性，正如千枝万叶的树，不见根干，只求枝叶，不能知其来由也。

脉法大概的认识

腕上动脉，能诊全身，此古来所传简易的诊法。脉之动者，血中之气也。脉分寸关尺三部。正对腕后高骨为关脉，关上为寸脉，关下为尺脉。寸脉以诊胸上，尺脉以诊脐下，关脉以诊胸脐之间。左以诊左，右以诊右。尺主沉，寸主浮，关主中。关者，升降浮沉的关门，运动的中枢之意。关前至鱼际得一寸，关后至尺泽得一尺，古人一尺，约今之六寸也。鱼际者，掌下大横纹也。寸关尺为全身血液波动总代表之处。两臂下垂，两腕上举，以寸关尺三部，配合本身上中下三部，左右相对，成为一个圆的运动。右降左升，运动匀和，是为平人。

造化秋金之气居上，而降于右。人身右寸属肺脉，肺与大肠相表里，右寸亦候大肠之气。造化春木之气居下，而升于左。人身左关居肝脉，肝与胆相表里，左关亦候胆经之气。造化夏火之气居上，而来自春木。人身左寸属心脉，心与小肠相表里，左寸亦候小肠经之气。造化冬水之气，来自秋金。人身左尺属肾脉，肾与膀胱相表里，左尺亦候膀胱经之气。造化相火之气，降于秋金，藏于冬水，人身右尺属相火脉，三焦相火与心包相火相表里，右尺亦候心包之气。造化中土之气居中，而在相火之上。人身右关属脾脉，脾与胃相表里，右关亦候胃经之气。此诊整个圆运动分析之法也。

造化之气，三阳右降，三阴左升，右关寸偏大，气郁于上，病属不降，则现头胀胸闷耳聋目眩诸病。左关尺偏大，气郁于下，病属不升，则现少腹满痛泻利足软诸病。左关寸偏小，升力不足。升力不足者，下部阴水升不上来，则现心虚惊骇胆怯诸疾。阴水升不上来，水中火少也。右关尺偏小，降力不足，降力不足者，上部阳火降不下去，则现下寒肠虚完谷不化诸病。阳火降不下去，火中水少也。此诊整个圆运动升降之法也。

病在里，故脉向里也。脉浮为病在表，病在表，故脉向表也。湿气多，则脉濡，津液少则脉细，津液多则脉滑，津液少则脉涩，收敛胜则脉紧，疏泄胜则脉缓。木气病则脉弦，金气病则脉短，火气病则脉洪，水气病则脉沉，土气病则脉代。气虚则脉虚，气实则脉实。脉大则病进，脉小则病退。脉有力则病盛，脉有神则不死，皆人身整个自然之象也。

至于心死脉为钩，如上挂之钩，有上无下之象，只有浮而不能沉也。肾死脉为石，如石一直往下之象，只有沉而不能浮也。肺死脉为毛，如鸟羽之毛，薄涩之象，将散而不能收也。肝死脉为弦，如新张之弓弦，劲急如循刀刃，毫无生气之象，疏泄尽净无余气也。此皆中气无存，不能运动调和，故四象各现本气之象。脾死脉为缓，缓者有如屋漏，时而一落，不能连续，中气不能自存也。故皆称为真脏。真者五行之真，五行之运动图，则不见五行之真。不运动则真见，见则亡矣。既无五行，何能成人，故死也。无病之脉，清润匀和，名曰胃气，胃气者，谷气也，谷气足，则胃气旺，胃气旺，则运动圆，故病脉不见也。胃气即中气。

诊脉之要，如调琴弦，欲调阳必证之以阴，欲调阴必证之以阳。整个的阴阳调和，然后成声。诊脉之法，诊右必证之以左，诊左必证之以右，诊尺必证之以寸，诊寸必证之以尺，诊尺寸必证之以关。诊浮部必证之以沉，诊沉必证之以浮，诊浮沉必证之以中，整两的运动勘明，然能见病脉，又必气平如水，心明如镜，指下诊察，如见脏腑，神而明之，在乎各人也。

腕上动脉，乃肺经穴道，名曰太渊，于太渊穴诊察全体，只有《内经》曰肺朝百脉，虽经曰寸口者，脉之大会，手太阴之动脉，是其根据。

结　论

现在整理中医，惟一办法，是统一医理学说，谁能一之，阿图能一之。一个原则，支配一切分则，便统一也。因中医学的本身，原来是一个河图故也。

中医处处是阴阳百行，中医书的阴阳五行，是看不见的，是零乱的，是无组织的，是不活动的，是无法认识的，是无法应用的。河图的阴阳五行，是看得见的，是整个的，是有组织的，是活动的，是容易认识的，是妙于应用的。用河图统一医理学说，易如反掌，实地证明之，虽愚必明也，乃曰取销阴阳五行，则不止自己愚而不明，自欲以愚天下后世，其可叹矣。

处方基础篇

处方基础篇序

现代医学科目，分基础学，治疗学，处方学。古中医学的处方，即属治疗之方。惟无基础学的编法，学者苦之，乃根据河图，用仲圣上火下水左木右金中土的经方，按浮沉升降整个气化圆运动之法，编成处方基础学。学医终身寻不着一点基础者，读此篇便得着整个基础。人身是无数细胞所筑成，而无数个细胞，皆根本于最初的一个细胞。河图代表一个宇宙的五行运动，代表一个人身的五行运动，代表一个细胞的五行运动，只要能认识最初一个细胞，即能认识宇宙，即能认识人身。此篇的六方，按整个河图说法，即是按最初一个细胞说法，一个宇宙说法，一个人身说法。此六方者，整个五行运动的单位也。后六方为前六方进一步说法，再后六方为形质病与妇人病说法。再后十方，则由前六方之单位，进而为学整个《伤寒论》的基础学说法矣。

中华民国二十八年己卯冬月子益重著于成都四川国医专科学校

处方基础篇

理中丸

人参（即党参）　白术（各二钱）　干姜　炙甘草（各一钱）

此方名理中汤。以此方作丸名理中丸。用蜜为丸者，每服三钱至六钱。用水为丸者，每服二钱或四钱，温开水吞送，此分两系普通常用分两。

治夏月寒霍乱，上吐下泻，头疼，身痛，微发热，微作寒，行动无力，不渴者。此病脉象微小，右脉较左脉尤微小者，病危。

此人身上下左右内外俱病。不治上下左右内外，只治中土之气之法也。人身分上下左右中五部，上部之气不降则头痛。下部之气不升，则行动无力。不升不降，左右的荣卫分离，则发热作寒，而身痛。脾土之气湿寒，则下陷而作泻，胃土之气湿寒，则上逆而作吐。土败而中气伤，中轴的旋转停顿，四维的升降倒作，圆运动成不运动，故上下左右内外皆病。称脾胃必称脾土胃土者，因脾胃秉造化之土气而生。脾胃病湿，因土气为湿也。脾胃病寒，因土气根于相火，相火少，故病寒也。中土运动，是为升降。脾胃秉土气，故脾经病则不升，胃经病则不降，如只言脾胃的肉质，则温寒升降皆无根由矣。

夏月空气，中上燥热，中下湿寒。体偏于燥热之人，感触空气的燥热，增加了本身的燥热，于是燥热偏胜，津液被劫，运动不圆，遂成热霍乱。体气伤于湿寒之人，感触空气的湿寒，增加了本身的湿寒，于是湿寒偏胜，运动不圆，遂成寒霍乱。

人身之气，乃升降运动，息息皆圆之体。今升降大乱，中气暴亡，顷刻即死，故曰霍乱。霍者大也，又散之速也。

此病土气湿寒，中气大虚。此方白术燥土气之湿，乾姜温土气之寒，参草补中气之虚。中土温运，胃经复下降之常，则吐止。脾经复上升之常，则泻止。荣根于脾，卫根于胃。脾升胃降，荣卫和合，寒热自罢。荣卫既和，身自不痛。上部气降，头自不疼，下部气升，自能行动。是以诸病皆愈也。不渴者寒也，中土湿寒之下泻，小便必不利。

阳败中虚，故脉微小。右为土脉，右脉尤微小，土气将亡故危。阳败中虚，脉亦虚大，虚大脉，较微小脉病轻。

此中气旋转，则四维升降。轴运则轮行之法也。

（以上理中丸证治本位的意义。以下推论的意义，此方与下五方，是整个五行的圆运动。先将此六方本位的意义，按着自己身体，作整个圆运动，彻底研究，研究贯通，再读推论的意义。）

寒霍乱，吐泻伤津，亦有口干微渴者，姜术均不可用，寒霍乱，亦有因吐而胃逆生热，服理中丸后更吐者，可改丸为汤，去术姜，加吴茱萸八分，黄连三分。茱萸温降胃气，黄连清降胃热。但既加黄连，降胃清热，须加陈艾叶一钱，以温中下。艾叶温而润，甚宜此病。如不加艾叶，胃热降后，中下寒生矣。或仍用理中丸加黄连一分，亦合机宜。加黄连者，苦寒之性，养住肾阴，热药下咽，方能下降而不上吐也。

此病如误服藿香正气散立死，因方中皆消药散药。寒霍乱，因于虚寒，宜温补，忌消散也。藿香正气散，详时方改错篇。

寒霍乱，可先以生姜少许嚼之，不觉辣，便可用理中法无疑矣。霍乱有寒证，热证，湿证，闷证之别。热证闷证均忌燥药，详时病本气篇。

理中汤，亦治胸痞。胸痞者，中气虚寒，不能旋转，四维不能升降也。故服此方即愈。

曾治一五十岁人，环唇生黄水疮，夜间痒甚，大便十数日一次，黑燥异常，便后即下血碗余，年余矣，医治无效，脉微小食减，方用轻剂理中汤，加阿胶，并加黄连黄芩少许，五剂全愈。

此病唇生黄水疮，湿偏见也。十数日始大便，燥偏见也。唇疮作痒，热偏见也。便后下血，风偏见也。右脉微而食减，寒偏见也。风热湿燥寒各偏一方，中气无运化调和之力必矣。用理中汤，参术炙草以补中。干姜以燥土湿而温寒，阿胶以润燥而息风，连芩以除湿而清热。中气如轴，四维如轮，轴运轮行，寒热和合，燥湿交济，风静木荣，病遂愈焉。河图四象之中，皆有中气，所以中气运化，四象自然调和也。

又治一三十岁妇人，眼昏而疼，左眼较甚，大便日三数次，下白物，不后重，食减。脉微小，左脉较沉细，医治三年无效。方用理中丸三钱，阿胶三钱，化水送下，三日见效，半月全愈。

此病脉微，食少，大便下白物，中气虚寒之现象也。大便一日多次，风木疏泄之现象也。左目不明，木气疏泄自伤本气也。理中丸以温运中气，阿胶以养木息风，所以病愈。左脉较细，木枯故也。

又治一五十岁人，脑恍惚，胸满，左膀右腿酸滞。脉右虚大，左脉细硬，近一年矣，医治无效。方用理中丸三钱，阿胶三钱，化水送下，三日见效，一月全愈。理中丸三钱之中，干姜只合二三分也。

此病脑力不清，胆经热逆也。左膀左腿酸滞，肝经枯涩也。胸间满闷，中气虚寒也。左脉细硬，木枯之微也。右脉虚而食少，中气虚寒之象也。理中丸温运中气，阿胶润肝胆木气。中气旋转，肝木左升，胆木右降，是以病愈。

以上三案，历治不效者，只知头痛医头，脚痛医脚，不知寻病的原因，不知兼治中气故也。

中虚之病甚多，然用干姜之中虚病，则甚少。用炙草之中虚，乃多耳。非真系中寒，万不可用干姜。非真系土湿，万不可用白术。学医易于学偏，由中气学起，仍易学偏也。

河图中气，阴包阳外，阳藏阴中。倘误用姜术，将阴液伤损，包藏不住阳气。中气的阳气飞泄出来，遂不思食，而中气消散也。中气乃阴阳和合而成的圆运动，故阴阳不可偏伤。白术性横，吐多者忌服。

余曾见一老人，颧赤食减。医见其食减，用白术炙草补之，大喘不食而逝。颧属肾，胃家津液不足，降力大衰，包藏不住相火，故颧赤。脾阳主化食，胃阴主纳食，胃阴不足，故不思食。白术横燥，胃阴更伤，降气全消，阳气有升无降，故大喘不食而逝。白术炙草，看似寻常补品，用不得当，致造如此大祸。老人的圆运动，已在消减之时，本难用药，用药稍偏，消减更快。如非阴寒偏胜之病，附子肉桂，一切动阳之药，下咽即死。

中虚者，阴阳互根，五行运化，六气调和，整个圆运动的中心之气也。有寒湿偏多之中虚，燥热偏多之中虚，阴液枯涸之中虚，阴液滋润之中虚。寒湿偏多之中虚易治，燥热偏多之中虚难治。阴液滋润之中虚易治，阴液枯涸之中虚难治。

阴液者，有形之体质。阴液既少，阳药不受，故难治。

寒霍乱用理中丸，易治之中虚也。本篇首列此病此方，为容易认识中气说法。如非寒湿多，阴液多之中虚，误服干姜，即能劫损真阴，致人于死。白术横燥，亦所当忌。

凡中虚之病，认为当用炙草补中，服炙草后，反觉胸腹横滞者，便是阴虚。此津液不足，脉络枯涩，故不受炙草之刚性。可用冰糖，冰糖觉热，可用白糖。如阴虚之家，津液枯燥，又不能不用中气药者，可用淡豆豉最宜，或山药扁豆糯米均佳。冰糖性收而聚。如虚劳咳嗽服之，病必加重。

凡百病皆有中气关系。中气之治，有温中，补中，养中，调中，顾中之别。干姜为温中之法。炙草党参冰糖为补中之法。白糖豆豉山药扁豆糯米为养中之法。调中者，用清轻之品，以去滞。顾中者，用药须照顾中气，不可伤损中气也。

学医最易蹈先入为主之弊，一蹈此弊，即易偏执。本篇所引经方，须将各方合成一整个的去研究明了，自无先入为主之患。偏于寒润者，易败脾胃之阳。偏于燥热者，易劫肝肺之阴。皆能致人于死地。肝肺阴液被劫，即成痨瘵而死。脾胃阳败，即滑泻而死。脾胃阳败，死在目前。阴液被劫，死在后日。死因阴虚，误用刚燥之罪也。

人之有生，先有中气，后生四维。无论何病，中气尚存，人即不死。中气渐复，病即能愈。故学医必先从中气学起，自然一本万殊，头头是道，万殊一本，滴滴归源。

麦门冬汤

麦门冬（五钱） 人参（三钱） 炙草（一钱） 粳米（三钱）大枣肉（三钱） 半夏（二钱）枣有大小不同，故以轻重为准。

治火逆，咳嗽，上气，咽喉不利者。此病脉象虚而涩。

此治肺经金气不降之法也。平人中气旋转，肺气下降，故不咳嗽。肺降金收，故火不上逆。火降则气降，故不上气，气降生津，故咽喉清利。

称肺必称肺金者，因肺气以收敛清凉下降为常。能收敛清凉下降，则肺气不病。收敛清凉下降者，造化金气之能，肺秉造化金气而生，故不收敛，不清凉，不下降，则肺气病。故治肺气之病，必用收敛之法，清凉之法，下降之法，然后病愈。如只言肺病，不称金病，则收敛清凉下降的功效，皆无根源矣。故言肺必称金，言脾胃必称土，言肝胆必称木等皆古中医学之定法，亦古中医学之妙法也。

此病由于中虚不运，相火上逆，伤及肺液，液伤则燥，肺燥气逆，收令不行，故咳嗽，火逆，上气，咽喉不利也。

方用人参炙草粳米大枣以补中生津。麦冬以润肺燥。肺气逆者，胃气必逆，故用半夏以降胃气之逆。肺金燥去液生。收降复旧，故诸病皆愈。

脉象涩，为津液不足之象。虚乃中气虚也。

此方中气旋转，则四维升降，轴运则轮行之法也。治肺金之病之药，只麦冬一味。而中气之药，如此之多，因中气如轴，四维如轮，轴运轮行，本乎自然，必以中气药辅肺金之药，肺金乃能降耳。且土为金母，补土以生金，圆运动之力更速也。

（以上麦门冬汤证治本位的意义，以下推论的意义。）

人身水气上升，全赖肝木之疏泄。火液下降，全赖肺金之收敛。肺金收敛，全赖津液，金燥液枯，收令不行，火中之液，且随金燥而消亡，阴根日削，遂成虚劳。麦冬性极清降，津液极多，然能寒中滋湿。半夏性燥利湿，降力甚大。麦冬得半夏，清润下行，自无滋湿之过。又以补中之药辅之，中气旋转，自无败中之过。麦冬半夏同用下行之力极速，如无中气之药，极伤中气也。

此方党参粳米大枣，皆富于津液，极能益阴。但与凉润之麦冬同用，而无补中力大之炙草，以主持于其间，则一派阴柔。运动旋转，必行迟滞。如伤寒论，人参白虎汤，用石膏治伤寒燥渴。石膏大寒，远过麦冬，而必以人参粳米大补中气，以助旋转。尤须加炙草，以充足其中气健运之力。亦与麦门冬汤同一意义。特麦门冬汤，燥而不渴，故不用石膏之大寒耳。世人于用石膏麦冬，不知应重用中气之药，反助以黄连黄芩芍药生地阴寒之品，使中气大败，变生他祸，可怕之至。人参白虎汤详伤寒读法篇。

半夏专降胃经，加补中之药，即是降胃经之法。金匮方大半夏汤，用半夏人参白蜜，治朝食暮吐是也。

此病之咽喉不利，乃咽喉干燥。此病之咳嗽，乃无痰之干咳，故用麦冬以润燥。如咽干不因于燥，误用麦冬，病必加重。不因燥之咽干，乃下部阳弱，脾肾津液不能上奉之故。脾肾之津液，乃阳气之所化，当用温养脾肾之药，如下文肾气丸少服，或用补益脾胃之方，乃有效也。

曾治一老人，口舌咽喉俱干，脉弱不振，予用山药枸杞煮雌鸡汤见效。养脾胃之津液，升脾肾之阳气也。后易一医，用麦冬三钱，高丽参三钱，咽干更甚，不食而逝。麦冬寒润，极败脾阳，极伤中气。老人阳气微少，故麦冬三钱，即将微少之阳，完全消减也。麦冬润肺生津，能开腹中一切结聚，为药中妙品。用之失当，亦能杀人也。

风热暑湿燥寒，六气之中，一气有偏，皆能令人肺气上逆，而病咳嗽。此病乃燥气偏胜之咳嗽也。

肺金主收，金气为一年四时圆运动成功的第一步工作。人身亦然，而咳嗽乃破坏人身圆运工作，最易最多之病。参看下文，小建中汤薯蓣丸方。

小建中汤

饴糖（一两炒焦）　炙草（一钱）　大枣肉（四钱）　桂枝（一钱半）生姜（一钱）　炒杭芍（三钱）

治虚劳里急，腹中痛，衄，手足心烦热，咽干口燥，梦中失精，四肢痛者，此病脉象涩而数，或弦而数。

此治胆经相火不降之法也。虚劳者，气血皆虚，劳极困乏之意。里急腹痛者，胆木不降，则肝木不升，郁而不舒，冲击作痛也。肝胆的肉质，俱在身右，肝经胆经的作用，则胆经作用在右，肝经作用在左。必胆经下行之气，藏于少腹，然后发生肝经作用。胆经作用在右降，肝经作用在左升也。言肝胆必言肝木胆木者，木本生火，胆木生相火，肝木生君火。人身肝胆，秉造化的木气而生。所以肝胆之病，属木气之病。

衄者，鼻中血出。肺窍于鼻，胆木不降，相火逆行，肺金被刑，不能收敛也。肺秉造化的金气而生，有收敛的作用。金性收敛凉降，火性浮散热腾。造化的火气，能克金气。人身的火气，能克肺气。故曰肺金被火克刑，不能收敛也。

手足心热烦者，甲木不降，心包相火逆行，故手心热。乙木不升，郁生下热，故足心热也。甲乙乃分别木气的阴阳的符号。不曰甲木乙木，只曰胆木肝木亦可。

惟不曰肝木胆木，只曰胆腑肝藏则不可。只曰胆腑，如何能使手心热？只曰肝脏，如何能使足心热乎？手心乃心包经穴道，心包属相火，故胆经相火之气不降，手心即能作热。足心乃肾经穴道，肝木生于肾水，肝木之气不升，下陷于肾水之位，故足心即能作热。

咽干口燥者，甲木不降，风热耗伤肺液也。风者人身之动气，为木气所发生。甲木下降，风气自平。甲木乃阳性之木，如其不降，阳性主动，风气亦动。动气狂肆，肺金不能收敛，则肺家津液，即被风木耗伤。金伤不降，火气不收，故生热也。肝胆病则疏泄。疏泄者，木气之作用。故言肝胆，必曰木气。惟肝胆本脏肉质有病，则曰肝脏胆腑也。

梦中失精者，甲木不降，相火拨根，水气不能封藏。子半阳生，阳生则动，水不藏阳，则动而梦中遗精。经脉滞寒，运动不通，阳气郁阻，则勃动而梦中遗精也。妇人带病，亦经脉滞寒，甲木不降，水气不藏之故。

四肢痛者，四肢秉气于脾胃，土困木贼，津液干枯，脾胃病于内，荣卫患于外也。

木火金水俱病，中气之虚极矣。中气虚极，不能运化四维，故病如此。

此病全由胆经甲木逆横，克伤中气。相火外泄，烧灼津液而起。

故方中重用芍药，以降甲木而敛相火。重用甘味而多津液之饴糖，以养脾胃之津液。并用炙草姜枣以调荣卫补中气。甲木乙木本是一气，甲降则乙升，故重用芍药以降甲木，轻用桂枝以升乙木。木调土运，肺降津生，火降归根，中气转旺。经气之升降既复，木不克土。脾胃气和，饮食加增。气血充足，故虚劳诸病皆愈。

脉象弦涩而数。涩为津少，数为中虚，尤为热象。弦为木气疏泄之脉，疏泄伤津，故脉现弦象。

此方为中气旋转，则四维升降，亦四维升降，则中气旋转。轴轮并运之法也。降胆经必重用中气药，中气旋转，则四维升降也。建中气必降胆经，四维升降则中气旋转也。

（以上小建中汤证治本位的意义，以下推论的意义。）

此方重用芍药，名建中者。因中土生于相火，相火降于甲木故也。

芍药专降甲木，而敛相火，性寒味苦，如不与饴糖姜枣桂枝甘温之味同用，将苦寒之性化和，反伤土气而败相火。

造化之气，少阳相火降于土下，藏于水中，远为一年之根，近为中气之本，人身亦犹是耳，故降甲木以敛相火，为治虚劳之大法，为建中气之关键，胆经与相火，关系全身，可谓大矣。

此病如兼咳嗽，即入危险之境，如咳嗽不愈，便为难治。因相火下降，全赖肺金收降之力。如咳嗽不愈，肺金的收力散失，相火永不能降，发热不止，中土无根，肾水不能复生，肝木之气枯竭，五行消灭，不能生也。

此病如兼咳嗽，仍用原方，因肺金收降，本自然的性能。只要甲木能降，相火下行，中气回复，肺金自能下降而不咳也。如加用治咳之药，必伤津液，咳反加重。

此方乃气化虽病，形质未损之方。如为病日久，形质损坏，此方用药，均不相宜。形质已坏之虚劳，亦用此方，不惟不效，病反加重。因形质既坏者，芍药之大苦大寒，不能受用，炙草，大枣甘味，亦能聚气而加咳，形质已坏者，咳嗽，发热，自汗，枯瘦。而脉象细数，饮食极少，不能起床也。

虚劳病二十二岁以前得者，发热不止，必入危险之境。三十一岁以后得者，可不发热，可免危险。因三十二为四八之期。男子四八肾水固定，水能藏火，故不发热。女子则四七之后，肾水固定也。

人身气以成形，形以生气，气化之病易愈者，形质未坏也，形质一坏，气化无所附丽，故为难治。

虚劳之病，至于如此情形，可谓重矣。治法不过降胆经以建中气，此五行之妙也。

此方之芍药，须有干燥热烦之虚劳，乃可用之。如无干燥热烦，而用芍药极寒，最败脾阳。曾见一少年，虚劳咳嗽，并无干燥热烦之证。医用此方，大便滑泻，病加而亡。此芍药败脾阳之过也。

善用此方者，每于此方加冰糖以和之。使芍药苦味不现，则芍药可减少败阳之过。

饴糖炒焦能散瘀通结，虚劳之病，运动不圆，必有瘀结，故能养胃泽枯，又能散瘀通结，妙品也。惟此物药铺不备，须在糖房去买，有时亦买不着，甚为恨事。买着而不炒，则腻脾败胃，又反误事。炒此糖：须炒至老黄色，微带黑色便佳。如其不炒，或炒不得法，可改用白饴糖。白者须用黄者拉成，腻性已减少也。

虚劳用芍药，一要用甘味之药和其苦味。二要有干燥烦热之证，否则减轻用。三要右手关上胜过他脉，关上乃胆胃脉也。四要看节令，夏至后，冬至前，用之最能见功。处暑后，更易见功。大寒后，夏至前，不善用之，最能见过，大寒至清明前更易见过。因夏至后，太阳南行，地面之上，压力渐增，地面上的太阳热力，遂压入地面之下去。以后愈压愈深，愈压愈多。造化的中下，阳气充足。人身胆胃之气的阳气亦充足，故芍药降胆经之功甚显。处暑后，地面上的阳热，全行入地，中下的阳气更足，故处暑后的芍药，尤易见功，冬至后，地面下阳气上升，阳根疏泄。人身此时，亦中下阳泄，根本动摇，芍药败阳，故用之见过。清明前，阳根疏泄更大，空气仍寒，阳泄而寒，则阳气微弱，故尤易见过，所以老人与久病之人，惊蛰前后死者较多，中下阳根泄动故也。故圣人春夏养阳，秋冬养阴。一日之间，午前宜养阳，午后宜养阴。本书温病篇温疹各方，均不用芍药，因温疹之时，正天人之气，中下阳微之时，温疹之气，乃中下阳微上冲所化之热。所以温病篇各方，见功极速，而皆可靠。

后人治虚劳，不用经方，而用时方（时方即汤头歌诀之方），大概因用小建中汤不效之故。何以不效的所以然寻求不出，于是都用时方。又不知时方的药，升散伤阴，寒凉败阳，均属治虚劳之大忌。小病治重，重病治死。南北同风，可为浩叹。兹就小建中汤的药性，总通用药如下。扁豆山药，补中补土，其味不甜，即不壅滞，可以代替炙草大枣。黑豆滋润降胆，可以代替芍药，免其寒中。虚劳病成，咳嗽必剧，肺体必伤，可加阿胶，润肺敛肺。山药既能补土补肺，亦能收湿利尿，其性稍燥，与阿胶同用，润肺敛肺，相得相济，为虚劳止咳之妙药。补金必兼补土，山药之能事也。虚劳发热，为辛金甲木不降，与中土虚滞而成。山药扁豆补中补土。山药阿胶降辛金。山药黑豆降甲木。脉象柔者，可加漂白术以补土气，但不可用土炒，反犯刚燥之忌。如大便滑溏，则黑豆阿胶，滋润湿脾，反助滑溏，在所当忌。小建中之桂枝为达肝阳之药，肺金虚损无力收敛者，桂枝不可用。只须辛金与甲木下降，辛金降则生肾水，甲木降则生相火。下焦水火之气复生，肝阳自然上升，肝小，甲木降则生相火。下焦水火之气复生，肝阳自然上升，肝胆之升降调和，土气松开，脾胃二经，自然运化，饮食加增，津液充满，故病愈也。

脾胃滞者，少加神曲，肺气滞者，少加桑叶杏仁。肝胆滞者，少加苦楝子与五灵脂。从培根本，复气化，保津液，活血脉，寻出治法，自与先辈叶天士徐灵胎王孟英诸大家活泼治法相合。

至于虚劳病，已绎形损脉枯，炙草冰糖的甘味皆能增加结聚，减损津液。服之必更加咳嗽胸闷等证。此非经验已多，不能有此觉察。其实甘味之能增加结聚，减损津液，不止形损脉枯之虚劳忌用，凡脉象枯涩之病，皆宜慎用也。

虚劳之病，最忌黄芪当归。当归性窜而又湿脾滑肠，黄芪性升，极害阴分，知小建中汤之旨，自了然也。荣卫虚损者则甚相宜。

当归生姜羊肉汤

当归（三钱）　生姜（一钱）　羊肉（半斤）

治寒疝，胁痛，腹痛，里急，及产后腹痛者。此病脉象虚大，或细柔。

此治肝经木气不升之法也。肝经木气者生气也。温暖滋润，则生气充足，条达上升，而化心火。如不温暖滋润，则肝阳下陷，生气下郁，而病寒焉。

足厥阴肝经，下络睾丸，肝木下陷，陷则生寒，故病寒疝。疝者，睾丸痛肿，木气结聚成形也。胆经循右胁下降，肝经循左胁上升，肝家生气，郁而不升，是以胁痛，肝木之气升于左，而发于右，循行腹部全体。生气郁而不舒，升不上来，故病里急腹痛。产后腹痛者，产后血去，温气消失，肝经生气不足，木气郁而不舒也。当归温补肝血，羊肉温补肝阳，滋补木中生气，以助升达。加生姜以行其寒滞，故诸病皆愈也。

肺金应乎秋气，清凉则降。肝经应乎春气，温暖则升。此方所治各病，皆肝木纯寒，无一些风燥之病，所以服温暖之药，诸病皆愈。

脉象虚大细柔，皆肝经阳气不足，因而生寒之象。

此方四维升降，则中气旋转，轮运轴复之法也。肝经寒而不升，则往下陷。四维个体，因以不圆。中气如轴，四维如轮，轴运轮行，轮滞轴停。肝气陷而不升，轮滞也，轮滞轴停，自然之事。此方温补肝阳，以助升气。轮既复升降之旧，轴亦复旋转之常。凡病已愈，而精神爽健者，皆中气已复之故。病虽已愈，精神并不爽健者，皆中气未复者也。

（以上当归生姜羊肉汤证治本位的意义，以下推论的意义。）

疝病有寒者，有热者，有气积者，腹痛有寒者，有热者，有气滞者。胁痛有寒者，有热者，有气滞者，有血瘀者，有水停者。当归生姜羊肉汤证，此病乃肝经纯寒之病，此病少有。当归生姜并用，辛窜非常。曾见一室女病腹痛，医用此方服后，甚效。更进一剂，小便次数，忽然加多且长。脐内奇痒，脐眼有虫爬出，后服清肝凉血养阴之药始愈，盖辛热之剂，温肝经之寒。过服则肝寒已去，肝热复生。尿多虫痒，皆肝热也。大凡偏寒偏热之方，切须中病则止。偏寒之方，治偏热之病，中病不止，则热去寒生。偏热之方，治偏寒之病，中病不止，则寒去热生。与其太过，宁可不及。见效之后，不可再连服，太过祸生，便难补救。

肾气丸

干地黄（八钱）　　薯蓣（四钱）　　山茱萸（四钱）　　粉丹皮（三钱）茯苓（三钱）　　桂枝（一钱）　　附子（一钱）　　泽泻（三钱）

治虚劳消渴，小便过多，或小便不利，里急，少腹拘禁者。此病脉象，两尺极微。

此治肾经水气不升之法也。肾水者，人身津液之存于下部者也。来源在于肺金，消耗在于肝木。肾水主藏，肝木主泄，木气疏泄，则生风气。消渴者，肾水被风消去，水气不养木，风气愈增，且波及肺家津液，故渴也。

人身小便流通，原赖肝木疏泄之力。平人小便亦不过多，亦无不利者，木气平和，疏泄适宜也。消渴之病，水不养木，木气遂郁，木郁失和，忽而疏泄太过，忽而疏泄不及，疏泄太过，则小便过多，疏泄不及，则小便不利。虚劳里急，少腹拘急，皆水不养木，木气郁而不舒耳。水不养木，非水之过，仍木气之过。

方用地黄润水气调疏泄，而保水气，薯蓣补金气助收降而生水气，茱萸敛火，丹皮清热，苓泽除湿，湿者木金升降不遂，土气郁而为湿也。用附子补水中之火，以培木气之根也。用桂枝达木气之郁也。

脉象两尺极微。肾为一身津液之主，候在尺脉，津液少，故脉微。两尺以候肾，左尺以候肾水，右尺以候水中之相火。此病两尺脉微，右尺必较左尺更微，所以养水药中，又用附子，附子专补下焦相火之药也。

此亦四维升降，则中气旋转，轮运则轴复之法也。造化之气，春木主升，秋金主降，木升生火，火气又随秋金而降入水中。金降生水，水气义随春木交入火内。木升金降，火水交济，四维既圆，中气自治，人与造化同气，无病之人的气化，即是一个肾气丸。病此病者，服此方后病愈身安。精神爽健，饮食增加，即是四维的升降，既已复旧，中气的旋转，因而照常也。

（以上肾气丸证治本位的意义，以下推论的意义。）

五行皆有直接治法，惟肾水无直接治法。治水之法。薯蓣补肺，地黄滋肝之法也。补肺金以益生水之流，滋肝木以杜耗水之路。凡润肺滋肝之药，皆能补益肾水。

此方既治小便过多，又治小便不利。可见木气之动，忽而太过，忽而不及，皆水气与水中温气不足，不能养木之故。

此方补金润木以滋肾水，再用附片以温肾水。凡阴液不足，而阳元又虚之病，总以此方为大法。

后人将此方去桂附，名六味地黄丸，专治肾水不足。极有功效。而不知全是补金润木之功，一以补生水之源，一以杜耗水之路，肾水有生而无耗，故肾水足也。再于水中补火，水中有火，则生气，此肾气二字之源也。

此病完全为肝肾病，肝肾病而津液亏伤者，忌用中土甘味之药，所谓土克水是也。况津伤之人。脉络干枯，甘味停滞，用之必生胀满也。

肾家水火二气，水气多于火气易治。缘人身中气，为一身整个运动之枢机，肾气为中气运动之基始，水气多于火气，火藏水中，乃起运动。若火气多于水气，水气不能包藏火气，火气遂直冲外越，运动遂减。此方附子极少，山药地黄丹皮茱萸独多，即是此理。况卧寐则生相火，一年之秋冬又生相火，一日之申酉以后又生相火。故人身只恐津液不足，不愁火气不足。惟果病水寒之病，则可用附子以温水寒也。

但火气虽多，固不可用热药加火，亦不可用凉药减火。只宜润肺滋肝以益水而配火，水火俱多，元气更足。如因火多水少而用凉药减火，水火俱少，元气遂减，中气败矣。

附子纯阳，其性上升，如水寒不大，而多用附子，或水不寒而误用附子，附子下咽，能将肾中阳根拔动而起，使水气从此不能包藏火气，为祸不小。

除伤寒三阴纯寒之四逆汤证，不能不用附子外。其内伤之肾阳不足之证，莫如用破故纸巴戟天等，和平暖肾之品以代附予最为妥当。猪腰子不去膜，用生黄土拌湿包面，柴火烧熟，放冷，胃强者，嚼吃腰子。胃弱者，将腰子煮汤。此方温补肾阳，平和力大。凡先天不足与肾家受伤之人，皆可奉为再造之宝。但多吃亦能动热。如其动热，须以养阴之品配之。

肾精为一身之本，中气为人身的生命，肾精中之气，又为中气之生命。凡老人八九十岁，眠食精神如常，此必平日保养肾气之效。如老人肾气受伤，食入仍吐，即宜服肾气丸，养起肾气，以生中气，乃愈。

如老人肾气受伤，春夏之间，昼则微觉恶寒，夜则微觉发热，微汗满身，口苦食减，身体疲之，并加外感项强身痛之证，亦宜肾气丸，以补肾气自愈。切不可用小柴胡汤以速其死。恶寒汗出，乃荣卫将散之兆。口苦乃胆汁上溢，肾间阳少，不能上升，胆气不能下降，中气之败可知。但不宜白术炙草补中之药。因此病之中虚，乃肾气不能生中气的关系，如服肾气丸不效，则肾阳难复，宜多吃猪腰汤以补命门肾火，连服七日自效。此病欲知是否肾气受伤，可于恶寒之时，用温水泡足，觉身体陡然舒适，恶寒全消者，便是肾气受伤之象。因足底为肾经涌泉穴，此穴得温，肾阳上升，故恶寒立罢也。荣卫根于脾胃，荣卫的寒热根于肾气。寒热者，水火之征兆，肾气乃水火所成也。

消渴小便多，是乃难治大病。著者本肾气丸的原理，用小海参一杖，黑豆一把，煮吃极效。因此病乃形质亏损，非草木之力所能挽回，此方一为血肉之品，一为谷食之精，海参大补肾中阳气，黑豆大补肾水。凡肾家亏损，及年老肾虚，真有不可思议之妙。凡补品多服，皆有偏处。或生胀满，或生燥热，种种不适，功不抵过。惟此方服之愈久，神愈清，气愈爽。服之终身，不仅能却病延年而已。海参补阴中之阳，世人少有知者。煮法，先将海参用温水泡一小时，用手捏去盐渣，换水两大碗，加黑豆一把，微火煮八小时，取出海参，剥去沙泥，肠子勿去，连汤吃，不吃豆，海参精华，全在汤中也。但黑豆润木滋水，有服黑豆而便溏尿短者，可用淡菜易黑豆。（淡菜一名海红，乃一种蚌肉，极补肾阴而益精血）。淡菜无须泡，与海参同煮可也。二味分量，大约相等便合。一补肾阴，一补肾阳。如服后觉热者，淡菜加倍，肾家亏损，力可回天，凡病精神不振，饮食减少，补中药服之，不受者，可速服此二味，以补中之根源即效。能于子时后，寅时前服下，效力更大。凡半身不遂，经脉不通，痞块癥瘕，皆可借子后寅前造化旋转之力，以宏海参淡菜补肾水肾火之功，而复中气之旧也，如淡菜加海参一倍，服后，仍觉热者，是肾阳已经补足，不可再补，不必服用海参，宜单服淡菜补阴，以配阳为佳。此时如再服海参，阳盛阴虚，圆运动便有直意，无阴不能下降，阳气于是外腾，面现赤热，身却恶寒，不思纳食，中败土崩，死亡立至。人之死也，死于中气之亡，中气生于肾气，肾气阴不养阳，中气必有阳无阴，中脘之地，必先觉内热也。

泻心汤

大黄（一钱）　黄连（一钱）　黄芩（一钱）

麻沸汤渍少顷，热服，水沸多时，泡如麻细，为麻沸汤。

治心气不足，吐血衄血者。此病脉洪，重按不空。

此治心经火气不降之法地。人身水气在下，火气在上。水气在下，应往上升，火气在上，应往下降。火者动气也，火气不降，动而上逆，则吐血衄血。手之三阴其气当降，心气不足，降气不足也。法当三黄以降心火，渍而不煎，取味最轻。麻沸汤性轻而浮，曰泻心者，只降上脘以上之火，不降及中脘之意。如泻及中脘，便生大祸矣。

脉象洪，洪乃上盛之象，浮多降少，故上盛而洪。

此方四维升降，则中气旋转，轮运则轴复之法也。水木上升，金火下降，升降互换，运动乃圆。四维者，中气之四维。中气者，四维之中气。故四维升降，中气自治。火气最易直上，全赖金气收而降之，入于土下。吐血衄血者，金之降气被火之升气所伤，金之收令不行也。三黄苦寒，将火降下，肺金乃收，运动复圆，故病愈人安也。病愈人安者，四维升降，中气自治也。

（以上大黄黄连黄芩泻心汤证治本位的意义，以下推论的意义。）

肾水足则上升以交心火，心火足则下降以交肾水，肾水上升，阴中阳足。肾水不升，则化寒。故肾气丸用附子以温寒。心火下降，阳中阴足。心火不降则化热。故泻心汤用三黄以泻热也。渍少顷者，泡出味便服，不可多泡也，轻之至矣。

降火与清火不同，清者有去之之意，降者引之使下，以归水中，不去火也。明了清轻之法之意，方能治火气之病。如用清法去火，乃火气病之实者。此病乃火气病之虚者。

心气不足四字，切须认清。心属火气，下焦之火主升，上焦之火主降。心气不足，乃心火之降气不足。如系心火不足，便须用肾气丸补肾，肾中阳足，心火

方名	证状	原理	治法	脉象	备考
理中丸证	上吐下泻,发热作寒,头疼身痛,行动无力,不渴	中气虚,土气湿寒	补中,燥湿,温寒	微小虚大	治中土不运法
麦门冬汤证	火逆,咳嗽,上气;咽喉不利	中气虚,肺气燥逆	补中,润肺,降肺,降胃	虚涩	治肺经金气不降法
小建中汤证	里急,腹痛,衄血,手足心烦热,咽干,口燥,梦中失精,四肢疼痛	中虚胆逆,土木两枯,相火外泄,经脉滞塞	补中气,降胆经相火,润燥通塞	涩数或弦数	治胆经相火不降法
当归生姜羊肉汤证	寒疝,腹痛,胁痛,产后腹痛	肝经寒	温润肝经	虚大或细柔	治肝经木气不升法
肾气丸证	小便不利,或小便过多,少腹拘急	肾气不足	补肺,滋肝健脾,补火	两尺极微	治肾经水气不升法
泻心汤证	吐血衄血	心气不足	降心气	洪,重按不损	治心经水气不升法

乃足。

　　衄血吐血有风热暑湿燥寒之分,而皆由于肺气胃气之不降。大黄黄连泻心汤,此病之由于热者,火热不降,中气必虚,故此方为治火逆之大法,即吐血之由于实者。大怒之下,肝胆横塞,实在肝胆,虚在中气。如吐血而脉细紧,重按有力,则泻心之法中,又须兼益肺和肝养中之品矣。

　　将此图合在自己身体上,揣想五行整个圆运动的生理,病理医理。揣想明白,便得着整个处方学的基础。河图五行,此图君火相火俱往下降,

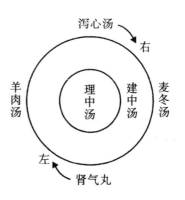

整个五行圆运动治法图

将图的左右合在自己身体的左右看

君火为相火的终气，相火为君火的始气，虽分六行，仍是五行。

人身一小宇宙，中土旋转于中央，火金右降于南西，水木左升于北东。理中丸中土之方。麦门冬汤金气之方。小建中汤相火之方。当归生姜羊肉汤木气之方。肾气丸水气之方。泻心汤君火之方。人身五行之病与治法，即以此六方为大法。大法者，大概以此为准之法也。将此六方证治本位的意义，逐方研究明了之后，再将六方证治本位的意义，合成一整个研究明了。五行整个原则，便得矣。原则既得，分则都易解决。

炙甘草汤

炙草（四钱） 党参（三钱） 大枣肉（四钱） 生地（四钱）麦冬（三钱） 阿胶（三钱） 麻仁（六钱） 生姜（二钱） 桂枝（二钱）

治心动悸，脉结代者。

此滋养血液，必须补中之法也。血者，心之所主。血脉流通，心气下行，心不动悸，脉不结代，是为平人。血液损伤，脉络枯滞，心气不能下行。而跳动作悸。悸者似惊非惊，所谓心跳是也。脉来迟缓，停止一至为结，停而复来，来而又停为代。此血液被医药损伤之病。

方用炙甘草大枣党参以补中气。生地麦冬阿胶麻仁以溢养血液。生姜以助肺阳，桂枝以助肝阳，使生地麦冬阿胶麻仁阴润之性，运动不滞也。此方温养血液，而以炙甘草名方，非中气运化，血液不能复生。中气如轴，四维如轮，轴轮相辅，运动流通，故结代动悸俱愈。此轴轮并治之法也。

（以上炙甘草汤证治本位的意义，以下推论的意义。）

此方用生地麦冬阿胶麻仁滋养血液，因脉已结代，心已动悸，已现干枯之象。此三味性极滋润，名是养血，实是润枯。如脉不结代，心不动悸之血虚，而亦将此三味同时并进，必定滋湿败脾，滑泻不食，反生祸事。如系脉不结代，心不动悸之血虚，欲补其血，先建脾胃。土旺食加，自能生血，未有饮食少而血多者，亦未有饮食多而血少者。故良医补血之方，多以白术茯苓党参炙草为主。加芍药以降胆经相火，加泽兰以行诸经之滞。肾寒者，少用巴戟天淫羊藿以温肾寒，肝肺热者，少用生地贝母以清肝肺之热，自能饮食增加，经脉调和，而血生也。世以当归芎蒡芍药生地名为四物汤，为补血要剂，不知四物汤只能调血润血，不能生血。《内经》曰，中焦受气，取汁，变化而赤，是谓血。气，谷气也。

茯苓杏仁甘草汤

茯苓（三钱）　杏仁（三钱）　甘草（一钱）

治胸中痞塞短气。此病脉象濡短。

此治肺金不降之法也。肺金以下行为顺，肺气下行，胸中宽舒，故不痞塞。短气者，气不下行，呼吸上迫，非短少之短。

此病乃肺经湿郁，气不下行。方用茯苓去湿，杏仁降肺，甘草养中，故愈。

此方与麦门冬汤，是对照的治法。一则偏燥。一则偏湿。燥乃金气之本气病，湿乃金气之化气病。此方补中药仅用生甘草一钱，甘草生用，其性清凉，较之麦门冬汤之补中药，不及四分之一。因湿之为病，已至痞塞，已成有形之物，不可重用补中药以增其滞塞，且茯苓去湿，功能扶土，杏仁虽能降气，亦温补之品。不比麦冬之寒凉，半夏之辛通，于中气有妨害也。

理中汤治心痞，中气不运，无形之虚痞也。此方治胸痞，湿气填塞，有形之痞也。治有形之病痞，重用补中，便是大错。此方只用生甘草，养中顾中之义。

脉象濡短。濡为湿象，短为肺气不降之象。

此四维升降，则中气旋转，运轮复轴之法也。凡四维之病，日久不愈，而精神颓败，饮食减少，皆轮滞轴停之义也。

（以上茯苓杏仁甘草汤证治本位的意义，以下推论的意义。）

时方中之二陈汤，茯苓半夏橘皮甘草与此方之意相同。治胸中湿痰，痰乃凝聚在胃间之物，湿乃满布在胸部之气。湿气凝聚乃成痰也。湿气满布胸中，胸中乃作痞也。半夏逐胃间之痰，不能散胸部之湿，杏仁降肺家全部之气，能除胸部之湿，气行则湿行，茯苓又直接去湿。所以茯苓杏仁甘草治胸中痞塞短气，世有以二陈汤治胸中痞寒短气，不见效者，半夏与杏仁之分也，半夏性燥，杏仁性润，燥药伤津，润药养津，用养津药以去湿，斯善于去湿之法。用燥药去湿，津伤而湿不去。用养津药以去湿，气行湿自去也。

湿在胸中，如物受潮湿，是满布的，是浸透的。痰在胸中，痰自为痰，是离开肉质的。此茯苓杏仁甘草汤，与二陈汤之分。

酸枣仁汤

酸枣仁（四钱）　芎蒡（三钱）　知母（三钱）　炙甘草（三钱）茯苓（三钱）

治虚劳虚烦不得眠。脉象虚浮。

此治胆经不降之法也。人身阳入于阴则寐，阳出于阴则寤。阳入于阴者，相火下行也。相火下行，须得胆经右降。胆经不降，多由于热，此病之胆经不降，则由于胆经之寒。

阳升阴降，气化之常。阴极生阳，然后阳升。阳极生阴，然后阴降。阳不能极，不能生阴，故不降耳。阳不能极，阳气弱也。肝阳弱，所以胆经寒也。

方用酸枣仁温养胆经，敛阳下降。芎蒡温补木气，助肝阳上升，以培胆经下降之源。阳虚不降，则生虚烦，烦者，热也。知母以清虚热。胆经不降，相火外泄，土气必湿。茯苓去土湿，以通胆经降路。甘草培中气之旋转，以降胆经。故病愈。

此方与小建中汤，为对照的治法。芍药性寒，芎蒡性热。一为胆经不降而生热，一为胆木气寒而不能降。胆木气寒不降，故用芎蒡温升肝经，以降胆经。肝经木气阳升，胆经木气自然不寒。此为治木气之对待治法中的互根治法。小建中清降胆经，肝经自升。此方温升肝经，胆经乃降也。

脉象虚浮，浮者阳气不降之象。

此四维升降则中气旋转之法也。人身中气旋转，最密最速之时，惟在睡卧酣甜之候。如人一夜不眠，次日精神不振，饮食不甘，形成废人。一旦得睡，醒来之后，精神健壮，饮食甘美，前后判若两人，中气增减的关系也。失眠之病，由于胆经不降。故降胆经则能安眠，四维升降则中气旋转也。

（以上酸枣仁汤证治本位的意义，以下推论的意义。）

失眠之病，有因胆经寒者，有因胃中津液不足者，有因肾中阳气上冲者，有因肾中水火两亏者，有因膈间有瘀血者，有因思想过度者。思想过度者，无有药医，须病人自己改换环境，乃可望愈。

白头翁汤

白头翁（二钱）　黄连（二钱）　黄柏（二钱）　秦皮（二钱）

治肝经热利，后重，渴而饮水。脉象沉细而数。

此治肝木不升之法也。阴降化阳，阳升化阴，不升则陷，不降则逆。逆则生热，陷则生寒，自然之理。惟木气之病，有陷而生寒者，有陷而生热者。当归生姜羊肉汤，木陷生寒之病，此方木陷生热之病。因木本生火，木郁不升，必生下热也。木主疏泄，热性本动，故病热利。疏泄不通，又欲疏泄，故病后重。木热伤津，故渴而饮水。

方用白头翁，秦皮，专清木热。黄连，黄柏，并清湿热。因疏泄不遂，必有湿气，湿与热合，阻凝木气上升之路，故病热利而又后重，湿热除去，木气乃升也。

此方与当归生姜羊肉汤，为对照的治法。一则肝经下陷病寒，一则肝经下陷病热。故一则用温，一则用清，脉象沉细而数，下热伤津之象。此四维升降，则中气旋转，运轮复轴之法也。

（以上白头翁汤证治本位的意义，以下推论的意义。）

曾与一医家会同治一白头翁证，医主用白头翁汤。余曰，脉弱不能受黄连黄芩之大苦大寒，宜变通也，用白头翁秦皮，而以栀子皮炒过，代黄连黄芩，又加山药扁豆服之而愈。此方服之既愈。若用原方，必加脾败之病矣。加山药扁豆者，平淡之性，扶土气以任苦寒也。治肝肾阴虚，须扶土气者，忌用味厚香甘性横之白术。山药扁豆最佳。

此病伤寒厥阴肝经阳复生热有之。伤寒里病，一气独胜，病气极盛，故阴经阳复所生之热，至于非用黄连等大寒之味不能清之。至于内伤肝经病热，绝无用黄连之证。内伤肝经病热，更无有渴者。如肝经病热，左关尺必小于右，则归芍地黄丸甚相宜，六味地黄丸加归芍，滋养肝木津液之方。

凡用大苦大寒大伤中气之药，不惟要审明脉象，尤要审明病人所在地之地气。如夏日雨多，地下之热较实。夏日雨少，地下之热较虚。春夏则地下之热较虚，秋冬则地下之热较实。造化地下的热之虚实，人身中气以下的热之虚实应之。热实故脉实。热虚故脉虚。又如秋冬之间鸣雷，则秋收之阳外散，地下阳少，人身中下亦阳少，阳少则脉虚。冬至后不冷，则冬藏之阳外散，地下阳少，人身中下亦阳少，阳少则脉虚。冬月阳少脉虚。来春春无所生，阳更少，脉更虚。一直要到立秋处暑之后，太阳射到地面的热，经秋金收降之力，将他收而降入地面之下。然后地下有阳，然后人身中下阳气渐充，脉乃渐实也。阳实脉实，病热之病，其热乃实。然后黄连黄芩的证，乃可用黄连黄芩之药。西南各地，冬季无雪无冰，气候不冷，地下藏阳不多。医家如仍按书用药，不知审察地气，一定将病治重，而不知何以病重之所以然。常谓东北地方实病多，西南地方虚病多，东北地方，冬令严寒，西南地方，冬令不冷故也。

《内经·四气调神大论》对于春生夏长，秋收冬藏的藏气，特别重视。医家却解释错误，使后人学之，不得要领，可为浩叹。即如香连丸治痢疾，东北各地都效。西南如南宁昆明重庆成都则不能见效，反加病焉。将黄连易艾叶以温暖肝经，然后效也。此因冬令不冷之地，水中所藏阳热不多，肝阳不旺，化热之元素本少，故畏黄连之寒，而喜艾叶之温也。前人立方，根据一地之病证地气，吾人用前人之方，须审察各地之病证地气。此本书生命宇宙篇，所以不能不彻底考求也。

薯蓣丸

薯蓣三十分（即山药）　杏仁　桔梗　麦冬　当归　阿胶桂枝　柴胡党参　白术　茯苓　白蔹防风　干姜（各五分）　地黄　炙草　大枣（熬膏）神曲（各十分）

蜜为丸，每服三钱，日二服。

治虚劳诸不足，风气百病。脉象弦涩小数。

此概括治虚劳病之法也。此方所治之风，并非外来之风，乃本身木气失和之气。但看得见的，只有口眼歪斜，手足抽搐，筋肉瞤动，觉得是风。其余的风，都看不见了。

风气百病的虚劳病，金气失收，风木肆动。风木一动克土，耗水，煽火，侮金，伤津劫液。经络因而滞塞，运动因而不圆之病也。

此方重用山药补金气而助收敛，加桔梗杏仁以降肺金之滞，加麦冬以滋肺家津液，则金气收也也。

用当归地黄阿胶养血润水，芍药清降甲木，川芎桂枝温升乙木。甲降乙升，运动复圆，则风自息也。

金逆木动，全由中土旋转之里。故用参枣炙草以补中气。土气虚，必生湿，故用白术茯苓以补土去湿。

金逆木动，经络不运，必生积滞。故用干姜神曲以行中土之滞，柴胡防风白敛豆黄卷以疏木气之滞也。

此方与肾气丸是对待的治法。肾气丸补金养木以保肾经，而重在养木。此方补金养木，以维全体，而重在补金。寒热并施，虚实兼顾，补泻同行，理全法备之方也。

脉象涩弦小数。肺金不收，津被风耗，则脉涩。风不疏泄，则脉弦。中气虚，血液少，则脉小数也。

此四维升降，中气旋转，轮轴并运之法也。人身十二经络，六升六降。而升的主力在肝木，降的主力在肺金。升降的枢轴，在二土。大气的圆运动，虽有升浮降沉之四部作用。其实整个的圆运动，只有升降而已。升极则降，无浮之存在也。降极则升，无沉之存在也。有浮存在，则直上，有沉存在，则直下，直上直下，运动不圆，造化息矣。所以四维运动，只曰升降。此方降金升木补中培土，轴轮并治，理法显明。

（以上薯蓣丸证治本位的意义，以下推论的意义。）

木主疏泄，其气本动。木动风生，第一克土气，第二耗水气，第三煽火，第四侮金。

第一克土气者，木本克土，土气旋转，须木气调和。木郁风生，则盘塞冲击，土气便不能旋转了，虚劳病食减，中虚，中郁，即是此理。

第二耗水气者，就同有水气的物件，一被风吹，水就干了。肾主藏精，精者津液所成。风木动则肾气不藏，津液枯耗也。虚劳病发热，出汗，干涩，枯瘦，即是此理。

第三煽火气者，乙木上升则化君火，甲木下降则化相火。相火下降藏于水气之中，又为乙木之根气。病风则乙木不升，而君火陷于下。甲木不降，而相火逆于上。火气者，动气也。再遇风气煽动，故愈煽愈热也。虚劳病手足心热，潮热出汗，咳嗽，食减，即是此理。

第四侮金气者，金本克木。木主疏泄，金主收敛，金气能收敛，木气乃不妄肆疏泄。金气之收敛，虽随中气之右转，亦须木荣风静，方能行其收敛之权。今木郁风动，煽火上焚，金气虽欲收敛，而有不能矣。虚劳病咳嗽，出汗，发热，失血即是此理。

故曰风者百病之长、五藏之贼。因木病而水火土金皆病。故曰风气百疾也。

虚劳之病，其初皆出于木气之妄动，其后皆成于金气之不收。盖金收则水藏，金收则甲木下降，金收则相火归根，相火归根则水气温暖。乙木温和，只生心火，不生风气。甲降乙升，土气松和，中气旋转。各经升降之气，自然调和，诸病自然消除。

是金收二字，责任实在不小。金气能收，风木四害，皆可不起，所以虚劳之病，最忌咳嗽也。咳而不愈，金气全败，收气全消，风遂无平息之望，中气无存，遂难治矣。所以此方，重用山药补肺金之气以助收敛，而平风气也。

此病此方，于中气旋转，阴阳升降，五行六气，一气回环的圆运动，可以概括。苟深思而明之，虚劳诸病全解决矣。

水火交济则人生，水火分离则人死。分离少则病轻，分离多则病重。虚劳之病，水火分离。此方则有金木与中土之法，而无水火之法何也。缘肺金下降则生水，胆木下降则生火，故此方只有金木与中气之法，水火之法，即在其中。

甲木下降，乃生相火之法。不言君火之法，何也。因乙木上升，自生君火。非甲木下降，乙木不能上升。故不言君火，而君火自在其中。故仲景医经，于劳伤各病，皆是金木中气之法。

生姜泻心汤

生姜（三钱）　法半夏（三钱）　黄连（一钱）　黄芩（二钱）炙甘草（三钱）　人参（三钱）　大枣肉（六钱）　干姜（二钱）

治伤寒坏病，心中痞硬，发热，头汗，干噫食臭，胁下腹中雷鸣，下利放屁者。脉轻按浮涩，重按虚小。

此清热温寒升陷降逆并用之法也。心中痞而硬者，中气虚寒，旋转无力，胆胃之气不降也。发热头上出汗者，胆胃不降，相火上逆也。干噫食臭者，胆经不降，木气逆冲，上脘滞也。胁下腹中雷鸣者，胆经横滞，相火散漫，中气不调，寒热混乱，水气漫溢也。下利放屁者，水走肠间，寒热夹杂，气滞不升也。此病复杂极矣，其实只是胆胃不降，相火散漫，中气虚寒，下焦之气不升所致。

方用生姜半夏温中降胃，以开相火下降之路。黄芩黄连降相火，降胆经，以收散漫之热。用枣草人参以补中升陷，干姜以温运中气。经方寒热并用，此为大法。泻心者，降相火也。下利而放屁者有热。有热者，出热汗。无热者，无热汗。

此病上逆下陷，升降乖错，寒热不清，内外混乱。此方拨乱反正，各得其宜。

此方与大黄黄连泻心汤均称泻心者，言只泻胃上之热，不可泻动胃气之意。

此方与大黄黄连黄芩泻心汤为对照治法。大黄黄连黄芩泻心汤，不过在上的火气上逆而已。此方则在上之火既已上逆，在下之火又复下陷，在内之火又复外泄。火气散漫，内必生寒，上逆下陷，中气必虚。所以生姜干姜与连芩并用，而以参枣炙草补中。用生姜者，降胃也。此病复杂极矣，而治之之法，则甚简单。

脉象轻按浮涩，胆热外泄，则脉浮。汗出津伤，则脉涩。中气虚寒，则重按虚小。

此中气旋转，四维升降，轴轮并运之法也。

（以上生姜泻心汤证治本位的意义，以下推论的意义。）

凡经方寒热并用，皆既有寒，又有热之病，不可认为寒热并用，乃彼此牵制之意。用药须于认定着落四字上，求切实的解决。如认定有寒，干姜便有着落。认定有热，连芩便有着落。认定既有寒又有热，干姜连芩并用便有着落。认定不清，则着落不确，含糊用药，必加病也。

《伤寒论》白虎汤用石膏，必曰外无大热。石膏本以清热，既无大热，何必用之。不知石膏清热，乃清内热。内果热矣，外即无热。因人身火气内藏，病则内热，火气外散，病则外热，外热则内寒矣。内寒禁用石膏。仲圣怕人不知此理，故于用石膏之条文。一则曰，外无大热者，再则曰，无少阴寒证者，医家一见外热，便用凉药，误事多矣。

金匮黄土汤，治便血，用附子黄芩灶心土白术炙甘草阿胶地黄，既用附子之热性，又用黄芩之寒性，既用灶心土白术之燥性，又用阿胶地黄之润性：用附子，因肾水寒，不能养肝木也。用黄芩，木不得养，则郁而生热，热则疏泄亡动而血下也。用白术灶心土，水寒木郁，上气必湿，土湿则木气愈郁，愈妄事疏泄也。用阿胶地黄，木气疏泄必生风燥，既生风燥，必更疏泄也。各有认定，各有着落，亦非寒热燥润并用，彼此牵制也。

方名	证状	原理	治法	脉象	备　考
炙甘草汤证	心动悸	血燥,中伤	润血,补中	脉结代	理中汤证,中虚而脾胃湿。此证中虚而血液燥
茯苓杏仁甘草汤证	胸痞,气短	肺气湿逆,填寒于胸	泻湿降肺,养中	脉濡短	麦门冬汤证。肺气燥。此证肺气湿。麦门冬汤证中虚甚,此证中虚不甚
酸枣仁汤证	不得眠而虚烦	胆经寒	温肝经以降胆经	脉虚浮	温肝经以补胆经之阳。胆经阳足自能下降,小建中汤证胆热不降,此证胆寒不降
白头翁汤证	下利后重,渴而饮水	肝木下陷生热有湿	清热除湿	沉细而数	当归生姜羊肉汤证,肝木下陷生寒,此证肝木下陷生热。肝为阴脏,阴脏病寒者轻,阴脏病热者重
薯蓣丸证	虚劳,里急,自汗烦热,腹满,食减,遗精,白带,气短,形瘦等	肺金失敛,风木妄动,五行皆病。	补金敛木,去滞调中	弦涩小数	肾气丸证,木泄耗水。此证金败木动。金败木动,因而火逆津亏,木滞生热。此治虚劳病之大法也
生姜泻心汤证	心痞,下利,发热,头汗。干噫,食臭,胁下腹中雷鸣	中虚,胃胆逆气,上热,寒。外热内寒	温寒,清热,补中	脉汤虚小	大黄黄连黄芩泻心汤证,为热气下降。此证热气不降,又兼中气虚寒,经气散乱,下焦不升

　　先入为主,学医通弊。偏补阳者,必伤津液。偏养阴者,必败脾胃。偏攻破者,必致虚脱。偏填补者,必生热胀,古今同然。欲救此弊,惟有河图。由中气以运四维,由四维以归中气。而从相对处下手,尤为善法。理中丸六分,与此六方,合成一整圆个运动,研究贯通,自无先入为主之弊。

黄芪五物汤

炙黄芪（三钱） 炒白芍（五钱） 桂枝（二钱） 生姜（三钱）大枣肉（六钱）

治血痹，身体不仁者。脉象虚者。

此治荣卫内伤之形质病之法也。荣卫者，各脏腑公共组织，以行于脏腑之外，躯体之内，整个圆运动之气也，人身气化的运行，在右曰卫，在左曰荣，荣气左升以交于右，卫气右降以交于左。荣中有卫，卫中有荣，气血流通，血不痹也，身体健运，无不仁也。

此病平日荣卫之气偏盛，中气不能调和，时有分离之意。偶遭风寒外感，情思内动，一经激刺，荣卫分开，开而不合，则中气脱而人死。开而仍合，合不复旧，则荣卫乖错，中气伤损而血痹，身体不仁。

此方芍药调荣，黄芪调卫，桂枝以助芍芪之力，生姜大枣补中气，生血液，以助荣卫之升降也。不用甘草者，甘草性壅，因血已痹，身体已不仁，荣卫运行不通，药缓之甘草不相宜也。荣气之行，木气主之，卫气之行，肺气主之。芍药润木气，黄芪益金气也。脉象涩，血不流通也。脉象虚，荣卫败也。

此四维升降，则中气旋转，运轮复轴之法也。

（以上黄芪五物汤证治本位的意义，以下推论的意义。）

身左不仁者，荣气衰也。身右不仁者，卫气衰也。然今日之偏衰，实由前日之偏盛而来。因荣卫相贯，全要平均。荣盛则身右之卫气，维系不住荣气，而身向左倾。卫盛则身左之荣气，维系不住卫气，而身向右倾。倾者偏盛之气，单独震动，圆运动忽然分开，身体便随偏盛之气之一方而倾倒也。

但荣当偏盛，只责卫虚，卫当偏盛，只责荣虚。如当时补其虚之一方，以调其盛之一方，则荣卫和合，运动能圆，万无病半身不仁之事。荣盛而身向左倾，倾后则荣衰矣。卫盛而身向右倾，倾后则卫衰矣。一方偏少，一方偏多，运动不圆，中气遂受其影响，而实中气先弱，不能运化荣卫也。

此等病症，无论左倾右倾，由于卫气偏盛者极少，由于荣气偏盛者极多。卫秉气于肺，肺气能盛，则金收水藏，火动木静，中气益旺，运动益圆，病何从来？荣秉气于肝，肝为一身动气之主。平日不知珍摄，液亏水耗，木枯风生，木动生热，风热伤金，金不能收，木气更动。此时中气摇动极矣。中气尚能维持本身运动之圆,木气虽动,不过发生木气疏泄之本病而已。何致将整个圆运动的个体,忽然震开,致向一方倾倒。此必因又遇一番激刺,方能一动而倒。

当未倒之先,必有先兆。如头脑眩痛,耳鸣,心跳,眼生金花,少腹干热,半夜发躁,手足麻掣,痰火上冲,行动眩晕,种种阳亢阴亏等象。

必于此时,赶紧用滋津液,润枯燥,去滞寒,养肝木,助肺金,降相火,培中气之药。使动气入于静气之中,刚柔相济,运动能圆,方无后患。果卫气偏盛,静气可制动气,乃太平之象也。

此病血痹,身体不仁,乃形质之病,方中只用调和荣卫之药。因荣卫流通,血自然不痹,身体自然灵活也。如其舌有腻胎,须兼清理胃滞,加神曲半夏槟榔之类。如血痹已久,须兼活血,如桃仁红花之类。如津液枯涩,生姜辛散,亦不宜用。甘草虽横滞不宜,亦宜加冰糖以助中气,则芍药得甘味相和,奏功必较易也。

荣卫之气流通,其力极大,每当夜半阳生之时,与天明阳动之际,病人身体,常有感觉。如有一次由四维运动,归到中脘,病必大愈。盖四维升降,则生中气,中气有力,四维愈能升降之故。

世谓半身不遂,有中风中火中气中痰中湿之分。其实火也,气也,痰也,湿也,皆由于风。此风乃本身木气之风,却非风寒之风。平日阴虚阳亢,肺家津液不能养木。木气主动,肺金不能降之,则木动风起。荣盛卫衰,荣卫分离,而成半身不遂。不过因木动中伤,故火,气,痰,湿,随风而起也。于黄芪五物汤,加治火治气治痰治湿之药可也。荣卫偏离,必有瘀血。只看瘀的轻重耳。如兼内寒,干姜附子,尤要药也。

此病世医好用防风通圣散,而病反加重,因防风通圣散,大开大合,力量猛烈。乃内风陡起,忽然倾倒。脉实气实,痰实热实,闭塞不通之方。如果证与方合,自当见效。而非黄芪五物汤证所宜也。防风通圣散,详本书时方改错篇。

大黄䗪虫丸

大黄　䗪虫(各三钱)　桃仁　干漆　虻虫　水蛭　蛴螬杏仁　黄芩　芍药　地黄(各二钱)　炙草(三钱)

蜜丸小豆大,每服五丸或七丸日三服。

治劳伤，羸瘦，腹满，不欲食，两目黯黑，肌肤甲错，内有干血者。脉沉细而涩。

此治干血之形质病之法也。人身中气旋转，经气升降，灵通流利，一气回环，百病不生，是曰平人。若是内有干血，肝经失养，气脉不通，横滞于中，脾不能升，胃不能降，故腹满而不欲食，内有干血，故羸瘦而肌肤如麟甲之错落。肝窍于目，肝经枯，故两目黯黑。此时中气滞涩极矣，如不将干血磨化，经气食滞愈塞，中气愈滞愈减，中气消尽人遂死矣。但磨化干血，宜缓不宜急，更宜顾着中气。

此方用大黄蟅虫，桃仁，干漆，虻虫，水蛭，蛴螬，磨干血也。血干则气涩，杏仁以疏泄滞。血干则生热，黄芩芍药以清血热。血干则枯结，地黄以润枯结。以上各药，皆须由中气以运行，故用炙草以补中气。干血磨去，经脉自和，中气旺而升降复其常，斯病去，而人安也。

此等病症，内而脏腑，外而经络，以至皮肤干枯，滞涩，劳伤，羸瘦。所以不死者，仅有一线未亡之中气耳。非磨化干血不能使中气复兴，非中气复兴，不能使新血复生。此方炒在磨干血之药，与补中气药同用。尤炒在每服只五七丸，不曰攻下干血，而曰磨化干血。所以徐俟本身运动，自然回复也。

此方与黄芪五物汤，为对待的治法。一调和气化以活动形质，一活动形质以调和气化。脉象沉细而涩，即内有干血之象。

此四维升降，中气旋转，运轮复轴之法也。

（以上大黄蟅虫丸证治本位的意义，以下推论的意义。）

干血为病，与瘀血为病的分别：干血为病的外证，腹满，两目黯黑，肌肤甲错，此是凭外证可断的。瘀血为病，无有一定的外证。如妇人经血，数月不见，午后发烧，咳嗽食减。男子肌肉消瘦，咳嗽食减，午后烧热，天明汗多。小儿尿如米泔，午后潮热，肚大，筋青，面色青黄，小儿夜啼。大人发热一阵，或心慌，或干呕，或无故生气。或五更作泻，或吐泻日久，并不危殆。男子日久遗精，妇人日久白带。皆有因膈上停有瘀血而成的病。但瘀血的外证，却少明白可以判断的证据。如经过一切医治，均不见效之后，用养气养血之药加桃仁红花少许治之而效，始可断为瘀血也。干血在肠胃，既是干的，则气血均被阻塞，不能运行，所以腹满，肌肤甲错，两目黯黑，呈露明白的现象。膈上虽有瘀血，瘀而不干，气血运行，仍照常通利，所以外无现证也。

大黄牡丹汤

大黄（二钱） 芒硝（一钱） 南瓜子（一两） 桃仁（二十枚）丹皮（一钱）

治肠痈，少腹肿痞，按之极痛，如淋。小便自调，时时发热，自汗出，复恶寒者。脉迟紧，脓未成可下，脉洪数，脓已成，不可下。

薏苡附子败酱散

薏苡（一两） 附片（二钱） 败酱（五钱即苦菜）

治肠痈，其身甲错，腹皮急，按之濡如肿状，腹无积聚，身无热脉数者。

此治局部形质病之在下者之法也。大黄牡丹汤证，血气结聚，故少腹肿痞，按之痛。肠热内实，故小便自调。内热实，故发热，自汗。痈之为病，荣卫必郁，故恶寒。脉迟紧者，迟为沉实之象。紧者，向内聚结之象。大黄牡丹汤，大黄芒硝攻其实热，丹皮瓜子桃仁下其结血也。

脉如洪数，血已化脓，便不可下。此时按之，必不即痛，必不时时发热汗出也。脉迟紧为内实，脉洪数为内虚，故不可下。可去硝黄，减轻桃仁瓜子，重加薏苡，除湿健脾理滞即愈。此肠痈实热证治法。

薏苡附子败酱散证，大肠与肺皆秉金气，肠内腐，金气伤损，收令不行，故身甲错，金气散漫，故皮急，而按之濡，如肿状。痈应发热，身不热而脉数，故知为虚。大肠为腑，腑气历阳，肠痈而身不热，脉又不沉实虚数，故知为腑阳之弱。薏苡附子败酱散，附子温回腑阳，薏苡除湿健脾理滞，败酱荡腐生新也。此肠痈虚寒证治法。

凡肠痈之病。病在左，左腿伸则腹痛，病在右，右腿伸则腹痛，为外证。再以手循大肠地位，按之必痛也。

此二方为对待的理法。大黄牡丹汤证，误用附子，阳更盛，阴更衰，则病加，病虽加不即死。薏苡附子败酱散证，误用大黄。腑阳更退，不待病加人即死矣。

此二方四维升降，则中气旋转，轴轮并运之法也。

（以上大黄牡丹汤薏苡附子败酱散证，治本位的意义。以下推论的意义。）

造化个体，与人身个体的圆运动，有阳运阴中，有阴阳平均两意。河图，阴阳平均而成的圆运动也。八卦图，阳运阴中而成的圆运动也。大黄牡丹汤，阴阳平均的圆运动之法。薏苡附子败酱散，阳运阴中的圆运动之法。

现代盲肠炎病，以割去盲肠为惟一治法。大黄牡丹汤，薏苡附子败酱散，治盲肠炎病，则系运动盲肠为惟一治法。盖造化圆运动的力量，有起死回生之能。世谓盲肠发炎，乃食物人于盲肠之故。其实食物入于盲肠，既已盲肠发炎，其失运动之能必矣。大黄牡丹汤，复阴阳平均的圆运动，薏苡附子败酱散，复阳运阴中的圆运动，肠炎自去腐化新生，自然随造化圆运动的力量，日夜增加而病愈也。此二方运动盲肠的不运动，其实，乃运动全身的圆运动，而后盲肠之部，随之运动耳。若谓此二方，系运动盲肠之一部的不运动，离整个而医局部，不奏效也。虽治局部，仍治整个，此古中医学，功参造化之妙也。

如疮痛不在腹内，而在腹外，以荣卫为主，以脏腑之虚实，寒热为据。荣卫脏腑，详下文伤寒论读法的预备中。疮疡治法，可用《医宗金鉴》之方，而归纳于整个气化的圆运动。《伤寒论》荣卫脏腑，彻底了解之后，疮疡不难办也。

治气化病，认定全身运动因何不圆，用药帮助本身气化运动，以回复其圆。治形质病，一面用药去腐，一面用药生新，腐去则运动圆，运动圆则新生也。

大黄牡丹汤，腐去则运动圆也。因阳气偏多，阴气偏少，故运动不圆。大黄芒硝下去过多之阳，阴阳和平，则运动圆也。薏苡附子败酱散，阳复则运动圆也。因阳气偏少，阴气偏多，则运动不圆。

葶苈大枣泻肺汤

葶苈（三钱捣熬令黄色）大枣肉（二两先煎大枣去渣，入葶苈调服）。

治肺痈，喘不得卧，口燥胸痛者。脉涩数。

此治局部形质病之在上者之法也。病肺痈者，中虚而肺胃上逆，肺胃俱逆，相火必不降。相火不降，将肺间津液薰灼成痰，薰灼既久，肺的形质即生脓，成痈。于是气不降而发喘，津液变痰而口燥，肺被痈伤，故不能卧而胸痛。

此方葶苈下脓，大枣补津液，补中气，不用炙草，而用大枣如此之重者，葶苈下脓极伤津液，大枣津液极多，又能补中也，肺痈之人，津液损伤，血管干涩，炙草补中力大，横塞不宜也。

脉象虚涩，中气虚，津液少也。

此方与肠痈二方为对待的治法。在上之病，用中气药，在下之病，不用中气药之别是也。然大黄牡丹证，下去阳热，以与阴平，平则和而运动圆，运动圆则生中气。薏苡附子败酱散证，补起腑阳以与阴平，平则和而运动圆，运动圆则生中气也。

此四维升降，则中气旋转，中气旋转，则四维升降，轴轮并运之法也。

（以上葶苈大枣泻肺汤证治本位的意义，以下推论的意义。）

前人谓此方用大枣以和药力。这句话与甘草和百药的话是一样的无着落。甘草并非和百药也。人身十二经皆根源于中气，中气左转右旋，经气左升右降，升降不乖，是为平人。当升者不升，当降者不降，是为病人。经气的升降失常，因于中气的旋转不旺。要升降经气，必调助中气。所谓中气如轴，经气如轮是也。甘草大枣补益中气，治各经的药，有中气的药在内，则轴运轮行，气化自和。甘草和百药的话，其实就是甘草补中气的意思。用药治病，须先认定是何原理，用药方有着落，不可含糊也。

此方如不用大枣，单用葶苈，一定能将人泻死了。何也？脓去而津液亦随之泻完，中气系存在津液之中，津液去，中气亦去也。仲景方中，凡用大枣皆是养中养液之义。

大凡治肺病，总要调中补土，与治肝肾病热不同。肝肾病热者，水涸木枯，风热耗津，中土之药最助木热，最增木滞，不惟甘草不受，即大枣亦嫌壅滞也。

人身乃一整个圆运动之体。圆运动者，在上的由右降，在下的由左升。中气者，所以使在上的由右降，在下的由左升之能力也。肺金右降，并中气不能降，肝肾左升，肝肾有阳，自然升耳。升降已和，又生中气。中气复起，升降更和。上文茯苓杏仁甘草汤，治胸中痞塞，短气。降肺不用中气药，一则湿气填塞已成有形之物，补中药助其填塞之性。一则其人中气必不大败，如中气大败，脉必甚虚，如无补中药以旋于其间，四维不能升降，肺气亦必降不下去，是又不可不从活泼处以消息求之。

曾治一葶苈大枣泻肺汤证。因其人较虚弱，用贝母桑叶各五钱以代葶苈。大枣肉四两同煎甚效。贝母桑叶排脓除痰之力亦大，但不及葶苈之猛。根据原理用药，不必死守成方。适合病机，乃善学古人者。

甘麦大枣汤

炙甘草（二钱）　小麦（二两）　大枣肉（二两）

治妇人脏躁，悲伤欲哭，如神灵所作，数欠伸。脉象弱涩。

此治怪病之法也。悲伤欲哭，如神所作者。本已并无悲伤的心意，而悲伤欲哭，不能自主，故如神灵所作。此为怪病，其实并不为怪。

缘妇人之病，木郁为多。木郁生风，妄肆疏泄，伤耗肺脏津液。金性本燥，肺属阴金，从湿土化气，今津伤燥作，金气发现。金气主降，志悲声哭，所以其病发作，如神灵为之，不能自主，欠者开口呵气，伸者举臂舒筋，此阴阳相引，欲交不能之象，乃中气之虚也。

方用小麦生津清燥，大枣炙草养液补中。故病愈也。

脉象弱涩，津液不足，中气虚乏之象。

此中气旋转，四维升降，轴轮并运之法也。

（以上甘麦大枣汤证治本位的意义，以下推论的意义。）

人秉造化圆运动的大气以生。大气中有什么，人身中有什么，大气有升浮降沉，人身亦有升浮降沉，人身有升浮降沉，而并不觉得有所谓升，所谓浮，所谓降，所谓沉者，中气旋转作整个的圆运动也。病者，升浮降沉分析也。原理篇，气降则悲，气降则哭，悲哭之发作，本已并不知觉，气之偏降使然。气之偏降，中气不能运化使然，五志五声如此，五色五味等亦如此。此等病证，人咸怪之，且大骇焉。而治法不过培中气之旋转，复四维之升降，极简单极容易。而却归本于宇宙，宇宙之法，亦极简单，极容易之法也。圆运动而已。

又有一种怪病，病人未出屋而知屋外之事。如有客来，尚未抵户，亦未发现声音，病人在屋内，曰某客来矣，此为痰病。痰去则愈，此种怪病无理可求，惟逐痰也。

温经汤

当归（二钱）　川芎（一钱）　芍药（二钱）　阿胶　桂枝　麦冬（各二钱）党参　炙草（各三钱）　法半夏（二钱）　吴茱萸生姜（各一钱）

治妇人少腹寒，久不受胎。兼治崩中去血，或月经过多，或至期不来。又治带下，唇口干燥，内有瘀血。又治妇人年五十内有瘀血，下利，数十日不止，日暮发热，少腹里急，腹满，手掌烦热。脉象轻按浮数，重按弱涩。

此治妇人经血病之法也。妇人之病与男子同，所不同者，胎产与月经血已。其实月经胎产之病，与治之之法，仍五行升降的圆运动而已。

少腹寒久不受胎者，水气主藏，木气主生。胎者，藏气与生气之事。水中火泄，温气不足，木气的生气无根，藏气与生气不旺也。

崩中去血者，内寒外热，上焦之气，因热不降，下焦之气，因寒不升。不降则不收，不升则下崩也。月水过多者，木气热而疏泄太过。月水不来者，木气寒而疏泄无力也。

带下者，木气阻滞，升降失调，郁而疏泄，津液外注也。

内有瘀血，而唇口干燥者。瘀血阻滞，脾阳不能上升，以化生津液也。

年五十下利不止者，五十月经应止，木气应当安静之时，内有瘀血，木气失养因而疏泄。疏泄于前，则为崩中带下，疏泄于后，则下利不止也。

日暮发热者，内有瘀血，木气枯燥，日暮阳气下藏，阴血枯少，不能养阳，阳气化热也。少腹里急与腹满者，木气为瘀血所阻也。

手掌烦热者，瘀血阻碍木气升降之路，手厥阴心包相火不降也。

方用当归川芎，温血以培木之生气。芍药阿胶，收敛滋润，养木息风，以助水之藏气。桂枝配合芍药，于归芎阿胶之中，以升降木气而调寒热。丹皮以瘀血。麦冬清燥热，半夏降逆气，参草补中，生姜吴萸以温通寒滞，故诸病皆愈。经血不和，腠理必多结塞不通之处，结塞之原理，由于津燥。麦冬润燥，最能开结。此方用之，随参枣姜萸之后，导归芎芍桂胶丹之先，此方要药也。

此方为调经之大法。以温寒补血为生，以清热去滞为辅，而根本归于中气。经血的病理治法如此，胎产的病理治法亦如此。

此方为妇人病整个原理。此整个原理了解，凡前贤所治妇人病医案，皆可按其所用药性，寻求所治病理，以合于圆运动的原则也。

脉象轻按浮数，中虚热逆之象。重按弱涩，津亏气滞之象。

此四维升降，则中气旋转，运轮复轴之法也。

（以上温经汤证治本位的意义，以下推论的意义。）

后世治妇人病，统以四物汤为主。当归，芎劳，白芍，地黄。谓男子以气为主。女子以血为主。不惟内伤百病，皆用四物汤加减。即外感各病皆用四物汤加减。名六合四物汤，无一点理法。一人倡之，众人和之，误人多矣。不知人是五行六气圆运动的大气生的，不分男女，所有生理病理医理，总不外五行六气的圆运动。所以温经汤治妇人病证甚多，伤是五行六气的圆运动。木温经汤之法，活泼变通，治妇人病应用无穷矣。

曾见一老医，治一五月孕妇，神倦不思食，处以四物汤，加小茴香一剂，而胎堕，遂成讼。医会处理，谓妇人病，用四物汤，并无不合。不知无论何人，总以中气为主。中气者，脾胃之气也，怀孕五月食减神倦，中土虚也。中气不能统摄四维。胎已不固。四物汤滋润之品，最助湿败土，小茴香性极辛窜，中败矣又窜动之，所以一服而胎堕也。此病如照温经汤加减，参草以补其中气，桂芍以调其木气，少加茱萸生姜以温胃气，避去当归阿胶麦冬助湿之品。自能饮食增加，胎气日旺。妇人之病，虽较男子多经产一门，仍五行六气的圆运动。世乃有以专门妇科称者，岂妇人另有专门之五行六气乎。以中气为主，以处理五行六气之病，无所谓妇科也。小见科疮疡科，亦如是耳。

人身气以成形，形以寓气。实则气以成形，形以生气。气化病易治。形质未坏，形能生气也。形质病难治，形质已坏，不能生气也。一面去形质之坏处，一面调气化以生形质，总不离培养中气，以回复其整个圆运动之法。此河图所以立中医学之极也。

仲圣经方，为中医内伤外感病证方药祖本。方法虽多不外运轴以复轮，运轮以复轴，与轴轮并运三法。理中汤六方乃三法之大法。因一个河图的圆运动，原来只是中气如轴四维如轮，轴运轮行轮滞轴停而已。人身十二经，脾胃肝胆肺肾病证惟多。脾胃肝胆肺肾六经治，其馀六经自治。如心经，心包经不降，只须肺胆胃三经下降，心经心包经自然下降。如膀胱经上逆，肺胆胃三经下降，膀胱经即不上逆。如小肠经大肠经不升，肝脾肾三经上升，大肠经小肠经自然上升。如心经心包经病热，肺胆肾三经下降生阴，心经心包经即不病热。心经心包经病寒，肝脾肾三经上升生阳，心经心包经即不病寒。大肠经小肠经病寒，肝脾肾三经上升生阳，大肠经小肠经即不病寒。三焦经火弱，胆经下降生火，则三焦经自然火足是也。虽亦有各本经之病，应治各本经，只是极少之数甚小之处耳。本篇为本书全部之基础学，本篇首列六方，又为本篇全篇之基础学。

方名	证状	原理	治法	脉象	备考
黄耆五物汤证	血痹,身体不仁	荣卫偏盛,中气虚滞	调和荣卫,养中去滞	虚涩	此病须于初起时治之,如病成则难治矣。病成之时,谓之中风,风者本身偏动之气,不可误认为风寒之风
大黄䗪虫丸证	羸瘦,目黑,肌肤甲错,腹满不欲食	干血阻滞	磨化干血	沉细而涩	干血磨去,中气回复。中气回复,新血自生。缓治见效,切忌急治
大黄牡丹皮汤证	少腹肿,按之痛,发热,恶寒,自汗	荣卫失和,阳热结聚	下热排脓	迟紧。此迟脉有缓象,缓有实意,不可认为寒脉	热聚而后成痈。迟紧之脉,热聚之象。洪数之脉,热散之象。热聚故可下,热散故不可下
薏苡附子败酱散证	皮肤甲错,腹皮急濡,身无热	痈伤金气,阳气退败	除湿,补阳,排脓	数	此证误服大黄下药,即虚脱而死。数脉皆虚故也
葶苈大枣泻肺汤证	喘不得卧,口燥胸痛	火逆伤肺,热结成脓	排脓,补中	涩数	治肺病须补中,下肺家脓痰,尤须补中气之液。大枣为要药,旧去新生,自然之气化也
甘麦大枣汤证	悲伤欲哭,频频欠伸	燥金偏见本气之病	润燥补中	弱涩	人秉造化五行之气而生五脏。五脏之病,皆五行之气之偏,此病乃偏于金气之病。五行之偏,中气不足以运化也。故此方润金燥,补中气并重
温经汤证	不受胎。崩中,经水不调,带下,瘀血,潮热,里急,腹满,口燥,下利	木郁,中虚,上热下寒	温寒清热,调本养中	脉涩而数	此方代表整个妇人病的圆运动,运动圆,瘀血自通,不可破血也

伤寒读法篇

读《伤寒论》原文的预备

《伤寒论》，虽上智之士，亦终身读不明白。预备者，预备一读便明白也。

欲明白《伤寒论》逐条原文的意义，须先明白，《伤寒论》整个的组织。欲明白《伤寒论》整个的组织，须先认识《伤寒论》整个的定律。

定律一

一部《伤寒论》，分荣卫表病，脏腑里病，如内容六瓣之一橘。荣卫如橘皮，脏腑如六瓣。初病在荣卫，由荣卫入脏腑。脏有三阴，腑有三阳。三阴脏者，太阳脾脏，少阴肾脏，厥阴肝脏。三阳腑者，阳明胃腑，太阳膀胱腑，少阳胆腑。荣病则热，卫病则寒，腑病则热，脏病则寒。荣何以病热，荣秉木火之气，卫何以病寒，卫秉金水之气。腑何以病热，腑属阳，阳盛也。脏何以病寒，脏属阴，阴盛也。阳何以盛，平日阴气伤也，阴何以盛，平日阳气伤也。阳盛则阴微，阴尽则人死。故腑病皆用寒药，下阳以救阴。阴盛则阳微，阳尽则人死。故脏病皆用热药，救阳以平阴。

一个整个的造化，如内容六瓣之一橘。六气圆即整个的造化。三阳右降，阳中阴足也。三阴左升，阴中阳足也。阴阳俱足，运动自圆。《伤寒论》的病，阴阳偏，运动不圆之病也。《伤寒论》的方。调和阴阳，以复运动之圆之方也。

定律二

三阴三阳，本是平的，平中却有不平处。则少阳胆腑无腑病，而有经病。经在表里之间，病则寒热参半。因胆虽是腑，有一半却是肝脏也。

荣卫病用汗法，腑病用下法，脏病用温法，经病用和解法。和解者，不可汗，不可下，不可温，却一方之中，含有汗之温之意，和而解之也。

定律三

平中又有不平处，则阳明有寒证，三阴有热证。阳明病寒，乃阳明阳退所成之病，非阳明本病，三阴病热，太阴病热，乃太阴湿气，郁住木气所成之病，非太阴本病，少阴厥阴病热，乃少阴厥阴阳复所成之病，非少阴厥阴本病。阳明本病，腑阳盛当下之病。三阴本病，脏阴盛当温之病也。

定律四

平中更有不平处，则荣卫少阳，独有坏证。病在荣卫，经医治误，表病里病，牵缠混乱，故曰荣卫坏病。病在少阳，经医治误，经病里病，牵缠混乱，故曰少阳坏病。

三阳腑三阴脏平列，定律也。腑病热，脏病寒，定律也。平列中之不平列，定律也。三阳三阴平列为经，平列中之下平为为纬。认识定律，然后认识仲圣整个《伤寒论》的真相。然后知王叔和编次之误后人也。

读《伤寒论》，如学绘彩色画，须先将青红黄白黑五色的本色认明，自然能辨别五色混合之杂色。《伤寒论》一百一十三方，皆汗下温和四方所变化。亦如绘画之多少杂色，皆青红黄白黑五色所构成。《伤寒论》的病，荣卫表病，脏腑里病，少阳经病也。下列各方，表病之汗法方，里病之温法方，下法方，经病之和法方也。了解此四方之法，全部《伤寒论》之法的纲领得矣。

桂枝汤

芍药（三钱）　炙草（二钱）　大枣肉（六钱）　生姜（二钱）桂枝（三钱）

水四杯，煎成二杯，温服一杯，饮热稀粥一杯。覆衣取微汗。如不汗，再服一杯。如仍不汗，再煎一剂，服如前法。禁生冷黏滑肉面酒酪五辛臭恶诸物。

治荣卫中风，项强，头痛，身疼，发热，汗出，恶风。脉浮缓者。

此治荣卫表证，偏于疏泄之病之法者。风者，空气中疏泄之气。荣者，人身中疏泄之气。风伤卫气，卫气不能交荣，荣气郁盛，故发热。荣气疏泄，故汗出，风性缓，故脉缓。荣卫行身之表，病在荣卫，故脉浮。卫伤荣郁，荣卫不和，故项强，头痛，身疼。荣气疏泄与风同性，风多故恶风。荣气疏泄与风同性，故风不伤荣。卫气收敛与风异性，故风伤卫。卫被风伤，病却在荣。

此方以芍药敛荣气之疏泄，以交卫气为主。用桂枝者，桂枝益表阳，调荣卫也。荣气偏郁，运动不圆，中气必虚，故用炙草以补中气。生姜助胃阳以资鼓动。大枣补胃液以养荣卫。芍药敛荣气之疏泄者，降胆经也。服此汤后，中气复而荣卫和，故汗出而病解。已经自汗伤津，故饮热粥，助津液以作汗也。荣卫和，故出汗。

麻黄汤

麻黄（三钱）　杏仁（三钱）　炙草（一钱）　桂枝（二钱）

水五杯，先煎麻黄，减二杯，去沫，入诸药，煎二杯，温服一杯，覆衣取微汗。不用饮粥，馀如桂枝汤法。

治荣卫伤寒，项强，头疼，身疼，骨节疼痛，无汗恶寒。脉浮紧者。

此治荣卫表证，偏于收敛之病之法也。寒者，空气中收敛之气。卫者，人身中收敛之气，寒伤荣气，荣气不能交卫，卫气郁盛，故恶寒。卫性收敛，故无汗。寒性急，故脉紧。荣卫行身之表，故脉浮。荣伤卫郁，荣卫不和，故项强，头痛，身疼，骨节疼痛。卫气收敛与寒同性，寒多故恶寒。卫气收敛与寒同性，故寒不伤卫，荣气疏泄与寒异性，故寒伤荣。荣被寒伤，病却在卫。

此方以麻黄泄卫气之收敛以交荣气为主。用桂枝者，桂枝益表阳，调荣卫也。卫气偏郁，运动不圆，中气必虚，故用炙草以补中气。用杏仁者，卫闭则肺逆作喘，杏仁降肺气也。不用生姜大枣不饮热粥者，未经自汗，中气与津液未伤也。服此汤后，中气复而荣卫和，故汗出而病解，此证项强身痛，较桂枝汤证重，卫气闭束之故。荣卫和，故出汗。

桂枝善实表阳，桂枝汤证，自汗出，表阳虚，桂枝之实表阳，与芍药之收敛相辅而行也。麻黄汤证之用桂枝，麻黄发汗最虚表阳，桂枝所以善麻黄之后也。

桂枝麻黄各半汤

芍药（钱半）　桂枝（钱半）　麻黄（钱半）　杏仁（一钱）　炙草（钱半）　生姜（一钱）　大枣肉（三钱）

治荣卫双郁，发热，恶寒，无汗，项强，身痛，八九日不解，形如疟者。脉微。

此双解荣卫之法也。外感之病，偏于疏泄，汗出发热。偏于收敛，无汗恶寒。荣卫之气，如环无端。单卫郁者少，单荣郁者，亦少，荣郁卫必郁，卫郁荣必郁者实多。

此荣卫双郁，多日不解。既现荣卫双郁之证，而脉转微，微者不偏紧不偏缓，微弱之象。微弱之脉，病气不盛。荣卫单郁者病者，双郁者病轻。单郁者，一方隔绝之势。双郁者，双方欲和之机。双方欲和而未能，故用桂麻二方，减轻合用以和之，服后得微似汗即解决。

荣卫单郁，中气大虚，易入脏腑。荣卫双郁，双方平衡，中虚较轻。故病八九日有如疟状，久在表也。

此三方为外感之大法。荣郁发热，偏于疏泄。卫郁恶寒，偏于收敛，是对待的。表病不解，入腑病热，入脏病寒，亦是对待的。对待之间，中气之事也。

中气不足，故荣卫偏郁，中气败甚。故表病入里。里气偏寒之人故脏病，里气偏热之人故腑病。

荣卫之气，外发则吉，内陷则凶。荣卫病总以早得汗而解为好，汗则外发也。

发热者，荣气之郁。恶寒者，卫气之郁。荣热者，木火之本性。卫寒者，金水之本性。五行之性，运动圆，则无所谓金水，无所谓木火，无所谓寒，无所谓热。运动不圆则分，分则郁，郁则荣卫各现其本性。荣卫各现其本性者，中气虚之，不能运化调化也。

（以上伤寒论，荣卫表病，桂枝汤，麻黄汤，桂枝麻黄各半汤证治本位的意义，以下推论的意义。）

桂枝汤，为治外感受风的大法。麻黄汤，为治外感受寒的大法。桂枝汤之芍药其性降敛，专降胆经而敛相火，其作用是向内的，不是向外的。故虚劳小建中汤，即是桂枝汤加重芍药与加饴糖。桂枝汤治外感，小建中汤治虚劳。虚劳与外感，病证悬殊，方药则同。医家如肯将此病证悬殊，方药则同之点研究彻底，古中医学早已大明于世。读者于小建中汤证之发热，已认识其为胆经相火不降乎？于桂枝汤证之发热，已认识其为胆经相火不降乎？如未认识，请速认识。如已认识，请再作整个的认识。不止明了虚劳之发热，明了伤寒之发热，且能明了温疹之发热也。且能明了时病与一切病之发热也。

乡村无医药之处，遇外感发热之病，当用酸菜汤半碗，兑水半碗，无盐者加盐少许，煮开热服，立刻汗出而愈。春夏温热，病发热不退者，服之神效。本书温病时病篇，发热不退，无舌干黄胎者。乌梅二枚，白糖一两煎服之后，无不立刻汗出热退。

但是一层，无医药的乡村，方能有这合于古圣人遗教的成绩。若是有医药的乡村，乃至于有明医有儒医的都会，则不惟无此成绩，且更以酸菜汤，乌梅白汤糖，治愈时气发热为戒。谓酸味之物有收敛作用，时气发热而服酸菜汤，乌梅白糖汤，岂不将时气温热敛在腹内，烧心烂肺而死。此因《伤寒论》的卷首，有王叔和加的序例。王叔和说道，冬月伤寒，登时病作。就要吃麻黄汤，这就是伤寒病。若冬月伤寒，登时不病，寒毒藏于肌肤，不知不觉，安然无恙。三个月后，寒毒变成温毒，发起热来，这就是温病。大家将王叔和的话，不加思想，紧记在心。以为春天发热的时气病，既是冬天藏在身体内的寒毒变成的热毒，当然不可吃酸收之药了。明医儒医，如叶天士徐灵胎，与著《温病条辨》的吴鞠通，著《温热经纬》的王梦英，著《时病论》的雷少逸，著《世补斋》的陆九芝，诸前辈先生，无不尊崇王叔和于理不合，于事绝无之言。所以全国一致，流毒至今。徐灵胎尝谓小儿在胎吃母体血秽，又谓催生丸服下，小儿下地，将丸握于手中，男左女右。前辈之不求澈底，真是可笑。

西医用稀盐酸治发热不退之时气病，服下之后，立刻汗出热退。今之医家，闻酸菜汤，乌梅白糖汤，能发汗退热，则哗然大笑。闻西医用稀盐酸发汗退热，则肃然起敬。我不知所存何心也。

乡村治外感发热，用酸菜汤而愈。如外感恶寒，乡村用葱姜豆豉汤而愈。葱姜疏泄，豆豉养中，亦合麻黄汤用麻黄之疏泄，以开卫气之闭敛，同一意义，乡村治外感发热又恶寒者，吃香油酸辣面汤，酸以收荣郁之疏泄，辣以泄卫郁之闭敛，面以补中，香油以润津液，立刻汗出而解。此又合桂麻各半汤之原理。乡村又用绿豆芝麻茶叶葱姜豆豉，治秋季外感甚效。秋季外感，燥热伤津，绿豆芝麻茶叶，润燥生津，葱姜开结，豆豉养中气，皆合古圣法则者。

发热恶寒，有出于荣卫者，有出于脾胃者，有出于肾家者，有出于胆经者，有出于肺家者。出于荣卫者，荣卫为风寒所伤，郁而自现本气，以上所述是也。出于脾胃者，脾胃为饮食所滞，脾滞则现阴寒，胃滞则现阳热。阳则发热，阴则恶寒。或脾胃将败，则脾胃分离，亦现寒热也。出于肾家者，详处方基础篇肾气丸。出于胆经者，详下文柴胡汤。出于肺家者，肺主皮毛，皮毛主一身之表。肺气伤，则牵连表气，而发热恶寒。肺家之发热恶寒，时止时作，不似荣卫之发热恶寒，无休止也。肺家之发热恶寒，详时病篇热伤风与秋燥感冒。五项发热恶寒，惟风寒感伤荣卫者，身痛项强，寒热甚盛也。

自来注桂枝汤证，皆曰风中肌腠，用桂枝汤以解肌。注麻黄汤证，皆曰寒伤皮毛，用麻黄汤以散寒。试问桂枝汤的芍药，其性收敛下降，既是肌腠有风，芍药不将肌腠的风愈加收敛，出不来乎？寒在皮毛，如何曾发热恶寒，又如何曾骨节疼痛乎？此两方皆发汗之方。麻黄性散，服后汗出病解。芍药性敛又何以服后亦能出汗乎？仲圣《伤寒杂病论》，为中医内外疾病方药的祖本。桂枝汤，麻黄汤，又为起首之方。吾人读诸前辈的大注，起首便引吾人堕入五里雾中，无怪今之身任整理中医之责者，主张废除阴阳五行也。其实是欲废除中医书的理论耳。

四逆汤

　　附片　干姜　炙草（各三钱）

　　治太阴病自利，腹自痛，腹满而吐，食不下。脉沉而微。

　　此治太阴脾脏病之法也。脾乃阴脏，阴中阳足，则经气上升与胃经合成一圆运动，阴阳和平不病寒也。病则太阴阴盛，胃阳消减，则病湿寒。寒湿偏盛，故白利，腹满，吐而食不下。水寒火灭，木气失根，郁而冲击，故腹自痛。此火土两寒，中气将脱，危险极矣。

　　此方用炙草补中气。用干姜温中寒，除湿气，用附子温肾水之寒以救火。火土俱复，阳与阴平，运动复圆，所以病愈。

　　此六气运动不圆，太阴湿土独胜之病。病在荣卫，不速汗解，平日脾阳偏虚之人，病即由表入里。表证才现里证即作，则成此病。病成之初，必神色灰滞，口淡不渴也。土败阳微，故脉沉微。

附子汤

　　白术　附片　茯苓　党参　炒白芍（各三钱）

　　治少阴足寒，背恶寒，蜷卧，但欲寐，骨节痛。脉沉微细小。

　　此治少阴肾脏病之法也。伤寒病分太阳、阳明、少阳，太阴、少阴、厥阴。阳腑病热，阴脏病寒。少阴肾脏，病则阴寒。水寒克火，火灭土亡。

　　四肢秉气于中土，土中阳亡，则手足寒冷。阳入于阴则寐，水寒无阳，则蜷卧欲寐而不能寐。肾主骨，肾寒则背脊恶寒。水寒土湿，木郁风生，则骨节痛。此病致死极速。

此方用附子补肾阳，人参白术茯苓补土泄湿。芍药息风。附子补肾阳，易动风木之气。附子与芍药并用，肾阳复而风木不动。此中医五行之妙用也。火土复而木气安。阳与阴平，运动复圆，是以病愈。

此六气运动不圆，少阴寒水独胜之病。病在荣卫，不速汗解，平日肾阳不足之人，病即由表入里。表证才现，里证即作，则成此病。病成之初，必神色黯淡，恶寒，气微也。水寒土败，阳气微少，故脉细小沉微。

乌梅丸

乌梅（三十枚）　蜀椒　当归（各四钱）　桂枝　党参　附片（各六钱）干姜　黄连（各一两）　黄柏

细辛（各三钱）　共捣筛蜜为丸，如梧子大，服二十丸，日三服，稍加至三十丸。乌梅先用醋浸一宿，饭上蒸，捣如泥，合为丸。用时如无丸药，可减轻分量，用五分之一，煎服。日三服，隔二小时服一次。

治厥阴病，厥热往还，消渴，气上冲心，心中热疼，饥不欲食。食则吐蛔，心烦，有时安静，静而复烦。脉弦细急数。

此治厥阴肝脏病之法也。厥热往还者，厥为寒冷，厥阴乃阴寒已极，微阳初生之气。厥阴风木，子气为火，母气为水，厥阴一病，则风动无定，或见子气而病热，或见母气而病寒，故热后复厥，厥后复热。平人之厥阴不病厥热者，中气旺而水火交也。厥阴一病，风木克土。中气既败，水火分离，于是厥而复热，热而复厥。热多则火土复而人生，厥多则火土亡而人死也。

消渴者，风木之气，因水寒脱根，而疏泄上冲。疏泄伤津，故渴而能饮，饮而仍渴。气上冲心，心中热痛者。足厥阴肝经，为风木，手厥阴心包经为相火。肝经木气上冲，而心包相火，因又中气虚败，不能降之，故气上冲心，心中热疼，饥不欲食。食即吐蛔者，风气耗津故饥，土气已败，故不能食。蛔乃木中阳气所生。中下既寒，蛔不安居，食后胃上加温，蛔避寒就温，故吐蛔。心烦者，蛔乃肝家阳气所成。蛔动则阳动，阳动故心烦。

此病水寒火热，木风土败。方用附子蜀椒以温水寒而培木气之根。黄连黄柏清火热，以保木气之津液。桂枝当归温养木气，以息风气。人参干姜，以温中补土。细辛温降寒水。乌梅大生木液而补木气。风盛则木伤，惟乌梅能补木气也。水温火清，木荣土复，阴阳平和，运动复圆，是以病愈。

此六气运动不圆，厥阴风木偏胜之病。病在荣卫，不速汗解，平日肝阳不足之人，病即由表入里，表证才见里证即作，则成此病。病成之初，必烦躁不安也。木气动而耗津。故脉弦细。微阳拔根。故脉急数。

乌梅丸为阴寒之方。黄连黄柏大寒之药，乃如是之重者，水寒则木生风，风又生热，热又伤津，津伤则风更动。寒不去，风不息。热不去，风更不息。寒温并用，木气之本件使然。此方虽寒温并用，仍以温水寒为主，清火热为辅。六气中惟风木复杂，风木能研究彻底，皆彻底矣。

大承气汤

大黄（四钱）　枳实　芒硝（各二钱）　厚朴（八钱）

治阳明病，胃家实，日暮潮热，六七日不大便，谵语，手足濈然汗出，腹痛拒按。脉大而实。

此治阳明腑病，肠胃燥结实证之法也。承气者，承中气也。中气左旋化阳，右转化阴，阴阳平均，中气乃治。阴进则阳，退阳盛则阴消，阴阳偏胜，则中气伤而人病，阴阳偏绝，则中气亡而人死。大承气汤证，阳盛阴绝。当此之时，阴阳平均的中气，几乎有阳无阴了。日暮潮热者，阳明燥金气胜，申酉之时，燥金气旺，每日申酉皆热，如潮来之有定时。此时土中阳旺，故阳明病，必此时热增也。谵语者，胃中津液消亡，心火不降，烧灼神昏也。手足濈然汗出，六七日不大便者，胃肠燥极也。腹满痛拒按者，肠胃有燥屎结塞也。伤寒论云，胃中有燥屎，乃胃中食物，被燥气炼干云耳。故曰胃家实也。

阳明燥金，大肠主气，胃土从化。金气以收敛为能，故气燥必结，故燥屎坚硬也。

此方大黄芒硝，攻下燥屎。枳实厚朴，开通滞气。阳退阴复，阴阳和平，运动能圆，是以病愈。

此方妙处，在大黄芒硝枳实性寒，厚朴性热。厚朴分量，适与大黄三味平均，寒热混合，则生圆运动的作用。热升寒降，故作圆运动而下。如不用厚朴之热，只用大黄三味之寒。直攻而下，一定将人下死。脉实而大，阳热充满之象。与三阴脏病，阴盛阳微，是对待的理法。

但是要用大承气汤，须先以小承气汤试探。服小承气汤后，放屁极臭，是有燥屎，可用大承气汤。若不放屁，是无燥屎。便不可用。小承气汤，大黄二钱，枳实一钱，厚朴二钱。

此六气运动不圆，阳明燥金偏胜之病。病在荣卫，不速汗解。平日胃阳偏旺之人，病即由表入里，表证罢而里证作，或表证未罢而里证作，则成此病。病成之初，必蒸蒸发热。汗出气盛。而舌胎干黄也。

桃核承气汤

桃仁（三钱）　桂枝（二钱）　炙甘草（一钱）　大黄（二钱）芒硝（一钱）

治荣卫病。其人如狂，少腹急结。内有蓄血，小便利者。脉象沉实。

此治太阳膀胱腑病之法也。太阳之腑，膀胱也。膀胱位在少腹，膀胱有热，少腹血瘀，故少腹急结，血热，故人如狂。热结在里，故脉沉实。

此方大黄芒硝以下膀胱腑热。桃仁以下瘀血。膀胱腑虽有实热可下，而胃中却无可下之物，硝黄极伤胃气，故用炙草以补胃气。用桂枝者，达表气也。因太阳膀胱之经，在荣卫之内，膀胱本腑有热，其经即将荣卫之热引入本腑，而成此证。故用桂枝将其经气，仍达于表也。小便如不利，内热未实，便不可下。如血自下，热随血去，不必服药。

此六气运动不圆，太阳腑热之病也。病在荣卫，不速汗解。平日血热阳盛之人，病即由表入里，表证未罢，里证即作。则成此病。病成之时，但觉少腹急痛，必然发狂也。

（以上《伤寒论》；脏腑里病，四逆汤，附子汤，乌梅丸，大承气汤，桃核承气汤证治本位的意义。以下推论的意义。）

整个《伤寒论》的病，曰表病，曰里病，曰经病。表曰荣卫，里曰脏腑。经曰少阳之经。脏乃脾脏，肾腑，肝脏。腑乃胃腑，与膀胱腑也。胃腑之病最多，膀胱腑之病最少。六气圆，三阳与三阴平列。《伤寒论》整个病证，实是三阴脏与阳明胃腑平列。因少阳胆为经病，而非腑病。太阳膀胱腑病，只有两证，膀胱腑热，必胃腑热，故膀胱腑病，可以附属于阳明胃腑病。吾人研究《伤寒论》，只须将内容六瓣之一橘的譬喻，整个认识之后，再由六瓣之三阳中，认为阳明胃腑病，与三阴脏病相对。将太阳膀胱腑病，附于阳明胃腑病，另将少阳经病，划出三阳腑病之外。于是表则荣病热，卫病寒。里则腑病热，脏病寒，少阳之经，半寒半热的伤寒论，两大原则，了然于心。全书证治，皆有系统，不止事半功倍而已。

膀胱乃太阳之腑，乃里病非表病也。其经在荣卫中，只占荣卫六分之一。荣卫乃三阴三阳六经之表，六经之表的荣卫病，原文称太阳病。伤寒论表里限界，遂起纠缠。兹将太阳膀胱腑病，在读法预备中，列于阳明胃腑病之后，将太阳二字，列入里病。将表病二字，归入荣卫。名实确定，使学者认识于先。以为读伤寒论原文，易于了解地步也。

伤寒论，六经六气。太阳膀胱腑之经，属于寒水之气。膀胱腑病，乃病热，而不病寒。少阴肾脏，乃病寒病。脏阴腑阳，阳热阴寒，自然之理。膀胱经与肾经相表里，肾经病寒，膀胱经乃随之而寒。阳水之气主外，阴水之气主内。内温外清，则封藏得令。阳水清则寒而善藏。阳水善藏，阴水乃温。六经名词，太阳寒水四字，非在宇宙人身的解剖学的伤寒论上，将表里病证的原理方法，实地考求，彻底分清，无不被各注家之说所迷惑也。

小柴胡汤

柴胡　黄芩　法半夏（各三钱）　大枣肉（六钱）生姜　人参　炙草（各三钱）

治少阳经病，寒热往来，口苦目眩，耳聋咽干，胸满胁痛，默默不欲饮食，心烦喜呕。

此和解少阳经病之法也。少阳胆经，居荣卫之内，脏腑之间。此经一病，阴阳不通，阴郁则恶寒，阳郁则发热，郁而不解，故寒热往来。胆经不降，相火上逆，故口苦耳聋，目眩咽干。胆经自头走足，循耳后下胸，环胃，循胁。胆经不降，故胸满胁痛不食，心烦喜呕。胆经与三焦经，同属少阳相火。胆经相火既上逆不降，三焦经相火必下陷不升。上逆下陷，经气结滞，故病有以上诸证。

此方柴胡升三焦经之下陷。黄芩降胆经之上逆。胆经逆，胃经必逆，半夏生姜降胃经之逆。相火上逆，中气与津液必伤。姜枣炙草人参补中气生津液，中伤火逆，脏阴易动，故重用补中之品，以防止脏阴之动。少阳之经，升降倒作者，中气之虚，此方升其陷者，降其逆者，又重用补中之品，一面和解少阳之经，一面补中，以防脏阴之动也。

大柴胡汤

如寒热往来等证，呕而又兼下利，胸下痞硬。呕利，为胆胃二经热滞，痞硬为胆胃二经横结。于小柴胡汤去参草之补中，加大黄枳实各二钱，以下胃热，加芍药二钱，以降胆经，而舒胃经。一面和解少阳之经。一面下胃腑之热也。

小柴胡汤证，脉象微小，略兼弦数。微小者，中阳虚，而三焦之气下陷。弦数者，木火病，而胆经之气上逆也。

大柴胡汤证，脉象右洪而实，左弦而弱。右洪而实者，阳明胃腑热盛。左弦而弱者，木气结而津液伤也。

此二证，大柴胡汤证少，小柴胡汤证多。因中虚不运，荣卫乃病。中虚之家，胆经相火易于上逆，相火上逆，中气更虚。故小柴胡汤证多。胃阳盛，乃病大柴胡汤证。胃阳盛，则中气少有虚者。中气不虚，荣卫偶病，自能汗解，不至传入少阳经也。故大柴胡汤证少也。

此六气运动不圆，荣卫表病，未得汗解。脏腑阴阳，又不偏动。少阳经气，被迫而成之半表半里证也。

（以上少阳经病，大小柴胡证治本位的意义。以下推论的意义。）

大柴胡汤证，呕而下利胸痞。与太阴吐而下利胸痞，明辨于下。吐而下利，交加心痞，乃太阴寒证。太阴之吐利，不发热，不出汗，胸痞而不硬。今一面下利，又出汗发热，乃胆胃热也。发热而呕，乃少阳之热呕，非太阴之寒吐也。呕无物有声，吐有物而声微也。于少阳热呕之中，加心痞而又硬，乃少阳经气结塞心下，非寒痞也。于发热出汗，呕而痞硬之中，加以下利，此热利非寒利也。

曰少阳经病，必有口苦，耳聋，胁痛诸证。太阴脏病，无有诸证。

寒利，利下如注，肛门不热，利时无屁，粪为灰色，一滑即下。热利有屁，利如喷出，粪为稀水。多有黄色。稀水之中，必杂硬粒，停而又下，不觉其滑。

寒利舌灰无胎，而口淡，热利舌有黄胎，而口苦。阴阳不同，虚实各判也。

阳腑阴脏，腑病阳热，脏病阴寒，一定之理。少阳居三阳之一，却无腑病者。少阳胆腑，附肝脏而生，入胃腑而下，居其他脏腑之间。阳盛则胃寒病热，阴盛则肝脏病寒。本身无有腑病，只有经病，经病成时，必项强已罢，继以口苦等症也。

一部《伤寒论》，如内容六瓣之一橘，表病宜汗法。里病宜下法，宜温法。少阳经病，不可汗，不可下，不可温。柴胡汤之柴胡，却有汗意，黄芩却有下意，大枣生姜有温意，所以能和解也。

少阳经病，不可汗者，汗所以通表气。少阳胆经，秉气木火，居表里之间。汗伤木火津液，必干燥生烦也。不可温者，温所以扶脏气之阳，胆经木火正郁，热药必助其逆升而不下降也。不可下者，少阳相火一病，上热不降，中土无根，下之必伤中败土，至于危亡也。惟有和之之法，不损其本来之气，调和其升降之郁，故病愈也。表里之间，有少阳经。少阳经之内是脏腑，少阳经之外是荣卫。故少阳经解决，整个表里方能分清。然必整个的表里认识。半表半里的少阳经，方能认识耳。

人身气化，表有荣卫，里有脏腑。表里之间，有少阳之经。《伤寒论》立汗法以治表病，温法下法以治里病，和解法以治经病。表里经病，是整个组织的病。汗温下和法，是整个组织的法。病有变动，法有加减。先知整个的组织，握定原则，一切分则，自能解决。

上列各方，逐方明了之后，汗法三方，可并为一方看。温法三方，可并为一方看。下法二方，可并为一方看。和法二方，可并为一方看。又将四方并为一方看。能将四方并为一方看，然后能明了人身气化一整个的组织。

如此预备成熟，然后读本书的伤寒读法篇，不惟能彻底明白《伤寒论》。一切温病霍乱等病，一切外感内伤等病，皆可用一个圆运动的理法，以归纳之。然后见古中医学，用一个原则，支配一切分则的办法。简而易也。

《伤寒论》为外感内伤百病治法的祖本。外感之病，亦因内伤。脏阴素伤，而后腑阳病热。腑阳素伤，而后脏阴病寒。收敛之气素伤，而后荣气病热。疏泄之气素伤，而后卫气病寒。所以伤寒各方，皆系调和脏腑，调和荣卫之法，而无驱风逐寒之法。如素无内伤之人，虽偶感空气中的风寒，觉得身体不适。安卧片刻，中气运动，自然汗出病解。更无由表入里，由表传经之事。

方名	证状	原理	治法	脉象	备考
桂枝汤证	头痛,身疼,发热,汗出,恶风	卫气受风所伤,不能交荣,荣气郁,故偏现本性而疏泄	敛荣气,以交卫气	脉浮缓	桂枝汤之中风,麻黄汤之伤寒,中字亦伤字之意。言风寒伤了人身的荣卫也。此方用芍药之理,不可含糊,外感之病,非风寒入了人身作病,乃荣卫被风寒所伤,人身的荣卫自己作病。此点解决,古医学复明矣
麻黄阳证	头痛,身疼,骨节疼痛,无汗恶寒	荣气受寒所伤,不能交卫,卫气郁,故偏现本性而闭敛。	泄卫气以交荣气	脉浮紧	麻黄汤证。病在收敛偏盛。桂枝汤证,病在疏泄偏盛。时令收敛,则麻黄证多。时令疏泄,则桂枝证多。大气寒则收敛,大气热则疏泄
桂麻各半汤证	发热恶寒无汗身痛,数日才解	荣卫皆郁	轻泄荣卫	脉微	芍药麻黄并用,一开一合,荣卫双郁,一定之法。后人不解桂枝汤用芍药之理,一心总以为是风寒入了人身,须驱风提寒之药,多多用些才行。于是外感病,误于升散药者多矣
四逆汤证	自利腹痛,腹满而吐,食不下	火土双败	燥湿,补中,补火	脉沉微	三阴脏病,不下利者不死。下利不愈者多死。下利乃太阴之事,脾阳不衰,不惟太阴不病,即少阴厥阴亦可不病。太阴脾土关系大矣

续表

方名	证状	原理	治法	脉象	备考
附子汤证	肢寒,背恶寒,蜷卧但欲寐,骨节痛	水寒,土败,风动	温水,补土,息风	脉沉微,细小	少阴一气,心脏与肾脏属之。心属火,肾属水,土败中灭,水火分离,水寒克火。故少阴脏病,法当温水气之寒。扶土气之衰,同时兼防木气之动,少阴多死证,火不生土,木又克土之故,方中不用甘药,嫌壅滞也
乌梅丸证	厥热消渴,气上冲心。心中热痛,肌不欲食。食则吐蛔,心烦有时安静,静而复烦	水寒火热,木枯土败,中气虚寒	温寒,清热,补中,养木息风	脉弦细,软数	厥阴木气,在冬春之交,微阳升动,阳根不足一动即泄,所以厥阴多死证也。少阴厥阴之死证,非医误之过,乃本气应有之事
大承气汤证	胃实。潮热。手足汗出,谵语,六七日不大便,腹满痛,拒按	燥热结实,胃有燥屎	下燥屎	脉大而实	胃家阳实,全是阳盛之象,脉则洪实,重按有力。当表证已罢,蒸蒸热盛之时,以调胃承气汤,和其胃热,不致成大承气证也。调胃承气汤,详伤寒读法篇
桃核承气汤证	发狂,少腹急	膀胱热结,少腹有蓄血	下热攻血,顾中达表	脉沉实	膀胱腑证极少。阴脏病寒,分见三阴。阳腑病热,统属阳明。故古人以三阴与阳明对称

方名	证状	原理	治法	脉象	备考
小柴胡汤证	寒热，口苦，目眩，耳聋，咽干，胸满，胁痛，而兼呕烦	少阳经病，脏阴将动	和解经气，预防脏阴	脉微小弦热	此证常有十数日不愈者。因少阳经气，居半表半里之间。既不能出表，又不能入里之故。所以非和解不可
大柴胡汤证	寒热口苦,目眩，耳聋,咽干,胁痛,而兼呕吐,下利,胸痞而硬	少阳经病，腑阳已盛	和解经气，兼治腑阳	脉右洪实，左弦弱	此证只须问明有少阳经证，则下利系阳明热利,显而易见。而上神色是阳象，无阳象,亦易分辨

其实由表入里，乃里气自病。由表传经，乃经气自病。荣卫表病，乃因于风寒之伤，而亦荣卫自病。认清此点，仲圣之心法传矣。

全篇结论

人秉造化阴阳五行六气而生。阴阳五行六气者，人身之原质也。故中医学的生理病理医理，无不根据阴阳五行六气。

仲圣伤寒金匮，为中医方法祖本。仲圣自叙云，撰用素问九卷，八十一难。又云，天布五行，以运万类，人秉五常以有五脏。仲圣撰用素问难经，素问难经，乃说阴阳五行六气之书。仲圣经方，只言某病用某方，不说阴阳五行六气，何也？无法说也。

此篇将天人一气，整个阴阳五行六气。圆运动的河图，与仲圣经方，合为一事，设法说明。只须认识河图，即能认识阴阳五行六气，即能认识经方的法则，即能认识中医学的所以然。然后去读前贤医案，经方的规矩准绳为经，前贤的活泼方法为纬。深造在乎各人，理论自归一致，岂不善欤。此篇所以名曰处方基础篇也。

历代整理中医，以前清乾隆年间，诏修《医宗金鉴》为极盛。书成无有效果，何也？不言所以然，无系统无原理故也。

然则系统学，言所以然矣，有原理矣。于整理中医有效果乎？曰，不设养病院，不在病人身上实地证验，不在病人身上实地学习，徒耗空言，仍无效果也。如在病人身上实地学习，只须三年工夫，便可造成彻底负责良医。古人云，虽善无征，无征不信，不信民弗从。系统学要有效果，非设病院以求征信不可。学修机器，要在机器厂学。学医治病，不在人身上学，徒在纸片上学，中医学纷歧杂乱，原因亦在此。

《伤寒论》六经原文读法篇序

　　初不料我中医方药祖本的《伤寒论》的本身真相，自古到今，未曾明白示人以整个的认识也。自来注《伤寒论》者，无不曰风中肌腠，寒伤皮毛。如不发汗将风寒发散出来，这风寒就会由太阳传入阳明而成阳明病，传入少阳而成少阳病。或风不中肌腠，寒不伤皮毛，风寒直中三阴之脏，而成三阴脏病。南北同风，古今一致。在事实上彻底研究起来，乃风寒伤人之后，人身本气自病，并非风寒入了人身为病。病成于人身的本气，而起因于风寒所伤耳。《伤寒论》本身真相，原来如此，与注家所注，根本上完全不合，可怪也。

　　有识之士，则归咎于王叔和编订伤寒论次序错乱，所以后人无法认识伤寒论的真相。伤寒论被王叔和编次后，原文次序，究竟如何，不可得而知。所可得知者，六篇之名词。名词曰太阳篇，阳明篇，少阳篇，太阴篇，少阴篇，厥阴篇。六篇之名词，六气之名词也。人身个体，表有荣卫，里有脏腑，而皆六气之所生。欲认识本气自病的伤寒论真相，必先求六气之表里。根据六气之表里，以寻求理路，再由理路以认识真相，其庶几乎。此篇读法，非敢更改自来读本之次序也，由次序以认识伤寒本气篇自病的真相耳。

　　中华民国二十八年己卯冬月子益重编于成都四川国医专科学校

《伤寒论》六经原文读法篇（方解附后）

读法总纲

《伤寒论》一百一十三三方，三百九十七法。欲知原文逐章之意义，须先知本论六经整个之组织。整个伤寒论六经之组织、事实上如内容六瓣之一橘。荣卫如表皮，三阳腑三阴脏如里瓣。初病在表皮、汗出则病解，在表不解，里瓣乃病。

荣卫表病，用汗法解之。脏腑里病，脏病用温法解之，腑病用下法解之。荣卫脏腑之间，又有少阳经病，少阳经病，不可汗，不可温，不可下，用和法解之。病证虽多，无非表里与经。方法虽多，无非汗温下和。了解原则，自能了解分则。

人身乃阴阳交合圆运动的气化构成之体。阴寒阳热，乃其本性，表则荣阳卫阴，里则腑阳脏阴。中气充足之人，阴阳交合，调融不分，无所谓寒，无所谓热。中气不足，表的荣卫之气分离，荣则现出阳的本性而病热，卫则现出阴的本性而病寒。里的脏腑之气分离，腑则现出阳的本性而病热，脏则现出阴的本性而病寒。少阳之经，在荣卫脏腑表里之间，赋有阴阳二气之性质，病则寒往热来，热往寒来。此原则也。阴阳分离，寒热偏现，因又变化发生各项证状。此分则也。故伤寒论的病证与治法，在原则上无非寒热的本证而已，在分则上无非寒热的变化而已。

六经的经字，应作家字解。家有内宅，有外墙。里的脏腑如内宅，表的营卫如外墙。内宅是各个的，外墙是公共的。公共者，各个的公共也。无病之人，三阳三阴是圆运动的，阴中有阳，阳中有阴，是调和不分的。虽是各个，实则整个。得病之人，表气公共的外墙，被风寒打开，里气的内宅，遂分离成了各个。分离的轻病轻，分离的重病重，全分离则有阳无阴，或有阴无阳，中气消灭，而人死矣。少阳经之经字，则指经络的经气而言也。

本篇分上篇中篇下篇。上篇以明荣卫病脏腑病与少阳经病之本体。中篇以尽其蕴。下篇以通其变。所谓本体者，荣卫主表，用汗法之病，脏腑主里，脏用温法腑用下法之病，少阳经主半表半里，用和解法之病是也。凡原文之属于荣卫脏腑与少阳经本体各病各章，列为上篇，凡原文之属于本体而事实较复各章，列为中篇。凡原文由本体发生种种变化各章，列为下篇。如学彩色绘画之法，先认识五种未经掺和之本色。然后可求知掺和之各样杂色。认识上篇，然后能认识中篇，认识上篇中篇，然后能认识下篇。历来注伤寒论之家，都如茧缚之艰晦，此篇读法，有如鸟瞰之明白。只须用以前读伤寒论十分之一的脑力，便能整个彻底了解。如欲读此篇，须先读原理篇处方篇方能了解。

上　篇

荣卫病

太阳之为病，脉浮，头项强痛，而恶寒。凡发热，先恶寒。此一章，论荣卫病提纲。凡原文称太阳病，皆荣卫病。

太阳病，发热汗出，恶风，脉缓者，名为中风。缓有虚象。中字作伤字解，言卫气为风所伤也。风性疏泄伤卫，卫伤则荣病。

太阳病，头痛，发热，汗出，恶风者，桂枝汤主之。此发热亦先恶寒。

太阳中风，阳浮而阴弱。阳浮者热自发，阴弱者汗自出，啬啬恶寒，淅淅恶风，翕翕发热，鼻鸣干呕者，桂枝汤主之。寸脉为阳，尺脉为阴。浮弱、热汗、鼻鸣、干呕，皆荣气郁而疏泄之事。疏泄伤阴。

桂枝本为解肌，若其人脉浮紧，发热汗不出者，不可与也。常须识此，勿令误也。热在肌，故曰解肌。桂枝汤收敛之剂。脉紧无汗，收敛之病。故不可与。以上四章，论荣病。

太阳病，或已发热，或未发热，必恶寒，体痛，呕逆，脉阴阳俱紧者，名曰伤寒。紧乃闭敛之象，缓乃疏泄之象，是相对的。寒性收敛伤荣，荣伤则卫病。

太阳病，头痛发热，身疼腰痛，骨节疼痛，恶寒无汗，而喘者，麻黄汤主之。荣降于胆，胆逆则呕。卫降于肺，肺逆则喘。卫病闭敛，故头项强痛之外，又加腰痛骨痛。以上二章，论卫病。

太阳病，外证未解，脉浮弱者，当以汗解，宜桂枝汤。言有表证，总宜汗解。弱脉津液伤，故宜桂枝汤。

脉浮者，病在表，可发汗，宜麻黄汤。脉浮而数者，可发汗，宜麻黄汤。脉数有紧象，故宜麻黄汤。

欲自解者，心当先烦，有汗而解。何以知之，脉浮，故知汗出解也。自解者，不服药而解，阳郁后通，先烦而解。以上三章，总结上文。

太阳病，得之八九日，如疟状，发热恶寒，热多寒少，其人不呕，清便欲自可，一日二三度发，脉浮缓者，为欲愈也。脉微而恶寒者，此阴阳俱虚，不可更发汗，更下更吐也。面色反有热色者，未欲解也。以其人不得小汗出，身必痒，宜桂枝麻黄各半汤。清，大便，便，小便。欲字作能字解。恶寒乃卫闭，卫闭向内，面色不当发热。今发热，故曰反。荣气疏泄向外，故面有热色。

服桂枝汤，大汗出，脉洪大者，与桂枝汤如前法。若形如疟，日再发者，汗出必解，宜桂枝二麻黄一汤。洪大之脉，外盛内虚，故仍用桂枝汤之法。如疟再发，卫闭气虚，故用桂二麻一之法。桂枝汤之法，收外盛之气以回于内之法也。

太阳病，发热恶寒，热多寒少，脉微弱者，此无阳也，不可更汗，宜桂枝二越婢一汤。荣卫双病，燥伤肺液。阳字指寸脉言，无阳，谓寸脉弱也。

形作伤寒，其脉不弦紧而弱，弱者必渴，被火者必谵语，弱者发热，脉浮，解之当汗出愈。此章弱者必渴句，申明上章越婢汤兼清燥之义。以上四章，论荣卫双病。

伤寒，表不解，心下有水气，干呕，发热而咳，或渴，或噎，或利，或小便不利，少腹满，或喘者，小青龙汤主之。表病未解，而脏气之湿寒已动，解表兼治湿寒。

伤寒，心下有水气，咳而微喘，发热不渴，小青龙汤主之，服汤已渴者，此寒去欲解也。此章不渴二字，申明上章，小青龙汤用温法之义。以上二章，论荣卫病中兼见脏寒之病。

太阳中风。脉浮紧，发热恶寒，身疼痛，不汗出而烦躁者，大青龙汤主之。若脉微弱，汗出恶风者，不可服也。服之则厥逆，筋惕肉瞤，此为逆也，以真武汤救之。首句是设问词，非中风也。表病未解，而腑气之燥热已动，解表兼治燥热。

伤寒，脉浮缓，身不疼，但重，乍有轻时，无少阴证者，大青龙汤主之。此缓字有实象。桂枝汤证之缓，乃虚象也。燥伤津液故身重，津液复通，故身重乍有轻时。以上二章，论荣卫病中兼见腑燥之病。

中风发热，六七日不解而烦，有表里证，渴欲饮水，水入则吐者，名曰水逆，五苓散主之。热为表证，渴为里证。此热乃阳为水格。非表病也。

太阳病，小便利者，以饮水多，必心下悸，小便少者，必苦里急也。水格则心气不降，故悸。

伤寒，汗出而渴者，五苓散主之。不渴者，茯苓甘草汤主之。渴而汗出为里湿盛，不渴而汗出为表阳虚。以上三章，论荣卫病解脏气之湿动。

伤寒，脉滑而厥者，里有热也，白虎汤主之。燥热灼津，津液沸腾，则脉滑。内热格阻阴气于外，则外厥。此滑脉重按有力。厥者，肢冷畏寒也。

伤寒，脉浮滑，此表有热里有寒也，白虎汤主之。表热里寒，无用白虎之理，当是表寒里热，乃传抄之误也。

伤寒，无大热，口燥渴，心烦，背恶寒者，白虎加人参汤主之。无大热，无表证之发热也。燥渴心烦，里热之征。背恶寒与厥，皆里热格阻外阴之象。

伤寒，脉浮，发热，其表不解者，不可与白虎汤。渴欲饮水，无表证者，白虎加人参汤主之。有表热则里汤虚，故不可用白虎以败里阳，重申上章之义也。

病人身大热。反欲得近衣者，热在皮肤，寒在骨髓也。病人身大寒，反不欲近衣者，寒在皮肤，热在骨髓也。此诊断内热之一法，不可拘执。以上五章，论荣卫病解腑气之燥动。

太阴脾脏病

太阴之为病，腹满而吐，食不下，自利益甚，时腹自痛。若下之，必胸下结硬。凡称太阴病，皆太阴脾脏病，乃裹病，非经病。少阴厥阴准此。此一章，论太阴病之提纲。阴脏病寒，本体原来阴寒故也。少阴厥阴准此。

自利不渴者，属太阴，以其脏有寒也，宜服四逆辈。不渴二字，为阴寒用热药之据。

少阴肾脏病

少阴之为病，脉微细，但欲寐也。少阴肾脏，水火二气，阴脏病寒，则寒水灭火。寒而无火，故但欲寐而不能寐，无火故脉来微细也。此一章，论少阴病之提纲。

少阴病，得之一二日，口中和，其背恶寒者，当灸之，附子汤主之。腑阳病热口中苦，脏阴病寒口中和，和字乃不苦之意。肾主骨，肾寒故背寒。

少阴病，身体疼，手足寒，骨节痛，脉沉者，附子汤主之。少阴脏病，则阴盛阳衰，水灭火寒，故主附子。以上二章，论少阴病之外证。

厥阴肝脏病

厥阴之为病，消渴，气上冲心，心中热痛，饥而不欲食，食则吐蛔，下之利不止。厥阴阴阴脏，本体阴寒，阴寒盛于下，故虚热现于上耳。此一章，论厥阴病之提纲。

伤寒，脉微而厥，至七八日肤冷，其人躁无暂安时者，此为脏厥，非为蛔厥也。蛔厥者，其人当吐蛔，令病者静而复时烦，此为脏寒，蛔上人其膈故烦。须臾复止，得食而呕，又烦者，蛔闻食臭出，其人当自吐蛔。蛔厥者，乌梅丸主之。蛔乃木气中之阳气所成，厥阴本体，阳微而动，与太阴少阴不同处。以一章，引脏厥以证蛔厥也。

伤寒五六日，腹中痛，若转气下趋少腹者，此欲作利也。转气下趋少腹，肝木下陷，木气疏泄故利。此一章，论下利属于木气之下陷。

下利清谷，里寒外热，汗出而厥者，通脉四逆汤主之。外热汗出，阳气外散，下利见之，故用大温。厥有阴证之厥阳证之厥，以其他外证阴阳分之。

大汗出，热不去，内拘急，四肢痛，又下利厥逆而恶寒者，四逆汤主之。凡用四逆汤，皆阴寒阳微之险证也。

大汗，若大下利而厥冷者，四逆汤主之。此阳气将脱之象也。以上三章，论厥阴本体病之危险各证。

手足厥寒，脉细欲绝者，当归四逆汤主之。若其人内有久寒者，当归四逆加吴茱萸生姜汤主之。血虚而寒故肢厥脉细。较前数证为顺也。此一章，论厥阴之轻证。

阳明胃腑病

阳明之为病，胃家实也。一部伤寒论，惟阳明胃腑有可下实证。此一章，论阳明胃腑病之提纲。

伤寒三日，阳明脉大。大者，实大也。大脉有虚实之分。三日详传经篇。

太阳病，三日，发汗不解，蒸蒸发热者，属胃也，调胃承气汤主之。证仅蒸蒸发热，乃胃家实之渐也。以上二章，论阳明胃腑病成之渐。

二阳并病，太阳证罢，但发潮热，反不能食者，胃中必有燥屎五六枚也，宜大承气汤下之。若能食者，但硬耳。燥屎乃胃家实之物，故下燥屎，病乃能愈。荣卫与阳明胃腑都病称二阳并病。但硬，言不燥也。

病人不大便五六日，绕脐痛，烦躁，发作有时者，此有燥屎，故使不大便也。胃中食物，被燥气烧干，故称燥屎。

大下后，六七日不大便，烦不解，腹满痛者，此有燥屎也。所以然者，有夙食故也，宜大承气汤。宿食为燥气炼干成燥屎。

病人小便不利，大便乍难乍易，时有微热，喘冒不得卧者，有燥屎也，宜大承气汤。小便不利，喘气不卧，皆是燥热伤津。阳明下证，须小便利，燥热伤津，故不利也。以上四章，论阳明胃腑下证之实据。

阳明病，潮热，大便微硬者，可与大承气汤，不硬者，不可与之。若不大便六七日，恐有燥屎，少与小承气汤，汤入腹中，转矢气者，此有燥屎，乃可攻之。若不转矢气，此但初头硬，后必溏，攻之必胀满不能食也。欲饮水者，与水则哕，其后发热者，必大便复硬而少也。以小承气汤和之。不转矢气者，慎不可攻也。必兼潮热之便硬，乃可用大承气汤下之。矢，古屎字，转矢气者，放屁也。此一章，示人慎重用下之法。

太阳膀胱腑病

太阳病不解，热结膀胱，其人如狂，血自下，下者愈。其外不解者，尚未可攻，当先解外，外解已，但少腹急结者，乃可攻之，宜桃核承气汤。膀胱阳腑，阳腑病热，血下热去，所以自愈。太阳病，荣卫病也。热结膀胱，太阳阳腑自病也。

太阳病，身黄，脉沉结，少腹硬，小便不利者，为无血也。小便自利，其人如狂，血证谛也，抵当汤主之。荣卫病时而脉沉发狂少腹硬，膀胱热也。

伤寒有热，少腹满，应小便不利，今反利者，为有血也，当下之，不可馀药，宜抵当丸。热不实，小便乃利。必热实，小便乃利。

太阳病六七日，表证犹存，脉微而沉，反不结胸，其人发狂。以热在下焦，少腹当硬满，小便自利者，下血乃愈。所以然者，以太阳随经，瘀热在里故也，抵当汤主之。荣卫之中，有太阳之经，腑热则经热入里。以上四章，论太阳膀胱腑病，则名实相符之太阳病也。太阳腑病，只有四章。

少阳胆经病

少阳之为病，口苦咽干，目眩也。此一章，论少阳经病之提纲。

伤寒中风五六日，寒热往来，胸胁苦满，嘿嘿不欲饮食，心烦喜呕，或心中烦而不呕，或渴，或腹中痛，胁下痞，或心下悸，小便不利，或不渴，身有微热，或咳者，小柴胡汤主之。非表可汗，非里可温可下，只可和解，故为经病。所有诸证，皆少阳经气升降不和之现象。

血弱气尽，腠理开，邪气因入，与正气相搏，结于胁下。正邪分争，往来寒热，休作有时，默默不欲饮食。脏腑相连，其痛必下，邪高痛下，故使呕也，小柴胡汤主之。邪乃胆木克胃土，痛乃肝木克脾土。

伤寒四五日，身热恶寒，颈项强，胁下满，手足温而渴者，小柴胡汤主之。少阳经循胁下行，胁下满，故属少阳经病。四五日详传经篇。以上三章，论少阳皆虚证。

伤寒，发热汗出不解，心下痞硬，呕吐而下利者，大柴胡汤主之。下利乃胃热，痞呕乃经结，故解经兼下胃。此一章，论少阳实证，然实在胃腑，少阳经证仍虚也。

上篇读法

荣卫病上论篇，荣卫表病本证，又于表病未解时，与表病已解后，提出脏腑里病。荣卫病上篇，整个伤寒论之雏形也。脏病上篇，论脏病阴寒，乃其本体。凡外感风寒，必荣卫先病，脏腑后病。荣卫不解，里气郁动。腑阴偏盛之人，乃阳退而病脏寒。与荣卫不解，里气郁动，腑阳偏盛之人，乃阴退而病腑热，是相对的理路。并无三阴直中，三阳传经之事。不过腑阳偏盛，亦须荣卫已病数日，腑病乃成，世遂误认为传经。脏阴偏盛，荣卫一病，里阳遂退，脏病即成，病成较速，世遂误认为直中。遂将荣卫主表，脏腑主里，表病不解，里气乃动之天然的正路闹错。此处一错，全部伤寒论之路路俱错。

此篇脏病列于腑病之前者，因脏病胆病，只在各人素曰阴阳偏盛的关系，并无腑病为传经，脏病为直中之事。风寒偏伤荣卫之后，荣卫病成，荣卫本体自病也。荣卫不解，脏腑病成，亦脏腑本体自病也。由荣卫入脏腑，入脏入腑，既无一定，则列脏病在前，或列腑病在前，均无不可。荣卫乃脏腑之表，脏腑乃荣卫之里，荣卫脏腑，本是一个，所以表病不解，里病必作。

腑病上篇，膀胱腑病列于胃腑病之后者，腑病以胃为主体也。凡下证皆胃家负责，如不先认识胃腑应下之实证，而遽言膀胱腑病之下证，轻重不分，易致乱也。

少阳经病列于脏腑病之后者，先知荣卫之表，再知脏腑之里，然后能知少阳之经，在半表半里也。经病之经字，为少阳病之本体，阳明虽有经病，统在荣卫汗法之列，经病不可汗，故惟少阳有经病。

《伤寒论》难了解，纠缠太多也。原文词意纠缠，叔和编次纠缠，注家不凭事实只凭理想纠缠。此篇先立原则，后立分则，纠缠既清，系统明白，所以一读即能整个了解。上篇者，原则也。

中　篇

荣卫病

　　病常自汗出者，此为荣气和，荣气和者外不谐，以卫气不共荣气和谐故耳。以荣行脉中，卫行脉外，复发其汗，荣卫和则愈。荣内卫外，所以荣卫一病，必先寒后热。此一章，论荣卫和合则不病，分离则病。

　　太阳病，发热汗出者，此为荣弱卫强，故使汗出。欲救邪风者，桂枝汤主之。疏泄失宜，谓之邪风，乃木气失调之气。

　　病人脏无他病，时时发热自汗出，而不愈者，此为卫气不和也。先于其时发汗则愈，宜桂枝汤。荣偏疏混故弱，卫不交荣故强，上章同意。以上二章论荣病。

　　太阳病，服桂枝汤，烦不解，先刺风池风府，却与桂枝汤则愈。刺通形质，气化易于运动。二穴在大椎旁。

　　酒客家不可与桂枝汤，得汤则呕，以酒客不喜甘故也。酒客胃热，甘性壅缓助热，热性往上，故呕。

　　凡服桂枝汤吐者，其后必吐脓血也。桂枝汤多热药，吐脓血者，血热也。以上三章，论桂枝汤用法。

　　伤寒，脉浮紧，不发汗，因致衄者，麻黄汤主之。麻黄汤衄前之法，既衄则不可用。

　　太阳病，脉浮紧，发热身无汗，自衄者愈。衄亦是汗义，故愈。

　　太阳病，脉浮紧，无汗发热身疼痛，八九日不解，表证仍在者，麻黄汤主之。服药已，微除，其人发热，目瞑，剧者必衄，衄乃解。所以然者，阳气重故也。睡则阳气下降而生相火，故曰阳气重。以上三章论卫病。

　　脉浮紧者，法当身疼痛，宜以汗解。假令尺中迟者，不可发汗。何以知之？然以荣气不足，血少故也。不可发汗，言不宜用麻黄汤原剂发汗耳。用极轻剂麻黄便合。

伤寒，发汗宜解，半日许复烦，若脉浮数者，可更发汗，宜桂枝汤。既服麻黄汤发汗，不可再用麻黄汤。以上二章，论麻黄汤用法。

太阴脾脏病

病，发热头痛，脉反沉，不差，身体疼痛，当温其里，宜四逆汤。发热头痛身体疼痛表证，脉沉脏寒里证。有表证脉当浮，今脉沉故曰反。沉为里证之脉，脏阴寒故脉沉。

下利清谷，不可攻表，汗出必胀满。脏寒攻表，里气更虚，故汗出胀满。

下利腹胀满身体疼痛者，先温其里，乃攻其表。温里宜四逆汤，攻表宜桂枝汤。里气乃表气之本，故当先温里气。里气的阳气充足。表气自能外解。倘先解表，则里阳更虚矣。攻字作治字解，非攻伐之攻，诗经云他山之石可以攻玉，攻玉者治玉也。古人文法，当有如此者。

太阴病，脉浮者可发汗，宜桂枝汤。已见吐利腹满。乃称太阴病。脏病忌汗，脏病脉浮，更当温里。此章申明上章脉沉先温之义耳。若无吐利腹满，则不能称太阴。如曰四日大阴之太阴，乃荣卫之事，详传经篇。以上四章论太阴脏病与荣卫表病同时发现，宜先温里然后解表。

少阴肾脏病

少阴病，二三日至四五日，腹痛，小便不利，下利不止，便脓血者，桃花汤主之。下利而尿短腹痛，湿寒木郁，此脓血，湿寒证也。阳虚木陷。故下脓血。

少阴病，二三日不已，至四五日，腹痛，小便不利，四肢沉重疼痛，自下利者，此为有水气。其人或咳，或小便利，或不利，或呕者，真武汤丰之。尿利为下焦虚寒，尿不利为水寒土湿木郁，腹痛，肢重咳呕，皆水寒使然。

少阴病，吐利，手足厥冷，烦躁欲死者，吴茱萸汤主之。烦躁欲死，胃肠将亡矣。故以温降胃阳为治。

少阴病，下利，脉微涩，呕而汗出，必数更衣，反少者，当温其上，灸之。利减汗出而呕，阳亡于上，故当温上。更衣入厕大便也。

少阴病，下利，白通汤主之。少阴下利，阴寒凝滞，故治以温通。以上五章。论少阴脏病。

少阴病，下利，脉微者，与白通汤。利不止，厥逆无脉，干呕烦者，白通加猪胆汁汤主之。服汤脉暴出者死，微续者生。阳欲离根上热下寒。温药中兼养阴之法。阴不藏阳则脉暴出。阴能藏阳则脉微续。

少阴病，下利清谷，里寒外热，手足厥逆，脉微欲绝，身反不恶寒，其人面色赤，或腹痛，或干呕，或咽痛，或利止脉不出者，通脉四逆汤主之。其脉即出者愈。身热面赤腹痛干呕，皆中下阳亡之证。以上二章论少阴病生死的关系。

少阴病，脉微沉细，但欲卧，汗出不烦，自欲吐，至五六日自利，复烦躁不得卧寐者死。吐利忽作，又加烦躁，中亡阳灭故死。

少阴病，吐利，烦躁，四逆者，死。吐利汗出肢冷，皆为逆。

少阴病，四逆，恶寒而身蜷，脉不至，不烦而躁者死。不烦而躁，中亡阳散。

少阴病，恶寒，身蜷而利，手足逆冷者不治。恶寒而利，又加肢冷，阳亡不复，故不治。

少阴病，下利止而头眩，时时自冒者死。阳气离根，向上飞越，故下利止而眩冒。

少阴病，六七日，息高者死。中气离位而上浮，故息高。以上六章，论少阴阳亡死证。此等死证，非医药所误而成，乃阳亡也。

少阴病，吐利，手足不厥冷，反发热者不死。脉不至者，灸少阴七壮。手足不厥，又见发热者，阳复也。

少阴病，恶寒而蜷，时自烦欲去衣被者，可治。烦欲去衣被者，阳复也，故可治。

少阴病，下利，若利自止，恶寒而卧蜷，手足温者，可治。

利止肢温，此阳复也。

少阴病，脉紧，至七八日自下利，脉暴微，手足反温，脉紧反去者，为欲解也。虽烦，下利必自愈。紧去肢温脉微，此阳复也。此之下利，必止一次，乃脏气复和之利。以上四章，论少阴阳复不死证。

少阴病，始得之，反发热，脉沉者麻黄附子细辛汤主之。热为表证，沉为里证，解表温里，双解之法。

少阴病，得之二三日，麻黄附子甘草汤微发汗。以二三日无里证，故微发汗也。无里证不用附子，此乃偏重微发汗之言。以上二章论少阴里证与荣卫表证同时发现，表里双解之法。

少阴病，脉细沉数，病为在里，不可发汗。脏阴病里阳微，故忌发汗以散阳气。脏病只宜温寒不宜发汗。上章麻黄，兼表证也。

少阴病，脉沉者，急温之，宜四逆汤。申上章阴脏不可发汗之义。

少阴病，咳而下利，谵语者，被火气劫故也，小便必难，以强责少阴汗也。火气发汗伤津，热药亦火气之类也。

少阴病，但厥无汗，而强发之，必动其血，未知从何道出。或从口鼻，或从目出，是名下厥上竭，为难治。下则阳厥，上则阴竭，故为难治。

少阴病，脉微不可发汗，亡阳故也。阳已虚而尺脉弱涩者，复不可下之。发汗能亡阳，下亦能亡阳。以上五章，论少阴里病不可汗。

厥阴肝脏病

伤寒，脉促，手足厥逆者，可灸之。肝脏阳微，不能四达，故脉促肢冷。

干呕吐涎沫，头痛者，吴茱萸汤主之。肝胆俱寒，胃阳亦败，阳微阴逆，现证如此。

病人手足厥冷，言我不结胸，少腹满按之痛者，此冷结在膀胱关元也。此木气寒由于水气寒之证也。以上三章论厥阴肝脏病之温法。

伤寒，厥而心下悸者，宜先治水，当与茯苓甘草汤，却治其厥。不尔，水渍入胃，必作利也。水气阻格心气下降之路，心气不降故悸。此一章，论治水之法。如不先治水而用温药治厥，水被温药蒸迫入胃，故必作利。

呕而脉弱，小便复利，身有微热，见厥者难治，四逆汤主之。呕则上逆，尿利则下脱，脉弱又厥，故难治。

发热而厥，七日下利者为难治。阳越于外，又灭于内，七日下利，阳难复矣。以上二章，论厥阴脏病生死的关系。

伤寒，发热下利至甚，厥不止者死。阳越于外，又绝于内，故主死也。

伤寒六七日，不利，便发热而利，其人汗不止者死。有阴无阳故也。七日来复之期，忽然发热下利汗多，阳亡矣。

伤寒，发热下利厥逆，躁不得卧者死。躁不得卧，阳气脱根，阳脱外散，故发热也。

伤寒六七日，脉微，手足厥冷，烦躁，灸厥阴，厥不还者死。七日当阳气来复之期，厥不还，阳不复也。

下利手足厥冷，无脉者，灸之不温，若脉不还，反微喘者，死。中气消灭。

下利后脉绝，手足厥冷，晬时脉还，手足温者生，脉不还者死。晬时一周时也。

伤寒，下利日十馀行，脉反实者死。下利脉当微弱，阳亡不能运化则脉实。以上九章，论厥阴阳亡死证。

伤寒五六日，不结胸，腹濡脉虚复厥者，不可下。此为亡血，下之死。腹濡为中虚血寒，故下之即死。

伤寒脉迟，六七日，而反与黄芩汤彻其热。脉迟为寒，今与黄芩汤复除其热，腹中应冷，当不能食。今反能食，此名除中，必死。中气将亡反能食者，胃气动也。动则散矣。以上二章论厥阴死证系误于医药者。

下利脉沉弦者，下重也，脉大者为未止，脉微弱数者为欲自止，虽发热不死。发热不兼下利厥躁者，此发热为阳复。此一章，论厥阴阳复不死证。

下利脉沉而迟，其人面少赤，身有微热，下利清谷者，必郁冒汗出而解，病人必微厥，所以然者，其面戴阳，下虚故也。面赤微热，阳气上盛，下利清谷，阳气下虚，汗出则上下和平，故微厥病解。

下利脉数有微热，汗出令自愈，设复紧，为未解。脉数得汗，阳气通调，脉复紧，阳仍未通也。以上二章，论厥阴脏病阳复病解证。

阳明胃腑病

问曰，阳明病外证云何。答曰，身热汗自出，不恶寒反恶热也。汗自出反恶热，胃家阳实之现象。

问曰，病有得之一日，不恶热而恶寒者，何也。答曰，虽得之一日，恶寒将自罢，即自汗出而恶热也。胃家阳实，故恶寒之表证易罢。

问曰，恶寒何故自罢。答曰，阳明居中土也，万物所归，无所复传。始虽恶寒，二日自止，此为阳明病也。阳明病胃阳实，乃胃家自病，经文自字，含义其多，详传经篇。

伤寒，脉浮而缓，手足自温者，是为系在太阴。太阴者身当发黄，若小便自利者，不能发黄。至七八日大便硬者，为阳明病也。伤寒转系阳明者，其人濈濈然微汗出也。此用太阴以证阳明。脉缓肢温，太阴阳明所同，阳明则缓而实，便硬汗出，太阴则否。以上四章，论阳明腑病之外证。

问曰，何缘得阳明病，答曰，太阳病，若发汗若下若利小便，此亡津液，胃中干燥，因转属阳明，不更衣，内实大便难者，是名阳明也。胃阳原来偏旺，津伤燥结，则内实便难。

本太阳病，初得时发其汗，汗先出不彻，因转属阳明也。胃阳原来偏旺，故表气郁胃阳则实，若表病汗解，里阳即不偏实。

问曰，病有太阳阳明，有正阳阳明，有少阳阳明，何谓也。答曰，太阳阳明者，脾约是也。正阳阳明者，胃家实是也。少阳阳明者，发汗利小便已，胃中燥，烦热，大便难是也。太阳发汗多，津液伤，则肠胃约结，为脾约。胃家实，乃阳明来自荣卫与少阳，皆虚证也。以上三章，论阳明胃腑病之来路。

不吐不下，心烦者，可与调胃承气汤。不吐不下，津液未伤。

太阳病，若吐若下若发汗，微烦，小便数大便因硬者，与小承气汤和之愈。和字之意，乃调和非泄下，服后便软为和。表证已罢，乃可用小承气汤。

阳明病，脉迟，虽汗出不恶寒者，其身必重，短气，腹满而喘，有潮热者，此外欲解，可攻里也。手足濈然而汗出者，此大便已硬也，大承气汤主之。若汗多微发热恶寒者，外未解也，其热不潮，未可与承气汤。若腹大满不通者，可与小承气汤，微和胃气，勿令令大泄下。此迟字乃缓象，阳明之缓有实象，非虚缓。但有恶寒，即是表证尚在，未成阳之机。以上三章，论阳明腑病初成之微下法。

阳明病，自汗出，若发汗，小便自利者，此为津液内竭，虽硬不可攻之。当须自欲大便，宜蜜煎导而通之，若土瓜根及与大猪胆汁，皆可为导。凡下证，总要胃家实，此乃肛门燥结而已。

跌阳脉浮而涩，浮则胃气强，涩则小便数，浮涩相搏，大便则难，其脾为约，麻仁圆主之。胃家阴液被伤，不能下降，则阳强而上浮。

阳明病，本自汗出，医更重发汗，病已差，尚微烦不了了者，此大便必硬故也。以亡津液，胃中干燥，故今大便硬。当问其小便日几行，若小便日三四行，今日再行，故知大便不久出。今为小便数少，以津液当还胃中，故知不久必大便也。便硬则阳热偏盛，故烦，虽烦，胃家并不实。问小便关系大，如不问而用承气则坏矣。此数字乃数目之数。

脉浮而芤，浮为阳，芤为阴，浮芤相搏，胃气生热，其阳则绝。浮为阳盛，芤为阴虚。绝乃绝对，非绝灭也。

脉阳微而汗出少者，为自和也。汗出多者，为太过。阳脉实，因发其汗出多者，亦为太过。为阳绝于里，亡津液，大便因硬也。阳实又多汗。故阳绝，然非胃家实之实。

伤寒四五日，脉沉而喘满，沉为在里，而反发其汗，津液越出，大便为难，表虚里实，久则谵语。沉满为里实，发汗则表虚。久则屎燥故谵语。

汗出谵语者，以有燥屎在胃中，此为风也。须下之。过经乃可下之，下之若早，语言必乱，以表虚里实故也。下之则愈，宜大承气汤。风，乃本身木气疏泄之气，言汗出伤胃津液也。过经过六日。下之则愈二句。接为风也三字读，便明显。以上七章论阳明便硬，因津液被伤之虚证。

阳明病下之，心中懊恼而烦，胃中有燥屎，可攻。腹微满，初头硬后必溏，不可攻之，若有燥屎者，宜大承气汤。不可攻为主，必潮热满痛拒按，乃可攻也。腹微满上，加若仅二字读，便明显。

得病二三日，脉弱，无太阳柴胡证。烦躁心下硬，至四五日，虽能食，与小承气汤，少少与微和之，令小安。至六日，与承气汤一升。若不大便六七日，小便少者，虽不能食，但初头硬后必溏，未定成硬，攻之必溏。须小便利，屎定硬乃可攻之，宜大承气汤。太阳二字，疑系少阳二字，无少阳而心下硬，故宜和。能食为无燥屎，然烦躁心下硬，亦须和之。不能食为有燥屎，然尿少，但初硬后必溏也。心下硬为少阳证，详少阳中。以上二章，论阳明便硬先硬后溏之虚证。

阳明病，谵语发潮热，脉滑而疾者，小承气汤主之。因与承气一升，腹中转矢气，更服一升。若不转矢气，勿更与之。明日不大便，脉反微涩者，里虚也，为难治，不可更与承气汤也。滑脉按有力，然疾则不实矣。可下脉必缓实，非宿食之滑疾，非实脉。故用承气反涩。谵语潮热脉反微涩，故为难治。

伤寒，若吐若下后不解，不大便五六日，上至十余日，日晡所发潮热，不恶寒，独语如见鬼状。若剧者，发则不识人，循衣摸床，惕而不安，微喘直视。脉弦者生，脉涩者死。微者但发热谵语耳，大承气汤主之。若一服利，止后服。弦为木气生气，涩为无生气。微者句，指无独语诸证。以上二章论阳明之败证。

发汗不解，腹满痛者，急下之，宜大承气汤。燥土伤及太阴之阴。

阳明病，发热汗多者，急下之，宜大承气汤。燥土伤及少阴之阴。

伤寒六七日，目中不了了，睛不和，无表里证，大便难，身微热者，此为实也，急下之，宜大承气汤。燥土伤及厥阴之阴。以上三章，论阳明非当实证。

阳明病，其人善忘，必有蓄血，所以然者，必有久瘀血，故令善忘。屎虽硬，大便反易，其色必黑，宜抵当汤下之。肾主藏智，肾气伤则善忘，黑为肾色。

病人无表里证，发热七八日，虽脉浮数者，可下之。假令已下，脉数不解，合热则消谷善饥，至六七日不大便者，有瘀血也，宜抵当汤。若脉数不解，而下利不止，必胁热而便脓血也。浮数可下，乃设问词。消谷善饥，血瘀生风。浮数热在经不在腑，热在经故便脓血。以上二章，论阳明蓄血之证。

阳明病，下血谵语者，此为热入血室。但头汗出者，刺期门，随其实而泄之，濈然汗出，则愈。但头汗出，肝胆经热，刺期门以泄肝胆热。此一章，论阳明病之妇人热入血室证。

太阳病，项背强，几几，汗出恶风者，桂枝加葛根汤主之。几几，直硬意，阳明经不前降，则后陷而直硬。足阳明经主前降，手阳明经主后升。手阳明能后升足阳明则前降。

太阳病，项背强，几几，无汗恶寒者，葛根汤主之。几几之项强，荣卫郁而阳明经气亦动也，故双解之。

太阳与阳明合病者，必自下利，葛根汤主之。荣卫之气，与肠胃阳明燥热，之气混乱。热则气动，热气动则自下利。

太阳与阳明合病，不下利但呕者，葛根加半夏汤主之。混乱之气盛于下则利，盛于上则呕。

太阳与阳明合病，喘而胸满者，不可下，麻黄汤主之。有荣卫之恶寒，有阳明之脉大，曰合病。

阳明病，脉浮无汗而喘者，发汗则愈，宜麻黄汤。此章与上章均重在喘字，故主麻黄，喘为肺实。阳明之喘，肺气燥实。内伤之喘，多肺气虚。

阳明病，脉迟，汗出多，微恶寒者，表未解也，可发汗，宜枝桂汤。迟有缓象，言不数也。以上七章，论荣卫与阳明胃腑经气同病治法。

太阳病，外证未解者，不可下也，下之为逆。欲解外者，桂枝汤主之。外证未解而下之，荣卫内陷矣，故称为逆。

夫病脉浮大，问病者言，但便硬耳，设利之为大逆。硬为实，汗出而解。何以故，脉浮当以汗解。脉浮为表证，脉大为腑证，腑证兼表证，当先解表，与表证兼脏证，当先温脏，为对待理法。

伤寒，不大便六七日，头痛有热者，与承气汤。其小便清者，知不在里仍在表也，当须发汗。若头痛者必衄，宜桂枝汤。头痛有热，阳明不降，故衄。此头痛乃额角痛，胆经上逆故痛。

二阳并病，太阳初得病时，发其汗，汗先出不彻，因转属阳明。续自微汗出，不恶寒，若太阳病证不罢者，不可下，下之为逆。如此，可小发其汗，设面色缘缘正赤，阳气怫郁在表，当解之熏之。若发汗不彻，不足言，阳气怫郁，不得越，当汗不汗，其人烦躁，不知痛处，乍在腹中，乍在四肢，按之不可得，其人短气，但坐以汗出不彻故也。更发汗则愈，何以知汗出不彻，以脉涩故知也。阴脏病连荣卫，先温缓表。否则荣卫内陷，阳腑病连荣卫，先表后下，否则荣卫内陷。汗彻则脉象和荣卫调，涩则不和不调也。

病人烦热，汗出则解，又如疟状，日晡时发热者，属阳明也。脉实者，宜下之，脉浮虚者，宜发汗。下之宜大承气汤，发汗宜桂枝汤。发热脉实，故属腑证，发热脉虚。故属表证。

太阳病未解，脉阴阳俱停，必先振慄，汗出而解。但阳脉微者先汗出而解，但阴脉微者，下之而解。若欲下之，宜调胃承气汤。郁极则脉停，郁极后通，则振慄，阳脉微，腑气不实也。阴脉微，燥热伤津也。以上六章，论阳明兼荣卫须先汗以解表然后可下之法。

少阳胆经病

伤寒中风，有柴胡证，但见一证便是，不必悉具。口苦，耳聋，目眩，咽干，胸硬，胁痛，寒热往来。

呕而发热者，小柴胡汤主之。少阳胆经上逆，则呕而发热。

伤寒，阳脉涩阴脉弦，法当腹中急痛者，先用小建中汤。不差者，与小柴胡汤主之。阳涩阴弦，木气郁结，建中舒郁，柴胡散结，主之，似多此二字。

呕家不可与建中汤，以甜故也。甘味壅缓，呕家胃逆不降，忌甘味之壅缓。以上四章论小柴胡汤用法。

太阳病，十日已去，脉浮细而嗜卧者，外已解也。设胸满腹痛者，与小柴胡汤主之。荣卫病过十日，嗜卧胸满，脉细，属少阳也。

伤寒六七日，发热微恶寒，肢节烦疼，微呕，心下支结，外证未去者，柴胡桂枝汤主之。微呕支结，少阳证也。

太阳与少阳合病，自下利者，与黄芩汤。若呕者，黄芩加半夏生姜汤。

以上论荣卫表病与少阳经合病之治法。

阳明少阳合病，必下利，其脉不负者顺也，负者失也。互相克贼，名为负也。脉滑而数者，有宿食也，当下之，宜大承气汤。合病下利，乃经气紊乱之利，木克土为负，脉左盛右衰为负，脉负为主，宿食为陪。

服柴胡汤已，渴者，属阳明也，以法治之。小柴胡多热药，阳明偏燥，故服之作渴。以上二章，论少阳与阳明合病之治法。

妇人中风，发热恶寒，经水适来。得之七八日，热除而脉迟身凉，胸胁下满如结胸状，谵语者，此为热入血室。当刺期门，随其实而泄之。血内热故身凉谵语。刺期门以泄血热。

妇人中风，七八日续得寒热，发作有时，经水适断者，此为热入血室。其血必结，故使如疟，发作有时，小柴胡汤主之。三焦相火，尺脉主之。血室亦尺脉主之，此病尺脉必动数。

妇人伤寒发热，经水适来之时，昼日明了，暮则谵语，如见鬼状者，此为热入血室，无犯胃气及上二焦，则自愈。热入血室，暮则热增，故谵语也。不犯胃气及上二焦，小柴胡汤之法是也。以上三章论妇人经期，荣卫感伤风寒，须治少阳之经之法。

中篇读法

中篇荣卫脏腑与少阳经各章，亦皆荣卫脏腑少阳经之本体病也。荣卫者，十二脏腑公共组织以行于身之气。三阳三阴各居半，太阳只占十二分之二，所以由荣卫可内传十二脏腑，由太阳只能由太阳本经内传太阳本腑。原文以太阳二字代替荣卫二字，于是由表传里显而易见之阴阳大略两条并成了太阳的一条，太阳的一条如何能传三阴。原文荣卫三章，是证太阳二字代替荣卫二字。不然何以既称太阳，又称荣卫乎。读原文荣卫三章，可作内容六瓣之一橘，足喻整个伤寒论的组织，橘皮如荣卫，六瓣如三阳腑三阴脏也。阳明病者，可下之实证也，而不可下之虚证，乃有如此之多。上篇所载为实证，中篇所载为虚证。知阳明病实，又知阳明能病虚，然后能治伤寒阳明病。少阳居荣卫表气阳明里气之间，故有与荣卫阳明相连之病一妇人经水，原于肾家，少阳之腑，居于肾中，故主柴胡也。

下 篇

荣卫坏病

太阳病三日，已发汗，若吐若下，若温针，仍不解者，此为坏病，桂枝不中与也。知犯何逆，随证治之。汗吐下针，治病之法。治之不愈，遂成坏证。

本发汗而复下之，此为逆也，若先发汗，治不为逆，本先下之，而复汗之为逆，若先下之，治不为逆。本字作应当二字解。以上二章，论荣卫坏病之提纲。

伤寒医下之，续得下利，清谷不止，身疼痛者，急当救里。后身疼痛，清便自调者，急当救表。救里宜四逆汤，救表宜桂枝汤。里气为表气之本，故先救里。救表是陪。

发汗后水药不得入口为逆，若更发汗，必吐下不止。脾脏阳虚之人，发汗则阳更虚也。

发汗后身疼痛，脉沉迟者，桂枝加芍药生姜各一两，人参三两，新加汤主之。身痛脉沉迟，中虚木枯也。

太阳病，发汗后，大汗出，胃中干，燥烦不得眠，欲得饮水者，少少与之，令胃气和则愈。若脉浮，小便不利，热微消渴者，五苓散主之。水湿阻格，相火不归，故脉浮发热消渴，小便不利四字为主。

病在阳，应以汗解之。反以冷水噀之灌之，其热被劫不得去，弥更益烦，肉上粟起，意欲饮水，反不渴者，服文蛤散。若不差者，与五苓散。寒实结胸无热证，与三物小陷胸汤。白散亦可服。病在阳，此阳字作表字解。寒字作痰字解。无热证，无发热表证。小陷胸汤，是痰结法，白散是水结法。以五苓散为主。寒实结胸三句，乃下文结胸之事，应移小结胸病在心下按之则痛章后读。

发汗后，饮水多者，必喘，以水灌之亦喘。发汗之后，中虚不能化水，水停气逆，故喘。

发汗已，脉数烦渴者，五苓散主之。此证小便必不利，小便若利，忌用五苓。

服桂枝汤，或下之，仍头项强痛，翕翕发热，无汗，心下满微痛，小便不利者，桂枝去桂加茯苓白术汤主之。头项强痛，乃湿阻也。

发汗后，腹胀满者，厚朴生姜甘草半夏人参汤主之。胀满为中虚阴逆。

太阳病下之，微喘者，表未解故也。桂枝加厚朴杏子汤主之。表病攻里，故表不解。阴凝肺逆，故作喘。以上十章，论荣卫坏入太阴脾脏。

伤寒下后，心烦腹满，卧起不安者，栀子厚朴汤主之。腹满为湿凝，心烦为热瘀。土湿不运，阻塞上焦火气下降之路，故热瘀而作烦。

伤寒医以丸药大下之，身热不去，微烦者，栀子干姜汤主之。中寒故外热，热瘀于上，故心烦。

发汗若下之，而烦热胸中窒者，栀子豉汤主之。胸窒乃中虚不运，烦热乃热为湿瘀。

发汗吐下后，虚烦不得眠，若剧者，必反复颠倒，心下懊侬，栀子豉汤主之。若少气者，栀子甘草豉汤主之。若呕者，栀子生姜豉汤主之。中虚热瘀，故心中懊侬。

凡用栀子汤，病人旧微溏者，不可与服之。旧时大便不实之人，寒药须慎用也。以上五章，论荣卫坏入太阴脾脏湿热瘀阻之证。

太阳病发汗，遂漏不止，其人恶风，小便难，四肢微急，难以屈伸，桂枝加附子汤主之。肾阳泄，故汗如漏，水寒木郁，故肢急尿难。

发汗病不解，反恶寒者，虚故也，芍药甘草附子汤主之。病不解为荣气未和。反恶寒为肾阳虚。

太阳病，下之后，脉促胸满者，桂枝去芍药汤主之。若微恶寒者，去芍药方中，加附子汤主之。脉足为表未解，胸满为胆经寒，恶寒为肾阳虚。

下之后复发汗，必振寒，脉微细，所以然者，以内外俱虚故也。发汗为外虚，脉微细为内虚。

太阳病发汗，汗出不解，其人仍发热，心下悸，头眩身𥆧动，振振欲擗地者，真武汤主之。悸眩𥆧动，水寒木枯，欲擗地者，中土无根，欲居土下。

发汗若下之，病仍不解，烦躁者，茯苓四逆汤主之。阳逆于上则烦，阳拔于下则躁。虚实兼湿。

下之后，复发汗，昼日烦躁不得眠，夜而安静。不呕不渴，无表证，脉微沉，身无大热者，干姜附子汤主之。昼日阳气在外，阳气离根，故烦而躁。夜则阳气归内，故安静。

未持脉时，病人叉手自冒心，师因教试令咳而不咳者，必两耳无所闻也。所以然者，以重发汗，虚故如此。汗泄肾脏阳气，肾虚故两耳无所闻，木气冲也。

汗家重发汗，必恍惚心乱，小便已阴痛，与禹馀粮丸。中虚肾阳外泄，故心乱，水寒木陷，故阴痛。

脉浮数者，法当汗出而愈。若下之，身重心悸者，不可发汗，当自汗出乃解。所以然者，尺中脉微，此里虚，须表里实，津液自和，便自汗出愈。湿溢则身重，水停则心悸，自汗则水湿俱去。里气渐复，则里气不虚，乃能自己出汗，里气渐复者，肾阳复也。

发汗过多，其人叉手自冒心，心下悸欲得按者，桂枝甘草汤主之。水寒木陷，风冲悸动，肝阳上升，风气自平。

发汗后，其人脐下悸者，欲作奔豚，茯苓桂枝甘草大枣汤主之。风气冲撞，如豚之奔，扶土达木，风气乃平。

烧针令其汗，针处被寒，核起而赤者，必发奔豚。气从少腹上冲心者，灸其核上各一壮，与桂枝加桂汤，更加桂二两。核起而赤者，阳拔火泄也。水寒则肝阳下陷，肝阳下陷，则风气上冲，故发奔豚。

太阳病，下之后，其气上冲者，可与桂枝汤，用前法，若不上冲者，不可与之。风气不冲，木气未陷，木未下陷，故不可升木气，风气即肝木阳气，故肝阳下陷，则风气上冲。肝阳上升，则风气平也。

伤寒若呕若下后，心下逆满，气上冲胸，起则头眩，脉沉紧，发汗则动经，身为振振摇者，茯苓桂枝白术甘草汤主之。振摇土败风冲也，水寒为因，风冲为果。

伤寒脉浮，医以火迫劫之，亡阳必惊狂，起卧不安者，桂枝汤去芍药加蜀漆龙骨牡蛎救逆汤主之。烧针之火，引阳外出，阳气拔根故惊狂也。

火逆下之，因烧针烦躁者，桂枝甘草龙骨牡蛎汤主之。烦躁，比惊狂起卧不安为虚。

太阳伤寒者，加温针必惊也。伤寒宜补中调荣卫，温针拔起肾阳，故惊。以上十八章，论荣卫坏入少阴肾脏。

病人有寒，复发汗，胃中冷必吐蛔。胃冷吐蛔。厥阴之病，汗亡胃阳之过。

下利脉大者虚也。以其强下之故也。设脉浮革，因而肠鸣者，属当归四逆汤。革为寒，浮大而革为虚，木气虚寒，故肠鸣。

伤寒本自寒下，医复吐之。寒格更逆。吐下，若食入口即吐者，干姜黄连黄芩人参汤主之。吐为中寒，入口即吐为上热，中寒与上热俱盛也。以上三章，论荣卫坏入厥阴肝脏。

太阳病，先发汗不解，而复下之，脉浮者，不愈。浮为在外，而反下之，故令不愈。今脉浮故知在外，当须解外则愈，桂枝汤主之。汗下不愈，故为坏病，下后无□，则属阳腑。

大下之后，复遽发汗，小便不利，亡津液故也，勿治之，得小便利自愈。小便不利，别医他病，津液复生，小便自利。

太阳病，桂枝证，医反下之，利遂不止。脉促者，表未解也，喘而汗出者，葛根黄连黄芩汤主之。利不止为阴证，脉促喘汗之利，则阳证也。脉促者句上。加一若字读，便明显。利遂不止为陪，脉促喘汗为主。

下后不可更行桂枝汤，若汗出而喘无大热者，可与麻黄杏仁甘草石膏汤。汗出和胃家燥热，喘为肺气实连，无大热表，无表证之发热，身外大热，身内即不热，即忌此方。

发汗后不可更行桂枝汤，若汗出而喘无大热者，可与麻黄杏仁甘草石膏汤。不可桂枝汤，言宜麻杏汤也。非一概不可也。

服桂枝汤，大汗出后，大烦渴不解，脉洪大者，白虎加入参汤主之。大汗伤津，洪大虚脉，大汗又烦渴，故宜急救津液。脉洪大又渴，此洪大重按必兼滑象也。

伤寒若吐若下后，七八日不解，热结在里，表里俱热，时时恶风，大渴　舌上干燥而烦，欲饮水数升者，白虎加人参汤主之。欲字作能字解，里燥热，热主泄，故恶风。里热极，表亦热，此表热，非表证之热。表热重按无根，里热之热有根。

太阳病先下之而不愈，因复发汗，此以表里俱虚，其人因攻冒，胃家汗出则自愈，所以然者，汗出表和故也。得里未和，然后下之。虚乃津液伤，津伤热越故冒，津伤则屎硬。

发汗后，恶寒者，虚故也。不恶寒反恶热者，实也。当和胃气，与调胃承气汤。仅是恶热之实，是宜和胃不宜下胃。以上九章，论荣卫坏入阳明胃腑。

太阳病，以火熏之，不得汗，其人必燥，到经不解，必清血，名为火邪。清与圊通，言入厕也，经，详传经篇。

脉浮宜以汗解，用火灸之，邪无从出，因火而盛，病从腰以下必重而痹，名曰火逆。腰下属阴，火邪伤阴，故腰下重痹。

脉浮热盛，反灸之，此为实。实以虚治，因火而动，故咽燥吐血。病热得火，故咽燥吐血也。

微数之脉，慎不可灸。因火为邪，则为烦逆。追虚逐实，血散脉中。火气虽微，内攻有力。焦骨伤筋，血难复也。误用热药，亦能致此。

太阳病，二日反燥，反熨其背而大汗出，火热入胃，胃中水竭，烦躁必发谵语。十馀日振慄自利者，此为欲解也。故其汗从腰以下不得汗，欲小便不得，反呕，欲失溲，足下恶风。大便硬，小便当数，而反不数。及大便已，头卓然而痛，其人足心热，谷气下流故也。振慄自利，热泄阴复。故字上有若不自利意。失溲恶风停，皆津伤木郁。降而复升则头痛。

太阳病中风，以火劫发汗，邪风被火热，血气流溢，失其常度。两阳相熏灼，其身发黄，阳盛则欲衄，阴虚则小便难。阴阳俱虚竭，身体则枯燥。但头汗出，剂颈而还。腹满，微喘，口干，咽烂，或不大便。久则谵语，甚者至哕，手足躁扰，捻衣摸床。小便利者，其人可治。两阳熏灼，故曰阳盛。阳盛则阴伤而无小便，阴气复，故小便利。

太阳病吐之。但太阳病当恶寒，今反不恶寒，不欲近衣，此为吐之内烦也。吐伤胃气，胃逆生热，胃虚逆热，故生内烦。

太阳病，当恶寒发热，今自汗出，不恶寒发热，关上脉细数者，以医吐之过也。一二日吐之者，腹中饥，口不能食。三四日吐之者。不喜糜粥，欲食冷食，朝食暮吐。以医吐之所致也。此为小逆。胃阳浮微，忌用凉药，胃虚热逆，故欲冷食，胃虚不运，故仍吐出。以上八章，论荣卫坏入阳明胃腑津液虚之证。

结胸痞证

病发于阳而反下之，热入因作结胸。病发于阴而反下之，因作痞。所以成结胸者，以下之太早故也。腑阳当下，下早结胸。脏阴忌下，误下成痞。此一章，论结胸痞证之提纲。

太阳病，脉浮而动数。浮则为风，数则为热，动则为痛，数则为虚。头痛发热，微盗汗出而反恶寒者，表未解也。医反下之，动数变迟，膈内拒痛，胃中空虚，客气动膈，短气烦躁，心中懊憹。阳气内陷心下因硬，则为结胸，大陷胸汤主之。若不结胸，但头汗出，馀处无汗，剂颈而还，小便不利者，身必发黄也。胃中空虚，故客气动膈。客气、应往下降返逆不降之气。尿利周身有汗，湿热有出路，则不发黄也。

伤寒六七日结胸，热实脉沉而紧，心下痛，按之石硬者，大陷胸汤主之。沉为实象，紧为结聚之象，有实故石硬。

太阳病，重发汗而复下之，不大便五六日，舌上燥而渴，日晡时小有潮热，从心下至少腹，硬满而痛不可近者，大陷胸汤主之。硬满而痛，水邪结实，经气不能运行也。

结胸者项亦强，如柔痉状，下之和，宜大陷胸丸。前胸阴亏，则项反折。病连颈项，不可急攻。

结胸证，其脉浮大者，不可下。下之则死。关脉沉实，下其实也。浮大不沉，中下虚也。此证经文未列方，附子理中丸甚合。

结胸证悉具，烦躁者亦死。结胸烦躁，中下阳脱也。

小结胸，病在心下，按之则痛，脉浮滑者，小陷胸汤主之。滑脉，重按不空，按之痛，为有邪实。

太阳病，二三日，不得卧，但欲起，心下必结，脉微者，此本有寒分也。反下之，若利止必作结胸，未止者四日复下之，此作协热利也。不卧心结脉微，中下虚寒也。二三日，阳明少阳经期。

太阳病下之，其脉促，不结胸者，此为欲解也。脉浮者必结胸也。脉紧者必喉痛。脉弦者必两胁拘急。脉细数者头痛未止。脉沉紧者必欲呕。脉沉滑者协热利。脉浮口者必下血。脉浮结胸，理中汤证。紧乃闭束，弦乃木邪，细数津枯，沉细寒束，沉滑浮滑，则经热也。以上九章，论结胸。

问曰，病有结胸，有脏结，其状何如。答曰，按之痛，寸脉浮关脉浮，名曰结胸。何谓脏结？答曰，如结胸状，饮食如故，时时下利，寸脉浮关脉细小沉紧，名曰脏结。舌上白胎滑者，难治。下利胎白滑，脉上盛下虚，火土将亡也。

病，胁下素有痞，连在脐旁，痛引少腹入阴筋者，此名脏结。死，少腹属肾，阴筋属肝，水木皆寒，生机将灭。

脏结无阳证，不往来寒热，其人反静，舌上胎滑者，不可攻也。脏结无阳证，纯阴也。如能作热，尚有生机。以上三章，论脏结以证结胸。

太阳病，外证未解，而数下之，遂协热而利。利下不止，心下痞硬，表里不解者，桂枝人参汤主之。利下不止上，加一若字读，便明显。痞硬寒利，协热而利为陪，利下不止，心下痞硬为主。此章与上文葛根黄连黄芩汤为对待之法。

伤寒，大下后，复发汗，心下痞。恶寒者，表未解也，不可攻痞。当先解表，表解乃可攻痞。解表宜桂枝汤，攻痞宜大黄黄连泻心汤主之。先用凉药攻痞，则荣卫内陷。里为表之本，故解表乃可攻痞。

脉浮而紧，而复下之，紧反入里，则作痞。按之自濡，但气痞耳。心下痞，按之濡，其脉关上浮者，大黄黄连泻心汤主之。心下痞而复恶寒汗出者，附子泻心汤主之。濡为湿热，恶寒乃阳虚，汗出乃上热也。

太阳中风，下利呕逆，表解者乃可攻之。其人漐漐汗出，发作有时，头痛，心下痞硬，满引胁下痛，干呕短气，汗出不恶寒者，此表解里未和也，十枣汤主之。水气阻碍上焦降气，故现诸证。

伤寒，汗出解之后，胃中不和，心下痞硬，干噫食臭，胁下有水气，腹中雷鸣下利者，生姜泻心汤主之。水气因外热而乱溢，胆胃因中寒而不运，故现诸证。

伤寒中风，医反下之，其人下利日数十行，谷不化，腹中雷鸣，心下痞硬而满，干呕心烦不得安。医见其心下痞，谓病不尽，复下之，其痞益甚。此非结热，但以胃中虚，客气上逆，故使硬也，甘草泻心汤主之。原理与上章相同，中气较上章虚寒。

伤寒服汤药，下利不止，心中痞硬，服泻心汤已，复以他药下之，利不止。医以理中与之，利益甚。理中者，理中焦。此利在下焦，赤石脂禹馀粮汤主之。复利不止者，当利其小便。中不虚寒，误服温补，中愈滞故利愈甚。

本以下之故，心下痞，与泻心汤，痞不解。其人渴而口燥烦，小便不利者，五苓散主之。水湿阻在心下，亦能心痞。五苓证，尿不利。

伤寒，发汗，若吐，若下。解后，心下痞硬，噫气不除者，旋覆花代赭石汤主之。中伤胃道，故痞硬气噫。

病如桂枝证，头不痛，项不强，寸脉微浮，胸中痞硬，气上冲咽喉不得息者，此为胸有寒也。当吐之，宜瓜蒂散，诸亡血家不可与之。寒字作痰字解，痰在上焦，故可用吐法。果胸寒，则忌吐。

伤寒吐下后，发汗，虚烦，脉甚微，八九日心下痞硬，胁下痛，气上冲咽喉，眩冒。经脉动惕者，久而成痿。有上逆诸证，而经脉动惕，津血枯极，故久则成痿。

太阳病，医发汗，遂发热恶寒。因复下之，心下痞，表里俱虚，阴阳气俱竭。无阳则阴独，复加烧针，因胸烦，面色青黄肤□者，难治。令色微黄，手足温者，易愈。烧针伤阴，木枯克土。微黄肢温，木土尚和，独少也。以上十二章，论痞证。

太阴脾脏热病

伤寒，胸中有热，胃中有邪气，腹中痛，欲呕吐者，黄连汤主之。中下湿寒，中上湿热。

伤寒，脉浮而缓，手足自温者，系在太阴。太阴身当发黄，若小便自利者，不能发黄。至七八日虽暴烦下利，日十馀行，必自止。以脾家实，腐秽当去故也。脾湿瘀热，故病发黄。腐秽，即脾家实也。

伤寒，身黄发热者，栀子蘗皮汤主之。身黄发热，尿必不利，热蕴湿中故也。

伤寒，瘀热在里，身必发黄，麻黄连翘赤小豆汤主之。土□湿生，郁阻木气，木郁生热，热瘀之由。

伤寒七八日，身黄如橘子色，小便不利，腹微满者，茵陈蒿汤主之。热因湿瘀，湿因热聚，热下尿通，湿乃出去。以上五章，论太阴脾脏湿郁木气，木郁生热证。

本太阳证，医反下之，因而腹满时痛者，属太阴也。桂枝加芍药汤主之。脾伤不运，木气遂结。太阴阴寒，无下证也。

大实痛者，桂枝加大黄汤主之。木邪由结而实，下结实之木邪，非下太阴土气。

太阴为病，脉弱，其人续自便利，设当行芍药大黄者，宜减之，以其胃气弱易动故也。太阴阳微无下证。芍药大黄，性寒败阳。

伤寒，发汗已，身目为黄。所以然者，以寒湿在里不解故也。以为不可下也，当于寒湿中求之。湿寒黄为土气本病，湿热黄为木气瘀热。以上四章，论太阴脾脏热病之下证。下木气之结，非下太阴也。

少阴肾脏热病

少阴病，欲吐不吐，心烦，但欲寐，五六日自利而渴者，属少阴也。虚故引水自救。若小便色白者，少阴病形悉具。小便白者，以下焦虚，有寒，不能制水，故令色白也。欲吐心烦为阳复，利伤津故渴，若小便色白以下，以虚寒证□□□□。

少阴病，二三日咽痛者，可与甘草汤。不差者，与桔梗汤。肾阳复，生心火，火不降，则咽痛，中气虚也。

少阴病，咽中痛，半夏散及汤主之。阳复上冲，化火咽痛。

少阴病，咽中生疮，不能言语，声音不出者，苦酒汤主之。少阴阳复，是生心火，火逆伤肺之证也。

少阴病，下利，咽痛，胸满，心烦者，猪肤汤主之。阳复化热伤津，滋补津液以养阳气，故愈。

病人脉阴阳俱紧，反汗出者，阳亡于外也，此属少阴。法当咽痛而复吐利。阳亡亦咽痛，上热因下寒也。补上章之义。

少阴病，下利六七日，咳而呕渴，心烦不得眠者，猪苓汤主之。阳复化燥，土气又湿。

少阴病，得之二三日以上，心中烦不得卧。黄连阿胶汤主之。阳复化热，灼伤阴液之证。

少阴病八九日，一身手足尽热者，以热在膀胱，必便血也。膀胱经行身外，故身尽热，热不藏，故便血。

少阴病四逆，其人或咳，或悸，或小便不利，或腹中痛，或泄利下重者，四逆散主之。阳复生热，热生木滞，故现诸证。

少阴病，便脓血者，可刺。阳复化热，热伤阴血，刺法所以泄热也。

少阴病，下利便脓血者，桃花汤主之。申明上章少阴便脓血之本病，原是寒也。以上十二章，论少阴肾脏阳复生热。

少阴病，饮食入口即吐，心中温温，欲吐复不能吐。始得之，手足寒，脉弦迟者，此胸中实，不可下也，当吐之。若膈上有寒饮干呕者，急温之，宜四逆汤。肢寒弦迟，乃实痰在胸阻滞阳气不通之证。此一章论少阴阳复之吐证。

少阴负趺阳者，顺也。少阴寒水，趺阳中土，土旺为顺。言阳胜阴负乃为顺也。

少阴病，得之二三日，口燥咽干，急下之，宜大承气汤。水负太过，亦不宜也。

少阴病，自利清水，色纯青，心下必痛，口干燥者，急下之，宜大承气汤。少阴之急下证，乃水负太过之证。

少阴病，六七日腹胀不大便者，急下之，宜大承气汤。少阴病，燥土克伤水分之病，非少阴本病。一为燥土克伤少阴心液。二为燥土克伤肝液。三为燥土克伤脾液。上列急下三证，特别少有。以上四章，论少阴下复。下燥土也非下少阴也。此病伤寒少有。

厥阴肝脏热病

凡厥者，阴阳气不相顺接，便为厥。厥者，手足逆冷是也。诸四逆厥者，不可下，虚家亦然。降极而升，升极而降，阴阳相接，便不见厥。

伤寒，一二日以至四五日而厥者，必发热。前热者后必厥，厥深者，热亦深，厥微者，热亦微，厥应下之，而反发汗者，必口伤烂赤。阴阳往复，厥热迭现。下字作清字解。

伤寒，厥五日热亦五日，设六日当复厥，不厥者自愈。厥终不过五日，以热五日，故知自愈。升降匀和，则六日不厥。

伤寒厥四日，热反三日，复厥五日，其病为进。寒多热少，阳气退，故为进也。厥多为阳退，则上章厥应下之，乃热深也。热深亦厥，阳退亦厥，寒热之分，全凭脉证。

伤寒，始发热六日，厥反九日而利。反厥利者，当不能食，今反能食，恐为除中，食以索饼，不发热者，和胃气尚在必愈。恐暴热来而复去也。后三日脉之，其热续在者，期之旦日，夜半愈。所以然者，本发热六日，厥反九日，复发热三日，并前六日，亦为九日，与厥相应，故期旦日夜半愈。后三日脉之而脉数，其热不罢者，此知热气有余，必发痈脓也。六日九日设词。食后发热，胃阳外散也。以上五章，论厥阴肝脏阳复生热，仍以阳退生寒以明之也。

伤寒，发热四日，厥反三日，复热四日，厥少热多，其病当愈。四日至七日热不除者，必便脓血。厥少热多，阳气复旺，阴经之热，最伤血也。

伤寒，热少厥微，指头寒，嘿嘿不欲食，烦躁数日，小便利，色白者，此热除也，欲得食，其病为愈。若厥而呕，胸胁烦满，其后必便脓血。厥与呕烦并见，热蓄于阴经之中，故便脓血。

下利脉数而渴者，令自愈。设不差，必圊脓血，以有热故也。阴经阳复之热，最伤阴血故也。

伤寒，先厥后发热而下利者，必自止。见厥复利。由阴转阳，故利自止。由阳转阴，故复利。

伤寒，先厥后热，下利必自止。而反汗出咽中痛者，其喉为痹。汗出伤阴，咽痛热滞，故喉痹。痹者，血伤也。

发热无汗，而利必自止。若不止，必便脓血。便脓血者，其喉不痹。热伤阴部，故便脓血。热血俱去，故喉连也。

下利，寸脉浮数，尺脉自涩者，必圊脓血。浮数经热，尺涩阴热。阴经属血，热故脓血。

下利，有微热而渴，脉弱者令自愈。微热而渴为阳复。脉弱乃阳复本象。

厥阴病欲饮水若，少少与之。欲饮为阳复之热。微阳初复。虽消化水也。

下利欲歙水者，以有热也，白头翁汤主之。木陷阳复，故下利有热。热清大气自升。

热利下重者，白头翁汤主之。木热下陷，而又疏泄。疏泄不通，故下重。

下利后更烦，按之心下濡者，为虚烦也。厥阴阳复，阴阳未调故烦。心下濡，有湿也。

下利谵语者，有燥屎也，宜小承气汤。此燥屎，乃阴液被阳复之热所伤而成者。凡可下之利，必水中夹硬粒。且利时有屁。舌有黄苔。以上十三章，论厥阴肝脏阳复生热伤血。

病人手足厥冷，脉乍紧者，邪结在胸中。心下满而烦，饥而不能食者，病在胸中。当吐之，宜瓜蒂散。肢冷脉紧，痰阻清阳。风木郁冲，故饥不食。此一章论厥阴肝脏阳复之吐证。

阳明胃腑寒病

阳明病，若能食，名中风，不能食，名中寒。中字作病字解，风字是陪词，热之意也。

阳明病，若中寒不能食，手足溅然汗出，此欲作固瘕，大便初硬后溏。所以然者，胃中冷，水谷不别故也。胃中冷，不是外寒人胃冷的。此汗出无燥证。大便下白物为固瘕。

脉浮而迟，表热里寒，下利清谷者，四逆汤主之。若胃中虚冷，不能食者，饮水则哕。水之消化，较难于谷。哕者，恶心欲吐之意。

阳明病，不能食，攻其热必食，所以然者，胃中虚冷故也。胃气大败，则败不能食，虚又被攻，故大败。

病人脉数，数为热，当消谷引食。而反吐者，此以发汗，令阳气微，膈气虚，脉乃数也。数为客热，不能消壳，以胃中虚冷故也。火气藏于下为主，逆于上为客。火逆于上，中下皆寒，中寒不能运化四维，故脉数也。

伤寒，大吐大下之，极虚复极汗出者，以其人外气拂郁，复与之水以发其汗，因得哕。所以然者，胃中虚冷故也。拂郁者，皮肤作痒也。外气不交内气，则拂郁而为痒，中寒故也。

阳明病，法多汗。反无汗，其身如虫行皮中状者，此久虚故也。申明上章外气拂郁之证，阳气处越故也。

阳明病，心下硬满者，不可攻之，攻之利遂不止者死。利止者愈。硬满为中寒，利不止则中气亡，故也。

结寒，呕多，虽有阳明证，不可攻之。胆经不降则呕。胆逆则上下皆寒，故忌攻。

发汗多，若重发汗者，亡其阳，谵语。脉短者死。脉自和者不死。亡阳谵语，心气失根，心主脉，脉短无生意。

直视谵语喘满者死。下利者亦死。直视谵语喘满，肝心肺胃绝，下利脾肾绝。

夫实则谵语，虚则郑声，郑声者，重语也。申明上两章亡阳之谵语，乃是虚证也。以上十二章，论阳明胃腑阳退生寒证。此胃家阳不实也。

食谷欲呕者，属阳明也，吴茱萸汤主之。得汤反剧者属上焦也。胃冷宜温，中寒不运，上焦反热。

阳明病无汗，小便不利，而心中懊恼者，身必发黄。热湿瘀积膈膜之上，水通化源不通，故黄。

阳明病，面合赤色，不可攻之。必发热，色黄，小便不利。面赤为火越，攻之火散无归，故发黄也。

阳明病．发热汗出者，此为热越，不能发黄也。但头汗出，身无汗，剂颈而还，小便不利，渴欲饮水浆者。此为瘀热在里，身必发黄，茵陈蒿汤主之。但头汗出，热也，小便不利，湿也，故病黄。

阳明病，下之，其外有热，手足温，不结胸。心中懊恢，饥不能食，但头汗出者，栀子豉汤主之。肢温头汗，热在上也。膈上热瘀故懊恢也。

阳明病，被火，额上微汗出，小便不利者，必发黄。火熏则生热，热瘀湿中，故黄。额上汗，热也。

阳明病，脉迟，食难用饱，饱则微烦，头眩，必小便难，此欲作谷瘅。医下之，复满如故，所以然者，脉迟故也。此脉迟为胃虚，胃脉虚遭下，所以不愈。

伤寒，哕而腹满，视其前后，知何部不利，利之则愈。腹满而哕，湿热虚证，二便清通，湿热出路。以上八章，论阳明胃腑阳虚又兼上热证。

阳明病，发潮热，大便溏，小便自可，胸胁满不去者，小柴胡汤主之。少阳归经，由耳下胸循胁。便溏尿利，非脾湿，乃胆热。潮热，胆胃热也。

阳明病，胁下硬满，不大便而呕，舌上白胎者，可与小柴胡汤。上焦得通，津液得下，胃气因和，身濈然而汗出解也。上焦津液不通，故舌上胎白，胃和则汗出。以上二章，论阳明胃腑虚而又兼少阳经之病。

少阳胆经坏病

本来太阳病，不解，转入少阳者，胁下硬满，干呕，不能食，往来寒热。尚未吐下，脉沉紧者，与小柴胡汤。若已吐下，发汗，温针谵语，柴胡证罢，此为坏病。知犯何逆，以法治之。转入少阳，实少阳自病。少阳经结，故脉沉紧。此一章，论少阳经坏病之提纲。

伤寒五六日，已发汗而复下之。胸胁满，微结，小便不利，渴而不呕，但头汗出，往来寒热，心烦者，此为未解也。柴胡桂枝干姜汤主之。满结渴肝寒热心烦，少阳证。小便不利，太阴证。

伤寒八九日，下之。胸满，烦惊，小便不利，谵语，一身尽重，不可转侧者，柴胡加龙骨牡蛎汤主之。相火拔根，则烦惊谵语。土湿则身尽重。

得病六七日，脉迟浮弱，恶风寒，手足温，医二三下之，不能食而胁下满痛，面目及身黄，项强小便难者，与柴胡汤必下重。本渴饮水而呕者，柴胡汤不中与也。食谷者哕。身黄项强尿难，太阴湿也，服寒药则下重。以上三章，论少阳胆经坏入太阴脾脏。

伤寒，脉弦细，头痛发热者，属少阳。少阳不可发汗，发汗则谵语，此属胃。胃和则愈，不和则烦而悸。弦细谵语，津液耗伤，津伤火浮，故烦悸也。

伤寒二三日，心中悸而烦者，小建中汤主之。木土液伤，相火不降，则烦悸。三日少阳期，详传经篇。

伤寒脉结代，心动悸者，炙甘草汤主之。土木津液亏极，则动悸结代，医药之误也。

太阳病，过经十馀日，反二三下之，后四五日柴胡证仍在者，先与小柴胡汤。呕不止，心下急，郁郁微烦者，为未解也，大柴胡汤下之则愈。急郁烦三证，须右脉实大，或沉紧沉滑，方可下。

伤寒，十三日不解，胸胁满而呕，日晡所发潮热，已而微利。此本柴胡证，下之而不利，今反利者，知医以丸药下之，非其治也。潮热者，实也，先以小柴胡汤以解外，复以柴胡加芒硝汤主之。下药不兼解少阳，故利而少阳病证仍在。下之而不利的而字。易当字读便明显。

凡柴胡汤病证而下之。若柴胡证不罢者，复与柴胡汤，必蒸蒸而振，却发热汗出而解。下□陷气内经，再升之则经和，振寒而解。以上六章，论少阳胆经坏入阳明胃腑。

伤寒十馀日，热结在里，复往来寒热者，与大柴胡汤。但结胸无大热者，此谓水结在胸胁也。但头微汗出者，大陷胸汤主之。无大热，无表热也。汗出，内热也，水结可攻水。

伤寒五六日，呕而发，热柴胡汤证具，而以他药下之，柴胡证仍在者，复与柴胡汤。此虽已下之，不为逆，必蒸蒸振，却而发热汗出而解。若心下满而硬痛者，此为结胸也，大陷胸汤主之。但满而不痛者，此为痞。柴胡汤不中与也，宜半夏泻心汤。痞证中寒，上热中虚，湿郁。以上二章，论少阳胆经坏病结胸痞证。

太阳少阳并病，而反下之。成结胸，心下硬，下利不止，水浆不入，其人心烦。下利不止，水浆不入，心下硬而兼心烦，便非太阴寒利。

太阳与少阳并病，头项强痛或眩冒，时如结胸。心下痞硬者，当刺大椎第一间肺俞肝俞，慎不可发汗，发汗则谵语。五六日谵语不止，当刺期门。肺俞泄卫，肝俞泄荣，期门泄肝，肝泄胆和。

太阳少阳并病，心下硬，头项强痛，颈项强而眩者，当刺大椎肺俞肝俞，慎勿下之。上章忌汗，本章忌下，故用刺法，溱液不伤，又能愈病。以上三章，论荣卫与少阳经并病结胸。

下篇读法

　　坏病。荣卫脏腑，各有正病。病在荣卫，经医治误，牵连脏腑，表里混乱，是曰坏病。结胸，荣卫之气，与胃腑经气，被下混乱，中气下伤，经气陷而不升，则为协热下利。经气陷而复升，将水饮邪热结聚于胃口之上，则为结胸。关上脉浮者，水邪格热于上，关脉沉者，木邪结于胃口也。大陷胸汤，下水下热，其力甚猛。胃中空虚四字，重训深矣。痞证。中气下虚，不能运化，有虚兼湿寒，虚兼湿热之分。寒则阴脏木气，热则湿郁不行，阻塞木火升降之路，结胸与痞证，乃坏证之更坏证也。

　　先后荣卫本病脏腑本病，然后知荣卫脏腑牵连不分之坏病，故坏病结胸痞证，列于下篇。先知阴脏本病，只病寒不病热，然后知阴脏病热，别有原因。先知阳腑本病，只痞热不病寒，然后知阳腑病寒，别有原因。故阴脏热证阳腑寒证，列于下篇。先知荣卫本病，脏腑本病，少阳经本病，然后知少阳经牵连脏腑荣卫之坏病。故少阳坏病，列于下篇。上篇各本体病各章，能先彻底认识。下篇各章，自能认识也。

传经篇

传经各章

大凡病。若发汗，若吐若下，若亡血，若亡津液。阴阳自和者，必自愈。阴阳气郁，必生阻滞。阻滞既去，阴阳自和，和则病愈。阴阳不和，阳盛阴退则病入腑，阴盛阳退则病入脏。入脏入腑，乃脏腑自病。

伤寒一日，太阳受之，脉若静者，为不传。颇欲吐，若躁烦脉急数者，为传也。不传者，不入脏腑。为传者，或入脏或入腑。

伤寒三日，三阳为尽，三阴当受邪。其人反能食而不呕，此为三阴不受邪也。荣卫中有六经，一曰太阳，二曰阳明，三曰少阳，四曰太阴，五曰少阴，六曰厥阴。三日之后，应属三阴之经。不受邪，不传也。

伤寒六七日，无大热，其人烦躁者，此为阳去入阴也。入阴者，入三阴脏。实阴脏自病。

伤寒二三日，阳明少阳证不见者，为不传。不传，不入阳明之腑，不传少阳之经也。入阳明腑，亦阳明腑自病。传少阳经，亦少阳经自病也。

太阳病，头痛七日以上自愈者，以行其经尽故也。若欲再作经者，针足阳明，使经不传则愈。使经不传，使荣卫不传荣卫也。针荣卫中之胃经，以泄荣卫之气，故愈。传经二字，是荣卫传荣卫。阳旺之人，乃能再经。针胃经以泄阳旺之气，阴阳自和，故病愈而不再传。若阳气不旺之人，如荣卫不能汗解，则入三阴之脏。不能再作经也。

伤寒三日，少阳脉小者，欲已也。三日为少阳经之期。脉小，少阳经气不动。

风家解表而不了了者，十二日愈。一日一经，十二日则荣卫传荣卫两周。以上八章论传经。

病有发热恶寒者，发于阳也。无热恶寒者，发于阴也。发于阳者七日愈，发于阴者六日愈。以阳数七阴数六也。此章言荣卫表病，不入里大概。不必拘执。

传经读法

经字应当作两解，一作表字解，一作里字解。表则统属荣卫，里则各分脏腑。传字应作两解，一作入字，一作传字解。由荣卫入脏腑曰入，既入此脏此腑，即不再入彼脏彼腑之谓。由荣卫传荣卫曰传，一日太阳，二日阳明，三日少阳，四日太阴，五日少阴，六日厥阴。不论何日应传何经，只要不见何经本脏本腑之病，仍是恶寒发热身痛，仍是荣卫之事之谓。荣卫者，六经公共之表气也。脏腑者，六经各个之里气也。公共的为传，各个的为入。名虽曰入，其实乃各个自病也。人身脏腑以外，皆为荣卫，皮毛属太阳，皮下白肉属阳明，白肉下之膜属少阳，膜下红肉属太阴，骨属少阴，筋属厥阴。故一曰太阳，二曰阳明，云云也。

疑难篇

疑难各章

伤寒，脉浮，自汗出，小便数，心烦，微恶寒，脚挛急。反与桂枝汤，欲攻其表，此误也。得之便厥，咽中干，躁烦吐逆者，作甘草干姜汤与之，以复其阳。若厥愈足温者，更作芍药甘草汤与之，其足即伸。若胃气不和谵语者，少与调胃承气汤。若重发汗，复加烧针者，四逆汤主之。脉浮自汗，尿数，心烦，恶寒，挛急，乃津液耗伤的阴亏证。厥，干，躁，烦，吐，乃中宫阳亡的寒证。热药耗津拔阳，故服热药，中气转寒。但虽中寒，而津伤络热，故挛急谵语。烧针，拔阳更甚。

问曰，证象阳旦，按法治之而增剧，厥逆，咽中干，两胫拘急而谵语，师言夜半两足当温，两胫当伸，后如师言，何以知之？答曰：寸口脉浮而大，浮则为风，大则为虚，风则生微热，虚则两胫挛。病证象桂枝，因加附子参其间，增桂令汗出，附子温经亡阳故也。厥逆，咽中干，烦躁，阳明内结，谵语，烦乱。更饮甘草干姜汤，夜半阳气还，两足当温。胫尚微拘急，重与芍药甘草汤，两胫乃伸。以承气汤微溏，则止其谵语。故知病可愈。阳旦证，即桂枝汤证。附子能补阳，亦能拔阳。躁为阳气拔根，虽阳明谵语，先温中回阳，后用清润，病则坏矣。法则严焉。以上二章，论荣卫坏入太阴脾脏牵连肝胃。

太阳病，寸缓，关浮，尺弱，其人发热，汗出，复恶寒，不呕，但心下痞者，此以医下之也。如其不下者，病人不恶寒而渴者，此转属阳明也。小便数者，大便当硬，不更衣十日，无所苦也。渴欲饮水，少少与之，但以法救之，宜五苓散。渴欲饮水四句，接医下之也句读。如其不下者句下，有心下不痞意。无所苦，无胃实证。前为荣卫而太阴，后为荣卫而阳明。此一章论荣卫坏入太阴脾脏，借阳明胃燥以明之。

伤寒六七日，大下后，寸脉沉而迟，手足厥逆，下部脉不至，咽喉不利，吐脓血，泄利不止者，为难治，麻黄升麻汤主之。中气虚寒，金燥木热，上逆下陷，经络闭塞，此病复杂矣。此一章论荣卫牵连肝肺坏病。

阳明中风，口苦，咽干，腹满，微喘，发热，恶寒，脉浮而紧，若下之，小便难也。由荣卫中风而阳明病，为阳明中风，口苦少阳。满喘阳明，寒热脉浮太阳。为三阳合病。

阳明病，脉浮而紧，咽燥，口苦，腹满而喘，汗出不恶寒反恶热，身重。若发汗则躁，心愦愦，反谵语。若加烧针，必怵惕烦躁不得眠。若下之则胃中空虚，客气动膈。心中懊恼，舌上胎者，栀子豉汤主之。若渴欲饮水，口中干燥者，白虎加人参汤主之。若脉浮发热渴欲饮水，小便不利者，猪苓汤主之。脉浮太阳。紧与咽燥口苦少阳。腹满至身重阳明，心中九句，先接身重句读。三阳合病之阳明，阳不实，湿反多。

阳明病，汗出多而渴者，不可与猪苓汤。以汗多为胃中燥，猪苓汤复利其小便故也。申明上章小便不利。汗出多小便即少也。

阳明中风，脉弦浮大，而短气，腹部满，胁下及心痛，久按之气不通，鼻干不得汗，嗜卧，一身及面目悉黄，小便难，有潮热，时时哕。耳前后肿，刺之小差。外不解，病过十日，脉续浮者，与小柴胡汤。脉但浮无馀证者，麻黄汤。若不□，腹满加哕者，不治。弦少阳，浮太阳，大阳明。短气、腹满、黄、哕，阳明，鼻干、潮热，阳明。胁痛、心痛、嗜卧，少阳。少阳经，循耳前后。不尿腹满为脾败。哕为胃败，故成不治。

三阳合病，腹满，身重，难以转侧，目不仁而面垢，谵语遗尿。发汗则谵语。下之则额上生汗手足逆冷。若自汗者，白虎汤主之。腹满身重至遗尿诸证，如加自汗，是阳明燥极之证，如不自汗而发汗伤津，谵语更甚。如下之，则伤胃阳也。若自汗句，接遗尿句读。以上五章，论荣卫与阳明少阳合病。

阳明病，脉沉而紧者，必潮热，发作有时。但浮，必盗汗出。沉紧，闭束之象，热不能通，故潮热有时。浮为阴虚热越，故盗汗。

阳明病，初欲食，小便反不利，大便自调，其人骨节痛，翕翕如有热状。奄然发狂，濈然汗出而解者，此水不胜谷气，与汗共并。脉紧则愈。尿难骨痛，水湿之病。谷气作汗，水湿即出。先狂而后汗出，郁而后通也。

阳明病，反无汗，而小便利。二三日，咳而呕，手足厥者。必苦头痛。若不咳不呕不厥者，头不痛。咳呕厥，脉紧之证。闭束不降，故头痛。

阳明病，但头眩，不恶寒，故能食。而咳，其人必苦咽痛。若不咳者，咽不痛。眩与咳，皆闭束不降，咽痛者，气不降也。以上四章，论阳明脉紧。

太病阳，过经十馀日，心中温温欲吐，而胸中痛，大便反溏，复微满，郁郁微烦。先此时自极吐下者，与调胃承气汤，若不尔者不可与。但欲呕，胸中痛，微溏者，此非柴胡证。以呕故知自极吐下也。少阳经结，故十馀日病不解，他经无十馀日病仍如故者。自吐自下，大柴胡证。大柴馀波，放与胸胃。如非大柴馀波，腹满便溏，乃太阴寒证，但呕而无自吐自下。故知非大柴胡证。呕与自吐下，皆大柴胡证，故以既呕；则知自叶下也。

伤寒，五六日，头汗出，微恶寒手足冷，心下烦，口不欲食，大便硬，脉细者，此为阳微结。必有表复有里也。汗出为阳微结，假今纯阴结，不得复有外证，悉入在里。此为半在表半在里也。脉虽沉紧，不得为少阴病，所以然者，阴不得有汗。今头汗出，故知非少阴也。可与小柴胡汤，设不了了者，得屎而解。少阳病，即病结，小柴胡汤补中升降以解结恶寒，冷满，硬细，皆结。头汗表结，脉沉里结。得屎而解，用大柴胡汤也。以上二章，论少阳与阳明少阴之疑似证。

少阳中风，两耳无所闻，目赤胸中满而烦者，不可吐下。吐下则悸而惊。由荣卫中风，而少阳经病，为少阳中风，少阳不直接中风。此一章论少阳病当保津液。

太阴中风，四肢烦疼，阳微阴濇而长者，为欲愈。由荣卫中风而太阴病，为太阴中风。

少阴中风，阳微阴浮，为欲愈。由荣卫中风而少阴病，为少阴中风。

厥阴中风，脉微浮为欲愈，不浮为未愈。由荣卫中风而厥阴病，为厥阴中风。世谓三阴直中，其根据即在此。然则上文阳明中风，少阳中风，又将何说。以上三章，论三阴将愈之证。

太阴病，欲解时从亥至丑上。阙疑。

少阴病，欲解时从子至寅上。阙疑。

厥阴病，欲解时从丑至卯上。阙疑。

太阳病，欲解时从巳至未上。阙疑。

阳明病，欲解时从申至戌上。阙疑。

少阳病，欲解时从寅至辰上。阙疑。

疑难篇读法

　　读《伤寒论》，要一眼将整个看个了然。偶因一章，疑难费解，便将整个耽搁。本篇读法，为能一眼了然整个之故，将疑难费解各章，列为最后一篇。吾人了然整个之后，再读疑难各章，疑难者，亦不疑难矣。

类伤寒病篇

类寒伤各章

太阳病，发热而渴，不恶寒者，为温病。若发汗已，身热灼者，名曰风温。风温为病，脉阴阳俱浮，自汗出，身重，多眠睡，鼻息必鼾，语言难出。若被下者，小便不利，直视，失溲，若被火者，微发黄色，剧则如惊痫，时瘛疭，若火熏之，一逆尚引日，再逆促命期。温乃木气疏泄之病，风乃木气疏泄之气　温病忌发汗。发汗则疏泄又疏泄矣。风温云者，疏泄又疏泄之病也。自汗出以下诸证，皆疏泄之甚，肺阴伤亡之现象，此风字，并风寒之风也。此一章，论温病。温病未立方，原理即方也。

太阳病，发热，脉沉而细者，名曰痉。津液伤，故脉细。

太阳病，发汗太多，因致痉。发汗太多，故津液伤。

病，身热足寒，颈项强急，恶寒，时头热面赤，目脉赤，独头摇，卒口噤，背反张者，痉病也。身热足寒等，皆津液伤所致。痉病现证如此。

太阳病，发热汗出，不恶寒者，名曰柔痉。痉病方详金匮。

太阳病，发热无汗，反恶寒者，名曰刚痉。以上五章论痉病。

湿家之为病，一身尽痛，发热，身色如熏黄也。土色为黄，土气为湿，故湿病则身黄。湿阻荣卫，故身疼发热。

太阳病，关节疼痛而烦，脉沉而细者，此名湿痹。湿痹之候，其人小便小利，大便反快，但当利其小便。关节疼烦，脉沉而细，湿伤津，故疼痛脉细。

湿家，其人但头汗出，背强，欲得被覆向火。若下之早，则哕，胸满，小便不利。舌上如脂者，以丹田有热，胸中有寒。渴欲得水而不能饮，则口燥烦也。脂，乃脂膏之脂。寒字作痰字解。下有热而胸有痰，所以舌上如脂也。

病者一身尽疼，发热，日晡所剧者，此名风湿。此病伤于汗出当风，或久伤取冷所致也。日晡，乃申酉时，此时空气收敛，风湿归内故剧。

问曰，风湿相搏，一身尽疼痛，法当汗出而解。值天阴雨不止，医云此可发汗，汗之病不愈者，何也。答曰，发其汗，汗大出者，但风气去，湿气在，是故不愈也。若治风湿者，发其汗，但微微似欲汗出者，风湿俱去也。微微似欲汗出，惟病人自己知道。

伤寒八九日，风湿相搏，身体烦痛，不能自转侧，不呕不渴，脉浮虚而濇者，桂枝附子汤主之。若其人大便硬，小便自利者，桂枝附子去桂加白术汤主之。小便利，大便硬，津液伤，湿不去。必小便减，大便和，湿乃去也。

风湿相搏，骨节烦，掣痛，不得屈伸，近之则痛剧。汗出短气，小便不利，恶风不欲去衣，或身微肿者，甘草附子汤主之。湿流关节，阳虚不能外达。

湿家病，身上疼痛，发热面黄而喘，头痛鼻塞而烦。其脉大，自能饮食，腹中和无病，病在头中，寒湿故鼻塞。内药鼻中则愈。内药鼻中，药方阙。

湿家下之，额上汗出，微喘，小便利者死。若下利不止者亦死。汗喘阳亡于上，便利阳亡于下，上下脱，中气亡，故死也。以上九章，论湿病。

太阳中暍者，发热恶寒，身重而疼痛，其脉弦细芤迟，小便已，洒洒然毛耸，手足逆冷，小有劳身即热，口开，前板齿燥。若发汗则恶寒甚。加温针则发热甚。数下之则湿甚。暍乃暑火，暑火伤肺，肺主皮毛，与荣卫相合，肺热故作寒热，身重，疼痛，毛耸，逆冷，身热，因于肺热。肺热难于呼吸，故口开。肺热则肾热，故齿燥。弦细芤迟，皆暑伤津之象。迟者热则脉缓也。

太阳中热者，暍是也，其人汗出恶寒，身热而渴也。肺热则汗出而渴，肺内热故外恶寒。暍病方详金匮。

太阳中暍，身热疼重，而脉微弱，此以夏月伤冷水，水行皮中所致也。暑天溶于冷水，水气将郁闭住，故发热身疼重也。以上三章，论暍病。

问曰，病有霍乱者何，答曰，呕吐而利是名霍乱。霍者大也，又散之速也。升降倒行中气将亡之大乱也。

问曰，病发热头痛身疼恶寒吐利者，此属何病。答曰，此名霍乱。自吐下，利止复更发热也。荣卫根于脾胃，故吐利则作寒热。吐则伤津，故利止复更发热。

霍乱，头疼发热，身疼痛，热多欲饮水者，五苓散主之。寒多不用水者，理中丸主之。霍乱病，有温霍乱，寒霍乱，湿霍乱，干霍乱，寒热混合霍乱。经文只论湿寒二种也。

吐利汗出，发热恶寒，四肢拘急，手足厥冷者，四逆汤主之。寒霍乱中，常有此病。阳亡极速，故用四逆汤。

既吐且利，小便复利，而大汗出，下利清谷，内寒外热，脉微欲绝者，四逆汤主之。欲利而尿又利，又大汗出，脉又欲绝，阳将亡也，故用四逆回阳。

吐下已断，汗出而厥，四肢拘急不解，脉微欲绝者，通脉四逆加猪胆汁汤主之。汗出而厥，阳将亡矣，故用通脉四逆回阳，加猪胆汁养胃胆之阴．以取阳气也。

恶寒，脉微而复和，利止，亡血也，四逆加入参汤主之。脉和而恶寒为亡血者，阳气既微，阴血亦弱也。故用四逆补阳，人参补气以生血。和字不可误利字。

吐利止而身痛不休者，当消息和解其外，宜桂枝汤小和之。身痛不休为有表证，故用桂枝汤。

吐利发汗，脉平小烦者，以新虚不胜谷气故也。脉平，此病已愈之脉。以上九章，论霍乱。

伤寒，其脉微涩者，本是霍乱。今是伤寒，却四五日至阴经上。转入阴必利。本呕下利者，不可治也。欲似大便而反矢气，仍不利者，此属阳明也，便必硬，十三日愈。所以然者，经尽故也。本呕下利，此是霍乱，不可用伤寒三阴之法为治。便硬矢气，此是阳明，又不可用霍乱之法为治。

下利后当便硬，硬则能食者愈。今反不能食，到后经中颇能食，复过一经能食，过之一日当愈。不愈者，不属阳明也。六日为一经，后六日为后经。能食而病愈，胃阳旺也。能食而病不愈，乃霍乱病下利后之虚证也。以上二章，乃伤寒霍乱相似之病。然霍乱不传经，盖借霍乱以证伤寒耳。

大病差后喜唾，久不了了者。胃上有寒，当以丸药温之，宜理中丸。此病常有。

伤寒解后，虚羸少气，气逆欲吐者，竹叶石膏汤主之。中虚胃热，胃热则气不降，故少气。

大病差后，后腰以下有水气者，牡蛎泽泻散主之。腰下有水，乃湿热瘀阻。

伤寒差已，复更发热，小柴胡汤主之。脉浮者，以汗解之，脉实者，以下解之。惟少阳经病缠绵，因其在表里之间也。若无少阳经证，浮以汗解，实以下解。

大病差后劳复者，枳实栀子汤主之。若有宿食者，加大黄如博棋子五六枚。劳复多热多结。

病人脉已解，而日暮微烦。以病新差，人强与谷，脾胃气尚弱，不能消谷，故令微烦。损谷则愈。病新差，脾胃弱，损谷以养脾胃。以上六章，论差后劳复。

伤寒，阴阳易之为病，其人身体重，少气，少腹里急。或引阴中筋挛，热上冲胸，头重不欲举，眼中生花，膝胫拘急者，烧裈散主之。医阳以阴，医阴以阳，天人之妙，皆圆运动。此一章论阴阳易病。

类伤寒篇读法

伤寒论，乃人身整个病。人身有脏腑，有荣卫，荣卫主表，脏腑主里，表里之间，又有少阳之经。人身整个病者，腑病热，脏病寒，荣病热，卫病寒，少阳之经，病半热半寒是也。温痉湿喝霍乱诸章，所以借证伤寒整个的病，非论温痉湿喝霍乱的病，为一目了然伤寒整个的病计，应将整个以外各章，另列一篇，以清界限。温痉喝湿诸章，非伤寒整个病，是伤寒类似的病也。

读法总结

　　研究《伤寒论》，须根据事实，以探求学理。内容六瓣之一橘，事实也。本篇荣卫病各章，原文称为太阳病。表病责在荣卫，或由表入腑而病阳热，或由表入脏而病阴寒，只视各人素来阴阳之偏耳。若将表病责在太阳．起首便将表罩混乱。所以后人又添出传经为热，直中为寒之臆度。整个《伤寒论》的理路，更使人无法找寻。本篇首揭荣卫，名正言顺，事实显然。上篇荣卫本病，为桂麻汗法之病。阳明胃篇本病，为三承气下法之病。三阴脏本病，为姜附温法之病。少阳胆经本病，为柴胡和解之病。

　　上章各章，应作一气谈。一概念间，便将整个伤寒论的本体了然。

　　中篇各章，皆本体较复杂的事实。然既能于一概念间了然上篇的整个，自能于一概念间了然中篇的整个也。

　　下篇荣卫坏病，由本体病变乱而来。上中篇揭出本病，正以使下篇易于分别何以成坏病也。下篇阳明胃脏病寒，名虽阳明，实则阳明阳退也。下篇三阴脏病热，太阴则湿盛郁住木气，木郁则生热也。少阴则心火与肾水同气，火败则水寒，火复则生热也。厥阴则肝经与心包同气，相火败则木气寒，相火复则生热也。少阳胆经坏病，少阳经与脏腑相通，亦如荣卫与脏腑相通，故少阳亦有坏病也。如此则于一概念间了然下篇的整个。如此则于一概念间，了然三篇仍是整个。

　　传经另立一篇，所以使传经二字的意义，彻底明显也。

　　疑难各章，另立一篇，事实与文字，多费思索之故，有碍一概念间整个认识的成功也。

　　类证另立一篇，不因借证旁参之故，窒凝本论整个之表现也。

　　人身一小宇宙，整个的《伤寒论》，乃整个人身，整个宇宙的剖解学，与修理学。认识整个《伤寒论》，一切外感内伤各病的原理，自能认识。此篇次序，乃为求认识整个《伤寒论》之一法耳。爰为诀以作全篇之归纳焉。诀曰：

　　伤寒之病，先分表里，表曰荣卫，里曰脏腑。荣热卫寒，腑热脏寒，寒热偏见。运动不圆。

荣卫之法，桂枝麻黄，总统六经，并非太阳。太阳桃核，阳明承气，少阳曰经，大小柴剂。

太阴四逆，少阴附子，厥阴乌梅，诸法由此。腑不病寒，脏不病热，腑寒脏热，别有关涉。

荣卫少阳，乃有坏病，少阴厥阴，独有死证。传经二字，令人滋疑，只问见证，莫拘日期。

伤寒之法，是一整个，表里与经，条理不错。

整个之外，温痉等则，借证伤寒，另列于后。

方解上篇

桂枝汤

芍药，桂枝，甘草（炙），生姜，大枣（劈）芍药敛荣气之疏泄，炙草补中气之虚，姜枣补中生津，桂枝调荣卫实表阳也。原方分两载在世行本。原方一两，可用今之一钱。

麻黄汤

麻黄，桂枝，杏仁，甘草（炙）麻黄泄卫气之闭敛，杏仁降肺气之逆，炙草补中气，桂枝调荣实表阳也。

桂枝麻黄各半汤

芍药，桂枝，甘草（炙），生姜，大枣，麻黄，杏仁　麻黄汤与桂枝汤，减轻分两双解之。

桂枝二麻黄一汤

桂枝，芍药，甘草（炙），生姜，大枣，麻黄，杏仁　双解荣卫，气软虚弱，减轻麻黄，轻泄卫闭。

桂枝二越婢一汤

桂枝，芍药，甘草（炙），大枣，生姜，麻黄，石膏　双解荣卫，气虚偏燥，减轻泄卫之麻黄，加石膏以清燥。

小青龙汤

麻黄，桂枝，芍药，甘草（炙），半夏，五味子，细辛，干姜麻桂双解荣卫之郁，炙草补中气，细辛干姜五味半夏温降寒湿水气，干姜温脾阳以杜其入脏。

大青龙汤

麻黄，桂枝，甘草，生姜，大枣，杏仁，石膏麻黄杏仁以泄卫，桂枝以和荣，石膏以清燥。甘草姜枣补中，因脉紧。故不用芍药之敛。石膏清胃燥以杜其入腑。

五苓散

茯苓，猪苓，泽泻，白术，桂枝术苓泽泻猪苓以泄里水，桂枝助肝经之疏泄以行水也。

茯苓甘草汤

茯苓，甘草，桂枝，生姜茯苓泄湿，生姜炙草温中，桂枝实表阳以止汗也。

白虎汤

石膏，知母，甘草（炙），粳米石膏知母清阳明经之燥，粳米炙草生津液而补中气。

白虎加人参汤

于白虎汤内加人参，加人参以补气，而培津液之源。

四逆汤

甘草，干姜，附子，干姜炙草温运中气，补虚除湿，以复土气之升降，附子温水回阳以培土气之根。

附子汤

附子，茯苓，白术，人参，芍药　附子回阳补火，白术茯苓泄水补土，人参补中气，芍药安风木，因附子动木气也。

乌梅丸

乌梅，干姜，附子，人参，细辛，蜀椒，黄连，黄柏，当归，桂枝乌梅补水气生津液，敛风气，附子蜀椒温水寒，黄连黄柏清火热，干姜人参温补中土，桂枝当归温养木气而达肝阳，细辛温寒而降卫也。

通脉四逆汤

即四逆汤加重分两，重用姜草温中回阳。

当归四逆汤

当归，桂枝，芍药，细辛，通草，甘草（炙），大枣　当归桂枝芍药温润木气，炙草大枣补中气，细辛通草通经。

当归四逆加吴茱萸生姜汤

即当归四逆汤加吴茱萸生姜，加生姜吴茱萸以温内寒。

调胃承气汤

大黄，甘草（炙），芒硝大黄芒硝消热，甘草养中气也，调胃者调和胃气，不取攻下。

大承气汤

大黄，厚朴，枳实，芒硝大黄芒硝攻下热实，枳实厚朴开通滞气。

小承气汤

大黄，枳实，厚朴此乃大承气汤证之初气，和胃气则愈，此方无芒硝之寒滑，减厚朴之辛通。

桃核承气汤

桃仁，桂枝，甘草（炙），大黄，芒硝　大黄芒硝攻其热，桃仁攻其血，桂枝达肝汤，炙草保中气。先解表乃可用。

抵当汤

大黄，水蛭，虻虫，桃仁大黄攻其热，水蛭虻虫桃仁攻其血。

抵当丸

以抵当汤为丸，少腹满血尿利，为有瘀血，宜丸药缓下。

小柴胡汤

柴胡，黄芩，半夏，生姜，大枣，人参，甘草（炙）　柴胡开二焦经以解少阳结气，黄芩降胆经以清相火逆气，半夏生姜降胃逆，大枣补中气，人参甘草补土气而扶阴脏之阳也。

大柴胡汤

　　柴胡，黄芩，半夏，生姜，大枣，芍药，枳实，大黄　于小柴胡汤去人参甘草之补阳补土，加芍药以降胆经之逆，枳实大黄以下胃腑之热，仍用柴芩半夏生姜大枣，以解少阳之经。

中 篇

桃花汤

干姜，赤石脂，粳米 干姜温寒去湿，赤石脂，以固脱陷，粳米以补津液。

真武汤

茯苓，白术，附子，生姜，芍药 附子温水补火，术苓泄水补土，芍药调木，生姜温中。

吴茱萸汤

吴茱萸，人参，生姜，大枣参枣补中气，吴茱萸生姜降胃阳。

白通汤

葱白，干姜，附子干姜附子温中下以回阳气，葱白以通阳气。

白通加猪胆汁汤

于白通汤内加猪胆汁人尿 干姜附子葱白以温通阳气，加猪胆汁人尿凉传之物，引姜附之热性下行，且益阴以藏阳也。

麻黄附子细辛汤

麻黄，附子，细辛麻黄解表，附子温里，细辛温降上凌之寒水。

麻黄附子甘草汤

麻黄，附子，甘草（炙） 麻黄解表，附子温里，炙草补中。

蜜煎导方

蜜炼成挺，纳入肛门。蜜入肛门，直肠吸收蜜之润气，然后屎下。

猪胆方

大猪胆或土瓜根汁，胆汁或土瓜根汁，性均寒润，故皆可为导。

麻仁圆

麻仁，杏仁，芍药，大黄，厚朴，枳实麻仁杏仁以温润之，芍药以寒润之，兼用承气之法以轻荡之，用丸不用汤，每服只十九，轻缓极矣。

桂枝加葛根汤

桂枝，芍药，甘草（炙），生姜，大枣，葛根桂枝汤解荣气之郁，加葛根解阳明之经气也。葛根专升手阳明经气，手阳升则足阳明降。

葛根汤

葛根，麻黄，桂枝，芍药，甘草（炙），生姜，大枣解荣卫之无汗恶寒，兼解阳明经气。

葛根加半夏汤

于葛根汤内加半夏，葛根汤解荣卫与阳明经气，半夏降胃逆也。

小建中汤

桂枝，芍药，甘草（炙），生姜，大枣，胶饴芍药桂枝饴糖润木通结，炙草姜枣补中气。

柴胡桂枝汤

柴胡，黄芩，半夏，人参，生姜，大枣，桂枝，芍药，甘草（炙）荣卫表病，少阳经病双解之方。

黄芩汤

黄芩，芍药，甘草（炙），大枣黄芩清外热之相火。芍药敛木气之疏泄，甘草大枣补益中气。

黄芩加半夏生姜汤

于黄芩汤内加半夏生姜，双解荣卫少阳，加半夏生姜以降胃逆。

下　篇

新加汤

桂枝，芍药，甘草，生姜，大枣，人参桂枝芍药养木息风，草枣补中气，加芍药润木枯，加生姜行经脉，加人参补土气。

文蛤散

文蛤。用文蛤利水。

白散

桔梗，贝母，巴豆。桔梗贝母清降湿热，巴豆破其水实也。

三物小陷胸汤

黄连，半夏，栝蒌实，黄连栝蒌清热除湿，半夏降逆开结。

桂枝去桂加白术茯苓汤

芍药，炙草，生姜，大枣，茯苓，白术　茯苓白术以利湿芍药炙草生姜大枣补中气，而降胆经也。

厚朴姜夏参甘汤

厚朴，生姜，炙草，半夏，人参炙草人参补中气，厚朴生羌半百降阳混。

桂枝加厚朴杏子汤

桂枝汤内加厚朴杏仁，桂枝汤解表，杏仁厚朴降肺胃之逆，以消喘满。

栀子厚朴汤

栀子，厚朴，枳实　栀子清热除烦，厚朴枳实降逆消满。

栀子干姜汤

栀子，干姜　栀子除烦，干姜温中退热。

栀子香豉汤

栀子，香豉　栀子清热除烦，香豉调补中气。

栀子甘草豉汤

栀子豉汤内加炙草　加炙草，补中气也。

栀子生姜豉汤

于栀子豉汤内加生姜　加生姜，以降胃逆也。

桂枝加附子汤

于桂枝汤内加附子　桂枝实表阳，芍药润木枯敛阳气，炙草熏枣大补中气，加附子以回肾阳也。

芍药甘草附子汤

芍药，炙草，附子　附子补肾阳，炙草补中气，芍药和荣气。

桂枝去芍药汤

桂枝汤内去芍药　去芍药之寒中，用桂草姜枣解表。

桂枝去芍药加附子汤

桂枝汤内去芍药加附子　加附子温肾寒也。胸满为胆经寒，故去芍药之苦寒。脉促为表未解，故用桂枝炙草姜枣以解表。

茯苓四逆汤

茯苓，人参，炙草，干姜，附子　补中燥土回阳以止烦躁，故于四逆汤内加参苓。

干姜附子汤

姜，附子　汗下亡阳，故昼日烦躁，姜附以回阳也，身无大热而烦躁，亡阳之象。

禹余粮丸

原方阙载，当是姜附桂枝人参与禹余粮作丸，姜参以定心乱，桂枝达木，附子温水寒，禹余粮收溏散漫之阳也。

桂枝甘草汤

桂枝，炙草，炙草补中桂枝达阳息风，肝阳上达，风自息矣。桂苓甘枣汤

茯苓，桂枝，炙草，大枣炙草大枣茯苓补中土，泄湿气，用桂枝达肝阳止悸降冲也。

桂枝加桂汤

于桂枝汤内更加桂 芍桂调风木，炙草姜枣补中气，更加桂枝以达肝阳而降风气之冲，奔豚乃风木气冲，肝阳陷则肝风冲也。

苓桂术甘汤

茯苓，白术，桂枝，炙草。苓术甘草泄湿补土，桂枝息风以止身摇平头眩也，桂枝息风，乃达肝阳之效。

桂枝去芍药加蜀漆龙骨牡蛎汤

于桂枝汤内去芍药加蜀漆龙骨牡蛎，去芍药之寒中。加蜀漆去瘀浊，龙骨牡蛎敛相火安神魂，炙草葶苈补中气。

桂枝甘草龙骨牡蛎汤

桂枝，炙草，龙骨，牡蛎 龙牡镇敛浮阳而止烦躁，甘草补中，桂枝降冲。

干姜黄连黄芩人参汤

干姜，黄连，黄芩，人参 干姜人参温中寒，黄连黄芩清上热，厥阴木气，上热下寒，故寒热并用。

葛根黄连黄芩汤

葛根，黄连，黄芩，甘草（炙） 连芩清热以止喘汗，葛根升手阳明以止利而解表，甘草和中气也，连芩最止热利。

麻杏甘石汤

麻黄，杏仁，甘草，石膏麻黄，杏仁泻肺气之逆满。石膏清腑气之燥热，

炙草保中气。

大陷胸汤

大黄，芒硝，甘遂大黄芒硝攻结热，甘遂攻结水也。

大陷胸丸

大黄，芒硝，葶苈，杏仁。硝黄清结热，杏仁破滞气，葶苈去水也。

桂枝人参汤

桂枝，人参，白术，干姜，甘草（炙）参术姜草温补中气、桂枝以解表邪。

大黄黄连泻心汤

大黄，黄连　大黄黄连以泻湿热，渍而不煎，又只渍顷刻。轻剂之最轻者。

附子泻心汤

附子，大黄，黄连，黄芩　三黄以清上热，附子以温肾寒。

十枣汤

大枣，芫花，甘遂，大戟。芫花甘遂大戟攻水，大枣保中气顾津液。

生姜泻心汤

生姜，半夏，黄连，黄芩，甘草（炙）人参，干姜，大枣　参草大枣补中气之虚，芩连清上焦之热，干姜温寒，半夏生姜降逆泄水。

甘草泻心汤

甘草（炙），大枣，黄连，黄芩，半夏，干姜草枣干姜温补中气，芩连半夏清热降逆。

赤石脂禹余粮汤

赤石脂，禹余糖赤石脂禹余粮收涩下焦。

旋覆花代赭石汤

旋覆花，生姜，半夏，代赭石，甘草（炙）　人参，大枣，参草姜枣补中气，旋覆花代赭石半夏降胃逆。

瓜蒂散

瓜蒂，赤小豆赤小豆瓜蒂涌吐胸中之痰，此赤小豆乃半红半黑者，有大毒乃吐也。

黄连汤

黄连，半夏，人参，甘草（炙），大枣，干姜，桂枝　干姜温寒去湿以运中气，桂枝以达木气，参枣炙草补中，半夏降胃，黄连清热。

栀子蘗皮汤

栀子，甘草（炙），蘗皮，栀子蘗皮清热以行湿，炙草补中以培土。

麻黄连翘赤小豆汤

麻黄，连翘，杏仁，甘草（炙），生姜，大枣，赤小豆，生梓，白皮。麻黄发汗则湿去也，赤小豆去湿利尿，生梓白皮连翘去湿清热。杏仁降肺气，甘草姜枣补中气也。此赤小豆是红饭豆，乃食品无毒。

茵陈蒿汤

茵陈蒿，栀子，大黄　大黄下湿热，茵陈栀子清湿热。

桂枝加芍药汤

于桂枝汤内更加芍药，加芍药以泄木气之满痛也。泻木结非泻太阴也。太阴阴寒无下之理。

桂枝加大黄汤

于桂枝加芍药汤内加大黄，加大黄泻木结，非泻太阴也。

甘草汤

甘草甘草补中以降火，又解热也。

桔梗汤

桔梗，甘草甘草补中解热，桔梗降肺气而排瘀积。

半夏散

半夏，桂枝，甘草（炙）炙草补中，半夏降逆，桂枝升木阳以降冲气。

苦酒汤

半夏，鸡子白，苦酒鸡子白润肺经，半夏降逆气，苦酒能生津液，收敛火气下降。

猪肤汤

猪肤，白蜜，白粉猪肤白蜜温和润泽，极滋津液，白粉收涩止利，白粉即铅粉，慎用。

猪苓汤

猪苓，茯苓，泽泻，滑石，阿胶猪苓茯苓泽泻利湿以止利，阿胶润木枯降相火，滑石利尿止利。

黄连阿胶汤

黄连，黄芩，芍药，阿胶，鸡子黄　黄连黄芩芍药清心火，阿胶滋心液，鸡子黄温润补益少阴心肾之阳也。

四逆散

甘草，枳实，柴胡，芍药　芍药润木气之枯，柴胡枳实解木气之滞，甘草养中。

白头翁汤

白头翁，黄连，黄柏，秦皮　白头翁黄连黄柏秦皮皆清木气之湿热也。

柴胡桂枝干姜汤

柴胡，黄芩，甘草，桂枝，牡蛎，栝蒌根，干姜　柴胡黄芩甘草解少阳，干姜温太阴，桂枝助疏泄以行小便，牡蛎消胸胁之满结，栝蒌根清上焦之烦渴。

柴胡加龙骨牡蛎汤

柴胡，半夏，人参，大枣，桂枝，茯苓，铅丹，大黄，龙骨，牡蛎，生姜　人参姜枣温补中气，铅丹龙牡镇敛胆经，桂枝茯苓疏泄湿气，半夏降胃经逆气，柴胡舒解少阳，大黄攻结气。

炙甘草汤

甘草（炙），人参，大枣，生地，麦冬，阿胶，麻仁，桂枝，生姜　草参姜枣温补中气，地胶麦麻润木生津，桂枝调和血中温气。

柴胡加芒硝汤

于小柴胡汤内加芒硝，小柴胡解经，加芒硝以清阳明腑热。

半夏泻心汤

半夏，人参，甘草，（炙），大枣，干姜，黄连，黄芩　干姜温寒，连芩清热，炙草参枣补中气，半夏降逆。

甘草（炙），干姜炙草干姜温中回阳。

芍药甘草汤

芍药，炙草　芍药润木气、甘草补中，木润筋舒足即伸矣，芍药无甘草则纯寒也。

麻黄升麻汤

麻黄，升麻，当归，芍药，黄芩，知母，萎蕤，石膏，甘草，干姜，白术，天冬，茯苓，桂枝麻桂和卫，升麻升陷，当归芍药黄芩养木平热，知母石膏天冬萎蕤清润金燥，姜草苓术温补中土。

类伤寒篇

桂枝附子汤

桂枝，甘草，生姜，大枣，附子桂枝姜枣甘草和荣卫解外感，附子温补水中火气以生土而除湿也。

桂枝附子去桂加白术汤

甘草（炙），生姜，大枣，附子，白术去桂枝之疏泄，加术以固土气中之津液。

甘草附子汤

炙草，附子，白术，桂枝，术附去湿通阳，甘草桂枝通阳达表。

理中丸

人参，甘草，干姜，白术姜参术草温补中气。

通脉四逆加猪胆汁汤

炙草，干姜，附子，猪胆汁　四逆汤加重姜草温中以通脉，加猪胆汁降上热，使受热药，且可引外越之阳气，回入下焦阴气之中。

四逆加人参汤

炙草，干姜，附子，人参　四逆温中回阳，加人参补气以生血中之温气。

竹叶石膏汤

石膏，竹叶，麦冬，人参，甘草，粳米，半夏　参草粳米半夏补中降逆，麦冬竹叶石膏润燥清热降肺。

牡蛎泽泻散

牡蛎，泽泻，葶苈，商陆，海藻，蜀漆，栝蒌根　牡蛎栝蒌清金去湿，蜀漆海藻泽泻葶苈商陆决水清瘀。

枳实栀子豉汤

枳实，栀子，香豉枳实栀子下气清热，香豉调中气以除浊瘀。

烧裈散

裈裆即裤裆，烧裈散以感通阴阳之气。

温病本气篇

温病本气篇序

　　自来治温病，以新感与伏邪为两大原则。吴鞠通著《温病条辨》，谓风寒伤人由皮毛而入，温病由口鼻而入。初入上焦，再由上焦入中焦，再由中焦入下焦，直行中道云云。人身由上部至下部，是整个的气化圆运动。即以形质而论，亦曲折重叠，并无直的中道可行，事实上甚不近理，所谓新感温病如此。王梦英著《温热经纬》，称仲景有伏气温病之文曰，师曰伏气之病，以意候之，今月之内，欲有伏气，当须脉之。假令旧有伏气，若脉微弱者，当喉中痛，似伤非喉瘅也。病人曰实咽中痛，虽尔今复欲下利。此明言脉既微弱，不喉痛则下利，伏有微弱之脉，必生微弱之病耳。非所谓冬月伤寒，不登时恶寒体痛，寒毒伏藏于肌肤，至春变为温病也。《内经》云，风寒中人，使人毫毛毕直，岂有寒气伏藏于肌肤三月之久，安然无恙，至春变为温病之理，所谓伏邪温病如此。一唱百和，南北同风，原则既差，理路遂乱，因就经过事实，根据原理，作温病本气篇。言温病乃人身本己之气自病，非由口鼻而入，非伏去年的寒，变成今年的温也。认为温邪由口鼻直入中道，认为伏邪变温，用药去邪，惟恐不力，木气受伤，病必加重。及至病加，犹以为邪深难去，比比然矣。认为本气自病，自知保护本气，调理本气，病去身安，乃无遗误。抱本气自病的原则，以研求《温病条辨》《温热经纬》所载证状与其方法，自能得恰到好处之妙。此篇之作，其能已乎。

中华民国二十八年己卯冬月子益重著于成都四川国医专校

温病本气篇

温病本气

伤寒病起于荣卫，终于脏腑。荣热卫寒，腑热脏寒。腑热则实，脏寒则虚，脉象紧数，按之明爽。病人神色清明。温病起于荣卫，终于气血。荣卫气血，皆热不寒，皆虚不实。脉象或洪或小，按之模糊。病人神色昏晦。亦有强壮之人，脉象较实者。虽脉象较实，仍按之模糊，不似伤寒脉象之明爽。特强壮之人，少有病温病者耳。世谓右脉大为温病，左脉大为伤寒，事实上不尽然。

温病者，人身木气偏于疏泄，金气被冲而失收降之令。水气被泄，而失封藏之能，水不藏则相火益事飞腾，金不收则风木益事泄动。上焦则津液伤而热气充塞，下焦则相火泄而元气空虚，中焦则中气衰败，交济无能。一年的大气运动。春升夏浮，秋降冬沉。春温夏热，秋凉冬寒。春生夏长，秋收冬藏。人身春木之气，升动生发，失其常度，则温气病焉。此乃人身本气之病，非中今年之温，由口鼻而入，非伏去冬之寒，变为今春之温也。

《伤寒论》云，太阳病发热而渴，不恶寒者，为温病。此乃借温病以分别伤寒之言，非专为温病整个说法立言。温病的事实上，常有得病一日，发热之中，仍带恶寒者。不恶寒之发热作渴，脉象应无虚象，而事实上则脉虚者甚多，且多不渴者。脉虚之温病，关系生死，较脉不虚者迅速。温病诸书，对于脉虚温病的方法，少注重者，大概遵守论文，未及就六气的事实上寻原理也。温病实证少，虚证多。实证易治，虚证难治。此篇注重虚证，因正当厥阴风木之时，阳气幼稚故也。如果脉实则易治矣。虚证如肆用凉药必死。实证的实字，乃比较上的实，非真正的实，所以温病下证无承气汤证，只有黄龙汤证，黄龙汤证详下文。

伤寒表里之分，为荣卫脏腑。温病表里之分，为荣卫气血。亦有病在肠胃者。如两感温病，则责在肾家，各详下文。病在肠胃，乃肠胃自病。病在荣卫气血，乃荣卫气血自病。自病意义，无人讲求，皆王叔和误解《内经》文字，后人又盲从叔和之故。叔和误解《内经》，详下文。

原理篇云，温病亦始于荣卫，终于脏腑。此篇云，温病始于荣卫，终于气血。脏腑是各个的阴阳，气血是公共的阴阳，伤寒终于脏腑，病则脏寒腑热。温病终于气血，病则气血皆热。气热则腑热，血热则脏热也。

伤寒易治，温病难治。伤寒表里病证，界限分明。温病表里皆热，界限难分。此篇于难分之中，求分之法。

病在荣卫

温病初起，头疼身痛，先恶寒，后发热，发热之后，但热不寒，精神倦怠，此病在荣卫也。舌无胎，脉洪大，重按虚微者，方用乌梅白糖汤。肥乌梅三枚，绿薄荷五分，白糖二两。舌无胎，脉小弱不洪者，方用扁鹊三豆饮。黄豆，黑豆，绿豆各三四钱，桑叶一钱。舌无胎，脉重按实滞，口渴者，方用加减银翘散。金银花，天花粉各三钱。薄荷桑叶各一钱，淡豆豉黑豆绿豆各五钱。

乌梅白糖汤

人身荣卫，升降互根，其工作全在维持个体阴阳平均之常规。中气实为升降平均之枢轴。节令一交木气，大气降极而升，中气不足之人，荣气即随造化的木气以俱升。乙木为风木，甲木为相火，乙木升而甲木不降，相火外泄。荣气与相火升泄故发热。荣卫失和，故头疼身痛。火泄则中气失根，故精神倦怠。卫行荣外，外感之病，无不先卫后荣。故虽发热，必先恶寒。从此荣气疏泄偏盛，卫气收敛偏衰，故发热以后，即不再恶寒。荣根于肝木，卫根于肺金，卫气不能收敛，所以甲木不降，相火外泄。肺金以降胆木收相火为责任也。

此证脉象洪盛，乃木火外泄。重按虚微，乃木火之虚。虚者，发泄自伤本气也，病在荣卫之时，外泄之相火，正在浮游，尚未化生定在之热，故舌上无胎，乌梅酸收，降甲木，安乙木，敛相火，而大补木气。木气动于上，必虚于下，故乌梅为风木要药，收而不涩，能生津液，温病尤宜。白糖能补中，而不横滞，与乌梅酸甘生阴，最宜温病虚证。薄荷降卫气而理滞也。卫气取降，相火自然归根，荣卫复和，汗出病解。如脉象重按虚甚者，白糖改为冰糖。舌上有干黄胎，与恶寒咳嗽者，忌用乌梅。恶寒多者，便非温病矣。

扁鹊三豆饮

此证外证与乌梅汤证同，但发热不盛，脉不洪大而弱小。弱小者，木气本虚，一经泄动，便无力也。木泄中虚，荣卫虚败，故身痛倦怠而发热不盛。黄豆养木气补中气，黑豆补木气，润津液，降胆经。绿豆清肺养中也。此三味的好处，全在淡而不甘，补而不滞。桑叶降肺气之逆也。乌梅汤收外以和内，此汤养内以和外，皆温病初起虚证的极效方法。温病脉实为顺，脉虚为逆。《内经》曰，温病虚甚者死。木火之气，泄而不复故也。泄而不复，中气之虚。中气不虚，木火虽泄，卫气能收，火仍归水，木气得根，必不至死。木为风气，风主疏泄，风气去木气亦去，所以治风须养木，治木虚的温病，尤应养木。木虚得养，自不妄动生风，病自愈也。原方系红饭豆黑豆绿豆。红饭豆即点心铺做洗沙之红豆，能除湿气伤津液。故改用黄豆。

脉气洪大与弱小者，面色多红。面色红者，火浮于外，必虚于内。凉药下咽，即生变故，此医家之所忽。如认面红为内热，故意用凉药以清内热，此不知医理之医也。

加减银翘散

此证与乌梅汤外证同，脉象实滞，口渴。如其舌上无胎，相火仍在浮游，仍未化生定在之热。病仍在荣卫，但脉象既有力，此人必身体健壮，经络充实，相火化热必速，舌胎发见必早，比较乌梅汤证，三豆饮证，病气较实。渴者，相火灼肺，津液伤耗也。此方银花，花粉，清肺间之热滞。薄荷，桑叶，降肺通络，因脉实热盛，故用清凉疏降之品，加豆豉以养中宜滞，黑豆绿豆以养木益阴，则汗出病解，而根本不伤也。此证亦有脉沉而伏者，则内热较深，服此方后，热通脉洪即愈。如其不愈，再服一剂，即愈矣。

乌梅汤以收回相火，大补木气为主。三豆饮以滋养木气，补益中气为主。此方以清去热滞仍养木气为主。如舌有粉白胎，虽渴，而脉不甚实者，将三方并为一方用，甚效甚妥。

温病为木火上冲，肺金不能收敛之病。木火上冲，既已热伤肺金，只宜清肺家之热，不可清木气之温。因木火冲于上，必虚于下，知肺热当清，木温当养，便将温病的根本解决。温者木之生气也。

病重者，木火虚于下，肺热实于上，中气败也。肺热而金气不收，头肿，眼红，颐肿，吐血，诸病，皆为应有之事。清肺热则金收而相火归根，养木气则木气不妄动，而中下皆安，诸病自然不起。即起亦能自愈，只要脉象实滞，并不洪大，总是加减银翘散之法，实滞于内，必不洪大于外矣。

乌梅三豆两证，青年与小儿病者最多。医家不用此法，亦以银翘散治之。虚证得银翘散，病即加重。且有谓温病不可用乌梅以收住温气者，是不知温气乃木气也。若舌上无胎，舌色绛赤，不以病在荣卫论。温病发热，用乌梅治愈，诸案详下文。

病在气分

加减银翘散证，再加咳嗽，舌胎粉白者，此病在气分也。用枳实银翘散，于加减银翘散方中，加生枳实二钱，菊花知母各三钱。服后热退病减。过时病仍旧者，其脉必实。生枳实可加三五钱即愈。粉白者，如铺干粉于舌上。燥而不润，满舌均白，此为肺热之证。

枳实银翘散

咳嗽口渴，舌胎粉白者，相火化生定在之热，伤及肺家气分也，肺气热逆，则咳嗽。气热不能生津下降，则口渴。气热津凝，则舌胎粉白。此时身热必加，身痛必重，以热实而气不能流通也。于加减银翘散中，加菊花知母以清肺热，加枳实以清气实之热也。此方服后，病解时亦出汗。

治温病须先分别相火浮游，与热有定在两个时期。病在荣卫，舌上无胎，为浮游时期。舌上有胎，为定在时期。浮游时宜取回相火，定在时宜清降定热。浮游时用清药，火不可清也。春初之火，只见不足，不见有余故也。热有定在，如不清热，热灼津枯，上焦清虚之境，神明所出之地，尘蔽烟熏，干枯窒塞。种种昏迷喘烦气短呃逆，甚而吐血，躁扰，手足瘈疭，昏厥不语，险症迭出。但上焦之热愈盛，下焦之火愈虚，清热而不伤火，是为治温病大法。如加昏迷喘烦等证，仍用此方。豆能清热，却能补虚。上焦清降，运动复圆，自然汗出病解。病解者，上焦清降。相火归根也。

此方不用黄芩黄连石膏，因其大寒大滑，不惟伤火，并且败中。火土如败，即是死证。此病脉既有力，仍只用清凉疏淡之品。因脉之有力，乃相火化热之热，并火土之气之实。相火所化之热多一分，下焦相火即少一分。相火少一分，中气即虚一分，倘用黄芩黄连石膏，大寒之药，火土必亡。

枳实银翘散证小便必长，而次数多。或小便点滴俱无，或泻稀黄水，皆气分热也。气分热而木气之疏泄更甚。故小便长而次数多。气分热而津液胶固，故无小便，肺与大肠相表里，气分热及大肠，热气主动，大肠金气受热，不能收敛，故泻稀黄水。见此证状，切不可认小便长多为小便清利，更不可认无小便为脾湿，而用苓泽利尿，更不可认泻稀黄水为虚，而用补涩，肺气热清，诸证自愈。银翘散原方，竹叶，牛蒡，桔梗等药，破肺气伤肺液，连翘除湿伤津，温病大忌，肺气再伤，收敛更减，疏泄更甚。肺津再伤，水源枯竭。上焦更不能降，相火更逆，木气更枯，则病重矣。

相火既化成有定在之热，平日气分偏热之人，热即入于气分。平日血分偏热之人，热即入于血分。血分既热，舌色即现绛赤，脉象即转弦数。身热不退，口干而不饮，夜不成寐。方用加减黄连，阿胶，鸡子黄汤，阿胶，生地，龟板，龟甲，各三钱。赤芍，白芍，丹皮各一钱。鸡子黄一枚，生调。

加减黄连阿胶鸡子黄汤

阿胶，生地，龟板，鳖甲，以养血而平热。赤芍，白芍，丹皮，以活血而清热。生鸡子黄补中气温肾阳以交心肾。虽系热出血分，亦由心经心包经，火气不降，自现木气。火气不降，自现本气者，中气虚而肾水不升也。故用鸡子黄补中气交心肾。脉虚甚者，加炙甘草一钱以补助中气。此方亦不用黄连黄芩石膏大寒之品。如舌有黄胎，鸡子黄炙草忌用。

血为有形之物，血热故身热不退。血热而心气不降，故夜不成寐。热伤血故口干。热甚则火衰，故不能饮，血被热伤，不能养木，木现本气，故脉弦。中气虚，故脉数也。

热在气分，气分热清，则荣卫和而汗出。热深者，或先战而后出汗，热在血分，□□□□□□□□□□□□□舌有黄胎者，是胃间兼有热滞，须于凉血养血之中，加牛蒡子槟榔各五分。重者加枳实五分，后徐去之。

病在肠胃

病在气分证中，加日晡潮热，谵语，腹满拒按，舌胎由白转黄，燥而且厚，脉象右大而实，左则小弱，方用加减黄龙汤，大黄，枳实，厚朴，各一钱，元明粉五分，党参三钱，当归，柴胡，炙草，各一钱，白芍二钱，分三服。

加减黄龙汤

病在病分，失于清降，则热结肠胃，而成潮热腹痛胎黄之下证。自当用承气汤下之。但热虽实，胃并不实，且气血均为热所伤耗，只宜大黄等味轻剂。并用参归补益气血，炙草补益中气，柴芍疏解木气。如一服半日后，放臭屁，腹已不痛，右脉已平，无论已否得下，即止后服。虽未得下，脉平腹不痛，已不拒按，是热实已解，黄胎亦将自退，不能再受下药。如果身热不退，单用黑豆一大把，浓煎以滋养木气，热即退矣。因温病只有虚证，无实证故也。如服后半日不放臭屁，腹仍痛，仍拒按，脉仍不平，再服一服，得下稀粪少许，即勿再服，即能热退人安，养息即愈。

以上六证六方，乃治温病大法，无论何证中，兼见他证，如乌梅汤证兼见面红目赤，三豆汤证兼见羞明咽痛，加减银翘散证兼见烦躁，枳实银翘散证兼见小便长多，或无小便，加减黄连阿胶汤证，兼见笑妄。加减黄龙汤证，兼见泻利黄水等，皆用本方。因病之状态虽异，病之原因则同也。原则既同，方法亦同。

温病忌用燥药，升散药，发汗。忌下。忌温补。总宜养风木，敛相火。保津液，保中气。如有定在之热，舌上必有胎，用清热去滞清轻之品，莫伤胃气，是为大法，温者木气病也。

温病的坏病

病在荣卫，舌无胎，脉洪虚。乌梅白糖汤归回相火，补益风木，恢复津液，疏降滞气，补益中气，病即自愈。不坏也。病在荣卫，舌无胎，脉小弱。三豆汤补益木气，养中息风，病即自愈。不坏也。病在荣卫，舌无胎，脉实不虚。加减银翘散清热去滞，降肺调中，病即自愈，不坏也。病在气分，舌胎如粉，咳嗽作渴。枳实银翘散清热去滞，降肺调中，病即自愈，不坏也。病在血分，舌绛脉弦，身热不退，夜不能寐。加减黄连阿胶鸡子黄汤，养血清热，补中温肾，病即自愈，不坏也。病在肠胃，舌胎干黄，谵语，日晡潮热，腹满拒按。加减黄龙汤，泄热养胃，病即自愈，不坏也。理路分明，方法各当，一经误治，或汗或下或补，将分明的理路混乱不清，遂成坏病。坏病之中，先分虚实证治列下。

其脉虚者，则热不退，而昏迷，精神微弱，呼吸短促。

其脉实者，则热不退而烦扰，潮热谵语，脉转沉细，坏病大概不过如此。脉实的实字，作滞字看，不可作虚实的实字看。

无论脉虚脉实的坏病，只要大便不泻，即不致死。虽迟至十余日，以至二十余日，不大便亦吉。如滑泻不止，便成死证。因温病乃上盛下虚之病。不滑泻者，相火虽散漫于外，中气未亡，圆运动的根气尚存，只要相火下降，中气复旺，旋转升降，自能复圆。如滑泻不止，下焦早已空虚。再加滑泻，则空而又空，中气全灭。圆运动的根气全消，故死也。前人谓大便泻，乃热有出路，认为佳兆。此湿热病的佳兆也，非温病所宜也。前人于温病，喜用下药，亦盲从王叔和伏寒变为温毒之故，切须认清，不可含糊。

脉虚坏病，无论舌上有无黄胎，先以乌梅汤酸甘相得，徐徐饮之，自能热退身凉，微汗而解。热退之后，舌上黄胎者，再以草果仁槟榔片各五分煎浓汁，每服二三滴，以清胃滞，自然胎退思饮，调养而愈。如温病过汗，热而神昏是冷者，用西瓜汁，或冬瓜汁，磨化肾气丸三钱，清温并用即愈。

脉实坏病，脉即转沉细，必沉细有力，此为津液被热灼伤，经络燥结。而烦扰不安，中气之虚极矣。先用生党参二两，生石膏三钱，煎汤热服，养中生津，清润燥桔，必得安眠。安眠之后，烦扰自止。然后用枳实银翘散，原方减三分之二，加柴胡厚朴大黄各五分，每日申酉服之，以清热去滞。再用草果槟榔片各五分，每日煎汁，少少饮之，一日二次，数日后必大泻稀水臭粪，战粟出汗而愈。泻稀水臭粪者，里气和而积结通也。汗出者，里和而后表和，战傈者，荣卫失和已久，复和不易也。

坏病愈后，调养甚难，多有三数月方能复元者也。坏病治法最宜细心，最宜静耐，因良医治病，多系接手坏病之故。

日久不大便者，必自己欲大便，方是大便之时。自己不欲大便，切不可妄用下大便之药，以夺中气，以伤肠胃津液。自己欲大便，大便不下，乃肛门干燥，注射当归水润之，或服当归一钱，大便即下。如乃不得大便，是肛门之间，有燥屎数枚，因津液缺乏，不能送出，非内服润药所能送下。须用手术取肛门燥尿，余屎自下。

乌梅汤治脉虚坏病，养津液收相火复中气，服汤得微汗，内外调荣卫和也。西瓜汁肾气丸，治脉虚坏病，生上焦津液以清肺热，复下焦元气以生中气也。枳实银翘散，治脉实坏病，通滞气，以调升降，清积热以复津液，升降与津液俱复，中气旋转，肠胃活动于内，荣卫调和于外也。原理甚简，不过一面服药，一面静候自己的圆运动回复耳。切不可求速，而进重剂以致祸。

两感温病

两感者，本身木气偏胜，伤及肾家藏气，肾阳外泄，肾气空虚，又感时令疏泄之气之病也。此病极危险，一为肾气丸证。一为大青龙汤加附子证。

肾气丸证，其证最恶寒，微发热，全身倦怠，两足困乏，神志昏迷，脉象微弱散乱。方用肾气丸六钱调理。

恶寒发热，乃荣卫之郁，发热不甚，而全身倦怠，则荣卫之败者。两足困乏者，肾气微少也。神志昏迷，脉弱而散者；肾阳外散，中气无源。肾阳外散，即心神失根。中气无源，则脉息不振也。方用附子以回肾阳，肉桂以回肝阳，以定木气之根，地黄滋津液，养风木。山茱萸敛肝阳，补木气，平疏泄，山药补肺金，助收敛。丹皮去木滞，清瘀热。苓泽扶土气也。肝肾阳复，心神有根，中气有源。土气健运于中，荣卫升降于外，故病皆愈。

单感时气之疏泄，肾气能自固藏，病轻，既感时气之疏泄，肾气又被拔动，故易致死。此等病证，一服辛凉，汗出腹泻即死。

大青龙汤加附子证，此方见湖南主席何健，手抄伤寒古本，其证恶寒发热，身痛如杖，头疼如劈，口干欲裂，烦满而渴，脉时浮时沉，时数时细，方用大青龙加附子汤。

恶寒发热，身痛如杖者，荣卫郁也。头疼如劈者，肾阳离根上冲也。口干欲裂，烦满而渴者，肾阳上冲化为热燥，上焦津液被劫也。脉时浮时沉，时数时细者，下焦无阳，中气失根，不能安定也。方用麻桂姜枣以调和荣卫。石膏以清燥热保津液，而解烦渴。杏仁降肺气而消满。炙草补中气。附子温肾回阳也。

此证头疼而至如劈，脉又摇摇无定，肾阳拔泄，并于头上，其中下的虚极矣。非炙草附子不能挽回根本。口干而至烦渴，上焦燥热极矣。又非石膏不能回复津液，身痛如杖，荣卫郁极，非麻黄桂枝不能调和。温病而用麻桂，其中必有寒邪也。

此病用此方，非老手确有把握不可试用，可仍用肾气丸调服，因病证虽殊，原理则一。荣卫之郁，乃荣分偏于疏泄所致。地黄山萸丹皮山药，皆平荣养木，收藏阳气之药，能生津下降，最宜虚家之渴烦。附桂回肾家上冲之阳，头痛自愈。

大凡外感之病，脉象微弱，或洪虚，原因皆是内伤。如浮沉细数不定，则内伤至极矣。不治内伤，而徒治外感。外感之药，无不耗散伤内者。内益伤，病益事矣。脉象浮沉细数不定，为用肾气丸的根据。药店的肾气丸内，有车前牛膝，过利小便，不合此病。须用桂附地黄丸，便合古方的肾气丸。

本篇温病方中之乌梅三豆肾气三方，皆内伤之要法，皆事实上常有，前人书中所无。前人书中何以无内伤治法，只因王叔和将内经冬伤于寒。春必病温，二句经文的冬寒的寒字，认为风寒的寒字，谓冬日伤了寒气，登时病作，为伤寒。登时不病，寒毒藏于肌肤，来春发作，化为温毒。遂认温病为毒气，所以用药，皆以解毒清热为主。不知湿病全由内伤也，更不知春温的温字，乃天人的生气也。知温病为天人的生气为病，自知设法以保其生，自不致将人治死也。原理篇六气的认识，岂可忽哉。

温病系阴虚亦系阳虚

人身收敛之气与疏泄之气，不可或偏。收敛之气阴气也。疏泄之气阳气也。温病之理，疏泄太过，收敛不足，本是阴虚。但阳气疏泄于外，化作邪热，外热愈盛，里阳愈少，故系阴虚，亦系阳虚。仲景于温病戒汗下者，因温病是虚证，当保养阴液，尤当保护阳根也。

养阴液保阳根必先保中气

温病的病原，全是疏泄过甚，收敛不足。疏泄过甚。最伤阴液，最泄阳根。平人阳根深固，全由收敛之气足。平人阴液不伤，亦由收敛之气足，盖能收敛，则气降而液生。能收敛，阳根乃能下藏。能收敛，然后疏泄可不偏胜。收敛之气，肺金主之。脾胃为肺金之母。脾胃足，肺金之收敛方足。中气在脾胃之间。故治温病之要，在养阴液保阳根，尤要在保中气也。必津亏热起，烧着肺家，始可用清凉之品，以泄热保肺。必津亏络潘，气机阻塞，始可兼用去滞之品，以活络清气。必津亏热盛，伤及血分，始可兼用凉血之品，以养血。必津亏热盛，热积胃家，始可稍用寒下之品，以清胃。内经曰，温病虚甚者死，因不能用补药之故也。虽不能用补药，然相火下降，热回下焦，津液续生，能藏住相火，津液生而相火藏，中气自能回复，即是天然补药。所以大散大寒，固是错误，大补亦非所宜，补则气机益滞，中气亦难回复也。

温病脉是虚象

体壮的人，得了温病，热盛脉实，一经清解，便无余事。然体壮之人得温病者少，体壮则中气足，荣卫平，收敛常旺，疏泄不至偏胜，相火不至外泄，故少得温病。即得温病，安卧片刻，中气旋转，荣卫复合，自然汗解，不成病也。惟体虚的人，中气不足，疏泄易于偏胜，易得温病，其脉多虚小躁急之象。此皆阳根不固，阴液亏伤，木火外发，金水内竭，中气不守。故《难经》曰，温病之脉，不知何经之动也。亦有热深脉伏，疾数不明，服清凉之药，热退脉显者，仍是虚脉。

温病忌发汗何以温病非得汗不解

发汗二字，误却医家不少。须知仲景伤寒论之麻黄桂枝汤，皆发汗之方。其中自有得汗之理，并非麻黄汤桂枝汤，将人身的汗，提而出之也。缘人身阴阳之气，和合则治，分离则病，既分离又复和合，则汗出也。人身气降化水，水升化气。脏腑荣卫之气，升降调和，气化水而不滞，水化气而不停。一病外感，脏腑之气郁于内，荣卫之气郁于外。气水化生之中即停滞不通。汗即停滞的水气，此为作汗之元素一也。荣卫分离而又复合，阴阳交通，即生津液，一如夏日酷热，一旦天气下降，地气上升，阴阳气通，而降雨泽，此为作汗之元素又一也。此两种元素，所以荣卫一合，自然汗出而病解。

伤寒阳明腑病忌汗，服承气汤得大便后，病人安卧而通身得微汗，次日病解。三阴脏病忌汗。服四逆汤后，亦通身微汗而病解。并非承气汤四逆汤发汗，亦脏腑荣卫之气复和之故。温病忌发汗，亦与桂枝汤证，忌用麻黄之理同。温病之得汗而解，亦与桂枝汤用芍药敛荣气，以与卫气平，自然得汗而解之理同。不过不可用桂枝生姜大枣，热性横性之药耳。

温病出疹之关系

温病得汗而愈，便不出疹。不得汗，则木火内郁而出疹。出疹有吉有凶，由阴液续生，而血热外达，所出之疹，与出汗同为一理，吉疹也。疹出则病愈。如由于阴液内竭，热灼血干。所出之疹，凶疹也。疹出则病加。吉疹色红而正，凶疹色赤而黑。但色黑固然是凶，色红亦有凶者，中气将脱，表里分离，荣卫无归，则疹出弥红，疹虽已出，人亦不活，此色红未可为吉也。疹出而黑，阴气已绝，故凶。然热极亡阴，阴气但能复续，外出之疹虽黑，内竭之阴已生，仍可解凶为吉。

其实诊断温病之吉凶，全不在出疹之关系。全在腹泻不腹泻，胸紧不胸紧。如腹泻胸紧，便伏死机。缘人身之气，阳位在上，而根于下，阴位在下，而根于上。腹泻不减，则阳根亡于下，胸紧不减，则阴根亡于上，是以人死。

世人谓疹不出，则温邪之毒必攻心而死。盖都认为温病是外来温邪，入了人身作病之故。与认为寒气变温，藏于肌肤，至春始发之故。温病原理，非明了造化的圆运动不能知道，又何怪乎，温病出疹，乃温病结果上的事，其原因并不在疹。叶天士治温病，谓宜速速透斑透疹，亦认外来温邪，入了人身为病耳，不然，则亦认为温是内伏的寒毒，伏毒二字，王叔和之遗祸也。

温病汗下之过

温病全由疏泄过甚，阴液耗伤，相火外泄，阳根微少，中气薄弱之故。如再用燥烈开泄之药，发汗而助疏泄，相火益泄，阴液益耗，阳根益微，中气益虚。是以登时病重，或至于死，此汗之过也。寒下之药，性往下行。亦能减少疏泄之气，然寒下伤中，多有下后病加重者，亦有下利不止，以至于死者，不过不似汗之登时奇变也。温病大便泻下，前人认为热有出路，然脉虚忌泻。根本大防，岂可忽诸。

经文读法

《内经》曰，春伤于风，夏必飧泄。夏伤于暑，秋必痎疟。秋伤于湿，冬必咳嗽。冬伤于寒，春必病温。自王叔和编次仲景伤寒论原文，自己加上伤寒序例，曰，中而即病曰伤寒，不即病者，寒毒藏于肌肤，至春变为温病，至夏变为暑病。于是后世遂谓冬日受有寒气，藏在人身，至春变成温病。春日受了风气，藏在人身，至夏变成飧泄。夏日受了暑气，藏在人身，至秋变成痎疟。秋日受有寒气，藏在人身，至冬变成咳嗽。

果然如此，试问如何用药？治夏日飧泄。岂不要用散风的药乎？治秋日的疟病，岂不要用清暑的药乎？治冬日咳病，岂不要用除湿的药乎？治春日温病，岂不要用搜寒追毒的药乎？如此用药，必定要将病治重的。世之治温病，喜用大清大下之剂者，其根据即在叔和冬日寒毒藏于肌肤，至春变为温病一语。而且因这根据，并认《内经》春伤于风，夏必飧泄云云。实系风藏在人身，至夏变为飧泄云云了。学中医者，容易学错，此其大概也。如要学不错，必须将空气升浮降沉中的圆运动。按着春夏秋冬的五行六气的原理，整个的实地体验明白，自然了解内经文义之所在。

盖风者，春木疏泄之气也。平人大便不病飧泄，全在小便清通。小便清通，全在木气疏泄。春日伤损了风木之气，当春之时，风木当令，虽或被伤，仍能疏泄，小便清通，故不病飧泄。到了夏令，风木气退，无力疏泄水分，水分混入大肠，故飧泄也。

暑者，夏火燔灼之气也。平人汗孔开通，荣卫无阻，不病痎疟。汗孔开通，全在火气充足。夏日伤损了火气，汗孔不开，当夏之时，火气虽伤，汗孔虽闭，空气尚未收敛，故不病疟。到了秋令，火气已退，汗孔不开，秋金收敛，将荣卫之间，所停积的污垢，敛于血管之中，阻碍荣卫的运行，遂成疟病，疟病的寒热往来，即荣卫阻而复通，通而复阻之故也。

湿者，土气运化之津液也。平人肺家滋润，收敛下行，气道流通，不病咳嗽。

秋日燥金司令，湿气全收。秋时伤损了湿土的津液，当秋之时，燥气虽然司令，白露尚未成霜，肺家津液尚未枯涩，肺气下行，尚能通利。到了冬令，万物坚结，肺家津液枯涩，气降不下。故逆冲而病咳嗽。此咳嗽，乃无痰之干嗽也。

寒者，冬水封藏之气也。平人水气能藏，阳根不泄，养成木气，交春阳和上升，化生心火，照和畅遂，不病温也。阳根者，藏则为生气，不藏则化邪热。冬日伤损了水的藏气，阳根外泄，泄之盛者。在本冬即病冬温，泄之不盛者，冬时木气未动，尚未发生疏泄作用，一交春令，木气疏泄，将木气本已的根气摇泄而起，木气失根，故病温病。温病都是虚证，原因即在于此。

所以《内经》又曰，冬不藏精，春必病温。凡冬时咳嗽，不寐，出汗，劳心，多欲等事，皆不藏精的事。人在冬令，如能藏精，交春令后，本身的木气，根本深稳，不随时令疏泄之气，摇动起来，方不病温也。

况且《内经》有云，风寒伤人，使人毫毛毕直，如何能藏在人身，安然无事，等到来春才发作乎？毒字一层，惟冬日阳气甫藏，即泄动出来，明年岁气的本根摇，大反造化的常规，这才是毒气。所以冬温之病，人死甚速且多。地下阳气，成了毒气，鼠先感受，故鼠先死，才是毒气也。

《内经》又曰，病伤寒而成温者，先夏至日为病温，后夏至日为病暑。人又抓住此条，认为是王叔和伏寒变温的铁证，其实不然也。《难经》曰，伤寒有五，一曰中风，二曰伤寒，三曰湿温，四曰病热，五曰温病。这二曰伤寒的伤寒二字，才是麻黄汤证的伤寒病。伤寒有五的伤寒二字，乃外感之通称。《内经》病伤寒而成温的伤寒二字。就是同《难经》伤寒有五的伤寒二字，是一样义意。言先夏至日病外感，谓之病温，后夏至日病外感，谓之病暑，并非冬日麻黄汤证的伤寒，冬日不发作，到夏至前变成温，到夏至后变成暑也。至于温病，舌绛热深，乃本已肝肾先热，又病温病，故热较深，谓为本身伏热则可耳。经文的读法应当如此，便合圆运动的原理。将冬伤于寒的寒字，认定是藏字，便合圆运动的原理。益寒益藏，乃造化自然之事也。

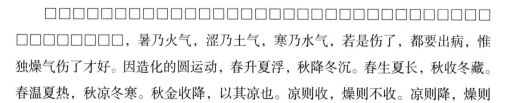□□，暑乃火气，涩乃土气，寒乃水气，若是伤了，都要出病，惟独燥气伤了才好。因造化的圆运动，春升夏浮，秋降冬沉。春生夏长，秋收冬藏。春温夏热，秋凉冬寒。秋金收降，以其凉也。凉则收，燥则不收。凉则降，燥则

不降。不收不降，相火飞腾，冬无所藏，春无所生，造化消灭，万物失命矣。惟能将燥气伤损，秋金凉降，无阻相火收于土下，藏于水中，四序安宁，大气的运动乃圆，物体的生活乃康也。燥气为病，不易治疗，详时病本气篇。

《伤寒论》温病经文的解释

《伤寒论》云，太阳病发热而渴，不恶寒者为温病。若发汗已，身灼热者，名曰风温。风温为病，脉阴阳俱浮，自汗出，身重多眠睡，鼻息必鼾，语言难出，若被下者，小便不利，直视失溲。若被火者，微发黄色，剧则如惊痫，时瘛疭。若火熏之，一逆尚引日，再逆促命期云云。

发汗已身灼热者，名曰风温。言温病，乃木气疏泄，津液已伤之病。不可发汗，只可平荣气，敛疏泄，养津液，顾中气为治。若误发汗，津液更伤，疏泄更甚，身热必加，至于灼手。名曰风温者，温乃木气疏泄之病。风乃木气疏泄之气，言疏泄而又疏泄也。此风字，并非外来之风。叶天士主张辛凉散风，叶之误也。故其脉阴阳俱浮，阳脉在上，浮亦常情，阴脉在下，理应沉藏。今阴脉亦浮而不藏，可见疏泄之至，故曰风温。自汗出，身重多眠睡，鼻息必鼾，语言难出诸证，皆风木往上，疏泄伤液，上焦无液，气机枯涩之现象，若再被下，则下焦津液亦伤，木气枯竭，则小便不利，直视。下焦相火空虚，则失溲。木枯被火，则发黄惊痫瘛疭，经文应当如此解释，便合原理。如将风字认为大气的风寒的风，试问未发汗以前，又名什么温呢。

柯韵伯注伤寒论，谓伤寒六经，太阳阳明少阳太阴少阴五经是伤寒，厥阴一经是温病。因厥阴一经，有渴之一证也。不知厥阴主方为乌梅丸，方内干姜，附子，桂枝，川椒，大队热药，岂有温病用热药者？柯氏又曰，厥阴为阖，夫厥阴风木之气，当春初之时，此时土下水中，封藏的阳气，疏泄出土。造化之机，静极而动，阖极而开，何得谓厥阴为阖乎？温病系木气的阖病，抑系木气的开病，显而易见，浅而易知。柯氏乃曰，伤寒论厥阴经是温病。又曰，厥阴为阖，后之学者，喜读《来苏集》，谓其书笔墨甚好，笔墨愈好，学理愈非，如此之类，误人多矣。

《温热经纬》与《温病条辨》的学法

《温热经纬》一书，将叶天士陈平伯的论说，详细集载，其经验之深，用药之慎，论列之详可师可法。吾人根据圆运动的天人一气，去研究二先生的论说，便可得到应用之妙。

叶谓战汗透邪，法宜益胃，胃气空虚，当肤冷一昼夜，又谓清凉只可用到十分之六七，以顾阳气，以顾津液，又谓救阴犹易，通阳最难，又谓舌黄而渴，须有底之黄，或老黄色，中有断纹，当下之。不用承气汤，而用槟榔，青皮，枳实，元明粉，生首乌者。又谓淡红无色，或舌干而不荣，当是胃无化液，宜用炙甘草汤，不可用寒凉药。

叶知温热为虚证，盖从经验得来，不知温热证，何以是虚，不知天人一气的圆运动故也。

所以叶又曰，辛凉散风。是仍认温病为外来的风，夹温气而人人身作病也。又曰，温病首先犯肺，亦是认外来温气犯肺也。于人身木火疏泄，金水收敛，不知根据。遂将人身自己病温，感触大气，因而病作的要义，全行抹煞。后人读其书、、亦遂认为时令温邪，由口鼻直入中道作病，其流弊遂成了寒凉解毒的相习办法。脉虚气弱之人，一服药后，即入危险，及至伤中，热更大加，医家以为病重药轻，将寒凉之药加倍用之，热加病重，腹泻不已而死。服凉药后，热加病重，因凉药伤中，下焦相火，完全上逆也。乃谓黄连之性，苦从热化，所以益用黄连，益见发热，此等错误，皆不知原理之故。

陈伯平谓，冬伤于寒，春必病温，是伤着冬令封藏的藏气，非伤者冬日风寒之寒，已免蹈根本上的不是。然又谓冬能藏精，我身真气，内外弥纶，不随升泄之令而告匮，纵有客邪，焉能内侵。陈氏仍认温病是外来客邪，并不知是本人木气偏动，金气不收，相火外泄化热，是陈氏已经蹈根本上的不是，仍得不着根本上的是。陈氏谓冬伤于寒，非风寒之寒，乃寒藏之寒，见《温热赘言》《医效秘传》后。《温热经纬》不载此节。《温热经纬》，乃王梦英所编。王亦信仰王叔和寒毒变温之说者。

温热经纬，经列经文，纬列叶陈的论说，吾人学之，只可就其病证药性，以求原理，不可以所引经文为根据。因王梦英先生，信王叔和冬寒变温甚笃，所引经文，多半强拉硬扯而来，若非于圆运动原理确有把握，医治温病已有经验后，不易判断其所引经文之合否。

王梦英先生，《潜斋医书五种》内，有先生养阴清热医案，用药轻灵，经验宏富。吾人就其病状，据其药性，归纳于圆运动之中，自能得到灵妙之境。

《温病条辨》一书，良方甚多，为学治温病人人必读之本。其指驳吴又可用达原饮三消饮峻利伤人之处，甚知温病属虚，有益后学，令人敬佩。惟于温病原则上，乃谓风寒伤人，由皮毛而入，温病伤人，由口鼻而入，始于上焦，继入中焦，再入下焦。将整个圆运动的人身个体，分成三截。又捏造《伤寒论》经文曰，不恶寒而渴者，为温病，桂枝汤主之。桂枝汤主之一语，使学者，认为古训，杀人甚多。

起首银翘散一方，桔梗竹叶牛蒡荆芥薄荷皆大伤肺液大破金气之药，连翘亦除湿伤液之品，如当服本篇乌梅汤与三豆汤之虚证，服之无不热加病重者。银翘散乃治燥气之方，金燥则结，故竹叶牛蒡连翘桔梗，荆芥薄荷破肺气开金结，金燥之时病甚效。燥乃金气敛结之病，温乃木气疏泄之病。敛结宜开破之药，疏泄宜润降之药。银翘散适得其反，所以温病服银翘散不效。温病木气疏泄，肺金受伤，肺金为津液化生之源，肺伤不能收敛以生津液，木气疏泄，肺金受伤，肺金为津液化生之源，肺伤不能收敛以生津液，木气遂枯，土败火泄，且至于死。故前贤经验之下，以保肺家津液，为治病第一要义，何可用竹叶牛蒡桔梗连翘等药以破肺金伤肺液乎？伤寒论风温病发黄惊痫，失溲，直视，身重，息鼾，语言难出，无一不是肺液受伤之伤证。温病条辨，开首一方，即伤肺液，可怕。北方少燥气病，金气凉降能彻底也。西南方多燥气病，金气凉降不能彻底也。北方秋凉之后，愈凉愈深，由凉而寒，由寒而冰。相火之气既收于土下，即藏于水中，来春开冻，相火出土，万物发生，不生奇病。西南方秋凉之后，忽仍大热，已经收降入土之相火，又复逆升于土面。降而复升，凉而复热，凉降入土的金气，被逆升出土的火气，拒格不下，遂裹束火气，而燥结于中气之际。秋既燥热，金气收降，不能彻底，冬气遂不能寒。冬气不寒，故不冻冰。冰者，金气收降彻底之力所成。收降不能彻底，遂燥结于中气之际。燥病之脉，不浮不沉，弦结于中，其故在此。金气燥结，升降不通，病证发作，有不可以常理论者。世乃称为秋温，金气之病，命木气负责，相差太远。所以银翘散治秋燥见功，治春温见过，此温病条辨之短处也。此外各方效验可学，只须本着本篇病在荣卫，病在气分，病在血分，病在肠胃，简易系统的原理，以妙为运用，真有美不胜收之妙。

至于温热伤肺而曰太阴病，温热入胃而曰阳明病温，名实不符，不可为训。太阴为湿土，阳明为燥金。伤寒论之称太阴病，太阴病湿寒也。称阳明病，阳明病燥结也。温病木火疏泄，疏泄伤肺，肺热而已，何可直曰太阴。温热入胃，胃热而已，并不燥结，何可直曰阳明。

又温病无用燥热药之阴寒证，温病条辨之温补各方，乃借以辨明温病，非温病应有之病，应用之方，不可不知。

王梦英之《温热经纬》、吴鞠通之《温病条辨》，皆学温热应研究之书，根据原理以变通之，获益必多也。自来对于温病原理，守两大法门，一为伏邪，一为新感。伏邪者，伏去年冬时之寒。新感者，感今年空气之温。于人身本气自病的原理，全不知道，本篇处处是人身本气自病，事实上原来如此，并非故意矫为高论。

民国八年，太原阎百川先生，以山西人民病温病，服银翘散必加病，且有服至三剂而死者，以为《温病条辨》，乃中医治温病无不遵守之本，银翘散为温病条辨第一方，而不见效如此。乃聘请各大名医，赴晋开办中医改进研究会，二十年之久，费款数百万，结果不得办法，会址改为西医学校而罢。温病为木气疏泄之病，银翘散乃金气结聚之方，竹叶牛蒡桔梗荆芥薄荷连翘苇根，皆大开肺气结聚之药，疏泄之病忌之。木病疏泄，其脉虚散，金病结聚，其脉弦沉。时病之宜于银翘散者，皆弦沉之脉，结聚之病。名称与事实分别不清，宜其研究不得结果而罢也。木气疏泄，病温于春，金气收敛，病燥于秋，一开一合，两相反者。吴鞠通将秋燥列入温病条辨中，吴氏于温病原理，似不知道也。

乌梅白糖汤治愈温病发热病案

山西冀宁道署教育科高科长，病温病半月，潮热，神昏，日夜谵语，口臭，舌胎黄黑干燥，渴而腹满不痛，不拒按，十日不大便，身卧不自转侧，病势颇危，脉沉而弱，予曰，胃家津液已竭，用乌梅十枚，白糖二两，安卧一夜，次早大便半干粪少许，热退进食而愈。前言舌有胎忌服乌梅者，胃热初起，不宜乌梅收剂也。此病舌黑且干，又病潮热腹满，十日不大便而用乌梅者，此时之胃热，全因胃液干枯，故重用乌梅，以生胃液，胃液生，则运动复，而诸病愈也。

山西阳曲县何科长，春间病外感，满身疼痛，恶寒发热，神识昏迷，脉象洪数，重按模糊。予曰，发热昏迷，脉象模糊，此温病也。用乌梅白糖，酸甘相得，温服一大碗，汗出而愈。何君曰，去年亦病此病，两月乃愈云。

太原兴业钱局学徒某，病温病，经医先汗后下又补，大热不退，牙龈皆血，数日不眠，小便短极而赤。喘息摇肩，时时谵语，脉小而数。予以乌梅四枚，白糖二两，浓煎尽剂，是夜汗出安卧喘平，天明尿利热退索粥。群医笑曰，温病用乌梅，岂不将温气敛住，烧心烂肺而死，此之得愈，乃万幸云。

太原电报局吕君，病温病，经医用麦冬石膏等药，热不退病反重，十日神短气微，脉亦微少，舌有干黄胎，不大便已十日。予曰，不大便十日，此病可治，如大便滑泻便难矣。用乌梅四枚，白糖二两，徐徐服下，满身微汗，次日热退神清，胸微胀痛，不思食，用大黄末一分，分三次噙咽，舌胎黄退，能食稀粥，调理半月而愈。

太原电报局局长陈晴波，儿女数人，每患温疹，皆服乌梅白糖，乌梅冰糖而愈。

山西闻喜县王氏子，病温病，大烧热，用酸菜汤加盐少许，以代乌梅温服而愈。

北平孙姓子病疹，医进表散寒凉药，烧热大加，病势极重，就予诊治，处以乌梅白糖方，不敢用。入西医院诊治，医用稀盐酸，服后，安睡微汗，热退而愈。北平治案甚多，与山西治案大略相同。

昆明刘姓子，王姓子，病猩红热，发热昏倦，面色污红，小便不利，大便时时欲行不得，咳嗽。服乌梅二大枚，白糖一两，小便通利，热退而愈。木气败则小便不通也。

昆明何姓子，□□□□□□□□□夏月头生疙瘩，色红累累，大如荸荠，服乌梅白糖黑豆而愈。亦平疏泄养木气之效也。

南宁朱姓子□□□□□□□□□□□□□□□□□□□□□□□

南宁何姓妇，有孕五月，当夏月极热之时，呕吐不止，饮食不进多日，身软不能起动，百治无效。服乌梅二枚，冰糖二两，呕吐顿止，遂进饮食。此案非温病，因夏月热极之时，热乃木气疏泄之气，热极则木气疏泄失根，有升无降，故呕吐百治无效。乌梅冰糖，平疏泄，补木气，养中气，木气得根。乙木升而甲木能降，故呕吐愈。呕吐者，胆经不降，胃经亦逆也。

南京清凉山，一岁半小孩，发热口渴喜饮，饮后仍吐，大便亦泻水，小便全无，医以五苓散为治不效。予用乌梅二枚，冰糖一两，煮至极稠，取汤频频进之，不吐，忽然小便畅通，热退泻止。乌梅酸收。止吐宜矣。小便得利者，木气复其疏泄之能也。

凡夏日小便不利，皆木气退化，不能疏泄之过。乌梅补木气助疏泄，故服后小便利。

南京燕子叽高星垣之戚某君，病外感发热，服麦冬石膏等药，热反加。展转更医，不外苦寒之剂，病更重，热更增。有名医主用竹叶石膏汤甚坚。高君曰，热大而舌无胎，此正彭先生所谓之乌梅汤证，非用乌梅收回相火不可。乃用乌梅二大枚，冰糖二两，煮烂温服。服后安卧两小时，热退病愈，思食，行动照常，前后如两人。高君为中央国医馆特别研究班学员，盖学圆运动系统学，而能明了原理者。乃遍告同学。认此病见效，为乌梅能收相火解温热之证。于是同学中乃有效用乌梅退热者，特别研究班同学，皆多年医家，皆为新感伏邪之说所深锢者。新感二字的意义，盖谓今年所感受时令的瘟气，既由口鼻直入腹内，应该用药散之清之升之。伏气二字的意义，盖谓去年冬令，感受的寒气，伏藏人身，今春变为瘟毒，更应该用药散之清之升之。原理错误，相习不察，盲从日久，认为当然。所以一闻乌梅汤皆惊曰，将瘟气敛住，必烧心烂肺而死也。日本民间习惯，凡外感发热，不请医生，自家吃热醋兑开水一杯，无不汗出而愈。西医用稀盐酸治外感发热特效，皆可为乌梅汤功效的佐证。

成都四川国医专校学员庞君存厚，其弟夏日发热不退，精神不支，服药不效，用乌梅白糖汤，热退而安。

又学员张君文焕，治一妇科，七十余岁，夏日发热气短。用乌梅白糖汤三豆饮同煎服，满身出疹，热退而安。

上列数案之外，乌梅白糖汤治愈之温疹发热，太多太多，载不胜载。本气自病四字，医家应当彻底研究。尝谓读中医书籍，先要养成辨别医书是非的眼力，方不为前人所误，于此可见。

时病本气篇

时病本气篇序

时令病者，春夏秋冬四时之正病也。四时之大气，有风热暑湿燥寒之分。故有风热暑湿燥寒之病。人身亦有风热暑湿燥寒之气。故当时令六气偏旺之时，人身六气遂感大气之偏而病作焉。亦人身本已的六气自病，非大气的六气入了人身为病也。时病本气篇，方仍前贤通用之方，理则河圆运动之理，按木气自病施治，认定着落，不生他弊。雷少逸《时病论》。为时病学最善之书，较《温病辨条》《温热经纬》，切实易学，先知本气自病，然后学之，方能有得无失耳。

中华民国二十八年己卯冬月子益重著于成都四川国医专校

时病本气篇

湿气病

春温夏热，时气之常。温为木气，热为火气，温气较虚，热气较实。热气与湿气同时为病，则湿热胶沍。伤阴劫液，滋蔓纠缠，甚难医治。湿热病者，人身本己之湿气热气偏盛，感触空气之湿热而成之病也。

有病在荣卫，病在脾胃，病在气分，病在血分之分。湿热之病，虽亦有荣卫，脾胃气血之分，其实湿热一作，表里内外，无不皆病。不过各方面的关系，各有多少之别，可为研究之程序耳。

治之之法，着重去湿，附带清热。热能伤阴，湿更劫液，清热之药，又无不克伐阳气者。除湿之药，又无不劫夺津液者。此湿热病所以较一切病症为难治，处方能得轻灵活泼之妙，庶几少失。

病在荣卫

湿热初感，恶寒发热，身痛体重，头痛如裹，胸间痞闷，小便不利，舌胎白腻，脉象濡数。

方用平胃六一散，苍术厚朴橘皮甘草各一二钱，煎调六一散二三钱。汗出者去苍术加白术，渴而能饮者，六一散加倍用。

平胃散苍术厚朴橘皮甘草。苍术性温，能蒸散湿气，外达皮毛，以解荣卫。厚朴辛降，极助疏泄，能将湿气由脾胃输于膀胱。橘皮理肺气，生甘草清热和中也。六一散为六成治石，一成甘草，滑石清润柔滑。善通肺气，极利尿道，与苍术厚朴合作。一刚一柔，一燥一润，两相调剂，功用极妙，湿热初起，津液未受伤损，此为特效之方。

津液已伤，脉象细数，或津液素少，脉象薄弱，苍术厚朴其性刚燥，均不可多用。可以红饭豆白扁豆以代苍术，藿香以代厚朴。既不用苍术厚朴之刚燥，滑石亦宜减轻，以免败胃。尿道汗孔，为湿热出路。肺金为热所伤。不能清降，则汗孔尿道为之闭塞。肺气清降，汗孔尿道，乃能通利。滑石乃湿热病清降肺气之要药。肺主皮毛，大阳膀胱之经，行身之表，故肺道清降，汗孔能道。尿道自通，脉象濡数，濡为湿象，数为虚热，濡有软意。

若初病恶寒发热，恶寒至于战动，发热至于手足均麻，且作谵语，胸脘闷痛，舌白腻，口味淡，脉濡缓。此本身湿热，蕴积甚厉，因外感而陡然发作，有湿热之见证，而口作淡味，乃热极伤肺也。濡脉见缓，缓为实热之象。薄荷藿香各二钱，以和荣卫。扁豆苡仁各五钱，以去湿。生栀仁栝蒌黄芩石膏各三钱，以清热。炙草砂仁各一钱以和中乃愈。苍术厚朴辛燥忌用。

病在脾胃

湿为土气之病，本来就在脾胃。此曰病在脾胃者，因发现病在脾胃之事实也。其事实一为胸痞腹胀口渴。一为自利尿短。胀象濡数之中，沉按紧滞。

方用苍术厚朴橘皮各三钱，六一散五钱，藿梗二钱，蔻仁枳壳各一钱。加藿梗三味，以疏解滞气，使湿气容易流通也。湿为太阴土气，本病阴寒，故宜平胃散温燥之药。而热在肺家。故宜并用滑石。下文热在血分，则脾阴被湿热所伤，又以养阴为急矣。

病在气分

病在气分者，湿热伤肺，气逆不降也。其证咳嗽喘逆面赤气粗，昼夜不安，脉象实滞。此乃湿热入于肺络，肺气因之不降也。

方用枇杷叶六八钱，煎调六一散三五钱。枇杷叶专降肺气，肺络得通，湿热自去，即愈。肺热实故脉实。

病在血分

病在血分者，湿热伤损荣阴也。其症壮热，口渴，舌胎黄，或焦红，神昏谵笑，甚则瘛疭而厥，脉象细数。

方用黑豆一两，生地五钱，隔水蒸汁，磨郁金乌药各一钱，兑入西瓜汁或冬瓜汁半杯，温服。无瓜汁，加瓜皮亦可。黑豆生地清凉养血，郁金乌药通利活血，瓜汁瓜皮清热利尿，以去湿也。

湿热证已数日，汗出热不退，忽头疼不止，手足瘛疭，此湿热大伤阴液，肝风上冲。宜生地女贞子各三钱，黑豆一两，大豆黄卷三钱，煎服，以养阴液，如无豆黄卷，以黄豆芽代之。

以上二证，湿热伤阴，故方中以养荣阴为主。不用苦寒之药者，保胃气以生津液也。六一散入肺经气分。不宜肝经血分。血分用之，反增腻滞。湿热治法，湿热经纬陈伯平所论，周密审慎，亟当学之。

湿热病与湿温病，极难分辨，当于神识上，脉象上求之。湿温神识不清，湿热神识清楚，湿温脉象极虚，模糊不明。湿热脉象不虚，按之明显。湿温病如用芳香化浊，渗淡化湿，仍不愈者。宜用养木扶胃之法，扁豆黑豆绿豆黄豆乌梅各三钱。木气得养。力能疏泄小便，湿自退去。木气得养，相火下降，热自解除。要非胃气转动不为功。豆类既能养木，又能益胃，又能养阴，故能见效。一切寒凉伤胃之品，皆不可用。如脉尚不大虚，可兼养阴之法，亦只可养肺，不可滋肝。养肺用玉竹竹沥，肺阴复则尿利而热平。如以阿胶当归生地滋肝，则湿愈盛矣。如从肝治，则豆类乌梅相宜。

《温病条辨》三仁汤，治湿温。杏仁润降肺气，薏仁建胃除湿，蔻仁活泼中气，竹叶降肺理气，滑石通草清肺泄湿。惟厚朴半夏，温燥伤津，万不可用。宜去朴夏加冬瓜汁以清润肺气而利小便为宜。如此方不效，乃宜豆类乌梅，从根本治之。便知温病全是虚病，顾中气，顾津液为主。

湿热病，烧热至于舌胎干裂，神昏气微，紫雪丹大寒败胃，不可轻用。可用乌梅白糖汤，自能津液复生，热退人安。酸甘化阴，乌梅又助木气之疏泄而去湿，且酸甘之性，有益中气。人谓此方敛住湿热，病恐加重，不知乌梅性温，补木气而助疏泄，利尿阴湿之功，能救津液涸竭的热病，实地试验，乃能知道。

暑 病

暑气为病，与热大异。热病由内而生，暑病由外而入。热气较实，暑气较虚。暑者，太阳直射地面之相火，应往下降，而尚未下降之气。病者，此火气在地面之上，熏蒸燔灼，伤人肺气，所谓由口鼻而入是也。一伤之后，引起本身相火熏入肺金，即是本身相火的暑气自病。引起之后，外来暑气即不负责。

少阳暑火下降则为土气之根，不降则为金气之贼，肺气清降之人，吸入暑气，肺能降之，降则暑化而成生土之火。肺气不能清降之人，吸入暑气，暑气不降，停在上焦，引动本身相火，暑气逆伤肺家，遂成暑病。暑病分轻重两证。

轻证暑病，微发热，微恶寒，时作时止，头疼身软，精神倦怠，或欲呕，或不呕，或泻或不泻，舌有薄胎，或黄或白，恶见日光。脉象虚，中部取之。

方用藿香扁豆各三钱，泻与欲呕，均加厚朴一钱，吴茱萸三分，黄连二分。头痛甚，加黑豆三钱。鼻气热，加焦栀仁一钱。

本身少阳暑气，散漫胃中，脾胃不和，故恶寒发热。病在脾胃，不在荣卫，故时作时止。胆经不降，故头疼。暑气熏肺，故身软而精神倦怠。胆经逆。故欲呕。暑气扰于胃中，胃不和，故泻。胆胃俱逆，故舌有薄胎。病在胃间，故脉动中部。暑伤气，故脉虚。本身暑气不降，故恶见日光。肺热故气热，如病已数日，口苦且加，脉则沉取乃得，左脉较弱于右，日久则病深故也。

藿香降胃和胃，扁豆健胃调中，厚朴降胃理滞，黄连降胃气调升降，黑豆养血，焦栀仁降相火。此证为普通暑病。不用甘药者，暑病脉在中部不宜甘性之壅滞也。

重证暑病，恶寒发热，身重疼痛，气热而手足逆冷，口开而前板干燥，小便已，洒洒然毛耸，小有劳身即热，汗出而渴，舌有薄胎，脉象弦细芤迟。

方用竹叶石膏汤，竹叶生石膏法半夏党参粳米各三钱，麦冬炙草各一钱。

本身少阳暑气，伤及肺金。肺主皮毛，表里不和，故恶寒发热。肺热故身重疼痛。肺热于内，阳气不能四达，故气热而手足逆冷。肺热则鼻难呼吸，故口开，金水相连。肺热故齿燥。肺经与膀胱经同主皮毛，小便已，则气升，气升而肺热，故毛耸。相火散漫，肺金不能收之，故小有劳身即热。肺胆胃三经俱逆，故舌有薄胎。肺阴被胆经暑气灼伤，故汗出而渴。气被暑伤，津液亏耗，故脉象弦细。暑伤肺阴，故脉芤。暑盛气弱，故脉迟。

竹叶石膏麦冬清肺热，党参粳米炙草补中气，以生津液而降暑气也。竹叶与麦冬并用，能将肺络中燥热清降血下，将肺家阴液回复，直达肾家。收令行于下，相火归于下，中气有源，全身的旋转升降各复本位，是以顷刻之间，病愈人安，有不可思议之妙。凡暑病，热病温病之重，无不因肺金被伤而来。盖肺金收降，则暑气热气温气。皆不致上犯之故也。

如舌胎厚腻，头胀如叶，是兼有湿气。可加六一散五钱，扁豆皮苡仁各三钱，厚朴一钱。

暑　泻

暑泻者，非暑邪直入胃肠为病。乃肺气为暑气所伤，不能收敛清降，因而气机混乱之病也。

缘人身大小二便调匀，全赖肺气清降收敛。肺气能收敛，木气乃能疏泄，相火乃能下行，中气乃能运化，水道乃能清通。肺家一被暑热所伤，不能降敛，于是相火散漫，则发热心烦而作渴。胆胃俱逆，则恶心呕吐而中满。气机壅遏，水道闭塞，木郁不能疏泄，遂成泻利。脉则右弱于左。

方用滑石竹叶荷杆佩兰叶各三钱，以清降肺气，而疏气机，神曲三钱，蔻仁一钱，以温运中宫。郁金粉丹皮各二钱，以疏木郁。生甘草一钱，以调中气，自然小便清通，胸膈松快而愈。

清暑之方，最忌温补，尤忌苦寒。此方平淡而奏大效，清凉以治金本，温运以治中宫，暑月吐利之大法也。

又有暑伤肺气，气机混乱，上吐下泻，发热自汗，口渴心烦，腹痛胸闷，舌有黄胎而润，脉象左右均小弱者。

此暑伤肺气，不能收敛，湿伤脾胃，不能运化，木气衰竭，不能疏泄。方用栝蒌滑石各三钱，以清肺家而利小便。苍术厚朴蔻仁神曲各一钱，以温运脾胃。吴萸五分，黄连三分，以止吐。当归川芎白芍桂枝各一钱，养血液和荣卫以止汗而助木气之疏泄，一剂而愈。

暑 厥

暑月之时，行走暑地，忽然昏倒，不知人事，肢厥脉弱者。此则地面的暑气伤人肺金，窒塞气机所致。法宜芳香通肺，并不治暑，方用蔻仁菖蒲木通各一钱，滑石慈石各二钱，煎服。肺气通降即愈，不必尽剂。蔻仁菖蒲开窍活络，以通窒塞的气机。木通滑石慈石引气下行也。

其有暑月乘凉，里阳被外阴所遏。皮肤蒸热，恶寒无汗，身痛。此非受暑，乃暑月外感。方用藿香薄荷桑叶各二钱，黑豆绿豆各三钱，煎服以解外阴，而安里阳，即愈。如兼口渴下利，加滑石三钱，苍术厚朴各一钱。

无以上诸证，只恶寒发热头疼者。葱白三寸，淡豆豉五钱，食盐少许，煎服即愈。此非暑病，乃暑月外感，脉必有弦紧之象。弦紧者，寒伤荣而卫闭也。故用葱白通之，盐补中气，不加盐，见效不彻底。《汤头歌诀》九味羌活汤，治此病甚效，升发以开卫气之闭，清凉以解内郁之热也。

又有暑月热极之时，心慌意乱，坐卧不安，面红肤热，身软无力，不思饮食，舌净无胎，或舌色满红，此暑火不降，木气失根。方用乌梅三大枚，冰糖二两，煎汤热服，酸甘相得，痛饮一碗，立愈。凡热极而死者，皆相火不降，木气失根，中下之气皆并于上之故。此亦暑热为病之一种，但非暑气入肺，窒塞气机耳。此证脉虚或洪。

乌梅善收相火，大补木气。暑热极盛，气升不降之时，为补益妙方。如秋凉服之，少腹顿胀，盖相火已降，木气业已得根。不宜再事敛补也。热极之时，心慌皮热，小便短赤，一服乌梅汤，小便清长，亦相火下降，肺气清收，木气复疏泄之力也。惟舌有腻胎，不宜服用，将湿敛住，必增胀满。病有恶寒者，亦不宜服用。南方湿盛，宜热服不宜冷服。

温热暑三病，均无实者。至于暑病，则暑伤肺气，更无实者。闭厥一证，愈闭愈虚，所以开闭之药，只合用清轻之品。暑月之气，上热下寒，天人所同。至于暑病，多有食寒饮冷，腹痛泻利，小便不利。平胃散三钱，一服即愈。脉数口渴者，加六一散。脉迟不渴，背恶寒者，此为阴寒之病，平胃散加附子二钱。如腹泻稀水，并非稀粪。舌胎厚腻，却脉象沉微，肢冷恶寒，心中躁扰者，是脏寒而又兼暑。宜附片干姜炙草各三钱，以温脏寒。加厚朴一钱，六一散三钱，以清暑泻也。单阴寒病，舌胎不厚腻也。

其有平日阳虚，忽然病暑者，不论外证如何，其脉浮大无伦，按之空虚。是为阳虚。如按之空虚，却于中部现出细而兼紧，或细而不紧之脉，口又微苦，便是阳虚兼暑。方用四逆汤，附片干姜炙草各三钱，以治阳虚。加冬瓜自然汁四两以清暑。自然能愈。老人夏月多病此者。人身相火的暑气，聚于胃中。故脉细紧现于中部强。细乃肝胆之脉，少阳相火，胆木从化，故口苦脉细，为暑病主证。

温病，湿热，暑病，其重要责任，全在肺家。肺气能收降下行，水气升而复降，即不发生温病。肺气能收降下行，汗尿通利，湿不停留，热无所附，即不发生湿热病。肺气能收降下行，相火不致逆腾，即不发生暑病。温病发热身痛神智昏迷，脉象模糊。暑病恶寒发热，头热肢冷，气热欲呕，脉则独现中部，虚而稍数，湿热病头重胸闷，恶寒发热，脉象濡数，须将温病条辨，温热经纬，所载病证治法，熟玩深思，分别清楚，庶几周密少失。然必归本于本身之气自病，方合事实。用药乃有着落。

温病，湿热，暑病，皆寻常六气之病。温热诸书，每将瘟疫掺入，学者读之，遂将理路混乱。著者于疫病，无实地彻底之经验，故此篇不及疫病。以天人圆运动原理度之，圆运动偏为时令病，偏之太过则成疫耳。如是则疫病亦有六气之分，不能限于温热也。偏之太过，中气之虚，是疫病乃外实内虚之病。外愈实内愈虚，内愈虚外愈实。疫病诸书，只知实不知虚，误了后人不少。

霍　乱

霍者大也。升降倒作，中气将散，大乱之病也。

夏秋之间，地面上的阳热，盛满蒸腾，是为相火，相火下降，地上清凉，地中温暖，上清下温，升降自然，中气建运，不病霍乱。相火不降，中上则热，中下则寒，人与造化同气，中上热则病热霍乱，中下寒则病寒霍乱。热霍乱之外，又有干霍乱，中秽霍乱，寒霍乱之外，又有湿霍乱。

热霍乱

胸痛而吐酸腐，腹痛而泻恶臭，大渴大烦，肢体躁扰。此皆中上火盛之人，感触地面相火之热,将本身火气增加,阻塞气机灼伤阴液所致。脉象实数,舌无胎。

方用新吸井水一大碗,一饮而愈。

相火之气,最喜降入下焦,阴气之中,最忌散出上焦阴气之外。人身下焦阴气,肾主之,上焦阴气,肺主之。人身乃一阴气包藏阳气之体,精虫攒人胎卵之中而成胎。太阳光热射入地阴而成造化。河图中宫,阴包阳外,阳藏阴中,此病相火化热伤阴,故病如此。

新吸井水,凉而不寒,至阴之气,清降之质。服下之后,将火热之气,收藏而下,于是火藏阴中,升降复常,津液续生,气机舒展,是以诸病皆愈。

此方亦如本篇温病乌梅汤证收降相火之义,不清火而火自平。如霍乱吐泻转筋腹痛肢冷烦躁口渴胎黄,宜用王梦英蚕矢汤。

蚕矢汤

晚蚕砂五钱,川黄连一钱姜汁炒。枯黄芩生栀仁陈吴萸各一钱,豆黄卷四钱。木瓜二钱,生苡仁四钱,半夏通草各一钱。治霍乱吐泻转筋,腹痛,肢冷,口渴,烦躁,目陷,脉伏,时行急证。

口渴而脉伏,热极之象。津液大伤,内热极盛,脉故伏也。目陷亦津液大伤之象。转筋者,津枯不能养筋也。肢冷者,热积于内,不能达于外,内为亢阳,外为孤阴也。

连芩栀仁,清热复阴。苡仁半夏,建胃降逆。吴萸温肝胃以通阳。通草引热下行,豆卷木瓜,养木舒筋,蚕砂燥湿达木。伏脉伏在骨际,甚有力也。如无豆卷,以黄豆芽或黑豆芽代之。

人身津液充足,活泼流利,脉来柔和。热盛于内,灼伤津液,故脉伏不柔。此病口渴为内热之据。此外必舌胎干黄,小便无有,泻利恶臭,加以脉伏,热证已明,故清热即治愈诸病。而蚕砂豆卷通草木瓜舒筋养肝,尤善调和气机也。吴萸性热,温运肝胃,此方兼用者,霍乱虽热伤津液,胃却失温运之力。故宜兼温运肝胃之法。

如发呃而汤药不下,加鲜竹叶枇杷叶各五钱以降之。

干霍乱

胸腹绞痛，欲吐不得，欲泻不得，为干霍乱。急用吐法。亦名闷霍乱。

炒食盐三钱，调童便半碗，服后顷刻，以指探咽作痒，吐出痰涎即愈。如舌胎未净，口中未和，平淡之品调养，用五豆饮调养最宜。

五豆饮

黑豆绿豆黄豆扁豆淡豆豉各三五钱煎服。黑豆绿豆清热养中，黄豆扁豆补脾胃，豆豉和中，此方温病发热脉虚亦可用，疹病发热亦可用。

大黄黄连黄芩泻心汤，此方亦治干霍乱。各用一钱，开水泡片刻，稍有色味，热服。服下之后，胸腹气通，即效。

热霍乱干霍乱，胸腹绞痛之时，先用碗边抹香油，刮两腿弯，两肘弯，脊脊，见红点即松。气机流通之故。寒证忌刮，刮则气脱。

中秽霍乱

暑月之时，污秽之地，忽有暑秽之气，由口鼻入胃，而病霍乱，胸腹满痛，昏迷烦闷者，先用痧药取嚏，后服平胃六一散，清理肠胃即愈。此本身气机运动不足，因受外来暑秽而停顿，亦非全是暑秽为病也。平胃六一散，治外来暑秽凝聚肠胃极效。

寒霍乱

夏秋之间，太阳射地的热，盛满蒸腾。雨多之年，热气随雨降入地下，上不病热，下不病寒。雨少之年，热气不降，地面之际，上热下寒。中上偏热之人。感触热气，增加了本身热气，热伤津液，气机因而阻滞，遂病热霍乱，干霍乱，中下偏寒之人，感触寒气，遂病寒霍乱。

寒霍乱，胸痛而吐，吐非酸腐，腹痛而利，利非恶臭，口不渴。舌无黄胎，小便有利者，有不利者，四肢无力，微作寒热。气微神清，脉象虚微，或虚大，方用理中丸。

党参白术炙草干姜各二钱，蜜为丸，如无丸亦可煎服。

中气温运，则胃气降而不吐，脾气升而不利。此病虚寒之中又兼湿气，故升降倒行，而病如此，此方参草补中气之虚，白术除湿，干姜温寒，故病愈也。然须有变通之法，因吐利之后，津液大伤，刚燥之药，多不能受。如有当用此方，而此方服下，反又吐出者，此干姜白术燥横之过，可用吴萸一钱。小茴香一钱，以代干姜。加炒黄连三分，以降胃逆，用茯苓以代白术便妥。黄连降胃逆所生之虚热而止吐，使温中之药得顺下耳，少用至一分更妥。

此证如因病人服方仍吐，认为寒霍乱。而以热霍乱之方治之，亦如热霍乱误服姜术，必立见大祸。欲辨寒热，可细玩王潜斋医书五种之《霍乱论》。

寒霍乱吐泻之后，津液受伤，亦有渴欲饮水者，燥药务必慎用。若欲饮不止一口半口，是阳气自复，行将自愈矣。渴欲欲者，用豆类补中较妥。

若寒霍乱吐利汗出，恶寒发热，肢厥，或腹痛甚者，宜四逆汤回阳乃愈。如脉微欲绝，汗出外热，小便复利，是阳气虚脱于下，阴气散失于上。须用通脉四逆加猪胆汁汤，复阴回阳乃愈，通脉四逆加猪胆汁汤见伤寒篇。

湿霍乱

湿霍乱，吐利之后，身热，汗出，头疼，渴而能饮，饮而仍吐，小便不利。方用五苓散。茯苓猪苓各二钱，白术泽泻各一钱，桂枝一钱，研末，热开水送下，多饮暖水，汗出尿利即愈。如无散，服汤亦可。

热汗者，湿气阻格相火不能下降也。头痛者，湿气湿壅遏于上也。渴而能饮，饮而仍吐者，湿伤津液，相火不降，故渴而能饮。饮为湿格不能下行，故吐也。五苓散泄去水湿，相火下降，故愈。用桂枝者，疏泄小便也。五苓散证之身热。并非外感，乃湿气阻格，相火不降之故。

霍乱病，夏秋之间，病者极多，治法稍差，动关生死。王潜斋医书五种，有《重订霍乱论》，辨证明白，方法细密，为霍乱第一完备之书。所列热霍乱误服温补之祸，一片苦心，嘉惠后第一完备之书。所列热霍乱误服温补之祸，一片苦心，嘉惠后学，读之增人知识。惟谓热霍乱为普通时气之病，寒霍乱为个人身体之病，却未妥。当民国壬申，西北夏旱雨少，霍乱盛行，医见旱热，用凉药清热皆死。医用当归川芎扁豆苡仁吴萸，温暖柔剂，加黄连三二分者，多得救活。可见上热不降。中下必塞，天人一气，不可置而不问。梦英先生，经验宏富，我之师也，天人之理，则未解矣。

水　泻

夏日水泻，此脾湿胃滞，而肺热。夏月空气中有湿热，湿则伤脾，热则伤肺也。平人小便清利，不病水泻。膀胱之经，自头走足，行身之表。肺主皮毛，与膀胱经气相合。膀胱水利，必须肺气清降。冬日小便多，而无汗者，肺气清降也。夏日小便少，而有汗者，肺气热逆也。肺与大肠同秉金气，热伤金气，不能收敛，则水气散漫，故大便水泻。

夏秋之交，湿土司令，脾湿濡滋，故水气漫溢。其漫溢而成泻，固因金气不收，亦因胃气有滞。胃气不滞，升降活泼，水湿或由小便而去，或由汗孔而出，不病水泻也。胃间有滞，中气不调，升降失常水气即入大肠而成水泻。水泻之证，大便夹有粪粒，喷射有声，腹痛，口渴或不渴，虽泻而精神不败，小便不利。不比阴寒下利，一滑即下，全是稀粪，经一次泻利，便精神颓败，立刻危险也。方用加减平胃六一散。

加减平胃六一散

苍术厚朴橘皮槟榔草果炒栀仁各一钱，六一散五钱，分二次服，小便利即愈。加草果槟榔以温运胃滞，加栀仁以清肺热。

夏日肺热汗出而水泻，或用西瓜饱啖，肺热清。小便利，泻即止。老人或体弱人，用冬瓜蒸自然汁温服，清利肺胃，泻亦能止。夏日腹泻，肛门觉热者，西瓜汁冬瓜汁极效。总之，夏火克金，则热气伤肺，肺热不能收敛，故病水泻。所以清肺热，理胃滞，为夏月利水惟一妙法。不可徒用姜苓，反伤津液，而增肺热也。如嗳酸，是兼停食，加鸡内金三五钱，鸡内金炒黄用。

痢　疾

痢疾之病，何以多在夏令与秋初。因正当少阳相火太阴湿土司令之时。此时空气中有热气湿气寒气。此病全是木气被湿热寒三气郁阻，不能疏泄所成。

饮食入胃，脾阳消磨，化为糜粥。糜粥之中，有糟粕，有精华。精华化为津液，糟粕是为二便。二便之传送，乃木气疏泄之力。木气不郁，疏泄适宜，故小便通利，小便通利然后大便匀调，肚腹不痛，肛门不坠，不下红白之物。然必其人中气建运，不偏湿不偏热不偏寒，然后木气不郁，疏泄乃得适宜。疏泄适宜，不病痢疾。痢疾分普通证，偏热证，偏寒证，外感证。

普通痢疾

腹痛，下红白，小便不利，后重，脉虚数。

方用当归白芍各二钱，干姜，川黄连，炙甘草，广木香各一钱，服后先见小便通利，病即止矣。黄连清热除湿，干姜湿寒除湿，木香温达木气，以疏泄小便。姜连并用，一升一降，最解结滞。炙草补中气，当归温木寒，芍药解木热。当归芍药并用，最能补益木气养精血。脉弱者黄连只用三五分。

厥阴木气旺于冬春，衰于秋夏。痢疾虽因于湿热寒三气郁阻木气，以致不能疏泄。亦因于木气正当衰时，无力疏泄之故。所以归芍木香补益木气，为治痢要药。尤为腹痛之痢疾要药。木气能疏泄，则腹不痛而痢止。

红白者，大肠中之脂膏，被木气冲击而下也。大肠气属庚金，金主收敛，木气不疏泄于前阴，则冲击于肛门，而庚金之气，又收敛之，故觉后重。稍下红白，木气稍遂，故又暂止。木气主动，暂遂一时，又欲疏泄，木气疏泄，金气收敛，相为乘除，故痢疾一日可数十次。世以红白为邪气，非下尽不可，误事多矣。又以痢疾为有滞，非消导不可。滞诚有之，亦本身之气之滞，只可调解，万不可消。如伤食舌有厚胎应用消药者，可加槟榔草果各一钱。世云初痢无补法，则诚然矣。木郁不达，愈补愈郁也。此方干姜黄连。随脉气偏寒偏热加减用之。如病人所在地，上年立冬前后鸣雷，或冬令不冷，今年大气中阳根不足，痢疾多有兼下寒者，脉象虚微，黄连慎用。须加艾叶以温下焦，切不可加附片，因湿热忌附片也。

普通痢疾，用散药辄易见效。方用杏仁桔梗，薤白，葛根，橘皮，罂粟壳，当归，白芍，广木香，吴萸水炒黄连，炙草，干姜，附片，大黄各三钱，共研细末，白开水送下。每服一二钱，脉兼寒象者，艾叶二钱煎汤送下。炙草补中，杏桔橘蘱温降肺金以升大肠庚金，葛根，罂粟壳升大肠金气以松木气，归芍木香温调木气以达疏泄，干姜黄连附片大黄大寒大热大升大降以回复各经运动之旧。前方重在木气，此方重在金气。红白乃肠中脂膏，并非毒物，升降复而小便利，红白自止。此方之用附片，乃助大黄成升降之功，用大黄并非攻下红白。药共四两二钱，每服一钱药，大黄未及一分。大黄轻用则善调和，重用则攻下。调和之法，世罕用者，惜哉。

偏热痢疾

腹痛，下红白，后重，小便不利，口渴身热，口臭气实。舌胎干黄，脉象数而实，或数而细有力。

方用白头翁，黄连，黄柏，当归，芍药，神曲，木香，杏仁，葛根各三钱。绕脐痛甚者，加酒制大黄二钱，清热养木，疏滞升陷，即愈。脉弱者，大黄忌用。

偏寒痢疾

腹痛，下红白，后重，红多白少，或全红无白，小便不利，不渴，口淡气微。舌胎白腻而润，脉象沉微，或洪大按之无有。

方用附片干姜赤石脂粳米各三钱，温寒即愈。左脉较右脉细者，加当归白芍各一钱。如脉不微不洪，用前普通痢疾方，去黄连加艾叶并加炙草二钱，亦效。世谓红为热，白为寒，红属血分，白属气分，按之事实，不尽然也。寒热总以证状脉象舌胎为断。

外感痢疾

此因外感，荣卫失和，引动里气失和，而病痢疾也。痢疾证状，亦如普通痢疾。惟加身痛，与恶寒发热，脉象数促。

方用桂枝加葛根汤，桂枝芍药炙甘草生姜各三钱，小红枣肉十枚，葛根三钱，桂枝汤和荣气，加葛根和卫气。荣卫和，则肝肺之气和。肝肺气和，疏泄与收敛调和不偏，是以痢愈。然方中药品，只在解表，并不治痢，可以见表里一气之义矣。葛根和卫气者，葛根善升大肠金气，大肠气升，肺气自降。肺气为卫气之主，肺气降，故卫气和也。

大凡小便不利之痢疾，皆不宜补。小便利之痢疾，皆是大虚。诊察情形，或用滋补，或用温补。但不用刚燥横涩便妥。小便不利，皆土湿木郁，无力疏泄。偏热痢疾之小便不利，则热伤津液，必清热小便乃利。如小便通利，而病痢疾，既无木郁的关系，土金大虚，故非补不可。如极虚之人，夏秋病痢，脉微气少，不胜药力者，可用鲜葡萄须一握，煎服，或葡萄汁温服，小便自利，痢即自止。葡萄干亦可用，葡萄补肾肝助疏泄也。

如痢红脓，日数十行，小便自利，面红不渴，脉虚，重按无根，神智昏迷者。此乃少阴寒极，中下极虚，用四逆汤附子炙草干姜各二钱，温补中下，方能见效。

如痢疾日久，饮食照常，左脉小而沉。小便不利而腹痛者，好西瓜饱食，小便清利，诸病自愈，或生荸荠十数枚连皮细吃即愈，此则热伤阴分之痢也。

如舌白如粉，不渴，日痢数十行，小便不利，痢下之物，白而沉重，胸腹如格，渐至不食，诸药不效者，用椿叶包围腰腹，紧垫肛门，并闭口作深呼吸，以闻椿树香气，并煎椿叶浓汁，时时啖之，约半日之间，小便自利而愈。此危候也，然其脉必沉弱，如痢疾发烧，脉洪大有力则凶矣。

如痢已经年者，此为木热金虚，炙黄芪一两，炒白芍一钱，以补大肠金气，兼清木热，多服乃愈。如曾经灌肠者，则直肠津液亏损，难复原矣。

痢疾之病，每随大气为转移。世以木香黄连丸，统治痢疾，遇空气中阳气不足之年，与向来冬令不冷之地，亦用黄连，必病加食绝而死。中医学乃天人一气之学，只知治人，不可也。

疟　疾

疟疾外证，寒战大热，汗出病解，病解之后，一如平人，病深则隔日一作，病浅则当日一作，此金气敛结，木气郁结，金木两结之病也。病发时，头目必先昏闷，胸间必聚结不舒，为金气敛结之证，疟疾吐虫，疟脉多弦，虫与弦皆木气郁结之证。肺金为卫气之主，卫气结故恶寒。肝木为荣气之主，荣气结故发热也。

金匮治但热不寒之温疟。用白虎加桂枝汤，生石膏知母粳米炙草。桂枝散木气之结，白虎开金气之结也。

金匮治寒多热少之牡疟，用蜀漆散，云母蜀漆龙骨，蜀漆即常山根，各等分，共研末，病发前半时白水吞下，此方三味皆开结通滞之品也。

治疟之法，不止一端，开结通滞，不伤脾胃为主。世行之方，多用常山青皮槟榔草果山楂厚朴桃仁等，消痰去滞之药。在舌胎黄白厚腻者甚效。舌胎黄白厚腻，用法半夏贝母各一钱，并研末，党参三钱，煎汤送下，新疟老疟皆效。此亦开结去滞之力。舌无胎者，穿山甲二片，炒黄研末，黄酒二两，好烧酒一两，水三两，煎开吞甲末，秋后春前，无论新疟老疟亦效。如病已多日，舌无胎，诸治无效者，洋参须三钱，嚼吞亦效。大陕枣四枚，针刺细孔，好烧酒泡一刻，用烧酒将枣烧焦，嚼吃亦效。穿山甲，焦大枣，开木气之结。酒开金气之结。洋参降肺开金气之结也。若瘴疟，则白马通甚效。亦开金气之结之功。白马通详下文。以上数方，皆病发前服下。《外台》治寒多热少疟病，用柴胡桂姜汤亦效。柴胡黄芩桂枝以解木气之结，牡蛎栝蒌以解金气之结，干姜炙草温补中土，以调金木而止寒热也。

疟病乃金木之结，而六经有偏胜之气，亦现六经之病，兼治六经之病，仍不离解金木之结。解金木之结，又不离中气之运化也。

《金匮》疟脉自弦，弦者，由闭而欲开，欲开而不能之象，木气被金气闭结之象也。弦数多热，弦迟多寒，弦小紧者下之差，弦而小紧。结气在中，故宜下这之。弦迟者，可温之，弦紧者，可发汗针灸以散之，发汗宜桂枝麻黄各半汤，桂芍解木气之结，麻杏解金气之结也。弦而浮大可吐之，弦数者风发也，以饮食消息止之。饮食消息者，蔗汁梨汁以润木息风也。无非开阻散结，使脉不弦，疟自不发之意。

此病荣卫之开合分离，脾胃之运动停顿，发热出汗，实质亏损。病的原则，乃大气中金气偏于结聚，人身之气感之，故人身亦金气偏于结聚。于是卫气敛住荣气，金木皆结，故作寒热。上列各方，各有偏害。热药伤阴，凉药败阳，通药损形，用之尝有效者，亦尝有不效者，可谓最难解决之病矣。

西药元圭一分二厘，元圭乃金鸡纳需提炼而成，安知彼灵肆分，治诸疟皆效，大概元圭开木气之结，安知彼灵开金气之结也。

服疟疾药宜分为二份，按准病发时间，前两点钟服一份，前一点钟服一份为合。

疟用糯米粉煮稀糊一小碗，白糖酸醋同煮，于病发时温服，胸腹宽松，头目清爽，立刻得愈，药不伤人，大可贵也。白糖米醋均宜多用，但以酸甘相得适口为度。凡疟疾之起，由于卫气闭结，外感多归疟疾，即此之故。醋能开通一切结气，有疏泄收敛开同并具之能，外感初起，头目闷而不舒，似作恶寒，即是卫气闭结之状，即宜服之立刻汗出而愈，即不转成疟疾，糯米白糖，养中养液，外感妙药，故与醋同立大功也。身体强者，单吃醋即效。病发前一点钟亦可服，预防亦可服，此方南北皆宜，四季皆效，西南尤宜。因西南冬令不冷，金气降不彻底，大气中多有结聚作用，圆运动的中气不足，人身软弱，一切克伐之药，能避免不用，身体即能少受损伤。此方于疟疾最多之西南地方，可称救苦金丹。金鸡纳霜能败肾阳，砒霜能蚀血肉，皆可畏也。现在通行之特效疟疾药，皆有纳霜皆有砒霜，身体既伤于病，又损于药，不如用醋之有利无害。

醋治疟疾，虽称特效。须于病未发前，诊查脉象。气虚者处以补气之方，血虚者处以补血之方。不必杂以治疟之品，而以醋为引，乃为万全，醋用多些。治疟通弊。在医生心中，先以药方为据，而不以脉为据，所以有愈者有不愈者。今调脉处方以治本，用醋以治疟，故较完善。须知疟之为病，荣卫气血，必有所伤，将偏处使复其平，又有醋的力量，疟自愈矣。身强体壮中气本足之人，皆不病疟，可以见矣。中气充足，则荣卫气血必无偏处也。

白　喉

白喉小病也，死亡却多，药之误耳。分中虚喉痛，阴虚喉痛，湿热喉痛，外感喉痛，阳虚喉痛。

中虚喉痛，喉痛不作寒热，精神倦怠，饮食减少，面色萎弱，脉象虚小。

方用炙甘草一钱煎服即愈。如其不愈，炙甘草桔梗各一钱，煎服，分多次服下。此病因中气虚，少阴心经之火不能下降也。少阴之经，心火与肾水同气，心火下降交于肾水，不逆冲咽喉，则咽喉不痛，心火下降全顿中气，心火上逆，中气必虚，故用甘草养中降火。不疟者，心火不降，肺金必伤，金被火刑，收敛滞塞，肺主津液，津凝成脓，咽喉之间，即起白点，故甘草汤加桔梗以排脓降肺也，脉象虚小，中虚之象。

阴虚喉痛

喉痛不作寒热，精神并不倦怠，饮食亦不减少，面色如常，脉象弦细。

方用猪肤汤，猪肚囊皮煮成浓汤，加白糖，随时服，分多次服下。阴虚者，火金不降，而津液亏也。火金不降，此亦寻常之病，原无何等危险，自晚近养阴清肺汤盛行，白喉这成要命的危险大症。冬春之交，死亡接踵。养阴清肺汤，除薄荷甘草外，其余麦生地芍药贝母丹皮玄参，苦寒滋腻，寒中败脾，此体强火旺，脉实气壮之人病喉症之方也。向喉症气壮脉实者少，气弱脉虚者多。如中虚证服之，心慌，腹泻，增热，加痛，一日即死。

猪肤汤养阴清肺，不湿脾胃，不寒中气，功效极大，虚家极其相宜。即脉实体壮之人服之，亦奏殊效。

喉症冬季极重，春季次之，夏季为轻，秋季更轻。冬季木火正当藏根，不当上冲。春季木火甫经萌芽，不当上冲，故病重。夏季火炎于上，应病喉症，故病轻。秋季肺金燥结，敛住火气，不得下行，故更轻。重者重在下焦根本动摇也。脉象弦细，津液伤耗之象。

湿热喉痛

此证恶寒发热，舌有薄胎，喉痛如锁，身痛胸闷，或不痛，不闷，脉象紧促。

方用苦酒汤，清半夏一钱研末，鸡蛋白一个，去净蛋黄。将半夏和蛋白自搅匀，扔入蛋壳中，再入醋。满蛋壳搅匀，于火上煮一开，候温，徐徐服下，不愈再作服。

苦酒半夏除湿降逆，蛋白润肺清热也。寒热舌胎，身痛胸闷，皆湿之现证，湿热凝冱，故痛如锁。此证如服炙甘草，必将湿热补住，而痛加重也。脉象紧促，闭结之象。

外感喉痛

此证恶寒，微发热，却恶寒特别之甚而体痛。舌有黄燥胎，口臭，喉痛极剧，脉象紧而有力，或沉细有力。恶寒压沉有力，为必要证据。

方用麻杏石甘汤，麻黄二钱，杏仁三钱，炙草二钱，生石膏三钱，热服，汗出即愈。

麻黄泄卫气之闭，以舒肺而止身痛，杏仁降肺润肺，生石膏开热结以止喉痛，炙草补中气也。如舌胎厚腻太甚，时时恶心者，加生大黄五分，以清胃间浊热乃愈。脉沉有力，卫闭热结之象。

阳虚喉痛

此证亦由外感而来，微发热恶寒，舌亦有黄白腻胎，口亦臭，却不渴。继则身恶寒甚，身并不痛，胸满气微，脉虚迟无神，喉痛不甚，速速回阳补中。

方用四逆汤，附片干姜炙草各五钱，加童便半杯。病人所在地，上年冬至前后鸣雷，或冬至后不冷，春间即有此病，不速治之，阳脱而死。

白喉病，如中虚阴虚审查不清，可用试探法，用炙草五分，煎脓汤服下，病减轻者，即属中虚。痛反加重者，即属阴虚。虽痛加重，不妨事实。睡醒痛减为中虚，睡醒痛加为阴虚也。

白者肺经已伤，红者肺经未伤。白愈多者，中气愈虚。有初病不过一白点，肿不大，服甘桔汤后，白点加多，肿加大者，此非药之过，乃病气正盛。然随盛随衰，病即遂愈，不必疑虑。

凡中虚喉痛，面色必红，服凉药即死，。凡可吃凉药之病，面色必不红，内热愈实者，面色必深垢面微黄也。喉症亦然，喉症之死，皆死于中气亡脱。如中不虚者，虽痛至筋肉溃烂，亦不至死。

如温病而兼白喉，须先治白喉，后治温病，治白喉用炙草生草各五分，桔梗一钱。炙草服后，喉痛已减，温热稍加无妨。服炙草所加之热，乃胃家之热，温病胃热为顺也。如喉间并无白点，面有红点，此是阴虚火逆，用生甘草降火，即愈。忌用炙草。如满喉红成一圈，此肺气不足，不能生津下降，用猪肤汤润之，或六味地黄丸滋阴乃效。脉虚者，用生党参三钱，小枣十枚，煎汤徐服，使中气复旺，以生肺气，肺气自然降而生津，自然病愈。

如猪肤汤证，服汤后，见效又痛者，此咽圈之红，乃心火不降。此心火不降，乃肾气不升。心肾相交，升降互根，用肾气丸一二钱，吞服即愈。或猪腰不去膜，煮脓汤温服，以补肾气，肾气能升，心火自降也。如服凉药即危。看喉之法，命患者张口，哈哈字，舌自向下，自能得见患处。

烂喉痧

此病乃猩红热之兼证也。不可治喉，治喉必坏，猩红热愈后，烂喉痧自愈。详本书儿病本气篇，小儿外感中。

时行感冒

此病非伤寒，非温病，恶寒发热，头疼身痛，不能起床，数日之后，亦觉口苦，脉象躁急。此时令之气，骤然上升，感伤荣卫所致。人多同病，故曰时行。

方用炒白芍三钱，薄荷一钱，桑叶一钱，淡豆豉五钱，冰糖一两，煎服。安卧不必厚盖，自然汗出而愈。凡外感厚盖，每每汗出太多，致生流弊。此方即伤寒论麻黄桂枝各半汤之法。不用桂枝麻黄，而用薄荷桑叶，不用生姜大枣炙甘草，而用淡豆豉冰糖。因刚燥之品取汗，必须确系麻黄桂枝证，方可照原方用药。不用白芍，重用黑豆绿豆亦可。如病多日，口已苦者，加柴胡黄芩各一钱。病感时令骤升之气血来，故脉象躁急。

尝有冬春之交，忽然身体微寒微热，按其脉小弱而急，身体不痛。既不宜用桂枝，又不合于温暑，服补中益气丸三钱而愈。又有夏令热极之时，忽然身痛恶寒，壮热灼手，脉象洪大，重按空虚，服淡豆豉扁豆黑豆绿豆各三五钱而愈。又有忽然头痛如劈，壮热烙手，不思饮食，脉象洪数，重按甚微，或脉象平和，独右尺浮起动摇者，用巴戟天甜苁蓉各五钱，以温补肾气。绿豆一两，以降热逆，即愈。此乃内伤之病，感动时气之偏，中气顿虚，有如外感也。

感冒时气，身痛头疼，恶寒发热之寻常感证。恶寒多者，葱豉汤最佳。淡豆豉四钱，葱头四钱，食盐少许，适口为度，服后得微汗即愈。恶寒少发热多者，淡豆豉五钱，芝麻三钱，研细，细茶一钱。纯热无寒者，加黑豆绿豆各一把煎服，汗出即愈。皆和荣卫养中气之法也。

热伤风

阳热之气，应当由地上降入地下之时，忽然降不下去，则病热伤风。空气中阳热逆腾，金气受伤，人身应之。热伤风外证，喷嚏连连，鼻鸣清涕，头目觉热，似作寒热，动则出汗，然能照常营养，饮食如故，竟有十日半月不愈者。病延日久，遂致虚惫。

此肺家收敛之金气，被空气之热上冲，耗散之病也。病在肺家不在荣卫，故能饮食营业。热冲肺，故喷嚏连连，鼻鸣清涕。肺主皮毛，牵连荣卫，故似作寒热。热气上冲，肺气不能降之。故头目觉热。热冲肺逆，火气偏升，中气必虚，故动则出汗。

此病名为热伤风，其实是伤热风，名为伤热风，其实由空气中的金气，被气空中的热气冲散，不能收敛。人身木火之气，亦化热不降而冲伤肺家耳。此病无论多日，舌无上胎，脉象虚数。方用枯黄芩二钱，薄荷一钱，白术二钱，灸草二钱，干姜一钱，当归一钱，白芍一钱，冰糖一两，红枣一两。

重用黄芩清冲入肺家之热，用薄荷降肺气之逆。偏升之病，中气必虚，热升不降，中气必寒。故兼用理中法之白术干姜灸草以温补中气。当归芍药平荣气之疏泄，重用冰糖大枣养中气补津液也。脉象重按不虚者，姜术忌用。

如服方病愈，仅头热不减，此肺气已降，肝热独冲。用黑鱼一味，煮汤服下，即愈。黑鱼大补肝阴，以平热冲也。热伤风病，日久不愈，金气不叹，木气妄动，相火外散，中土失根，倘再加咳嗽，易成痨瘵。

此病多发现于秋季，四时之中，大气忽然温升，亦有病者。服黄豆黑豆绿豆各一把冰糖二两亦效。

秋燥感冒

此病恶寒发热，时止时作，胸部似塞，腹部似胀，或头痛，或头不痛，脉象短涩，动在中部，缘秋燥之时，空气中已降入地下之火气，忽然逆升，与凉降之金气抵触，金气凉降不下，火气逆升不上，金火裹束，遂燥结于中气之间。人身感之，肺金敛结则恶寒，相火逆升则发热。金火裹束于中部，则胸腹塞胀，头痛者，肺金敛结，降气不舒也。

方用人参败毒散，羌活独活柴胡川芎薄荷前胡枳壳桔梗茯苓生草潞党参各一钱煎服。

羌独柴芎，其性升散，最开肺金之敛结。薄荷枳壳前胡桔梗生姜，其性降散，能消胸腹之塞胀。党参益气生津以润燥。茯苓甘草以补土和中。秋收气敛，病结在中，故用升散也。否则外感最忌升散。

脉来短涩中取，干燥敛结之象，初病如失治，遂酿成下文之小建中汤证。

初病失治，里气内结，而成痞胀，腹部如鼓，左胁按之作痛，面色青黄，宜小建中汤。饴糖炒焦，善开结塞，芍药桂枝，调和木气。炙草姜枣，调补中土。土木调和，青黄自退。青乃木气之枯，黄乃血坏也。腹胀左胁作痛，金结木败之象。如舌有干黄胎，脉象沉实者，则燥结成实，于原方加生大黄厚朴各一钱，以下燥结。舌无胎，脉不沉实忌下。此病江南多有之，西医所称黑热病是也。

秋燥疟疾

此病乃燥暑二气裹束不降之病也。初得先寒后热，大渴，热饮。天明热退，申酉复热，却只热不寒，舌如猪腰色，湿润如水，而无胎，脉在中部，虚而且微，沉按即无，中按仍有。

方用竹叶石膏汤。石膏麦冬以清燥暑，竹叶半夏通降肺胃，人参粳米补气生津，炙草补中气也。经曰，脉盛身寒，得之伤寒，脉虚身热，得之伤暑。暑病虚脉，非有大渴外证，即是误为阳虚。然中按仍有，则燥暑聚于中焦使然。世谓冷饮为阳热，热饮为阴寒。果病阴寒，则不饮矣。人身六气分离，燥热偏胜，不能再与他气相合，故燥热极反热饮也。燥热极舌反润者，燥热太胜，不能与他气相合，心脾津液被太胜之燥热所逼，不能与燥热相交，故病燥热而舌有津液也。胃无实热，故舌上无胎。伤塞阳明病燥，舌胎干黄，燥气病之实者。此则燥气病之虚者。此病一发散即坏。一作疟治即坏。秋深凉后复热，往往有此病发生。世谓为秋瘟病是也。

又有一种秋燥疟疾，恶寒作战，随即发热，汗出病解。续又发作，舌有腻薄胎，脉象中取而软，不渴，俗称闷头摆子，前人谓为伏暑晚发。

方用苦杏仁鲜枇杷叶橘皮以降肺气，藿香半夏以降胃气，茯苓炙甘草以健土扶中，泽兰荷叶以宣舒暑气，用轻宣之法自愈。

如其恶寒发热，午后病势较重，脉象中取而弦实者，又非轻宣之药所能治，必须重用温散金气燥结之方，乃能松开。九味羌活汤，羌活白芷川芎防风苍术，湿升温散，黄芩生地清热，甘草和中，细辛不可用，葱姜温通甚宣。或用人参败毒散亦效。午后金气当令，燥结力大，故发热而脉弦实，弦者，敛结不能疏泄之象。九味败毒两方，温散力大，以开敛结之气，甚为相宜。尺脉弱者，减轻用之。

金气收敛，木气疏泄，疏泄当令之病，收敛为药。收敛当令之病，疏泄为药。九味败毒两方，具木气温散疏泄之能，故治金气燥聚敛结之时气病，适合机宜。如当木气疏泄之候，病外感发热禁用。

金燥病时行之时，如病者，脉象虚小数疾，服前数方不效者，此属内伤。虚小数急之脉，此乃中气无根，元气将熄。一感时气燥结之偏，支持不住，生命将亡。必须设法，使数急复其和平，虚小转为充足，元气旺相，中气有根，运动复圆，诸病乃愈。

方用巴戟天淫羊藿甜苁蓉各三钱，以补水中之火气。火气由下升于左，又复由上降于右。火气右降则生中土，火气由右下降，须津液连行之力。用海藻昆布黄精各三钱，以助右降之津液。此方大补肾家元气，以生中气。脉象自能由虚小转为充足，由数疾转为和平。此时运动复圆，肺金之燥结，自能变为凉降，自然病愈。如不先补肾气，以调和脉象，徒按病用药。虚小数疾之脉，根本已败。已无运化药力之能，势必因药力而加病也。

凡秋燥之恶寒发热，皆肺金与心包相火之事，无整个荣卫的关系，误用麻黄荆芥，必生祸事。

己卯秋，成都四川国医专校，二人病疟，多日未愈。忽一日天气大冷，由单衣而换棉衣，两疟疾不药自愈。可见秋金凉降彻底，则不燥结而病疟也。

燥气霍乱

初觉手足微麻，恶寒发热，头晕心翻，胸闷身倦。继即吐泻不止。却又大渴，能饮。脉则沉数，或在中取，右大于左，舌心黄腻。吐泻至于目陷肉脱，一日即死。

方用白马通三五枚，温开水绞汁服下立愈。发散药，寒凉药，温暖药，均不相宜。发散药，服之汗出热不退，热反增加。因舌心黄腻，脉沉不浮，右脉大于左脉，右为金土火三气之位，右大于左，金土火三气之阳结于中也。阳结于中，病不在表，故发散不宜。阳结于中，因于时气之燥使然，燥结，须用开通。阳结，乃中虚不运，故凉药不效。脉沉，而右大于左，为阳结之象。热药助阳，故服后昏迷。白马通温润开通，是以下咽之后，立刻见效。白马通即白马屎，屎能解毒，凡时气为病，便含毒气。燥气结聚力大，故白马通较他药为优。《内经》曰，夫虚者气出也，夫实者气入也。气即阳气，春后阳气出地，故发热则脉浮，秋后阳气入地，故发热则脉沉。或脉在中，秋燥而发生燥气霍乱之时症，乃阳气入而不能顺下，燥结中焦，升降停滞，故吐泻发热，而又作渴。白马通所以为此病特效药之方也。无白马通，他色马通亦可。惟须早服速服，若至吐泻而目陷肉脱，便来不及挽救矣。夏秋之交，如有此病，亦可用之。预先防病，亦可服也。性气平和，多服无妨。昆明收稻以后，即有此病，戊寅秋病尤甚，著者用此方见效，因广为宣传，救活不少。

瘴气地方，交秋之后，恶寒闷热，速服此方，立刻汗出病解。瘴疟服之尤效。

《本草纲目》谓治时行病起，合阴阳垂死者，绞汁三合，日夜各二服。合阴阳者，阴阳不分也。吐泻而又大渴，便是阴阳不分之证。《本草纲目》又谓，吐利不止，不知是何病症，服之即效。又治绞肠痧痛欲死者，王梦英《霍乱论》，载有此方，名独胜散。

如燥气霍乱发生之时，不吐不泻，只恶寒发热，舌胎白黄满布，或口臭，或口不臭者。白马通亦效。不愿服白马通者，可用稻草心一握，煎服即愈。燥气霍乱，吐泻不止，亦可服稻草心。服后见愈，而不全愈，可再服之。如不能彻底解决，仍用白马通。

稻草秉秋金之气，中空善通，亦金气的结病，用金气之通药之义。恶寒发热，而舌胎白黄满布，乃胃气结于中，脾胃的阴阳不和，以致荣卫分离，寒热偏见。荣根于脾，卫根于胃，稻心草通开胃中结滞，脾胃的阴阳调和，所以荣卫的寒热自罢。所以此等病用表散药去治寒热，病必加重也。

《易经·系辞》有云，乾为天，为金，为白马云云。马秉造化的金气，白为造化的金色。燥气霍乱为金气的结病，故用金气之通药，故白马通为燥气霍乱的特效药。

同学刘澄志二少君病恶寒发热，头痛心翻，舌胎满黄，舌边舌尖一线深红，脉虚躁不食，烦乱谵语。先服以人参败毒散，病势见轻，次日仍重，著者用稻草心一握，煎水服下，一小时热全退，次早舌退十分之九，只有舌心一点仍黄，再服稻草心少许，黄全退，饮食照常而愈。舌满黄而边一线深红，此瘟疫病之舌胎也。稻草治愈之。如不用稻草而用他方，必缠绵多日，病将转深而成难治。此亦金气燥结之病，白马通亦效。此病西南方秋后有之。

此等病北方甚少，南方甚多，西南非常之多。北方的大气，压力甚大。交秋之后，由热而凉，由凉而寒。阳热压入土下，愈入愈深。山凉而寒者，金气愈降而愈下，阳热由降而下沉。阳气降沉，不再逆升，金气降令畅行，故凉降而不病燥，故北方少燥气霍乱燥气疟疾之病。南方的大气压力小于北方，交秋之后，金气凉降之令，被降而复升的阳热所格，遂燥结于土气之际。大气中有燥结的病，故人身有燥结的病也。

今年夏至后，成都病霍乱，一街一日死至六七十人，病状忽然恶寒发热，手足微麻，上吐下泻，小便不利，溺孔肛门均热。胸腹绞痛，胸痞，舌黄白而腻，大渴饮热，随又吐出，吐有酸味，肢凉过肘，脉浮中俱无，愈沉愈有，目陷肉脱。此病中寒肺燥，中寒不能运化，升降倒作，故上吐下泻。小便不利，肺燥伤津，水分被劫。故溺孔肛门觉热。津愈伤肺愈燥，故大渴。中寒不能化水，故饮后仍复吐出。中寒故思热饮。燥气之病，血脉皆结，故肢麻不温。脉沉结则不通，故痞而绞痛。津伤故目陷肉脱。

方用干姜白术沙参炙草各三钱，藿香砂仁各一钱，以温运中宫。滑石麦冬各八钱，以开通肺气之燥结。车前仁木通各三钱，以助滑石麦冬之力。木瓜三钱，达木气调疏泄以利尿，止泻而和四肢。中宫运化，燥结开通，津液复生，升降复旧。于是肢温脉起，诸病皆愈。未曾出汗者，加苍术薄荷各二钱，以发表也。

此因客冬不冷，地下封藏的阳气不多。节交夏至，相火当令，阴生金降，中气虚寒。金气被刑于相火，遂燥结不通。故治以温中清燥之法而愈。此病北少南多，北方则夏日雨少，燥热过胜之时，始有此病。

六气为病，惟金气燥结，将相火暑气敛于胸膈之病，令人莫测其所以然。前人谓为伏暑晚发，其实并非大气中的暑气中于人身，伏藏至秋始发而成病。内经曰，夫虚者气出也，夫实者气入也。交春以后，阳气由地内出于地外，为气出。交秋之后，阳气由地上入于地下为气入。立秋处暑，处者入也，暑者相火之气也。天人之气，中下为本，气出则中下阳气，气入则中下阳实。然必金气凉降到底，愈降愈凉，愈降愈寒。暑火之阳气，乃愈入愈深，藏于水中，不逆升出地，而与金气抵触，使金气敛降之功，被暑火格拒不下，而成敛结之通，金性敛降，被火格之，敛而不降，愈不降则愈敛，于是结于土气之际，相火下降，金气降之，金火俱逆，中上各经之气，为之横塞，相火逆腾，中下无根，所以病象无常，而致死极速。北方土厚水深，下降之火，封藏得住，所以秋凉冬寒，气候极顺，西南土薄水浅，阳气下降封藏不出，忽降忽升，所以燥气之病发生甚多也。

《内经》冬伤于寒，春伤于风，夏伤于暑，秋伤于湿，独无伤燥之文。论者以为《内经》遗漏。不知风为木气，暑为火气，湿为土气，寒为水气，皆不可伤。惟燥气宜伤。燥气敛结，金气受病。燥伤则金气通降，火藏水中。下温上清，皆燥气不起之德。《内经》无伤燥之文，亦燥气宜伤之意欤。

秋燥感冒，头微痛身微疼，微恶寒微发热，却胸中闷塞，而脉在中取，此金气燥结之证，用《温病条辨》百一方银翘散甚效。竹叶牛蒡子桔梗薄荷，荆芥苇根，皆开通肺金结气力量极大之药，合而用之，无结不开。银花连翘，清解肺热，亦甚相宜。淡豆豉淡养中宫，亦称妙品。成都一带，四季感冒，悉用此方，颇多见效。因此一带地方地层。全系红砂石，土薄水浅。所入地下阳热，不如北方封藏深固。秋凉之后，当有反热之时，东时又不冻冰，金气下降，随时均被水中阳气逆升格拒，金气降敛之性不遂，竟成一种一年四季皆有燥结之大气，而成银翘散开通金气之功。银翘散治温病不效，温乃木气疏泄之病，忌开通之药故也。川中疟疾，四季皆有。疟疾乃金气之结病也。成都某大医，误将所开痢疾方，给一病疟者，次早有友人告以误，医急命人赴疟病者家谓，方给错，请勿服。病家曰，药已服，病已好矣。无不称羡其医运之红。医云，乃银翘散也。此方凡感冒而胸闷，脉不浮不沉，有聚于中之象者，不论何地，皆适用之，不仅成都一带相宜，惟温病不可用之。痢疾疟疾，皆金木二气结聚之病，结于下则病痢，结于中则病疟，故银翘散皆效。

儿病本气篇

儿病本气篇序

自来治小儿病者，皆曰胎毒，曰热毒，曰纯阳证。于是升散苦寒攻伐耗津液败中气灭火土的药，摇笔即来。每岁小儿殇亡之数，不知有多少万也。今欲减少小儿劫运，惟有于事实上定出极效可靠之方，说明根本解决之法。使学者试用而验，以至于凡用皆验，然后人人知道胎毒热毒之说之非，纯阳证之说之谬，庶几有济于事。此篇名曰儿病本气篇，欲人了解小儿并无胎毒热毒，并非纯阳证。凡小儿之病，皆小儿本身五行六气运动不圆之病也。

中华民国二十八年己卯立冬子益重著于成都四川国医专科学校

儿病本气篇

小儿内伤

小儿手心一热，脉轻按多，重按少。即是中气虚，相火不降。切忌凉药，善养中气即妥。手厥阴心包经相火行手心。中虚面手厥阴心包经相火不降，故手心热。如手心热而脉重按比轻按有力，便是内热，或是停食。

小儿头身发热，脉轻按多，重按少，必系中虚，冰糖糯米粥即效。不宜重用炙草大枣横滞之品。火逆不可清火。只须补中，火自降下，热自退也。上节为小儿脉法的提纲。此节为小儿用药的提纲。中虚为脉法之提纲。用平和之品，为用药之提纲也。

小儿小便忽然短少，即系脾虚土湿。须燥湿补土，山药扁豆最效。不可重用白术横烈之品。因小儿经脉脆薄，不能任横烈之药。山药又能助肺金以收水气，故为小儿燥湿补土妙品。小儿小便不利，如误服发散消食败火之药，即出大祸。若尿少又发热，其祸更大。

小儿大便绿色，一日数次，日久不愈，则土败风起。风者，肝木之病气也。肉桂阿胶即效。或加白术少许亦妥。有阿胶则白术可用。如无他病，而大便绿色，必大人乳汁不佳。换吃罐头牛奶，或麦面，或大米面，间煮稀糊食之，一二日大便即黄。大便绿者，鼻上如现青色，一面吃牛奶面糊，一面吃生阿胶一钱自愈。青乃木气失养之象，阿胶善于养木。大便绿色者，虽应服姜附之寒证，亦可加入阿胶，鼻绿色青亦然。

小儿小便，短赤非热，清长非寒，尤须澈底认识。短者，中虚土湿，木气郁陷，不能疏泄，故短。赤者，中虚土湿，木火下陷，木陷生热，故赤。不知养中燥土，以升达下陷之木火，而用凉药清热，中虚而遇凉药，中气遂寒，运动停滞，上焦相火，降不下来，烧热发作，便成大祸。世人一见尿赤，便用凉养清火，误事多矣。非特小儿为然，大人亦是此理。其小便清长非寒者，里热实，土气燥。木热疏泄，故小便长。木火不陷，故小便清。清润之药，甚合机宜，亦小儿大人之所同，惟湿热病，小便短赤为热。然乃虚热非实热。伤寒小便清为病在表。小便赤为病在里，赤亦虚热。少阴寒病，小便极短而清如水，乃为下为焦火，此病极少。

小儿腹泻有两种，一为停食，一为脾虚。停食者，泻而有屁，或无屁，而小便仍长。脾虚者，泻而无屁，小便不利。停食者，令其减食，再用停食之物烧焦，冰糖开水调服，少许即愈。甜些为好。脾虚者，不可重用白术炙草。术草横烈，滞经络，只用山药扁豆。如脉虚者，亦可用炙草数分。亦有因肺胃热滞而泻者。肺胃热滞之泻，稀水夹粪粒，作金黄色，泻如喷出，泻时放屁，小便有短时，有不短时，面色精神充足照常。炒神曲，炒麦芽，炒槟榔，厚朴以去滞，炒栀子皮，炒青皮，炒黄芩，葛根各五分，以清热即愈。

小儿停食不泻者，日久必腹胀干烧。一面吃所停之物烧焦以消食，一面吃当归芍药各数分以润血，白糖以养中。血润则经脉通而烧热止。不可用攻破药。如日久积深，非下不可者，腹必胀满，按之觉痛，或腹筋现青，只宜大黄附片各数分温下之。益缓益妥。

用食物烧焦以消食，世称糊药。糊药用处，只有停食而腹泻，用之相宜。若停食而腹不泻，只觉胸满，不思饮食者，一吃糊药，中气必败。因停食而胸满，食系停于上脘中脘，不比腹泻之停于下脘，可用消药。食停下脘，非用消药，食不下去。食停中脘上脘而用消药，药只伤脾败胃，不能消食。因上脘中脘之停食，乃脾胃运化食物无力之故。法当帮助脾胃之运化力，不可反伤脾胃的运化力。宜用红白糖以建中气，使中气旋转，脾胃自然运化。脾胃运化，食物自消。或用扁豆藿香以养胃降胃亦效。如其嗳酸，是食停不化。胃逆生热，可用白糖一两，普通茶一钱，煎服即愈。茶叶清热，却不败火，茶与糖同用，亦能运动胃气以消化停食。小儿脾胃，万不可伤。鸡内金炒黄研末，消食最妥，无论何种停食，皆可用之。山查伤胃，不用为妥。

小儿咳嗽，极关重要，日久不愈，便不能活。若无痰干咳，或有痰而脉沉细，与左脉较右脉细者，可用冰糖大枣肉各一钱。芍药当归甘杏仁桑叶各五分，浓煎徐服自愈，切不可用散降伤津之药。咳嗽最伤肝肺血液，芍归补血也。咳嗽最伤中气，糖枣养中气也。苦杏仁桑叶，清降肺气不伤肺液故效。如尽从理肺去治，必伤中伤液，致生他患。小儿咳嗽，最忌脉细，如脉细者，猪肺煮汤，养肺即愈。

如系无痰的干咳，左脉必小于右脉，此肺金枯燥，不能生水以养肝木。可用山药扁豆，加生阿胶枇杷叶，补肺滋津而降肺逆自愈。凡服阿胶之咳，鼻梁必青，如用燥药病必加重。如鼻梁过青，咳而泻绿粪者，阿胶与山药并用，亦能医治。山药重用，健脾利水，与阿胶之滋润，相助为理也。尝见医家，用生姜治小儿咳病，益治益坏，太多太多。因小儿脏气脆薄，受不住生姜辣而散之故。治小儿病小不用生姜，任何病证都能治好，一用牛姜，无不变生后患者。

如咳声不干，脉不沉细，此为脾肺之虚。可用山药扁豆各三钱，小枣二枚，以补脾肺，桑叶一钱，以降肺气即愈。

罐头枇杷，治小儿干咳，或咳而痰少，极效极妥。枇杷温润下降，大益肺家。罐头煮熟，吃酸亦不坏事。

小儿喉痛，与大人同。喉痛初起之次日，必较初起之日为重，不必惊怪。到第三日不吃药亦能自愈。可照本书时病篇喉证治法治之，小儿喉痛，须留心检查乃知，如不会说话，看其咽乳时必挤眼难过也。

小儿发热抽搐。抽搐者，风动也。发热者，木气疏泄也。木气稚弱，故疏泄之甚，即易动风。养木气，顾中气，豆豉，黑豆即效。乌梅，白糖极效。此为治小儿病的第一要义。切忌散风药，清热药，养木养中，自然热退风平。如久泻不食而抽搐，面色青黄。此为木枯土败，补土养木，温血顾中，可望挽回。一切驱风散风之药，均所当忌。可用下文附子理中地黄汤，加鸡内金橘核多服可效。

小儿急慢惊风。急惊为热，慢惊为寒。热不可用凉药，寒不可用热药。相火不降，热伤津液，肝胆二经，升降不和，则成急惊。可用淡豆豉、绿豆各三钱，养中生津，肝胆自和，热退惊病自愈。如用凉药清热，通药散风，中气与相火受伤，便生他弊。更有妄用下药者，便成生死问题矣。此热不可用凉药之事实也。寒何以不可用热药，因慢惊之来，必因病久食减。木旺土虚。此时肝脾津液，业已枯竭，燥热之药，不能健脾，反以横肝。宜用扁豆山药以代术草。用巴戟天，淫羊藿，以代桂附。重用苏条参以补气生津。轻用归芍以养肝胆，少用神曲厚朴橘皮以去滞开胃。土复木和，自然病愈。此中缓急适宜，无非由原理以求合于运动之圆而已，所以无不见效，其有果因惊骇成病者，可用慢惊风方，加虎眼睛三数分，煎服即愈。因肝胆素弱，然后不胜惊骇耳。虎秉造化木气，眼睛又为木气结晶，其治真惊者，补木气也。一切重坠镇惊之药，皆破坏圆运动之药，千万不可入口。如无虎眼，虎胶亦可。

前人治慢惊，用附子理中加地黄汤，土木双调，神效无比。木枯克土，乃成慢惊。附子理中汤补火土，地黄汤润金木。各适其宜，交相为用，亦与古方用法所列理中丸加阿胶治愈各病，同一意义。慢惊不可用燥热药，理中地黄汤，则温润药也。稍加去滞药以活泼气机，慢惊之法备矣。

理中地黄汤，系附子理中汤与六味地黄汤二方合并用。附子温水寒，地黄润木燥，山药补金气之虚，而助收敛，丹皮清木气之热，而平疏泄，茯苓泽泻，除湿扶土，酸枣皮敛阳温肝，此亦肾气丸之法。加干姜，白术，党参，炙草，以温运中宫，使整个圆运动之气机，旋转升降，法则周密，功效神速，慢惊之妙方也。有将此方加黄芪当归者，功效反而减少，且加肿胀热黄等现象。此不可不作彻底之解说。缘黄芪补气，当归补血，人皆知之，虚寒之病，气血皆虚，人皆知之。用黄芪当归，以补气血，几乎无一人敢说不然者。人身气血，为空气与饮食所变化，空气直接化气，间接化血，饮食直接化血，间接化气，而全赖中气所变化。虚劳之病，气血皆虚，治虚劳之法，以降肺胆，收相火。以建中气为主。中宫建运，血气自生。黄芪性升，当归性散，适与收降二字之义相反，故服后肿胀热黄，皆相火被升被散的现象。仲景黄芪建中汤。黄芪只有芍药六分之一，仍是降多升少之法。后人用黄芪分两极重，谓黄芪少则无力，服后病加，仍不悟黄芪偏升之过，比比热也。

小儿面红身痒．亦是中气虚，相火外泄，不可认红为热，痒食风。宜冰糖糯米粥，自然中复火降。宜凉药之病，面色必不红。

小儿目病红肿疼痛，流泪羞明。世称风火，惯用寒凉。不知火逆于上，则中气必寒，宜用干姜黄芩各五分以至一钱煎服。痛多者加姜，痒多者多加芩，加姜者，脉必重按较虚，加芩者，脉必重按较足也。大人目病，亦宜此方。医家须知面红目红，中气必虚，或则虚而又寒。虚者，宜加炙甘草。小儿用炙甘草，只宜轻用。

小儿耳病流脓，方用桂附地黄丸一钱煎服。此乃肾气虚，胆经不降之故。此方宜多服，隔一日服一次，日久不愈，身体即日渐虚弱也。若误服凉药即坏。或用山药，扁豆，各三钱，龙骨，牡蛎，各一钱，以除湿降逆，亦效且稳妥也。

小儿外感

小儿外感，要分四时。秋燥冬寒，春温夏暑。小儿秋燥感冒与大人同，微发热微恶寒，鼻流清涕。此乃燥金敛住热火，九味羌活汤去细辛葱姜，每味数分即愈。羌活防风苍术白芷川芎，温升温散，黄芩生地清热也。鼻不流清涕者无热。人参败毒散去生姜，每味数分即愈。羌活独活柴胡川芎，其性温升，薄荷前胡桔梗枳实，其性清降，茯苓甘草人参养中益气也。但此二方惟宜秋燥感冒，与冬寒感冒。此两种感冒皆收敛偏盛，疏泄偏衰。二方皆温升温散为主，略加凉降为辅，故于收敛偏盛之感冒甚为相宜。惟只用每味数分最妥。秋燥感冒，脉必沉中较实。因金气燥则结聚不散，故宜升散之药。若净按盛于中沉则忌升散。

如冬至前后，忽然温暖，与大寒以后，春气发生大气中的作用，由静而动，由沉而升，由封藏而疏泄。阳根动摇，风木陡起，中下气池，由实转虚。在秋燥时间，收敛偏盛，疏泄偏衰的感冒，已变成疏泄偏盛，收敛偏衰的感冒。倘仍用人参败毒散九味羌活汤温升温散之药，使疏泄之病，更加疏泄，一定将病治重，将人治死，是宜特别注意者也。

冬至大寒后疏泄偏盛的感冒，是为温病，世人称为时温。小儿此时，忽然发热昏睡，不思饮食。即系时温为病。此乃木气疏泄偏盛的感冒，当用养木气平疏泄的药，切不可随俗附和，认为时温的邪气，入了小儿身体以内为病，而用清温逐邪的一切凉药散药。小儿木气，在造化为厥阴风木，在人身属肝脏之经。冬时天寒雪多，封藏得令，厥阴木气，根气深固，不致动泄，空气无温病，小儿亦无温病。如冬令雪少不寒，厥阴木气，不能养足，便尔洩动。小儿木气稚弱，同气相感无力疏泄起来。如木气强足的疏泄，则发热出汗。皮肉血色，并不作猩猩脸面的污红色。木气疏泄无力而又疏泄的疏泄，面色便作猩猩脸面的污红色，世即称为猩红热，力能疏泄者，脉象充足，面色红而正，气不微，其热按去有根底。力不能疏泄而又疏泄者，脉弱小而急，色红而污，气微神怠，其热按去无根底。猩红热，温病之败气也。

猩红热之病，时温病中之最虚之病也。疏泄偏动，肺气不收，故咳嗽而作嚏。肝窍于目，木气败而又动，故目红含泪，常欲闭而不开。木动中虚，胃气开降不下去，故欲吐。木动上冲，故咽痛。木土不和，故有时作泻。木气疏泄，故虽泻而小便仍利。如此情形，是木火本来不足，如用凉药清热必坏。本是偏于疏泄，用升散药发表必坏。病虽属虚，圆运动的道路已乱，用补药补虚必坏。

可均用淡豆豉，黑豆，绿豆，各五钱，极平稳而有特效，右脉大过左脉者为顺，仍用原方。左脉大过右脉，或左右脉俱平者，黑豆炒用，绿豆不用，加扁豆山药各五钱。淡豆豉最养中气而调木气，黑豆养木，能降胆经相火，不伤中气，扁豆补中补土，不滞木气，绿豆养肺和木，不伤中气。且皆谷食之品，自病初起，以至复元，皆用此方，有百益而无一害。山药补肺健脾，善利小便，脾肺脉虚者最宜。

认定此病为木气不足而又疏泄，木动中虚之病，则此方养木养中，便有着落，平和不滞，恰合机宜。如小便少者，则土气将败，危机已伏，再加山药三五钱，以利小便而扶土气，不可忽矣。

如发热头肿，而脉浮洪者，乌梅白糖汤极效。如发热头肿，气粗作喘而且渴，脉象紧滞，舌心有黄白厚胎者，此证肺热较实，黑豆淡豆豉各三钱，绿豆五钱，加银翘散三钱，同煎极效。病状虽异，原理则同，皆木气疏泄，肺金失收降之力之故。皆是虚证，不可误认瘟毒，肆用凉散药，败火寒中。温字与瘟字，一经混乱，温病的真理遂失。瘟乃瘟疫，温乃木气。温乃木气之正经，瘟乃时气之恶病。如人死最多最速之鼠疫病乃瘟疫也。

如头肿而热微足冷，面色不匀，鼻梁唇环青黄，不思饮食，脉沉微弱，或沉按无脉，必用肾气丸乃效。木气疏泄于上，肺气不降，相火外泄。因而下寒，肾气丸和本气，平疏泄，敛肺金，温肾水中之火，以培木气之根故愈。如此证用凉散之药必坏，此证如头上耳内发现水泡，此泡不可刺破，肺气收敛自消。如刺破，是将木气疏泄上来的元气消散矣。

小儿当春温之时，凡感一切时气病症，但见面色不匀，面红而鼻梁唇环青黄，无论何病，先以猪腰汤补益脾肾，待青黄退后，再按证施治。较为稳妥。鼻梁唇环青黄，为中土大败之象，倘不先顾根本。一切治法，皆无用处。此等虚证，舌心皆无黄胎也。舌心有黄胎，胃家有热，鼻梁唇坏不现败象。败象者，胃中阳败无热之象外也。

小儿冬春之时，忽然发热，鼻塞不通，便非木气虚弱而又疏泄之病，是为寒温兼感的感冒。于豆豉方中，加葱头少许，温通肺气更佳。一切升散之药，均须禁忌。人参败毒散，九味羌活汤，忌用。如发热兼鼻流清涕，山药扁豆以养中，加绿豆清肺热，桑叶降肺逆便效。切不可表散伤肺，至生祸变。时温忌葱，其性疏泄之故。冬春发热，为木气偏于疏泄，金气不能收敛，山药助金气之收敛，以平木气之疏泄，故热退。黑豆淡豆豉养木气平疏泄，故热退。此为不用散药，而热退之理。

小儿当夏暑发生之时，忽然发热头痛欲呕者，用藿香二钱，扁豆二钱，清肺胃家即愈。不可因药只二味，杂以他药，致生他病。藿香扁豆治暑的作用，详时病本气篇暑病中。如小便短而泻且渴，于藿香扁豆中加冬瓜自然汁以止渴，并止泻利尿。如舌有干黄胎，可加生枳实焦栀皮少许，以去积热也。冬瓜蒸汁，为自然汁。无冬瓜用滑石以代冬瓜，冬瓜最妙，毫无流弊。

小儿暑病，其脉亦多在中部。暑病之脉，其易误为虚脉，误为虚脉，而用补药，必误大事。须知虚脉之虚，重按无有，暑脉之虚，重按比轻按多些。稍不留意，即放过去。暑病乃天人的相火不降，暑火不降则伤气，气伤则虚耳，胆胃均主中焦，故暑病脉在中取。

小儿疹病

时令病的小儿病，惟疹子最多。疹子原理，与温病同。皆木气疏泄，肺金失敛，相火逆腾，中下大虚之证。大人温病以汗解，小儿温病以疹解，汗乃血所化，疹亦血所成，木气疏泄故疹为红色。木气疏泄，分疏泄太过，与疏泄不及两证，太过宜养，不及宜补。太过为顺，不及为逆。太过之脉，右大于左，不及之脉，右小于左。

疏泄太过证状，为发热甚盛，面色充足，脉象安定，小便清利，大便不泻，昏迷不甚，疹出成粒，色红粒饱。冬令寒冷，木气根深，来春小儿疹病发生，必皆疏泄太过之证。惟身体阳弱之小儿，则偶有不及之证。

方用扁鹊三豆饮，白扁豆黑豆绿豆各三钱至五钱。只要发热，不论疹点已出未出，始终只用此方，养中和木，自然热平身安，不生他变而愈。原方系红饭豆，因其燥湿伤阴，故改用扁豆。猩红热用淡豆豉三豆饮，淡豆豉养中偏阴，不如亦用扁豆较好。

疏泄不及证状，为发热不盛，面色痿弱，脉象小数，昏迷不醒，疹出不红，或不成粒，或疹出成片，或一出即回，或疹闷难出，或小便短少，作吐作泻等败证。甚则脉迟肢冷，即易死亡。病人所在地，冬令鸣雷，或冬令天暖，或冬至起雾。水中封藏的阳气泄于土面，木气失根，来春必有疏泄不及的疹病发生。如不到交春，而发现于冬至后者，则微阳大泄，易成死候。

疏泄不及等证，右脉必小过左脉。或左右两平而微弱不旺。方用巴戟三豆饮。白扁豆炒黑豆生黄豆巴戟天各五钱，以温补脾肾和养木气。便泻绿色者，再加阿胶一钱或五分，肉桂五分，以调木气即愈。疹出即回，与疹闷难出，为肝肾阳虚，疏泄无力。疹出成片，为肝肾阳虚，阳散不收。有用四逆汤附片干姜炙草为治者，但服后不甚平稳。不如用巴戟以代干姜附片，用扁豆以代炙草，见效而无他弊。因木气疏泄，不喜刚燥，虽系阳虚，乃阴中之阳虚，亦宜避去刚燥伤阴。巴戟温而不燥，温补肾气，又能调木气之疏泄，诚麻疹之要药也。右脉小过左脉，为土败木克，左右脉皆微小者，亦脾肾阳败也。如疹出已退，而神色仍不清爽。仍是灰黯，此肝脾之阳泄而不复，亦须服巴戟三豆饮，服至面色转好，精神复元为止，不然仍易死亡。

葡萄干能温补肝肾，性极和平，出疹时每日服之，最保平安，七日全愈。《木草纲目》载葡萄，北方以之补肾，南方以之稀痘，可以悟矣。痘与疹皆木气疏泄之病，肾气乃木气之根耳，预防亦宜服此方。

如热已退，神已消而不思食，或食而仍吐，其脉必右关尺微小，此时木气之邪已平，可用党参白术茯苓炙草附片巴戟大温火土乃愈。

以上各证，照方施治之后，疹已出无他病，只热不退。用乌梅二枚，白糖一两五钱，以退热。乌梅用不炒者，惟初病舌有黄胎而渴者，不用乌梅。

如麻疹愈后，咳嗽困难。用山药扁豆各三钱，枇杷叶桑叶各一钱。山药扁豆补肺胃，枇杷桑叶降肺胃之滞也。如咳嗽干呕者，与咳而左脉数细者，与咳嗽两尺微小者，皆津液亏伤。宜于方内加阿胶一钱，以补津液。泽兰叶五分至一钱，以通滞也。

疏泄太过之证，始终只用扁鹊三豆饮。因疹病原理。只是木气疏泄，与温病原理同。故用豆以养木，黑豆兼降胆经，绿豆兼清肺气，扁豆兼顾中补土也。木气疏泄于外，中气未有不虚者。故顾中气，降胆经，平疏泄，为治疹要义。用养木之豆类以代药，尤为见效而稳妥。

疏泄不及之证，总以培中土，温肾气，和木气为治。因中土旺，木气疏泄乃有根底。肾阳足，木气乃能疏泄。明乎此，然后知世之用发散药，用寒凉药，处处皆错也。

如已经治坏的疹病，用巴戟三豆饮，重加山药，亦能挽回，连服三剂，小便一利，诸病自愈。小便利后，如仍须服用时，可减半用之，巴戟温暖柔润，最补水中之火，而无刚燥之害，于木气疏泄之麻疹，有特效之功。如须预防麻疹，可先诊脉，右脉大于左脉者，服扁鹊三豆饮，右脉比左脉小者，服巴戟三豆饮。三五剂后，可保平安不病。即病亦清吉无患。麻疹之病，以右脉比左脉大为顺，右脉比左脉小为逆也。大寒以后，即须防之。麻疹病重必吐虫，可见其为木气之病。伤寒论厥阴风木病，用乌梅丸，厥阴病必吐虫也。麻疹病多在冬春之交，冬春之交，厥阴风木之时也。惟麻疹病，乃宇宙与人身整个气化根本动摇之病。再经治坏，根本消灭，故有能挽回者，有不能挽回者耳，惟呼吸平定，中气尚存者，都能挽回。木气之病，妨害他经，极难用药。故惟豆类和平适当，此乃经过多少困难，然后选得此方，经验多人，无不特效。然亦根据儿病本气的原理之功耳。如以胎毒热毒为原理为根据，不能选得此方也。此方古人以之稀痘，并不以之治疹。其实痘疹皆木气偏于疏泄之病，痘则木气疏泄，金气大败，疹则木气疏泄，金气未败耳。

疹病必发热，木气疏泄，相火不降也。必神倦，相火离根，中气大虚也。必眼中含泪，木气疏泄，肝液蒸动也。必咳嗽干呛，木气疏泄伤肺，金气不降也。故治法总以养木养中，以收相火而降肺气为主。

疹子忌发表，因木气疏泄之病，不可发表再助疏泄故也。疹子忌凉药，因系相火离根之病故也。所以疏泄太过，只须顾中宫，和木气。疏泄不及，则富补其根本，使之遂其疏泄之气。疏泄之病，误投发表，误投寒凉，正如根摇之木，再拔之则死矣。又如将息之火，再寒之则减矣。惟心中以疹病是胃热是胎毒的医家，不能语谈。然须尽心劝之。

医家误认疹子是胃热是胎毒，所以要将他发散出来，并且要用凉药清毒。一用凉药，相火消灭，即致不数。出疹之后，医家病家，都用扫毒药，疹出之后，火木之气，疏泄已伤，宜静待其自己回复。若用凉药，木火灭亡多死，其实何曾有毒。

　　凡治小儿疹病，只要心中不先存胃热胎毒，要发散要清毒的成见。按病人本体寒热虚实，调木气收肺气，降相火养中气施治，自少差误。发热者，先以扁鹊三豆饮退热，小便短者，重加山药，如热仍不退，必须用乌梅白糖，由根本上补木气以退热。乌梅乃温疹烧热第一妙品，立见功效。纵曰用错，亦不坏事，不过兼有胎黄渴饮者，不可用耳。医理不明，积重难返，何妨以少许试服，见效之后，再继续服之。若时热时止，则厥阴乌梅丸证也。伤寒论厥阴病重用乌梅，因吐虫之后，木气大亏，乌梅补回木气也。

　　乌梅大补木气，大助疏泄，大生津液，大降胆经，大降相火，大益中气，为他药所不及，疹病乃厥阴风木之病，乌梅乃厥阴风木之药，为木气不足之至宝。但虽胃热胎黄不宜用之，若热已多日而热不退，舌胎虽黄，胃热必由实转虚，乌梅生津，又能平热，加乌梅于去滞方中，亦较用寒凉平热，功效特大。如舌胎黄黑干裂，津枯已极，此乃虚证，不可用紫雪丹平热，可用乌梅白糖汤极稳极效。紫雪丹乃脉实热实之方也。如已经医药误治之疹病，夹有肺热咽痛之麻杏石甘汤者，不可用乌梅白糖，麻杏石甘汤详下文。

　　疹病不可单吃糖，糖能将热聚于肺中，必加咳嗽。惟白糖与乌梅同用，酸甘化阴，反能平热。以黑豆易白糖，亦能和梅味酸，而更加和木之效。乌梅退温疹烧热，此中医五行原理最妙之应用。医家如肯诚心一试，则《伤寒论》桂枝汤用芍药，反能出汗之理明，荣卫病非风寒入了人身之理明。便可挽救多少用发汗药治风寒，将病治重之错误。

　　小儿之疹子，即大人温病之汗。荣卫不弱则出汗，荣卫弱则出疹。木气中的火力多，则疹子不成颗粒，而色红。木气中的火力少，则疹子不成颗粒面色红不足而成麻点，隐隐不明。疹者，荣卫之败。然来复之机，随时皆有，只要不发生内伤吐泻恶证，不必吃药，静养七日，自然即愈。北方冬令极冷，土下水中封藏的阳气多，故疹出色红。南方冬令寒冷不足，土下水中封藏的阳气不多，故疹出不红。虽名目有疹子麻子之分，其实仍是一病。

　　西藏地方，小儿不病痘疹猩红热，虽用痘苗亦引不出痘来。此因西藏地方雪大冰厚，大气中阳气封藏于地下水中充足深厚，木气根本深固，不妄动而疏泄之故。冬时不冷之地必多也。

小儿胙腮

疹子之外，又有胙腮一病。此病初起恶寒发热，或不恶寒发热，耳后或腮下肿而硬。方用巴戟天刮苁蓉各二钱，板龟鳖甲地丁昆布各一钱，厚朴半夏沙参麦冬皮各五分，大枣一枚。恶寒发热舌有腻胎，加薄荷桑叶即愈。

此亦春令木气疏泄之病也。木气不足，疏泄一动，向上升去，不能向下降来，耳后腮下，为胆经下降之路，故结聚于此，而不能散。巴戟苁蓉补木气之阳，板龟鳖甲补木气之阴，地丁昆布海藻厚朴半夏橘皮降胆肺胃之气，沙参麦冬以益肺阴而助降令。大枣补中气，薄荷桑叶舒肺胃之滞也。

此病春令为多，只经络部位的关系，无全身气化的关系，故病甚轻。然不知补气木气，以助其升降，从事寒凉发散败其中气，中气更虚，升降更滞，以致结聚日甚，弄到非开刀不能了事，亦医家不慎之于始之过。

小儿实证

小儿亦有实证，实在一部分，不在全体，如咽痛渴喘发热，热有根底，愈按愈热，只有昏睡，并无烦躁，或频泻黄沫，小便或长或短，是为麻杏石甘汤证。用生石膏杏仁泥炙甘草各一钱，麻黄绒五分，一服病愈即止。此证面色必不红，脉必沉实不虚，舌根舌中必有干黄胎为据。诊断小儿病。总以得看舌胎为主，万不可不看明舌胎，随便下药，小儿哭泣，不肯开口，务必用力拗开，以求得到诊断的彻底。麻疹误服升散之药，伤损津液，津伤热起，亦有兼此证者。麻杏石甘汤即愈。麻黄杏仁以降肺气，生石膏以清疏肺间积热，炙草以补中气也。

如发热喘咳，渴能饮水，此热必有底，因其渴而能饮，胃家必有可清的燥热，可用生枳实焦栀炭各数分，清去燥热，发热与喘咳与渴皆愈。但须兼用山药扁豆各二三钱，以扶住土气，方不别生流弊。因小儿胃家燥热，非小儿阳明燥金，能病阳燥，乃汗出伤津，或误服燥药伤致津所，其土气仍是不足故也。但以脉象沉实，或沉细有方，或右脉实于左脉，舌胎干黄为凭，不可含糊。

小儿舌有黄胎，为胃间燥热，其黄必系干黄，又兼渴而能饮，其胎必舌根较多，舌心次之，舌尖则无。若舌尖有胎，舌根舌心无胎，其胎必无干黄，只现杂色污浊之象，此乃肾阳寒败，不能化生心火。舌尖属心，心火渐寒，不能宣通，故污浊凝沍。其证必不渴饮，夜卧必甚烦躁不安，此乃桂附地黄丸之证，误投寒凉则危。舌根舌心无胎，舌尖有胎，为心火渐寒，不止小儿如此，大人亦如此。舌尖的尖字，部位要看宽些，可将舌的整个分为三段，根为一段，心为一段，尖为一段。

小儿如误服克伐药，忽然风动，可用回春丹二三厘，化水灌之，赓续即进附子理中地黄汤，以挽回中气而养木气便愈。回春丹如此用法。便有功无过。下文谓小儿不可吃万应锭回春丹，指不顾中而言。

小儿夜间发躁，便是中下阳虚，其脉必轻按微小，重按尤虚，或右脉小于左脉，用桂附地黄丸，蜜丸者五六钱，水丸者二三钱，煎服即安。误服凉药即危。如有可清之热，则渴饮昏睡而不烦躁，脉沉实或沉细有力，燥与躁须分别清楚，燥乃干燥，躁乃躁扰不安。肾阳扰动，心气失根故燥。

小儿头身手足均发烧热，腹泻不食，舌无胎而有黑黄色者，此为难治，须用手指按其舌心，如舌冷不热者，此内火将灭，凉药慎用。

小儿病须用药者，均宜分量极少，品数简单，并须和平之品为妥。至于普通习惯所用回春丹万应锭等类，切宜慎用。因药力恶劣，小儿体气如何能受。人见其服后，大便下些似痰非痰之物，认为腹内风气出来，真真胡说。小儿从此日见软弱，或数日即死，仍不悟也。小儿本是稚阳证，人乃称纯阳证，随便用辛散寒下药，甚且谓为胎毒，而用寒下药，可恨之至。如忽然风动之时目斜肢掣，亦可用回春丹三厘以通窍，但须先备附子理中地黄汤，继续服下，以治根本。不可只知治风，不知治本，以误大事。小儿无甚病，养调脾胃，即无他事。如遇风寒鼻塞，或停食发热，用温热手巾，搓擦背脊两旁，暖卧即通，停食即消。须擦重些，作左升右降圆运动的擦法，不必服药。人身脏腑，皆系于脊，脊背两傍，为血管升降之总干，荣卫二气的中枢。外感揉搓背心，荣卫即通，脾胃即和，病即自愈。此法老人外感与停食，尤相宜也。

小儿感冒发热，服寒药后热仍不退，而反昏睡不醒，此寒药伤中，脾胃大败之证。速用茯苓白术党参各一钱，炙草五分。干姜五分，芍药三分，厚朴三分，即热退清醒。此证脉必浮虚，温补中土，兼用芍朴降胆经，故效也。

小儿感冒发热，服补药热药，反昏睡不醒，热反不盛，此热如肺家气热之证，不可用大寒大开药，可用银翘散，加枳实清降气分之热即愈。此证脉象必沉而实，热反不盛者，里热则表不热也。银翘散，银花，连翘，薄荷，荆芥，竹叶，桔梗，大力，豆豉，甘草，枳实，各数分。

小儿危证

小儿咳吐多日，胸腹煽动，头身发热，手足厥冷，昏迷不食，百治不效，此危证也。方用燕子窝泥一块，重约三两，研细，生桐油半酒杯，将泥拌匀，上火炒热。放地后温。先将小儿脐眼用棉花溅烧酒少许，略洗，用胡椒末一分，放脐眼中，人发盖住，再将桐油土包脐上，二小时后，小儿挣动汗出，能食而愈，极验之方也。或将小儿卧于无湿气的地土上，亦能得救，皆以土救土之意。

头身发热手足厥冷，此为外热内寒。昏迷不食，此为火逆中败咳吐而胸腹煽动，中气将离根矣，胡椒大热之性，能温内寒，燕窝泥能补土气，人发助元气，桐油通气也。此方用外治之法，温下补土，中气旋转，火气归原，升降复旧，是以汗出而愈。如用内服之药，不能下咽，下咽亦必吐出。且病气盛于上，元气虚于下，此方全由下治，由下而中，由中而上，全体活动，灵妙极矣。地面之际，宇宙的中气极旺，而身受之，故亦得效。

小儿脉法

医生两手，将小儿两手同时握住，用两手大指。按小儿两手三部，轻按在皮，重按在肉，再重按在骨，小儿出生即有脉可诊。除至数甚快，为小儿本脉外，轻按脉多，重按脉少，为中虚。轻按无脉，重按脉实。为内热。左脉大于右脉为中虚，右脉大于左脉为阴虚。左脉大于右脉，而左脉有力为肝热。小儿无论何病，只分中虚与内热两门。中虚与内热分清，用药便有依据矣。至数甚快，为小儿本脉，小儿中气未能充足，故脉快也。看纹靠不住。

答客问

客曰，小儿之病，不只一端，方药亦当不少。以中虚为脉的提纲，以冰糖糯米粥为方的提纲，岂不偏于太简乎。

答曰，小儿脉数，为本脉，数为中虚，是小儿本来中虚也。本来中虚，病则更虚，虽病停食，脉沉，舌黄之实证，亦是中虚。因食的消化，全赖脾胃升降的运动，运动不力，食乃停滞。消食的药，亦系催促脾胃的运动，食消以后，脾胃之伤可知。虽实证亦是中虚，尚有何证，不是中虚。知道小儿病全是中虚，自不敢轻用苦寒辛散攻下之药。冰糖糯米粥温润和平，无白术灸草之刚横，故小儿中虚宜之。白术灸草，普通补益中土之药，尚且斟酌，不敢轻用。一切恶劣不适宜于脏腑脆薄的小儿之药，自知谨慎从事。上海老医恽铁樵尝谓，最好是医生多害病多吃药，言医生须真知药物下咽后的作用，对于脏腑究竟是如何情形也。知冰糖糯米粥的意义，庶几少过失也。

客曰，小儿病以何年龄为限。

答曰，未婚男女皆可用小儿病治法，不过年龄愈小，中气愈虚耳。

客曰，医家用荆芥，苏叶，升麻，白芷，钩藤，蝉蜕，黄芩，生姜，治小儿感冒发热而病加。系统学用山药，扁豆，黑豆，桑叶，枇杷叶，治小儿感冒发热而病愈，何也。

答曰，认定此病是何原理，用药乃有着落。用荆芥等药，治小儿感冒发热，医家究竟是何原理乎。医家认定小儿的身体内有风寒，故用荆芥苏叶以散之，白芷升麻以提之。认定小儿要动风，故用钩藤蝉退以驱风。认定胎毒，故用黄芩以清毒。至于生姜三片为引，只是照例一用，更无所谓矣，不知小儿感冒发热，乃由荣卫被风寒所伤，荣气疏泄偏盛，卫气收敛偏衰。卫气者，肺气也，肺气不能收敛下降，又从而散之，又从而升之，肺气更伤，再用生姜散肺伤津，故病重也。系统学，用山药助肺家收敛之气，以平荣分疏泄之气，荣卫复和，是以病愈。用扁豆者，荣卫根于脾胃，荣卫失和，脾胃必虚，扁豆补脾胃以复荣卫也。不用白术而用扁豆，小儿脏气脆薄，术性刚燥，不相宜也。卫气不收，肺气必滞，桑叶枇杷叶，降肺气而理滞，黑豆降胆经，平荣热也。

客曰，风寒伤人，用药提寒散风，人人皆可了解。今曰荣卫，曰疏泄，曰收敛，令人闻之，莫明其妙，能适用乎。

答曰，人身一小宇宙，不明宇宙，如何能明人身，更如何能明医学。人人皆可了解之言，于事实完全不合，人人能谈医，此医学所由坏也。

答曰，风寒伤人荣卫，又用山药补肺，岂不将风寒关在人身，不得出来乎。

答曰，风寒伤人荣卫，发热恶寒，乃荣卫自病，并非风寒入了人身作病，而用驱风散寒之药，此自从有中医以来的错误也。欲知道是错误，而更正之，请读系统学处方基础篇，桂枝汤麻黄汤之解释，与内经原理篇，荣卫的解释，自然知道。

客曰，药品多矣，概用山药扁豆等，不关重大之药，岂不贻笑大方。

答曰，小儿发热，除宿食停积肝脾津伤外，皆疏泄偏盛收敛偏衰，金土不足。山药收金健土，能平疏泄，故皆宜之。此为多用山药等药，此治小儿病，须用平和药的标准，法则。系统学乃学知原理之书，原理既得，再由原理推而广之，可选用之药多矣。

客曰，用升散药治麻疹，病家医家，众口一词，三豆饮平平无奇，病家不信奈何。

答曰，可云三豆饮清热解毒，比升散药效大，千稳万妥，此乃扁鹊之方，故《本草纲目》称此方为扁鹊三豆饮，如此说法，自可徐徐改善习惯。

问曰，小儿疹病，大便泻者用巴戟天三豆饮。巴戟天性温，补益肝肾，疹病腹泻，可概用乎。

答曰，腹泻有因寒者，有因热者。因热腹泻，忌用温补。因寒腹泻，右脉必小。如因寒腹泻而右脉大，必大而松，大松乃虚脉之象。无论大人小儿，虚实寒热，皆宜证脉同断，不可执一而论。

客问曰，左脉比右脉小为火土旺津液虚。如右脉之大，只大在关脉者，亦火土旺乎。

答曰，右脉只关脉大者，脾胃虚也。其大必兼松象。凡火土旺者，右脉较左脉大而实在，不虚松也。小儿脉法，乃大纲耳。须合证状以为决定。凡大脉有虚实两义。大而松者为虚，大而实者，乃火土旺之实也。小脉共有虚实两义。小而松者为虚，小而实者为实。实脉必按之有力。

时方改错篇

时方改错篇序

此篇用汪䄂菴重校《汤头歌诀》原本对照阅看。

时方补益之剂，升阳益胃汤，汪注曰，东垣治病，首重脾胃，而益胃又以升阳为先。夫脾以阴体而抱阳，阴中有阳，是以脾土之气左升，胃以阳体而抱阴，阳中有阴，是以胃土之气又降。凡人之能食，皆胃阴右降之能。尚或胃阴不降，胃阳上逆，则不思食而胃败矣。汤中黄芪，柴胡，羌活，独活，大队升阳之药，一若故意阻止胃阴右降以进食者，败胃之方也。发表之剂，人参败毒散，治时行感冒，川芎，柴胡，羌活，独活，大队升药。夫荣卫之理，升降平匀。感冒之病，升降乖错。故治感冒之病，以调和升降为事。汪注日，羌活，理太阳游风，独活，理少阴伏风。风之为病，气之动也，以升散之药，治动窜之风，既动又动，有如此理法乎。喻嘉言曰。暑湿热，三气门中，推此方为第一。笼统标榜，贻误后学。时方大概不讲定理，类如此者，不知多少方也。欲后学不蹈覆辙，只有根据经方圆运动之理法，将《汤头歌诀》所用时方的错处，加以改正。学者由时方的错处，悟出经方的妙处，仲圣心法，人人皆可得其传也。

时方改错篇

补益之剂

四君子汤

世以当归，芎藭，芍药，地黄，四物汤，为补血之方。四君子汤，为补气之方。以气血对待而论，则血属肝经，气属肺经，血属荣分，气属卫分。而四君子汤，却非补肺经补卫分之药，乃补中补土之药，理中丸之补中土，有干姜之大燥大热，乃中土虚而又寒之方。四君子汤之补中土，乃中土虚而不寒之方，参草补中。苓术补土也。此方一切内伤中土虚而不寒者，皆宜用之。并可于此方加四维之药，以治四维之病，知原理有经验之医家，皆优为之。中医原理，出于河图，河图的整个圆运动，中气如轴，四维如轮。故四维之病，皆以中气为主。仲圣经方，有制甘草者居多。世以为甘草能和百药，其实即中气能运化各经之气之故。如阴虚之人，中土虚者，当以山药扁豆代苓术，苏条参糯米豆豉代参草，或去参草之甘，单用白术之苦。如宜用甘味者，则冰糖白糖，皆较甘草性柔，颇为相宜，红砂糖则性热不能用矣。阴虚脉象枯涩，阳虚脉象柔润，判别甚易。中土虚而不寒之病。内伤病中十居七八，加陈皮半夏，加木香砂仁，未能尽四君子汤之妙。

升阳益胃汤

黄连，降心经，陈皮，降肺金，芍药，降胆经，半夏，降胃经，防风，羌活，独活，升肝经，柴胡，升三焦经，黄蓍，升气中之阳，白术，茯苓，泽泻，人参，炙草，生姜，大枣，补土，补中，以振升降之枢，而助升降之力。此方意义，与四君子汤，加四维之药，以治四维之病，意义相合，惟以升阳益胃四字名方，原解又曰益胃，又以升阳为先，后人学之，必致成升阳损胃的结果。缘人身脾经主升，不喜下陷，胃经主降，不喜上逆，升降互根，圆而又圆。胃经本降而使之升，是为大逆。即以下焦阳气，应当上升而论。只要上焦相火，降入下焦水中，水中有阳，自然上升，此天然之事，不可再用药以助之。而上焦相火下降水中，全系肺，胆，胃，三经下降之力。倘将胃经升之使逆，胃经既逆，肺，胆二经亦逆，相火且不能降人水中，下焦亦将无阳可升矣。升阳不能益胃，只能损胃，惟降阳乃能益胃。胃为阳腑，胃阳下降，则能纳谷，胃阳被升，即不纳谷，故曰，升阳损胃也。黄芪，防风，柴胡，羌活，独活，升而兼散，合并用之，升散之猛，实非寻常。仅止芍药一味，降而兼收。此方升多降少，如下焦阴分阳分不足之家服之，必将阳根拔走，可畏也。肺气不足之家服之，肺气遂散而不能收，可畏也。造化之气，有降然后有升。春生夏长，由于秋收，冬藏，小建中汤之治虚劳，全身有病，而方法只在补中气，降胆经相火，升降平匀，运动乃圆，本不可偏。而偏于降者，尚可成升之功，偏于升者，必致坏降之事，可以思矣。

黄蓍鳖甲散

此方看其补水养阴，固卫助阳，泻肺热，理痰咳，退热升阳云云，甚觉得宜。吾人多喜用之，却能见效者少。盖此病，即小建中汤，胆经不降，相火散逆，因而津枯肺逆，土败之事。相火散逆，柴胡最忌，生姜，极伤肺液不宜虚咳。黄蓍，升提，盗汗，咳嗽，均有过无功。升阳二字，骨蒸晡热，皆所畏者也。此病补阴，不可犯寒凉，固阳，不可犯燥热。肺气虚逆，不可通泻，中虚络滞，尤避横满。此方除柴胡，生姜，黄蓍，升散最忌外，他药亦嫌未尽恰合机宜。此病本来难治，不如用鳖甲，龟板，以养阴，甜苁蓉，茨藜黎，以养阳，山药，扁豆，以养脾胃，首乌，艾叶，以活血去瘀，作丸多服，尝有效者。盖寒凉燥热，通泻横满诸弊，皆可避去。肝，胆，二经，既得温润，升降自易调和，相火，与肺，肾，脾，胃，均蒙其益，自然络通热退，各病自愈。仍小建中汤之原理，所变通而来之法，小建中汤甘味甚厚，如应当用小建中，服后不甚相宜者，用四君子汤，加芍药，必效，避去甘味，亦建中之理也。虚家用药治病，不如用药补助本身之气的运动以去病，为有效也。

秦艽鳖甲散

治风之药，大忌升散，柴胡切不可用，因风乃木气疏泄之病也。虚劳之热，须从热之来源处治之，不可用地黄，青蒿，寒凉之品，败火败脾，脾土一败，咳必更加，食必更减，病必更重矣。虚劳病，皆本气不足之病。不治本气，徒用升散寒寒凉去病，本气更伤，病气更难解除。经方小建中汤与薯蓣丸，实为治虚劳之大法。本书经方用法篇，玩味有得，自知升散寒凉通泻等药之误。乌梅，补木气最佳，当归养血，须防湿脾滑肠，肠滑脾湿，食即大减，虚劳大忌肠滑食减。

秦艽扶羸汤

凡咳嗽，骨蒸，自汗，皆胆经相火上逆，刑克肺金之故。所以仲景小建中汤，重用芍药，降胆经，敛相火，而以养中之甘药和之。虚劳必咳嗽，芍药降胆经，敛相火，肺金安宁下降，咳嗽自愈，并不用治咳清火之药。此方柴胡，升胆经，拔相火，切不可用。地骨皮，极败阳气，虚劳之病不宜。生姜，燥肺，虚咳大忌，余药均佳。秦艽，补益肝胆，达本息风，虚劳妙药。凡咳嗽之病，肺家自病者，只有感冒风寒，肺络阻滞，不能下降之咳嗽。此外之咳，皆他经不降使之咳也。不治他经，徒治肺经，治咳之药，不是降气，就是降痰，伤气伤液，肺必受伤，既伤之后，咳必更加，此不可不分别者。有痰为咳，无痰为嗽。嗽为热气上冲，世以无痰为咳不合。周体疾医，冬有嗽上气急。此病嗽而上气，用白菜心一个，黄豆一把，煎服神效，养液降热也。金匮麦门冬汤，治咳嗽上气，麦冬清降无痰上气之嗽也。

柴菀汤

此病无肝胆相火之事，仅只肺家受热，伤及肺阴，故诸药皆极相宜。金，土，二气相生，养阴之中，加以养中之品，平和可法之方。凡虚劳病，一经发热，便有肝，胆相火的关系，牵连即多，不如土金之病，一定不移者，易为虚治也。君臣佐使，于理不通，古人于此拘执，未免附会。方药所以治病，必病中有君臣佐使的事，而后药方有君臣佐使的法治。病须于认定着落，四字上用力。如小建中汤的病，系胆经，相火不降，故重用芍药，饴糖，能和芍药的苦味，养中气，养津液。能去瘀生新，故多用之，非饴糖为君之谓也。认定胆经相火不降，则重用芍药，便有着落，以此类推，便可排除凭空猜想之弊。圆运动的河图了然于心，认定着落四字，自有办法。

百合固金汤

肺秉造化大气之金气而生，其性收敛下降，乃自然之事。除感受风寒，肺络阻滞，降不下去，因而咳逆外，内伤咳嗽，非肺之过，乃胆经之过，缘人身十二经，惟胆经，最易逆升，胆，属阳木而化相火，火性阳性，皆易上升，胆经逆升，化火上腾，木性上动，阳木之性，尤善冲动。木火冲动，肺金被克，肺气因之不降，而咳嗽生焉。圆运动的气化，无一息之停留，不往下降，必往上冲，此肺经咳嗽之由来也，肺逆则津液之源枯，木气疏泄，火气烧灼，皆伤津液，此方二地，麦冬，元参，百合，大补津液，润肺下降，肺逆则滞，贝母，桔梗，以疏肺滞，归，芍，以养木气，使胆经随肺经下行，甘草以补中气。原解不欲苦寒以伤生发之气，则甘草，当以制过为宜。此方不用苦寒，只用甘凉而疏通之品，不用半夏，枳壳，只用贝母，桔梗，一派和养之品，可为滋阴养液之善法。惟桔梗，善于排脓，降性甚缓，人谓其载药上浮，不可为训，肺家药须下降故也。此方用之，利用其排脓之能，以活动二地，麦冬，玄参，百合之凝性耳。此方所治之病，其人必干咳痰少，且能吃饭。如咳而痰多，饭食已减，便不可用二地，麦冬，百合，以败脾胃也。百合性凉，食少者忌用。

补肺阿胶汤

此方治肺虚火盛，清热降气，与增液补气之药，配合适宜，真妙方也。李时珍云，马兜铃，非取其补气，乃取其清热降气，肺自能安，其中阿胶，糯米，乃补肺圣药云云。所谓认定着落，甚为明显。吾人对于古今有效药方，只须根据所用药性，便能寻出见效之理。李时珍立言之法，可以思矣。马兜铃，性劣慎用，凡咳嗽可用滋润药者，饭食必多，润药败脾胃也。

小建中汤

此方解释，详注经方用法篇。汪解不及降胆经相火一层，便失根据，既无认定，自无着落矣。

益气聪明汤

此方原解治耳聋目障。人身下部之气宜升，上部之气宜降。耳聋目障者，上部之气不降，浊气逆塞也。乃用蔓荆，升麻，葛根，黄芪，一派升药，使上逆之气，益加不降，不敢信其能见效也。如耳聋，目障，由于清阳不升，乃下焦阳气虚少，升不上来。圆运动的原则，上下升降，互为其根，下焦清阳虚少，升不上来，所以上焦浊阴填实，降不下去，今既下焦清阳虚少，法当温润肝肾，以增下焦阳气，有阳则升，自然之事。乃不事温润肝肾，以增下焦阳气，反用一派升散之药，使下焦微阳，拔根而去，此李东垣偏升之误也。

发表之剂

麻黄汤，桂枝汤，麻黄桂枝各半汤，大小青龙汤，葛根汤

了然本书古方用法篇，与伤寒方解之解释，自然辨别原解之何处为非，何处为是。

升麻葛根汤

升麻葛根，乃手阳阴大肠经下陷之药。原解谓其发散阳明表邪，《伤寒论》云，阳明之为病，胃家实也。胃阳以下降为主，最忌升麻葛根。足阳明，胃经下降，手阳明，大肠经上升，是整个的圆运动。伤寒，阳明表证，项背几几，于麻桂方中加葛根，项背几几，项背有反折之意，项背后反折，乃手阳明，大肠经不升之态，葛根，升大肠经，大肠经上升，胃经自然下降。而病解，古人用升，葛，之意，原是如此。此方不问有无大肠经不升之证，升，葛，并用，发散阳明表邪，又谓升，草，升阳解毒，故治时疫，不问疫毒从何经而生，统以升阳之事，又云，既治阳明，发热头痛，又治无汗，恶寒。恶寒无汗，乃敛闭之象，升药性散，本甚相宜。阳明头痛发热，乃上逆之象，切忌升散。含糊立方，于认定着落四字上讲不下去。不可为法也。

九味羌活汤

外感之理，不外荣气疏泄而发热，卫气闭束而恶寒。外感之法。不外芍药，敛荣气之疏泄，麻黄，开卫气之闭束。芍药，麻黄，性皆下降，故又用桂枝，温达之性以调和之。荣卫一郁，中气必虚，故又用制草以补中气。任何变通，当本此旨，不可偏用发散，而偏于上升之药，因荣卫升降，是整个的圆故也，九味羌活汤，羌活，白芷，川芎，升散之性皆烈，合并用之，其力极峻，又加生姜，葱白，之温散，谓可以代麻黄，桂枝，青龙，各半，等汤，不免贻误后学。初病外感。更无用黄芩之寒，生地之腻之理。此方散力大，阴阳并伤，十分危险，原解

谓阴虚禁用，是明知偏于升发。却又用之以教后人，此不明荣卫寒热之原理之弊也。如于麻桂各半之证，不敢用麻，桂，芍药，可用薄荷，桑叶，代麻黄，以开卫气之闭束，仍用芍药，以敛荣气之疏泄。如不用芍药，可用黑豆，以清荣热。而止疏泄，冰糖，大枣，豆豉，以补中气。如恶寒甚者，仍加入麻黄，桂枝，少许。脉象柔润者，并可仍用制草，无不汗出病解，毫无流弊。我见用九味羌活汤，一派升发温散之药，多有汗出而生他病者矣。此方为时方中发表最误人之方。

惟秋燥感冒，恶寒发热，鼻流清涕，脉紧不浮者，服之甚效。秋燥感冒，恶寒发热，病在肺家，不在荣卫。因秋金凉降，则气通，秋金热燥则气结。肺主皮毛，皮毛主表，表气结塞，故恶寒发热，肺热则流清涕。羌活，川芎，白芷，性极疏泄，最开结气，黄芩，生地，善清肺热，故甚效也。细辛，生姜，伤耗津液，不用为妥。原解谓，羌活，防风，川芎，细辛，白芷，苍术，各走一经，可代桂枝，麻黄，各半等汤，驱风散寒为诸路之应兵。不知卫郁恶寒。尚可用羌活，川芎，白芷，之升散，助疏泄以开卫闭，若荣郁发热，而服升散之药，则疏泄更甚，热必更加，贻误后学，其害大也。

外感病在荣卫。如不汗出，则入脏而病三阴附子证。或入腑而病大黄证。外感病在肺家，如不出汗，始终病在肺家，九味羌活汤，非桂枝，麻黄，之荣卫方，乃肺家之外感方耳。所谓驱风散寒，各走一经，无理无法，切当戒之。

十神汤

葛根，升麻，芎䓖，白芷升散猛烈，合并用之，为害大矣。又加紫苏麻黄之大散，非将人的中气升散亡脱不可。虽有芍药一味，能事收敛，无补于事。况且全无中气之药，又加生姜，葱白，同煎，治风寒而感头痛，发热无汗，恶寒咳嗽，鼻塞，于荣卫中气之理，相去太远，须知风寒伤人之后，乃人之荣卫分离，中气太虚，荣卫本气自郁为病，非风在人身中为病。此方大升大散，全是想将风寒散出提出的主旨，不知调理本气，时方中最坏之方也。即云治瘟疫，乃是热病，热病只有清降，不可升散也。

神术散

一派燥散，而谓各走一经，燥药能治阴湿之病，必加阳燥之病，此方乱极矣。此方与十神汤，九味羌活汤，后人于外感病，多喜用之。下咽之后，小病变成大病，中败津伤，祸事起矣。

麻黄附子细辛汤

此方所解甚是，发表温经之经字，改为脏字，便完全合法。

人参败毒散

毒字原解云，即湿热也。湿热乃病，岂可谓毒，至云羌活，理太阳游风，独活，理少阴伏风，太阳，与少阴，同时为病，应有如何证状，并未说明。又云川芎，柴胡，和血升清，枳壳，前胡，行痰降气，血不和，清不升，痰不行，气不降，应有如何证状，亦未说明，统而曰毒，时行感冒，谓之毒乎。喻嘉言曰，暑，湿，热，三气门中，以此方为第一，乃不明列证状，指出原理，以立用药之所以然的根据，按之认定着落四字之义，令人无法下手。窃以暑，湿，热，三气方法之最妥者，王梦英医案中甚多也。梦英先生于暑，湿，热，三气之病，多用清降药，少用温升药，与病机适合，裨益后学多矣。人参败毒散，升散药多，清降药少。于秋金燥结之感冒，亦甚相宜。

再造散

此方既认定阳虚不能作汗，则姜，附等药，自有着落。阳药之中，加用芍药，使阳药不燥动本气，尤见高妙，惟阳虚不能作汗，必须将阳虚证状补出，乃臻明显。至于外感之病，服汗剂不能作汗，不止阳虚一端。如气虚中陷之人而病外感，服补中益气汤。微汗而愈。血虚之人而病外感，服四物汤，稍加薄荷，桑叶，微汗而愈。如热伤风之人，服二冬膏，不加表药，下咽之后，不必微汗，立刻而愈。因外感伤着荣卫，乃荣卫自病，非风寒在人身内作病。汗乃荣卫复和之液，阴阳和则荣卫和，并非用药将汗提而出之，然后病愈，乃阴阳和而病愈耳，故外感之病之法。以调荣卫本气为主，并非驱风提寒也，此理不明。所以九味羌活等汤，升而又散，只恐风寒驱之不尽，提之不清，后人学之，外感轻病，治成内伤大病者多矣。

荣卫乃人身整个的圆运动，阳虚阴虚，血虚气虚，皆能使整个的圆运动至于不圆。补阳补阴，补气补血，皆能恢复其圆。故补阳补阴。补气补血，皆有作汗之可能。

麻黄人参芍药汤

原解治虚人外感，又谓东垣治一人虚热吐血感寒，一服而安。东垣治效此病，乃因一人之病，立一人之方，未可定为公共之法。虚人外感，须多顾中气，少用表药，乃是大法。脉象虚而润者，制草，大枣，以补中，薄荷，桑叶，以治卫闭之恶寒，芍药以治荣郁之发热，脉象不涩或枯燥者，淡豆豉，冰糖，以补中，薄荷，桑叶，以治卫闭之恶寒，黑豆，以治荣郁之发热，无有不效。外感已后，再用少许素日调养本病之品。因素日有虚病之人，一经外感，伤其荣卫，荣卫一郁，中气必虚。中气一虚，本病必加，故外感已后，须继以调养本病也。治虚人外感，见其脉象甚虚，形色不足，必须问其平日有何旧病，用药不犯旧病，便妥。此方麻，桂，之性甚猛，黄芪，五味，补力甚大，麦冬败胃，均非虚人外感可用之品。细玩此方，令人疑惧。吾人学医，贵知原理，不贵死守成方，知原理可以应变于无穷。守成方岂能以死方治活病。时方不可不讲用法者此也。原解谓：芍药安太阳，太字可疑。芍药降胆经之药。谓为安少阳则可。

神白散

白芷，刚烈上升，与甘草，豆豉，姜，葱，同用，治感寒尚嫌其升散太过，治感风则疏泄更加，其弊有不可想象者。前人好用升散之药以治外感，总因不知外感之病，乃荣卫被风寒所伤，而荣卫自病故也。差之毫里，失之千里，一如治温病不知是本身的木火疏泄，误认为伏邪化毒，遂用寒散之药以驱毒邪，药一下咽，病加神昏，以为病重药轻，将寒散之药，加重用之，火败胃败，连泻而亡。时方中羌，独，升，芷，柴，葛等。大升大散之方，西，北方且不可用，东南方更不相宜，秋冬且不可用，春夏更不相宜，壮人且不可用，小儿，老人，更不相宜。仲圣桂枝汤，麻黄汤，为治风寒感伤之祖方，麻黄，芍药，俱是降性，桂枝之性，能升能降，并不偏散，认清此二方之理法，然后知偏升偏散之不合理不合法。

攻里之剂

三承气汤

三方原解均好，惟云传入胃腑，事实上乃胃腑自病，详本书伤寒论原文读法篇。

木香槟榔丸

攻坚破积之品全队出发，如非实滞之病，误服则中气被伤，百祸立至。果有实滞，每次少服最佳，惟用之于泻痢，须详实确系实滞之泻，实滞之痢，乃可用之。张子和论实滞之病，用攻破之方，效验明白，可以为法。但须先将中气之理，河图之理，明白之后，再研究子和之方，乃少错误。原解宿垢不去，清阳终不得升，去垢并非为升阳也。垢去则运动圆面阴阳和，中气复也，汪氏亦爱升阳偏矣。知阴阳贵和，则知阳气不可偏升矣。

枳实导滞丸

荡积清热泻湿方中，加茯苓，白术，以顾脾胃。而荡积之品，又不如张子和木香槟榔丸之多。此方适用之病，当比木香槟榔丸之证为多。孙真人云：胆欲大，而心欲小。窃以为治病之方，以适合病机为主，非所谓胆大胆不大也。吾人当于适合二字上，用切实功夫。本此方用茯苓，白术之意，以应用张子和之法，较完善耳。

温脾汤

人谓古人寒热兼用，乃互相监制之意。其实乃人身既有寒病，又有热病，故用温药以治寒，又用寒药以治热。按认定着落四字之义，此方应解作干姜，制草，人参，以理中焦，附子以温下焦，硝，黄，下结积，不用枳，朴以伤气，而用当归，以保血液，于温燥药中加当归，以保血，引阳入阴，以阴养阳，极妙之法，此中下素寒而有热积之方也。此方分两想系古法，何如用丸为妥，不必一次重用，荡积总以缓下为稳。

蜜煎导法

结燥只在肛门，不在肠胃，此法最佳。如虚人病肛门结燥，用独参汤，凉服，津液日生，大便自下，猪胆汁，灌入肛门，被肠胃吸收而上，亦能寒伤胃气，仲圣于阳明液虚用猪胆汁，因阳明病液虚，原有燥热之气，宜胆汁之寒耳。

涌吐之剂

瓜蒂散

误用吐法伤人，甚于误用汗下，因脾经主升，胃经主降，脾胃为诸经升降之关门，整个圆运动之中心。脾经升，则肝，肾，大小肠，诸经皆升，胃经降，则胆，肺，心经，心包，膀胱，诸经皆降。吐法极伤胃气，能使胃经上逆，胃经一逆，伤及胃阴；胃阴不降，便自吐不止，不能固守中气之阳，中气遂因之减少。以致于死。不死亦难于复元，非比寻常之误也。鹅翎探吐，手指探吐，较之用药，其害为大，探吐之法，乃直接吐法，足以引起胃经非往上吐不快之势，用药之吐，乃间接吐法也。胃经非往上吐不快，胃气坏不能救矣。如必须探吐，必探一下，万勿再探。瓜蒂性寒，实痰，热痰，粘据上脘，得之即豁，胃气主降，久据上脘之痰，凝结不活，胃气能降之便下。一得瓜蒂之寒苦，解其热实之性，痰遂活动起来，既已活动，不能停留，自然吐出。赤小豆，藜芦，有毒，胃气不能相容，此毒气不能停留，亦自然吐出。并非瓜蒂，赤小豆，藜芦，善能吐胃也。《伤寒论》栀子豉汤，善吐虚烦之痰者，湿热凝聚成痰，瘀停上脘，栀子，清其湿热之凝聚，痰无依附，自必吐出。豆豉，善补中气，而有宣达之能，中气得补，而运动之力增加，瘀痰得中气运动宣达之力，所以吐出。人身圆运动之力，无一息停留，瘀痰既已活动，不能下降，所以吐出，此自然之事。烧盐汤，善吐寒霍乱者，盐，补中气，烧过性温，中气得温补之力，于是运动之力增加，将停胃中之积冷，活动起来，既不下降，所以吐出。所以胸中无聊赖，而脉象又虚之人，常有服理中汤后，一吐而愈者。亦有胸中温温无赖，得食寒凉之物，一吐而愈者，皆瓜蒂散，栀子豉汤，烧盐汤之理，不必定要服瓜蒂散等药也。人每谓瓜蒂散等方。能将胃脘之物提而吐之，离医理远甚矣。赤小豆，有两种，半红半黑者，乃吐药之赤小豆，其红如朱，有毒，亦名相思子。全紫红不黑者，乃除湿健脾之赤小豆，其红不鲜，粮店有卖者，名曰小红豆，亦名红饭豆。

稀涎散

中风痰升眩仆，此中气先败，然后痰涌之病，中气败而人仆，中气与荣卫俱坏，大事也。人身气化，是整个的圆运动，脏腑阴阳，交互于内，荣卫阴阳，交互于外，互交之机，根于中气。中气左旋，则阴气升而交阳，中气右转，则阳气降而交阴，旋转升降，圆而又圆，内不生痰，外不眩仆，一旦痰升眩仆，此内外交互的阴阳，忽然分开之所致，而必由中气先败也。详本书处方基础篇，黄蓍五物汤。此时须看脉象如何，如脉象粗盛，气实牙紧，可先用稀涎散之法，以通关窍，随用四君子汤，以复中气，如脉象虚微，必须先进理中汤，先顾中气，然后化痰。如不先顾中气，中气一脱，尚何化痰之云乎。稀涎散，过于恶劣，可用灵宝丹，或万金油，如意油等以代之。原解谓皂角专治风木，是不知风木为何事之言也。世以风宜散之，皂角，通散非常，散风最速，岂知风木之病，愈散愈重乎。倘并不痰涌，亦不眩仆，但忽然昏迷，不知人事，须以脉象为定，多有阴虚阳越化火，上干心肺者，清降心肺之热，养中顾气，自然清爽。如用猛剂通之，或用猛剂补之，皆能使病加重也。

和解之剂

小柴胡汤

原解谓柴胡升阳，未言升何处之阳，黄芩退热，未言退何经之热。不免含糊，详本书处方基础篇。

四逆散

四逆者，厥也，阴证而厥，为里阳虚，里阳虚，不能达于四肢，故手足厥冷。阳证而厥，为里阳实，里阳过实，将外阴隔阻，外阴不能与里阳交合，遂孤格于外，自现阴之本气，故四肢厥冷。芍药，枳实泻里阳之实，使阴气内交，阳气外达，故厥愈。柴胡能将里阳升达于外。制草补中气以为阴阳交合之媒也，此方清热解结之功为多。阴证之厥，肢冷如冰，阳证之厥，不过手足较凉耳。

黄连汤

腹痛乃中气虚寒，呕乃胸膈湿热，故用理中之法以温寒，黄连，半夏，以除湿热，中寒上热，理中与黄连并用，是为定法。

病连荣卫，故用桂枝，大枣以和荣卫。原解谓此药属太阳，阳明药，荣卫即是太阳，本说得去，阳明二字无着落矣。

原解所云，丹田有热，胸上有寒，仲景亦用此汤。查丹田有热，胸中有寒二语，乃《伤寒论》坏病经文，寒字作痰字解言下有热上有痰，湿痰被下热熏蒸，则舌上如脂膏之白，并无用黄连汤之文。汪切庵八十老人，乃曰，丹田有热，胸中有寒，仲景亦用此汤，果何意也。丹田有热，无用干姜之理，《伤寒论》，太阴病，腹中痛，欲呕吐者，黄连汤主之。腹中痛为中下寒，欲呕吐为上热，中下寒故用干姜，上热故用黄连，认定着落，有如此也。

黄芩汤

荣分之热，与少阳相火之热合并，热性散动，伤及金气，不能收敛，故利也。热利与寒利不同之点甚多，详本书处方基础篇。芍药，解荣分之热，黄芩解少阳之热，甘草，大枣养中气也。利乃泻利，痢乃木气郁结，里急后重，芍，芩，疏解郁结故愈。虞天民曰，芍药，不惟治血虚，兼能行气。芍药能和木气，不能治血虚。芍药治腹痛，亦和木气之功，非能行气，不可含糊。药不加甘草，极败脾胃之阳。芍药能治血虚，血因木气疏泄生热而虚者，芍药清木热，故治血虚。

逍遥散

原解极好，木气不郁则中土旋转，全体皆和，妙方也。惟《医贯》云，木喜风摇四字，不合医理。风乃木之病气，风气盛，木气衰，当改为木恶风摇才是。

藿香正气散

此方善治山岚瘴气，不可以治外感内伤。缘瘴气之病，寒，燥，热，湿之邪气，湿聚于胸，令人呕吐烦满，故外散内消并用，病即能愈，因有可散可消之物也。而降药多于升药，以开利胸膈为主，尤得扼要治法。邪气既去，正气自伸，故曰正气。其他外感内伤，如亦用之，内伤之病忌外散，外感病忌内消，皆伤正气，无有不误事者。常见有寒霍乱之病，服之而气脱者，虽有术草，弗能救之。此方须认明是岚瘴之病之方，非外感内伤之方，不可含糊，原解谓正气通畅，邪气自已，其实乃邪气消除，正气乃畅耳。因有藿香之藿字，遂以为是治霍乱之方，可乎哉。

六合汤

此方以四君子汤，加生姜，大枣，养中顾土为主，藿香，砂仁，半夏降胃理气，杏仁降肺，木瓜和木为辅，所谓六合，如此而已。非御风，寒，暑，湿，燥，火，六气之谓也。夏日之病，由脾胃湿滞，胃逆脾陷，肺气不降，肝，胆，不和所致，故此方为夏日治病之要法。夏日伤寒加苏叶，夏日伤暑加香薷，亦甚平稳。伤寒二字，非麻黄汤证之伤寒，不过微感寒气云耳。暑，乃相火之逆气，世谓暑甚于热，非是，详本书原理篇。夏日伤暑加香薷，香薷，性散，不如藿香性降，夏暑宜降不宜散。

清脾饮

疟病寒热，荣卫之滞，脾胃为荣卫之本，荣卫滞者，脾胃必滞，故消滞健脾，为治疟之大法。原解极好，风，热，暑，湿，燥，寒，皆能使荣卫，脾，胃，阻滞而成疟。虽以消滞健脾为主，又须看六气之中，何气病多为治，荣卫之滞，由于金气木气之结，详时病篇。

痛泻要方

土败木贼，须扶土和木，此方甚佳。吴鹤皋所云，可以为法。如脉象微小，当用《伤寒论·少阴篇》真武汤，温补脾肾，兼和木气为治。

表里之剂

大柴胡汤

此汤与芍药柴胡加芒硝汤，桂枝加大黄汤。详本书伤寒方解篇。非将《伤寒论》整个原理明了，不能研究此方也。

防风通圣散

此方专治表里实热之疡毒，方用散而不用汤，表里两消，又有顾中之药，实质之病，自见功效。后人以之治外感内热，病在气化不在实质之病，理路不清，次序不分，非经验宏富，确有理解之高明医家，不敢用之。如不用散而用汤，难免鲁莽之祸矣。

五积散

时方最喜一方之中，各药皆有，各病皆治。不善学者，往往依样葫芦，治误了病，寻不出误之所以然。此方与防风通圣散，九味羌活汤，是也。原解谓：一方统治多病，惟善用者变而通之，苦口婆心有益后学之言。医学高明之医家，立方治病，不过数味，见效极神，盖能分别何病为主要，何病为附带，何病为原因，何病为影响，以定施治先后之次序，常有只治一病而诸病皆愈者，有原理以为贯通也。善用者变而通之，须如此变法，如此通法。

三黄石膏汤

三焦表里郁热，至于谵语发斑，非大寒之品，不能平去其热，非胃气闭束不开，里热不能郁成如此之盛。故此方极效。石膏，性寒味辛，能散能通，不仅平热而已。燥热伤津，经脉闭塞，石膏神效。惟须脉证确切，乃可用之，寒证误用杀人，虚证慎用。

葛根黄芩黄连汤

凡《伤寒论》之方，须在《伤寒论》整个病理中，作整个的研究。徒研究一方，无法解说，况属伤寒坏病之方，更无法解说。详本书伤寒方解篇。成氏之说合否，明了伤寒方解自知。

参苏饮

外感方中用人参，不如炙草，大枣，冰糖，为稳。去人参，柴胡，加川芎，柴胡，名芎苏饮。芎苏饮，葛根，川芎，柴胡，升散太过。甚不妥。外感方不可偏于升散，香苏饮较妥当。

茵陈丸

同时而汗，吐，下，三法并用，非将人治死不可，此方大可为戒。时气毒厉四字，毫无根据，时气如何有毒厉，时气不和为病，亦只不和而已，何至毒厉。况时气不和为病，皆是虚证也，详本书温病篇。

大羌活汤

两感伤寒。一日两经，阴阳同病，《内经》原有明文，编者四十余年，于事实上未曾经验，未敢妄参末议。

消补之剂

平胃散

夏日土湿中寒，易生满滞。此方极佳。理中丸，干姜，白术，温而守，此方厚朴，苍术，温而散，一方无滞，一方有滞，用错不得。厚朴，甚伤气分，最助疏泄，阴虚之家忌用。

保和丸

确系饮食内伤，此方服少许，所停饮食即顺下而愈。如脉虚者，加白术数分，煎汤送下甚妥。因是一派消药，虽平和之品，亦伤中气也。此方所治停食之病，其外证必系微发热，不思食，或仅嗳酸也。甚者则大便泻下次数甚多，小便亦利，腹痛发热，不欲起立，此方亦效。如大热大渴，腹泻清水，腹满痛拒按之宿食证，此方不能见效，须用大承气汤下之乃愈。舌上必有干厚黄胎也。

健脾丸

此方消补兼施，如气分不热而偏寒者，枳实慎用。荷叶包陈米饭为丸，引胃气及少阳甲胆之气上升，上升二字未妥，胆胃以下降为顺，胆胃之气下降，肝脾之气上升，升降复旧，运动有力，故食消耳，小儿停食。脉虚不能用理滞药者，用扁豆养胃藿香降胃亦效。胆胃之气，如引之上升，食必更停矣。

参苓白术散

平补之方也，桔梗，降肺，其性缓降，并不上浮，肺经药都降。

枳实消痞丸

干姜，黄连，并用，升降的运动增加，故痞消耳。非尽枳实之功也。

鳖甲饮子

久疟不愈，中有积癖。久疟不愈，肝脾必虚，消补兼施，可以为法。乌梅大补木气，木气旺而疏泄通，是以寒热不作而疟愈。原解取乌梅酸敛，不合，愈敛则愈不通，疟益不愈。

葛花解醒汤

葛花，青皮，性凉，砂仁，豆蔻，木香，干姜，神曲，性温，温凉并用，升降活泼。用四君子补中，补土，而不用甘草，酒家忌甘味，甘草性壅故也。此方温药比凉药多，此必经验有得。见酒家胃气多败，于酒后吃水果故也。酒醉则土湿中虚，继以水果生冷之寒，故酒后吃水果者，将来胃气必败。

理气之剂

补中益气汤

此方王梦英称为补中升气汤，中气下陷者宜之，如气虚不陷者忌用。中气乃整个圆运动之枢轴。只宜居中，不可升上。东垣升柴云云，于阴阳互根之理，尚未了了，阴阳互根，是个圆的，东垣云云，是个直的。虚劳内伤，都是阴虚，切忌升药，阳虚外感，则甚相宜。阳气下陷，不能升发，此方宜之。此方能治阳虚外感，可见外感之病，乃中气荣卫，因风寒之伤而自病。故补中而荣卫自和，病即自愈。可以证外感病，非风寒入了病人身作病矣。

乌药顺气汤

中气中风，气是本身之气，风亦是本身之风，中气则肢冷口噤而脉伏，伏者非常之沉而有力，闭也。故用开药通药甚效。中气无痰，中风有痰，有痰则中虚，脉必不伏，便不可用开药。有痰而脉伏，仍是中气。许学士云，中气之病，不可作中风治者。中风脉不伏，肢不冷，口不噤，须用补中药兼柔风豁痰药，中气只可开通，不可补中故也。喻嘉言曰，中风证，多挟中气者。气如通畅，则运动圆不病风也。惟须认明风是本身木气不和之气，便稳当，此中字作病字看，病起仓卒，故曰中耳。若作中字看，便无办法，中字只有中外来的邪，哪有中本身之气之理。

越鞠丸

六郁同时并治，未见妥当。

苏子降气汤

降气降痰，贵兼补中，此方极妥。肉桂，乃温降胆经之药，胆经降则相火降。

相火降则下焦充实，下焦充实，则中气运而上焦清虚，故病愈也。引火归元四字，着落在降胆经三字上。

四七汤

此方名是舒郁，实是除痰，痰豁气通，则郁舒也。

四磨汤

磨服此丸散见功迅速，不用汤者，汤则一顺而下，不及磨服药质随胃气运动，逐渐开通，不伤正气，既已浓磨，则剪之一字，乃墩热之意，不可多煎。

代赭旋覆汤

代赭旋覆半夏，合并用之，为降胃逆第一有力之方，非参、甘、姜、枣，之温补中宫，不能胜其重坠之力，然非中气极虚，胃逆不至如此之甚，则参、甘、姜、枣，乃因中虚而用，非以御代赭，旋复，半夏，重坠之力而用。而胃逆至于痞硬噫气，又非代赭旋复，半夏，合用不为功。认定着落如此。

绀珠正气天香散

方中用干姜，必脉有寒象，一派辛通，此方慎用。

橘皮竹茹汤

原解极妥

丁香柿蒂汤

柿蒂，温降而有敛性，故效。原解妥当。

定喘汤

原解甚好，惟云麻黄散表寒未妥。因麻黄之治喘，因其能降肺气也。不可因伤寒用麻黄汤，遂认此病之用麻黄为散表寒。即如伤寒论，太阳病数汗发，汗出而喘。用麻杏石甘汤，麻杏石甘汤之用麻黄，乃以之降肺气之逆，非以之散表证之寒。汗出乃肺燥，故用石膏，以清肺燥，发汗后不可再用麻黄，岂有发汗后，汗出，反用麻黄之理，可见因喘而用麻黄，非因散表寒而用麻黄也。定喘汤治喘而哮，喘而哮，此肺气实逆，虚喘则不兼哮。

理血之剂

四物汤

芎䓖性温而升，芍药性寒而降，当归性温而动，生地性凉而静，升降动静相配，最宜肝胆二经，又皆质润而厚之品，实为养血妙方。但只能养血不能生血，生血须脾胃气和，饮食增加，饮食精毕，乃化成血。四君四物，气血双补，其实乃四君健运于中宫，四物乃能灌溉于四维，和平之方也。十全大补加黄芪之上升，肉桂之大热，则非普通补益之方，乃大虚之方。十全大补，去黄芪生地甘草，名胃风汤，治肝风客于肠胃，风气疏泄克土，是以飧泄而完谷不化，参术培土止泻，归芎芍桂，养肝息风，去芪草则中气易于运动，去生地之湿也。瘛疭者，土败木枯而风动，胃风汤培土润木也。牙闭亦然，故并治之。

人参养营汤

芎䓖黄芪，其性皆升，故十全大补，不甚平和。今去芎䓖而加五味。不偏升散，名曰养荣，名实相符，荣血不喜升散也。薛立斋之言，亦须以脉证加减为妥。远志其性窜动，最伤膈上津液，心经不足者忌之，世以远志二字之字义，遂以为补心，不妥。

归脾汤

怔忡健忘，皆厥阴心包相火之气不降之故。肠风崩漏，皆厥阴肝经木气不升之故。不升不降，血液枯耗，中土受伤，故此方用参甘苓术以补中健脾，当归龙眼以养血泽枯，远志以燥膈上湿痰，枣仁以补心胞下降之气，木香温降胆经以助肝经上升，黄芪姜枣，以和荣卫也，荣卫和则血液运行，不往外散，故曰归脾也。

养心汤

心气下降则安宁，中气不虚，血液不枯，痰涎不滞，然后心气下降。参甘苓芪以补中气，归芎柏枣以补血液，半夏远志，以除痰涎，肉桂温降胆经相火，五味补肾，以藏纳下降之相火与心气。心气不宁，皆心包相火与胆经不降，火气上冲之故。故养心之法，以养中养血除痰降火为主。

当归四逆汤

此方原解，完全精妙，惟桂枝散表风一语，未妥，以为有外来之风在表也。欲知桂枝是否散外来之风。须明了本书古方用法篇桂枝汤解，然后知也。

桃仁承气汤

伤寒表证，未经汗解，里热与下焦养血结实则发狂，心主血，血热则心气被灼，神明扰乱，故狂。硝黄下结热，桃仁下蓄血，甘草补中气，桂枝益肝阳，血下则肝阳伤，故以桂枝益之。凡伤寒表证尚在，必脉浮或恶寒。此证脉沉不恶寒，凡里热已实者，表证必罢。此证小便已利。为里热已实，又不恶寒，又不脉浮，不得曰表证未除，表证如果未除，岂可用硝黄下之，然非将伤寒论整个明了，不可与语。

犀角地黄丸

阴虚血热之方，故皆养阴气平血热之药，皆平和不猛，惟犀角太贵，不用犀角亦效。有谓无犀角以升麻代之，一则性降，一则性升，不可代也。

咳血方

清轻之品，蜜丸噙化，使肺经所受他经之热，徐徐降下，不伤胃气，是为清降肺热妙品。

秦艽白术丸

此方原解极好，秦艽苍术汤，秦艽除风汤，既加大黄，宜仍用丸为妥。

槐花散

肠何以会有风，大肠庚金，不能收敛，则木气疏泄生风，风入大肠而病便血。庚金不能收敛，柏叶助金气之收敛，木本生火，故风必有热，槐花清风木之热。荆芥活血，枳实理肠间滞气也。此病必骤然因肝经热动而成，如久病便血，则忌用矣。久病便血，须健脾凉肝暖胃润燥除湿理气并用。

小蓟饮子

此方乃因热而病血淋之方，如因虚而病，则归脾丸甚效。

563

四生丸

鼻属肺，肺属金，金气主收敛，木气主疏泄，衄之为病，乃金气不能收敛，木气偏于疏泄之病，木气疏泄则生热，热气逆而不降，故血由鼻出。此方柏叶助金气之收敛，地黄养木气之疏泄，血出则木之温气消失，用艾叶以养木之温气，荷叶活血去瘀，四味生捣微煎，服时连渣吞下，徐徐降之，自见殊效。鼻血如有因中气虚者，单用党参一钱煎服自愈。或是血热，或是中虚，凭脉定之。大概无论何病皆有虚实，皆宜凭脉为准。常见有满纸医理而药服后，不惟不效，反加病者。此不凭脉只凭书之故，切不可也。

复元活血汤

血积必在两协，可称发明，用汤不如用丸为妙。

祛风之剂

小续命汤

中风二字，切须辨明外风内风。蒙古一带，风气刚劲，偶有荣卫不固之人中之而病者。若内地则不分南北，决无中外风成病之事，都病本己身内之风也。人身荣卫主外，中气主内，木枯生风之人，气早中虚，一旦肺金收敛之气，不能制风木疏泄之气，则荣卫偏盛，偏盛之方，与偏衰之方，不能调和，则喎斜不遂等病生焉。此方有麻黄桂枝之法，所以调本身之荣卫，非所以去外来之风寒。荣卫者，交济左右上下之整个力量，荣卫不能交济左右上下，于是下寒上热，所以附子温下，黄芩清上，亦合机宜。而芎藭芍药升降肝胆，以和木气，尤为治风要药。风者，木气也。参草补中，杏仁降肺，防风润燥疏木，防己除湿，合成此方，当见奏效。人谓治风套剂，不知于外风内风已辩别否。刘氏之论，似亦认为中外风耳。此方亦能治外风。外风伤了荣卫，荣卫自己不和，故现喎斜不遂等病。此方调和荣卫，故病自愈。虽治外风，亦非认外风入了人身，用此方将外风驱而出之，亦是治本身之荣卫与中气也。然非明白伤寒论麻桂两方之理，不能语此。此方名曰六经病，其实乃整个荣卫病耳。六经共和。即是荣卫，荣卫分开，乃见六经，此仲圣整个伤寒论之微旨也。

大秦艽汤

此方不列病证，统曰风邪散见，既不认定病证，用药便无着落。风者，疏泄之气，耗津液，煽相火，夺中气，动有余而静不足。羌活，独活，川芎，白芷，刚燥升散，风病忌之。此方四味并用，以治风邪散见，只有加病，绝不愈病。归，芎，二地，防风，皆能养木，乃是风药。石膏，黄芩并用，于风字不合，风病中虚，石膏，绝无可用之地，既知用甘术，为何又用石膏，风伤津液，细辛，温通亦不合用。刘氏之论甚好，汪氏则仍认为外风为病，刘氏高过汪氏。

三生饮

卒中者，平日中气虚亏，荣卫偏盛，肝阳偏泄，肺阴不足，偶因一切刺激，圆运动成了直不运动，遂卒然倒地也。详本书处方用法篇，黄蓍五物汤。此方甚好，惟云中腑，中脏，中经，乃脏腑经自病。卒中二字，应改为卒病二字，方合事实。人都把中认为矢石中人之中。遂将自病的意义抹煞。如非自病，附子人参，便无着落。

地黄饮子

刘河间与《医贯》所论极好，远志菖蒲，二味通力甚大，极伤心部津液，谓为补心，不合。痰迷心窍，远志菖蒲，将痰通开，心灵自复耳。如谋根本补心之法，须养中降肺，以降胆经相火归于肾水之中，水中火足，上升而化肝木，肝木阳气再升，乃生心火也。桂，附，苁蓉，巴戟天，以返真元之火一语，须再斟酌，返火惟肉桂巴戟能之，肉桂巴戟，能温胆经下降也。附子，乃直补下焦之火之药，既用巴戟，可不再用附子，附子，宜于阴盛阳虚，水寒土败之人，不宜于阴虚火弱之入。

独活汤

瘈疭乃中虚，土湿，木枯，金燥之病。中虚土湿，则运化无力，四维阻滞。金燥则结聚不通。木枯则风气自动，动而不通，则瘈疭也。当用养中培土调木清金之法，少加活血，顺气，消食，化痰之品，徐徐调养，以复其旋转升降之原，自能病愈。此方羌活，独活，川芎，菖蒲，远志，大升大散，津液受伤，肺必更燥，木必更枯，中必更虚，病必更重，未见得妥。由于火盛者，宜清降火气，南于火衰者，宜补下焦之火。方中肉桂，能温降胆经相火以归水中，补火妙法。茯神，乃茯苓之气弱者，茯苓，为松根之气射出所结，其气弱射不远者，则苓抱根而生，人见其苓中有根，谓之为心，名曰茯神，遂谓为补心，非是。

顺水匀气散

脉实气盛者，此方可用。然用天麻，白芷，升散药治风，不知风乃木之动气，既动再散，只加病耳。总因不明风字之理，故相习而成此错误。脉虚气弱之家，此方切不可用，总宜养中健脾润木清金，温水降火，用整个的本气治法，整个的运动圆，方能根本解决，有功无过。凡治风病，术须慎用，因病风之人，津液必亏，脉络必濇，术性极横，用之必增胀满也。不如将术，改为山药，扁豆较妥。

痛风汤

风乃肝木不和之气，有湿则挟湿，有痰则挟痰，有燥则挟燥，有热则挟热，有寒则挟寒。故治风病，须兼六气之药，以调理整个的圆运动，不必治风，风自能息。如单治一方面，而不治整个，必不能好。详本书古方用法篇薯预丸。风入肉质之内，常住不去，则成痛风，甚为难治。病势至此，尤非从整个圆运动治起不可。此方枝枝节节，不可为法。桃仁，红花，少用多服较妥。

独活寄生汤

原解极好，桑寄生活血脉通经络，柔而不燥，远胜他药，三痹方解尤妙。

消风散

标本兼治，原解甚好，如用之不效，便是风木之病，不喜散药矣。与其用散药散风，不如养木调中兼和荣卫为可靠。

川芎茶调散

岂有太阳，阳明，少阳，少阴，各种同风之事。风热上攻，宜于升散，巅顶之上，惟风药可到等语，更是不合气化生理。《局方》多有此类方法，不可学以误人，风药上攻，宜用降法也。须知风乃本身木气，肝经上升，升而不降，则巅顶病风。宜降胆经，肝风乃平。

青空膏

少阳胆经，自头走足，其性下降，不降则病热逆。芩，连，苦寒下降，正合胆经热逆之病，乃用羌，防，芎，柴，升之，无是理也。高巅之上有湿热，只有降法最忌升法，此理至浅，容易证明。用升散治高巅之病，不合医理。惟肾肝阳气不足，不能升到巅顶，浊阴逆塞之头痛，可温补肾肝以助阳气上升，以降浊阴之逆。然亦只宜补药，不宜升散药也。

人参荆芥散

原解甚好。

祛寒之剂

理中汤真武汤

原解甚好。

四逆汤

原解甚好。太阳，初证脉沉亦用之一句，须加声明。太阳，乃表证，表证脉应浮，表证脉沉，沉乃阴寒里证，既现阴寒里证之脉，故用此方以温里，里乃表之本。里气内温，然后表气外发耳。

白通加人尿猪胆汁汤　吴茱萸人参汤　益元汤

原解甚好。

回阳救急汤

加麝香通窍一节，可以不必，亦不稳妥。三阴寒而至厥，此火土将败，古人干姜，附子，炙草，四逆之法，回复火土，回天之功大矣。病到此时，胃中消化力弱，不宜加白术，以滞胃间转运之气。陈皮，半夏，亦耗胃气，非此时所宜也。肉桂，茯苓，亦嫌刚燥，不合时机。尚使肝阳难复，肝阴被劫，岂不反生病变。虚人忌用麝香，虚证不可通散。

四神丸

原解五更将交阳分，阳虚不能键闭而泄泻一证，五更乃寅卯阳时，寅卯阳时而阳虚，此问题解决，温病不可吃升散寒凉药的原理解决。小儿麻疹不可吃升散寒凉药的原理亦解决。无论小儿大人，一切发热而舌无干黄胎无白粉胎，多方医治，热不见退，不可吃升散寒凉药的原理解决。一切肤红身痒，或身起红疙瘩红点粒，不可吃升散寒凉药的原理解决。天人一气，中下为本。春生，夏长，秋收，冬藏，收藏为生长之本。夏长者，长春之所生。春生者，生冬之所藏。冬藏者，藏秋之所收，所收为何，阳气是也。收藏则阳气入，生长则阳气出。《内经》曰，夫虚者气出也，实者气入也，寅卯为春生之时，阳气出也，阳气出于上，则虚于下。在下之阳气，为中气之根，阳气出则下虚，中亦虚矣。寅卯泄泻，中下阳虚。温病麻疹发热身痒等，皆收藏之阳气外出之病。阳气外出，阳气已散，故不可吃升散药。阳气外出，则中下阳少，故不可吃寒凉药。如有违反，则阳愈出而热愈增，热极则阳气出尽而人死也。人见外热不知内虚者多矣。一年之气，春气虚，秋气实。一日之气，寅卯虚，申酉实。因申酉金气将阳气收入地面之下，故实耳。人身亦寅卯阳虚，申酉阳实，所以伤寒阳明腑病，日晡则热作，日晡为申酉之交也。内经曰，圣人春夏养阳，不可伤阳气也。秋冬养阴，养阴气以藏阳气也。若秋冬之时，伤损阴气，阴气收藏之力衰，则阳气飞散。阳气原是动的，秋冬阳气收藏，阴气收藏之耳。此古今大惑，不可不求彻底解决者。四神丸，用温肾不偏于刚烈之品，煎入富有津液之枣肉之中，临卧盐汤送下，补益中下阳气故病愈也。如不见效，乃肾气失藏，肝阳妄动之病，宜肾气丸治之。如仍不效，则木动生热，金气不收，宜用凉木收金之品矣，鸡鸣泻亦然。

厚朴温中汤

此方极妥，原解甚佳。

导气丸　疝气丸　橘核丸

三方皆佳，原解甚好。然均是止痛一时之方，非根本治愈之方，欲求根本治愈，可用大橙子一个，切下蒂皮数分作盖，将内瓤取出不要，杀鸡一只，将全付肠杂，乘热取出，装入橙内，肠杂不可洗，只将有粪之肠，剪去粪污，试干水气，一同装入。

用橙皮盖盖住，竹签签好，上笼蒸取自然汁，不可用水蒸，睡时将汁饮下，连服三个，每日一个，无新旧老少，均能除根，先天所受之疝病，亦能治好。因疝病乃肝阳结聚，不散之病，肝阳结聚，则肝阳虚损，不能自达，鸡性大补肝阳，肠杂属内藏之物，其力较肉为大，橙皮能疏结气，肝阳得补，疏泄复旧，又加橙皮以散其结，故愈。治病分本气为病，病气为病，两个界限。导气三方，治病气为病之病，此方治本气为病之病。凡脉象不实之病，皆本气为病之病也。本气详本书原理篇。如无橙子，可用真广青橘皮，三钱，加水一酒杯与鸡杂同蒸。

祛暑之剂

三物香薷饮　清暑益气汤　缩脾饮　生麦散　六一散

张洁古曰，中热为有余之症，中暑为不足之症，张氏之言，乃有阅历而又合于原理之言也。热之为病，能烧灼肠胃津液，劫损真阴，令人神识不清，舌胎黄而干，甚则焦而黑。暑之为病，《内经》曰，气盛身寒，得之伤寒，气虚身热，得之伤暑。气虚身热四字，为伤暑之主证。因暑乃相火之气，此火不降，则生中土，不伤肺气，上清下温，不病暑病。此火不降，则成暑病。香薷饮，用扁豆，以补中土，厚朴，温降胆胃，胆胃降则相火降，相火降则暑气降。香薷，性散，宜改用藿香，暑气只可降不可散，藿香能温降胆胃，使暑气下降也。清暑益气汤，麦冬，黄柏，清肺家之暑气，五味，青皮，助肺家之降气，参蓍，二术，当归，炙草，补益中土，补气补血，神曲，和中，泽泻，除湿，麦冬，黄柏，清肺者，因逆入肺家的暑气，即相火灼肺之热，故宜清之。升，葛，则暑气所忌。缩脾饮，砂仁，草果，甘草，扁豆，皆温中补土之药，乌梅，培胆经，以收相火也。生脉散，补气生津。六一散，利水润肺。皆以清肺为主。暑月温盛，湿盛则相火不易下降，而暑气上腾，清肺即以去湿，去湿即以降暑。暑气亦热气，特以相火为中气之本，故暑病皆是虚证，与热之病实不同，事实上显明易判者也。谓暑病为虚证则可，谓暑病为阴证则无是理。惟相火不降，下焦之火无根，有阴寒腹痛泄利者，则寒霍乱之属，非可曰阴暑也。暑虽是热，但只有虚无实，所以金匮治暑，用人参，竹叶，石膏汤，仍清肺与大补中气而已。如肺气不燥渴，必不用石膏也。著者尝用乌梅，白糖汤热服，治暑极效。敛相火补胆木，使暑气下降有力，故效。此数方原解均好，惟中热中暑的中字，应改为病字，须认明是本身的热本身的暑自病，不过经感触大气中的热，大气中的暑，引动本身之热与暑，用药乃有着落，世乃有伏暑之说，亦由叔和误解《内经》冬伤于寒，至春变为温病，为伏气温病，臆度而来。按之事实，何尝之有。

利湿之剂

五苓散

太阳腑三字，乃整个《伤寒论》的名词，言腑者，为别于脏也，言太阳者，为别于阳阴等他经也。太阳腑三字，应为膀胱二字，便多生枝节，肉桂，化膀胱气一语，无着落，膀胱主藏，气化则出，此气非膀胱之气，乃木气也。木主疏泄，木气阳足则能疏泄，肉桂，温补本中阳气也，利便消暑句之消暑二字，亦无着落。人身上焦相火之气，本来下降，只因湿气阻格，故相火上逆而为烦渴。五苓散将湿气由小便利去，相火得降，故不烦渴。相火降则暑降，暑气即是相火，相火即是暑气，五苓散消暑之剂也。肉桂，乃温降胆经相火之品，五苓，利而消暑，可见暑乃虚证，猪苓汤，乃治湿而热之方，五苓散，乃治湿而寒之方，寒热分别，以脉象为断。吴鹤臬之论全非，猪苓汤，乃土湿木枯，肺气又燥之病，苓泽去土湿，阿胶，润木枯，滑石，清肺燥，各有着落，白术，性干而横，木枯者忌之，故猪苓汤，不用白术。

小半夏加茯苓汤

水停心下而至成痞，故半夏，茯苓，生姜，合并用之，以行水而消痞。此方如当用而过用，与不当用而误用，皆能劫损津液，而成痨瘵。茯苓甘草汤，加桂，除夏，治悸厥者，悸乃心跳之意，湿气在胸，隔住木火升降之路。心包相火降不下去，则悸，肝阳不能升达则厥，茯苓，去湿以降火，桂枝，温达肝阳，故悸厥皆愈。桂枝，亦能治悸，足厥阴肝经能升，手厥阴心包自降也。

肾着汤

姜，苓，术，草，阴虚慎用，风水的风字，即木气疏泄之气。水阻木气，木郁风生。故汗出。水湿伤及荣卫，故身重，黄蓍通表，防风行水，白术，姜，枣，补中土和荣卫，故愈。防己，性恶，不可常用。

舟车丸

猛药攻水，未见妥当，参看下方。

疏凿饮子

上下表里分消，凡药能达到上下表里，须本身中气能达到上下表里。阳水实证，脉象充足，故能达到上下表里，若虽阳水，脉气力量不实，亦不能达到上下表里，凡水证治于未成之先，较易于水病已成之后。因人身水道，外则汗孔，内则小便，荣卫调而肺气舒，则汗通孔，肝胆和而膀胱降，则小便利，而要非脾胃健运，中气四达不为功。水病已成，荣卫肝胆肺与膀胱，木来的作用已失，内外的水道已闭，欲以舟车丸将水从大便攻出。愈攻水道愈闭，势所必然。不如疏凿饮子较为活泼，然总不如先疏汗孔以通水道，使水仍循旧道而去为有望。张隐庵先生治一水肿，用苏叶，防风，杏仁，开通肺气，汗出之后，小便随之而利，肿立见消，继以扶脾暖肾之品，调养而愈。膀胱经行身之表。肺则统主皮毛，膀胱经随肺气以俱通，故得汗之后，即得小便也。经方治水肿热证，麻黄，兼石膏，疏清肺气，汗出尿利，水肿寒证，麻黄，兼附子，总以疏肺气开汗孔为主，皆兼养中之药。又有水肿病，单用羊肉浓汤去油淡吃，而尿利肿消者，羊肉补木气助疏泄，木气疏泄，则尿利也。据苏叶，防风，杏仁，麻黄，羊肉之理求之，则不惟舟车丸无理路可用，即疏凿饮子亦非有效治法。又有西瓜一方极效，方用大西瓜一个，切下蒂皮，掏去瓜瓤瓜子，装入独头大蒜连皮四十九枚，砂仁四两，装紧之后，将蒂皮盖上，竹签插稳，用陈酒坛泥头土，陈酒泡散，捣细，包瓜约一寸厚，于干泥土上挖坑，用砖将瓜架空，以木炭烧之，须瓜之周围俱有炭，约炭二十斤，炭烧完，次日将瓜药研末装瓶，每服三钱，一日二次服，小便自利而肿消，忌盐百日，此方功效可靠，须医家制好备用。如无制备者，用西瓜汁一茶杯煮开，搅入砂仁末一钱，蒜捣如泥，一钱，温服亦效，或用西瓜烧焦三钱，砂仁，末五钱，蒜泥五分，吞服亦效，水肿之病，膻中必先壅满，此处壅满，则心不能下行，脾经不能运化，血脉凝聚，水道因以不通，此方最能活动膻中，故效，女子不月之病，发于心脾之郁，膻中通疏，心脾和畅，血脉流通，月经自来，与西瓜方意义相同也。比之疏凿饮子之理，精妙多矣。岂有本身表里上下，不发生作用，而能将身内积水，向表里上下分消得去者。

实脾饮

土能制水，此话不尽妥。五行生克，土气克水，须土气燥则克水，土气沥则不能克水，反为水侮。如阴虚之家，尺厥微弱，忌服补中培土之药，服之则尺脉愈弱，阴液愈亏，是谓克水，此燥土克水也。如伤寒真武汤，补火土以制水，亦燥土克水也。如漫溢肿胀之水，乃中土湿滋，不能运化，肝木下郁，不能疏泄，肺金上郁，不能收敛而成。水之就道，全赖金气收之，木气泄之，金收木泄，全赖中宫土气升降旋转，今土败于中，金木皆郁，是以水不就道，漫溢成肿。此方实脾之意，乃欲中土旋转，以升木降金而行水也。岂欲制水，使水不敢不就水道以去乎。木之有余四字，亦不甚妥。此病土虚不运，乃土气湿寒使然。故用苍术，姜，附，以除湿寒而扶土气，木瓜，所以舒木气之郁，非以去木气之有余，惟木郁必冲击横塞，土气更不能运化，此又木克土之意义。有余之义，与郁字之义，各有不同，不可含混，余解甚效。此方阴水最效。阳水则西瓜方最效。

五皮饮

以皮行皮，于理不确，此病须于荣卫中气与肺经求之。

羌活胜湿汤

风能胜湿，湿者水气凝聚所成，风者，大气动荡所成，风主疏泄，能将凝聚的水气散开，故曰，风能胜湿。羌活，独活，蔓荆，藁本，川芎，其性疏泄，所以能散湿气，谓为湿药则可，谓为风药则不可。治病之物为药，风病疏泄，岂有风病疏泄，又用疏泄之物以减其疏泄之理，只有用疏泄之药加疏泄之病耳，含糊立论，贻误后人者，大矣。气升则水自降一语，亦不合此方之义，此方发汗之方，湿随汗散，非下降也。

大橘皮汤

五苓与六一并用，治湿热最妙之法。加槟榔峻下一语，不合机宜，因水之下行，要脾肝经气上升，胃胆肺经气下降，活活泼泼的圆运动，然后水归膀胱而出，切下不得，峻下更不敢当，中气下伤，升降停顿，大事坏矣。用茯苓泄水湿，须看中气不虚，津液富足，方可用之。津液乃人身至宝。阳气之所归藏，元气之所化生，负人身生命多半责任。茯苓极伤津液，曾有一医治水病重症，用茯苓二两，泽泻厚朴等药，我劝勿服，病家服之，药下一小时，胸部胀痛，头上出汗而亡。因病到此时，茯苓，厚朴，不能将水利去，反伤损肺家津液，津液脱离肺脏，故胸痛，津液脱离肺脏，阳气无归，故汗出而死也。用药治病，不如用药以帮助本身各经之气，发生作用，由本身作用以去病。疏凿饮子等方，用药去病之方，故功效不可靠，苏叶，防风，杏仁方，西瓜方，羊肉方。皆系帮助本身各经之气，以发生作用，由作用去病，故功效可靠，观重用茯苓，治水病而汗出人死，学时方不学原理，可乎哉。

茵陈蒿汤

原解极好。

八正散

脉实之家相宜，若脉虚者，须参补中益气汤之法，因皆寒凉下行之药故也。尿血之病，如脉不实，归脾汤最好。

萆薢分清饮

淋浊之病，乃下部津液不能上升之病，下部津液上升，全赖肝肾之气充足，脾胃之气强固之力，此方所治之淋浊，乃津液不升，湿热下注之症，热至外泄，湿主下流，湿热混和浊，气必滞涩，故方中萆薢，以清湿热，菖蒲，乌药，以疏滞涩，草稍清热，茯苓除湿，益智，固脾胃，脾胃固，则津液不下注也。如非湿热为病，须以肝肾为主，此病如因花柳而得，已成慢性淋浊者，早服肾气丸三钱，晚服清宁丸五分，或一钱，肾气丸所以补肝肾上升之阳，肝肾上升未能照常，必于子半阳升之时，化生湿热，晚服清宁丸以清湿热而助封藏也。须服一年半年之久，忌食鸡肉，鲤肉，韭菜等动阳之物，又必清心寡欲，改变得病的环境，然后能愈。此药早晚分服，关系极重，早不可吃清宁，晚不可吃肾气，因晚来阳气在下，子半阳气化热，必举阳遗精，肾气补阳助动，清宁清热止动也。人身阴阳，与造化同体，午前中下阳虚，午后中下阳实，早服清宁则伤阳也。如经涤洗，将脂膜洗坏者，则难治矣。

当归拈痛汤

中虚土湿，湿热停瘀，荣卫阻滞，则成疮疡，东垣用此方治脚气，则升麻葛根汤宜矣。盖下陷之病，宜上升之法。

润燥之剂

炙甘草汤

地冬麻仁阿胶大枣，甘润之品，和以姜桂之温调，动静得宜，此为滋补津液第一方也。肾水化气上蒸则为津，肺气化水下注则为液，升降之机，在乎脾胃，故中气又为津液之本，故加人参制甘草补中气，而以制甘草名方。伤寒误汗伤了医经津液，木气枯结，故心动悸，脉结代，肺家津液干枯，枯痿。胆经津液乾枯。故胆热多睡。津液伤则阴质损，故虚劳津液枯，则肠胃干涩，不能顺降，故呃逆。所以此方皆能治之。原解姜桂辛温以散余邪，无着落。

滋燥养荣汤

火燥伤金，故用黄芩以清火。制甘草汤不用黄芩，因无应清之火也。凡无应清之火而用黄芩，皆能寒中败土，危及生命。此方用之，火燥伤金故也。归芍二地芄防，滋燥发荣妙剂，防风乃润木疏木之药，木润不郁，则风不生，故名防风，非防外来之风也。防风秦芄皆润木之药，而兼有宣散之性者。

活血润燥生津饮

此方凡枯燥之病，大概都效。红花，桃仁，少用极妙，栝蒌能活泼膻中，膻中活泼，气血流通自易。枯燥之病，日久必有瘀血，治瘀血以缓攻为妥，此方宜用丸药。

韭汁牛乳饮

反胃之病，胃家津液必干。噎病日久，则液干而又血瘀也。牛乳多，韭汁少，润胃和血，韭汁温降，牛乳润补，所以见效，此病如用下气之药必死，有韭汁活血，可以不用藕汁，牛乳已润，可以不用梨汁，韭汁已辛通矣，可以不用姜汁。胃气已败，生藕生梨伤胃，慎之。胃液干者，生姜亦不相宜也。药已合病，不必着急。如须加清凉之药，藕汁较梨汁不伤胃。

润肠丸

燥病必结，此方于润燥开结之中，加羌活之疏散，则开结之力，无微不至，妙方也。

通幽汤

噎塞用升麻，危险，此病全在肠燥不通。桃仁，红花，当归，二地，燥润通便，有制草之补中气，便通而下焦之清阳上升，上焦之浊阴自降，噎塞自愈。如其不愈，独参汤补胃液以助降气可也。原解清阳不升，则浊阴不降，故大便不通一语。下焦气升则下通，上焦气降则上通，非上焦浊阴不降，大便因以不通也。果系上焦不降，因于下焦不升，不降至于噎塞，中土将散，二地桃仁红花当归，均在禁忌之列，乃经方大半夏汤证也。半夏降胃，白蜜润燥，人参补中，使升降复元，然后见效。更无用升麻之理，大半夏汤之肠燥胃逆，乃降胃以生液而润燥，岂可再用升麻以助胃逆乎。

搜风顺气丸

搜风二字，不可含糊，外风乎，内风乎。如曰外风，外风只伤荣卫，治之之法，亦只调荣卫之法，无搜风之法。如曰内风，内风乃木气不和之气，治之之法，亦只敛金，清热，暖水，润木以息风，亦无搜风之法。自搜风之说起，治风之药，遂皆升散开发之品，内风之病遇升散开发，无不病上加病者，因风乃木气疏泄妄动之气故也。此方攻下之力太猛，慎用。肠风二字，乃木气下郁于魄门，升不上来，故疏泄而便血，攻下之品，绝不相宜。

消渴方

胃热消渴，此方极妙。黄连宜少用，性燥而寒，甚伤胃气。

白茯苓丸

消之为病，全是木气化风之过。木既化风。则不生火，黄连败火第一，只可少用。茯苓乃去湿之品，湿郁于中，则上下不交，茯苓去湿，故上下交耳。鸡秉造化木气而生，鸡内金为鸡之土气，人身六气不偏见者，因有中土之气之运化，以调和不分也。消之为病，乃风气偏盛，不惟中气无力运化而调和之，风气且疏泄于中气之间而克土气。此方重用鸡内金，引木气与土气调和，使风气就中气之运化，法至善者，故此方见效。风伤津液，而成消病，脾胃必结滞难运，鸡内金，能去脾胃之结滞。

猪肾荠苨汤

此方主义，在因服邪术热药而毒盛一语。若非服邪术热药成毒，绝不病强中。故此方黄芩石膏并用以去热毒，诊其脉象必沉而实。如脉象不沉而实，虽热药成毒，黄芩石膏，亦不可用，只可用绿豆汤解毒，以此病总是虚证之故。此方分两，一两可改为一钱，然不如用丸为妥。曾治一阴茎常举，尺脉特弱，用五味子五钱，冰糖二两而愈，可与此证对照。

地黄饮子

医书常有将燥躁二字印错者，燥乃乾燥，躁乃急躁，不自安之象，气离根则躁。此病消渴而至于躁。消伤津液，至甚，津液涵不住气，气欲离也。此方枇杷叶枳实二味，降气下行，而与参草地冬并用，使气归人津液之中以止躁，妙法也。然用之失当，则躁现，而服枳实，亦能使人气脱。石斛能降肺胃之气，入于肾家，枇杷叶并不补气。此方黄芪欠妥，躁忌升药，黄芪性升。

酥蜜膏酒

此妙方也。饴糖养脾胃，炒焦用之，尤长于散瘀去滞，不炒则腻而败脾。用色白者，功效亦与色红者同，白色者乃红色者拉扯而成，较红色不炒者，腻性少些。

清燥汤

肺金病热湿，用升麻黄芪，此东垣个人习惯之偏，不可为法。

泻火之剂

黄连解毒汤

此湿热当泻之方也，六气偏胜为病，独胜为毒。圆为生气，直为毒气。一气独胜，诸气消灭，圆运动成了直不运动，故曰毒，毒则死矣，三黄又加石膏，此病千人中不曾见一，伤寒温毒一语，伤寒阳明腑热实证，偶或有之，温病决无此症，因温病都是虚证，万无毒气可甩三黄加石膏者。温病无毒，详本书温病时病篇。此皆王叔和伤寒序例，寒毒藏于肌肤，至春变为温病一言，误了后人也。

附子泻心汤

心下痞软，脉浮汗出，为湿热盛于上，故用三黄清降之，恶寒为肾阳虚于下，故以附子温升之。非所谓恐三黄伤阳，故加附子，伤寒痞满，从外之内，故宜苦泻云也。大黄附子汤，阳中有阴，宜以温药下其寒一语，不免误人。阳中之阴，阴中之阳，乃人身至宝，岂可下之。此方乃肠胃有热积，脾肾阳气又虚之方也。尝见此等应当寒热并用之病，医只用寒下，未用温阳之药，服后不见泻下，另易一医，见其脉象中下无根，知为未用附子之故，因单用附子一味，下咽之后，一泻而亡。此因寒药已将中气下伤，不能运动，是以不泻。寒药得附子之阳，一动而后泻出，中气即随泻而脱也。当单用附子之时，脉象既中下无根，应用干姜炙草，温补中气，中气不至动摇，乃不随泻而脱。《伤寒论》此方黄连黄芩大黄三味，只用麻滞汤渍一顷刻，略有苦味，并不煎煮，附子则煎，其意深矣。麻沸汤，水开至细珠满锅如麻子，故云麻沸，取其上浮之意。

半夏泻心汤

平人上清下温，病人上热下寒。惟其上热，所以下寒，惟其下寒，所以上热。上热所以下寒者，热逆于上，火虚于下也。下寒所以上热者，上热下降，全赖中气旋转，中气旋转，全赖下焦火足，下寒而中气无根，旋转停顿，故上火不能下降，而现热于上也。此病呕而胸满为上热，故用芩连以清上热。饮食不下为中气虚寒，故用参枣补中气之虚，姜草温中气之寒，假使清上热而不温中寒，芩连益伤中气，上热益不能降。温中寒而不清上热，姜草增加上热，呕满必益甚也。原解甚好，但不如如是解法，为有着落。

白虎汤

此方为清金燥之方，石膏大寒，用之以清金气之燥，极伤中气，所以炙草粳米人参同用。后人用石膏每加芩连地冬等寒腻之药，将石膏清燥之功，酿成寒中之过，服后烧热更加，病势更重。烧热更加者，中气被寒药所伤，不能旋转，上焦诸火，更不下降，故更烧热也。原解极好，小便赤为内热，白为内寒一语，须再研究。内热之小便赤，必赤而长，射得远，若赤而短射不远，则属内寒。内寒之小便白，必白而短，射不远，若白而长，射得远，则属内热。参以脉证，自然明显，见赤色便以为火，而用凉药下火，浩劫也。若内热小便赤而短，尿孔必痛，不过虚热，亦非实热，虚热，忌用石膏。

竹叶石膏汤

肺气燥热，中虚胃逆之方也。脉虚者，肺气为燥气所伤，故虚。虚而用石膏，石膏清凉除燥气，则肺气复也。然非加参米姜草温补中气，不能助石膏成功。

升阳散火汤

阳气只愁不降，不愁不升，有阳则升，自然之理，惟下焦阳微则不能升耳。阳微不升，应当益阳，不当升阳，阳微而用升药，则阳脱矣。火气只愁不降不收，不愁不散，火性原散，岂可助散。人身心包火气，下降藏于肾水之中。胆经相火导之于前，肺经金气收之于后，然后火藏水中，为中气之本。生命之根，不可些须外散也。阳经之火，乃阴经阴中之阳之根。如阳明胃经火气，降而取之，则成太阴脾经之阳，如太阴脾经之寒，阳明胃经之火散去，不能化成脾经之阳也。如阳经火郁之病。以清降之药治之，服药之后，气爽神清，此即阳降化阴之征兆。散乃火性之病，火散则热，如用散药帮助火之散性，势必愈散愈热，非将火气完全散完，热不能退，五行之火，乃人生之原质之一，六气乃五行之病气，热亦只可清降，不可散，况火乎，只知散热，不知顾火，已背医理。今乃明指火而散之，不知五行之火，乃人生原质之一故也。此方升阳散火四字。有过无功。原解又任意乱说，以助其恶，贻误后学，不可不辨，参看升阳益胃汤。

凉膈汤

薄荷桑叶，皆下降之药，原解升散于上四字错误。凡上升二字，只宜用于下焦之病。下降二字只宜用于上焦之病，膈乃上焦之位，膈下方属中焦，原解上升下行而膈自清一语，理路不清，上焦而用升药，试问要升到哪里去。

清心莲子饮

躁烦用柴胡上升，恐益躁益烦，况又加黄芪上升乎，崩淋之病，因热因虚，虚则参草，热则芩冬。下部之病用著柴较为稳当。《局方》多与东垣同一偏处，因不知人生原理，是一整个圆运动，无怪其然。

甘露饮

方中皆凉降之药，此胃热而脉不虚之方，脉虚用之，中寒胃败矣。犀角非平热必不可少之物，其价太昂，可以他药易之，谓无犀角以升麻代之，犀角性降，升麻性升，何可代乎。

清胃散

汪切庵先生云，上升之药，不可轻施，此阅历有得之言，我之师也，医东垣之药也。原解当归引血归经一语，无着落，血热则离经，热平则归经耳。

泻黄散

此胃热乃木郁之热，其脉必沉实之中而有弦细一条，故石膏，栀子，清胃热，藿香，甘草，降胃气之外，重用防风，以疏木气也。弦乃木郁之脉。

钱乙泻黄散

胃热口疮，而用升麻，白芷之升性，可怪。胃热宜降忌升也。

泻白散

清泻肺热，必兼养中，此定法也。

泻青丸

木气本生火，木郁则不生火而生热。肝经上升。胆经下降，升降通调，则木气不郁。此方龙胆，栀子，大黄，以降胆经，羌活，防风，川芎，当归，以升肝经，木调热退，名曰泻木，实乃调木，脉虚人忌用。

龙胆泻肝汤

原解甚好。惟肝经主升，只宜清热，不宜泻热。世每称平肝，其实肝经主升，无升的太过应平之理。肝经觉得升的太过，皆胆经不降之过。平肝之说，亦宜改称降胆，方有着落。肝病必郁，郁而平之，则必下陷，平胆经肝郁自舒，平胆之药，即降胆之药。治木气之病，总以升肝降胆为宜。运动圆则病愈耳。此方之柴胡，当归，升肝经之药，龙胆，芩，栀，生地，降胆经之药也。必如《伤寒论》厥阴热利下重而渴之白头翁汤证，乃肝经可清之病。白头翁汤证，乃肝经因热不升之病。

当归龙荟丸

原解非实热不可轻投一语，所谓实者，乃胃热实非肝热实，肝热决无实证。

原解又云，肝木为生火之原，诸经之火因之而起一语，须加研究。肝木上升，能生心经君火。心包经与肝经同属厥阴，又生心包相火。谓肝经为生火之原诚然，然非胆经相火下降，藏于水中，化生肝阳，肝经不能生火。木生之火，只恐不足，不见有余，决无诸经之火，因肝经而起之事。

左金丸

吐酸吞酸，乃胆热郁于胃脘，非肝火也。黄连清郁热，加吴茱萸少许，寒热混合，则起运动，将胆热运动而下，胃中酸味自消也。原解反治，正治，反佐云云，无有着落，不可为训。

导赤散

原解甚好。但火之下降，须赖中气下降。此方尚系中气不虚之方也，以脉断之。

清骨散

骨蒸而肆用寒凉药，升散药，不妥也。治病须将病气为病，与本气为病，界限分清。如表邪与热邪为病，乃病气为病，此方宜之。骨蒸劳热，乃肾水亏耗，相火泄露，肝胆枯滞，脾胃不健之病，为本气为病之病。此方忌之。又宜滋水藏火调木运土为治。

普济消毒饮

天行热盛至于头肿，须防下虚，清热平风之中，须养胃气。马勃鼠粘，甚伤胃气。头上之病，以降为治，不宜升柴。连芩苦寒败胃，尤不妥当，将此数味去之不用。加金银花，淡豆豉，龙井茶，较相宜耳。此病口必臭，如其头肿而面赤，口气不臭，则中虚已显，凉药下咽，必至变故，可用六味地黄丸以降之，山药，扁豆，煎汤调服。如面红而环唇青黄，凉药下咽立死，又须桂附地黄丸，降上温下为治。此三证以脉断之，不可只知清毒。

清震汤

头面肿痛，疙瘩，头如鸣雷，此阳气有升无降，木气离根，万无再用升麻柴胡之理。曾尝用乌梅二枚，龙井茶一钱，治愈夏日此病，与清震汤药性适相反也。升阳解毒，乃东垣个人天性之偏，非学理之偏，如谈学理，岂有木气升极不降，再用升柴散之之理。

桔梗汤

肺痈治法，一面清热去腐，一面须补质生新。曾尝用去核大枣肉二两，带核红葡萄干四两，贝母五钱，桑叶三钱，浓煎徐服而愈。桔梗汤，补质之药少，去腐之药多，极伤中气，未为安也。带核红葡萄干，补益血肉，既能去腐，亦能生新，此病特效。

清咽太平丸

原解甚妥。用芎少而薄荷多，降多升少，故宜。

消斑青黛饮

此方于大队寒凉之中，用醋用参，乃经验有得之法。热现外者，内火必虚，清外热能顾内虚，妙法可师。

辛夷散

头上之病，只宜降药不宜升药，既成息肉，则浊阴凝聚成形，非得清阳上升，不能化之使降，故此方升药甚宜。此方原解，极合此旨，甘草须制过，补中之力大，奏效较速，中气者，升降之轴也。

苍耳散

此病乃湿热，非风热，风病不宜白芷与葱。此方如服后不效，加补中药即效。

妙香散

饮食化精，积精化气，积气化神，精自不遗也。然必肺金能收，心包相火下降，肝胆木气，升降无阻，中气健旺，运化灵通，乃不自遗，梦遗之家，肺金不收，胆木不降，肝木不升，心包相火不降，中气运化阻滞，睡熟之后，相火增加，增加之相火，不能藏于肾水之中，以化生心火，则浮动成梦。肝胆木气，既已升降不通，木郁疏泄，则成梦遗。此方重用山药，助金气之收敛，以降相火降胆经，用木香以升肝木止疏泄，肺经胆经心包经下降，与肝经上升，全要气机无滞，脉络流通。用桔梗，辰砂，远志，茯苓，麝香，疏通滞气。升降之机，全凭中气，故又用参草以补中气，所以能愈梦遗也。黄蓍不用较妥。惊悸之病，亦系肺经心包经胆经不降，肝经不升，中虚络滞，故此方亦效。《金匮》治梦遗，用桂枝汤加龙骨牡蛎，桂枝升肝木，芍药降胆木，炙草姜枣补中，龙牡去滞以通升降之路也。妙香丸，列入泻火之剂，以为梦遗乃相火之动，而方中无直接泻相火之药，乃系调升降之药。此病如泻火，便失治法。梦遗乃运动整个不圆之病，此方妙处，全在复其运动整个之圆，中宫运化有方，四维气机无滞而已。方中麝香太重，宜减半用，如脉象有热而梦遗，盐水炒黄柏一钱，好烧酒泡透，临睡饮少许神效，此泻火最妥之法。妙香散，有整个圆运动的理法，王荆公知宇宙造化之妙矣。

久病遗精之家，百药不效者，用八珍丸二钱，桃仁，红花各一分，卧时吞服，久服自效。因遗精之病，多年不愈，必有瘀血阻碍圆运动之路。每当节气之前，肝胆之气的升降不通，子半阳升则阳动而泄。八珍丸，参，术，苓，草，以补气，归，芎，芍，地，以养血，桃仁，红花，以通瘀去滞。气血既足，瘀滞既消，肝胆之升降畅通，圆运动的气机活泼，精能化气，遗病乃痊。子丑之间，肝胆气动，故须临卧服之，以应天人一气的机会与运动的力量也。桂枝加龙骨牡蛎汤，龙牡之效，在既能收涩，又能通滞耳。

除痰之剂

二陈汤

治病分对证治法与根本治法。二陈等方，对证治法之方。原解治一切痰饮，一切二字不妥。痰有阳虚之痰，阴虚之痰，二陈汤乃阳虚之方，如阴虚之痰，半夏茯苓，切须禁用。阴虚何以会成痰，因阴虚之痰，乃津液凝聚不降，被相火熏灼而成。阳升阴降，自然之性，阴虚而降力不足，相火因而浮逆，津液因之凝聚也。阴虚之痰，色白而胶黏。阳虚之痰，清稀色白而带水，或稠不带水而色黄。带水者须温中，色黄者且须温中而兼降火。温中宜干姜，降火宜黄芩。半夏茯苓，徒伤津液，不能见效。阴虚之痰，则当降肺胆息风热，莫伤中气为治。痰之为病，最能堵塞气机，发生险象。如顽痰胶固，则导痰汤，温胆汤，诚不可缓。

涤痰汤

原解甚好。如有外实内虚之脉象，又当参理中之法。

青州白丸

原解甚好。惊风如系急惊，须润燥调木养中之法。如系慢惊，须健脾胃温肾肝之法。此方温降力大，于小儿病不甚合。

清气化痰丸

原解极好。

顺气消食化痰丸

如服此方后，病去复发，或服后病更重者，宜于根本处求之。补脾胃，降肺经，调肝胆，运动圆，痰不自生也。

滚痰丸

凡攻沉疴痼疾，须兼补法，且须补多攻少，方能见效。此方峻猛，原解谓非实体，不可轻投，诚然。但病此者，病实而体不实者多矣，不可将病实认为体实，因痰病之脉，易现实象，痰实人必虚也。

金沸草散

《局方》不用细辛之辛燥，茯苓之去湿。而加麻黄，赤芍药之降散，因肺家风寒宜降散，不宜直泻，辛苓皆直泻也。甘草，乃和中非发散。既加麻黄，宜去荆芥，免过散之害。原解用赤茯苓入血分而泻丙丁，未必然。

半夏天麻白术汤

原解风虚非天麻不能定，陈皮调气升阳二语，陈皮乃降气降痰之药，升阳非陈皮之事，气与痰降于右，阳自升于左耳。风虚须从虚之所以然治起。天麻升散，风病忌之。世皆用之，可怪也。

常山饮

原解阳明独胜之热，太阴独胜之寒，独字应改为偏字，因同时俱病，则不可称为独也。此方用乌梅补木气以行疏泄，木气疏泄，能通滞气，是以疟愈痰消。

截疟七宝饮

此方与常山饮，俱治实疟之方。疟病虚证多，实证少。实疟，胃间有积食积热，舌上有厚胎且黄也。虚疟须补脾胃与通滞气并行。六气皆能成疟，又须以治六气为主，通滞为辅，疟的原理，乃金木双结，详时病篇。

收涩之剂

金锁固精丸

龙骨牡蛎，通滞固脱，非涩也。如系收涩，治遗精必不效。因人身圆运动，是活泼滑利的。中气运于中，肺胆二经降于右，肝肾二经升于左，自不遗精。此方不合此理，所以不效。涩则滞，滞则木气更不通，势必妄动，妄动则更遗精矣。

茯菟丹

菟丝大补肾精而能通滞，五味大补肾阳而助收藏，石莲降心经火气，茯苓除湿气，通心肾，山药补肺气以助收敛，下消之病肾阳外泻化热，热盛于外，阳虚于内，五味大补内虚之肾阳，精滑于外，内必滞涩，菟丝通内部之滞涩，故此方极效也。石莲难得，普通莲子亦可，不可去皮。莲子降心火以交肾阳，五味补肾阳上升以交心火，升降回环，精不外泄，下消自愈也。

治浊固本丸

原解甚好。

诃子散

果系寒泻，河间方中，黄连太重，久泻伤阴，黄连又不可少，不用黄连，本香反燥木气而疏泄更甚，此方用时，须多审慎。

桑螵蛸散

原解心脏行而小肠之腑宁一语，小肠为水谷变化之所，而非小便输出之所。据此方所用药性，龙骨，菖蒲，远志，茯苓，当归，性能通滞，桑螵蛸，龟板，能补肾阴，人参能补中气，则此病当是肾阴虚而不纳，中气虚而不固，而又有滞之病，所以小便数而短也。如其短而不数，则为脾湿之病。

真人养脏汤

原解甚好。

当归六黄汤

原解甚好，胃弱气虚当忌是也。

柏子仁丸

此方甚好。

牡蛎散

阳虚自汗，黄芪，麻黄根，均难见效。八珍丸较佳，浮麦性凉，则大忌矣。阴虚盗汗，小柴胡汤去柴胡，桂枝汤去桂枝亦效。

杀虫之剂

乌梅丸

乌梅丸一非杀虫，二非安虫，乃调补木气使不生虫也。详本书古方用法篇。

化虫丸

明白乌梅丸之义，然后知此方之非。不从根本医治，愈化愈有，必至人与虫俱死而后已。

痈疡之剂

真人活命饮

荣卫运行，有所阻滞，热留血停，便生痈疡，血热成脓，脓去气通，复生肌肉也。故治痈疡，以清热和血表散为主。此方原解极好，惟一切痈疽能溃散一语，疽字应改作疡字，发于阳者称痈，发于阴者称疽，疽要用温药也。阳证亦须补中，中气为荣卫之本也。此方宜重加炙甘草。

金银花酒

蜡难消化，矾伤胃液，不宜轻用。此方金银花甘草，清热不伤中气，疮毒不致攻心。凡疮毒攻心，皆过用凉药伤了中气，或脉象已虚，不知于清热方中，加补中之药，使荣卫内陷所致。故痈疡虽属阳证，亦须照顾中气，中气旺则荣卫外发，脓成乃易。不知顾中气以调荣卫，只知用凉药清热，结果必坏，而成疮毒攻心矣。

托里十补散

痈疮大忌脉弱，脉弱则荣卫内陷，不能外发，便成坏事。此方甘草可用炙的，原解极好。痈疮脉象微弱者，用卜全大补丸内服，外贴普通生肌膏药，气血充足，荣卫复和自愈。

托里温中汤

阳热主外发，阴寒无热则内陷。明乎《伤寒论》荣卫脏腑阴阳寒热之理，自能明疮疡阴阳寒热之理。原解舍时从证一语，不知夏月之病，中下寒者多，此方正是合时的治法。

托里定痛汤

托里温中，乃阳虚气虚之法。此方乃阴虚血虚之法。

散肿溃坚汤

此方大泻诸经之火，主义不妥。疮疡荣卫阻滞，外热中虚者多。如此苦寒，不顾中气，犯险极矣。凡疮疡坚不能溃，皆阳热不足，此方以大寒之药溃坚，事实上未之见也，或体气特别壮实之人有之欤。以上皆痈疮，凡名为痈疮，皆只一个，如系数个，便非痈疮，乃荣卫中气虚败之证，皆宜补中气，和荣卫，益气血，方能见效。又有虽止一个，而一个附近一带皆肿，此亦荣卫大败，所以痈疮之根盘不能收束而散漫作肿也。又有忽然四肢发痒发红，起疙瘩成片，此亦中气大虚，荣气偏疏，卫气不收之证。当补中自愈。此证误服凉药多死。

经产之剂

妊娠六合汤

妇人病，除经产外与男子同。经产病亦不外中气旋转，四维升降，五行六气，故经产病之治法，仍与治中气四维五行六气之法同。海藏妊娠六合汤，四物为君，随证再加他药。妊娠血虚，当用四物，亦须补中扶土，方无他虞。妊娠而血不虚者甚多。亦用四物，湿脾败中，坏证起矣。此方不可为法，仍当按病施治，不可拘执四物养血为是，他如经停与受孕，分别不清，有受孕误认经停，于四物汤中加攻血之药而误事者。须知经停治法，只有调养使通，必须腹有痛处，按之更痛，方可用攻破之法。如经停而腹不痛，只宜调养。如受孕不能分别，仍用调养之法，是受孕则调养即能安胎，是经停则调养即能通经，详本书古方用法篇温经汤。怀孕呕吐诸药不效者，乌梅二枚，冰糖二两，徐徐服之神效，补胆经以助降气也。孕而呕不止，多致不救，乌梅汤为要药矣。

胶艾汤

川芎性温而升，芍药性寒而降，当归性动而润，地黄性静而滋，升降动静，以成一圆运动，质味浓厚，故善养血，阿胶润木气之枯燥，息风气之疏泄，艾叶温木中阳气，木能生火者，木中有阳也，疏泄不收，则木中之阳气散失，故艾叶与阿胶并用，善治胎动血漏腹痛。此三病皆木气疏泄，木阳散失之证也。然经血不调，土湿者多，土湿则中气不运，木气之升降郁阻，四物阿胶最助土湿，又须补中燥土兼施，使饮食有味，乃不致伤坏根本。

当归散

胎之不安，多由于热，热气善动，热又伤血，故黄芩清血热，为安胎要药。然胎气之固，全赖中土健运之力，故黄芩须与白术同用，方能奏功，苟无白术，黄芩败脾胃也。血漏而脉寒，胶艾为主，血漏而脉热，芩术为主。原解白术补脾，亦除胃热，岂有胃热而可吃白术者。胃气降则不热，脾气升则胃气降耳。《金匮》当归散，芍药，黄芩，川芎，当归之中，加以白术，养血少须补土之意也。

黑神散

热以动血一语，当动不动，助热以动之，固宜矣。不如下列二法。产后瘀血腹痛，用五灵脂末五分或一钱，吞下立愈。衣胞不下，用头发扫咽喉，使产妇恶心，衣胞即下，产后气血皆虚，服药有偏助偏伤之害，不如不服药为妥。

清魂散

平人不昏晕者，肝阳升于左，而胆经降之于右也。产后血虚木动，中气微弱，肝阳上升，胆经不能降之，肝阳化风，郁充于上，故作昏晕。此方参草补中，泽兰降胆，荆芥舒郁，川芎性升，昏晕之病不宜。

羚羊角散

风者，木之郁气，防独能达木气，羚羊乃大补木气之药，非平火之药。木愈虚愈生热。羚羊补木气，木气不虚，则不生热。此方芎归补血，羚羊补肝以息风，枣仁，茯苓，薏苡，杏仁，降胆肺以平风，防独达木以息风。木香，甚燥木气，不用为宜。有芎归二味，已能活动木气矣。生姜伤肺伤津，风病不用为妥。风动成痫，中气必虚，炙草不可少。痫病木气拔根。此方用羚羊，因归芎不及羚羊能补木气之根也。子痫病，多有僵仆而不抽搐，只目珠摇动者。

当归生姜羊肉汤

原解甚好，此大虚大寒之病之药，病减即不可多服，姜伤津液，慎之，因常服生姜，暗中酿成肺热木燥，以致小便特多，阴亏阳越，而不知其故者，比比皆是也。

达生散

原解甚好，川芎易白术治子悬。子悬之病，肝阳弱而下寒，下寒则子不安，故上冲。川芎温肝家之阳，用之亦宜。

参术饮

参术炙草补气，归芎芍地补血，气血充足，运动有力，胎胞复位，故愈。此方芍药宜少用，川芎宜重用，以助升气，陈皮半夏生姜能降滞气，以助升气也。

牡丹皮散

原解甚好。凡去瘀之方，须看饮食不减，如食减则脾胃虚败，须停去瘀之药，设法以健脾胃。脾胃既健，再续用之，用散不用汤，少量服之为妥。去瘀虽用药，如中气不旺，瘀亦不能自去，此点切当悟透。

固经丸

经色紫黑属热，亦有属寒者。此病属热，必健脾而脉象不虚。火气主煊通，水气主封藏，火旺水弱，则煊通过甚，封藏不及，故病经多。寒病助水气，则封藏力增，与煊通之力平，运动圆。故崩漏止。

柏子仁丸

《内经》曰，中焦受气取汁，变化而赤，是谓血。中焦为脾胃小肠之部位，谷气化血，即在小肠。小肠丙火与心经丁火相表里，心火下降，而后小肠之丙火上升，起圆的运动，谷气化血，在此成功。心包相火与三焦相火相表里，三焦相火者，肾水中之火也。心包和火下降，而后三焦相火上升，起圆的运动，而后脾胃运化，纳谷进食，血多由于谷多，谷多由于火降。此方以柏子仁降心经之火，与降心包经之火为主，而以补血活血之品助之，故治血少经闭。此方治妇科郁闷所生诸病最效。心下之位，名曰膻中，臣使之官，喜乐出焉。心火下降则喜乐，喜乐则血活气舒，血活气舒故经调也。膻中血活，全身的血皆活，世以妇科郁闷诸病为肝郁，不从膻中施治，而用芍药平肝。芍药苦寒败火，心火一败，无火下降，血愈不生，大病来矣。肝经不可平，胆经可平，柏子仁丸，最能平胆，胆降然后心火有下降之路。

望梅丸

木气属春，生机所在，木者，水中之火气也。人身津液，由下升上者为津，津降然后成液，津液者，木气之所生，水中之火气也。《伤寒论》厥阴篇，乌梅丸之重用乌梅，即大补木气之义。乌梅白糖二味，治暑月烦渴最佳，暑月之烦，虽系上升之火降不下去，实由下降之木，升不上来。因火生于木，木气旺于春而衰于夏，夏月木气衰歇，火气失根。圆运动升降互根，今既木之升力不足，故火之降力不足，火之降力不足，故浮动于上而作烦耳。木气不升，不能生津，故作渴耳，乌梅大补木气以生火生津，故为夏季要药。夏月市上广售乌梅汤，冰糖乌梅酸甘相得，大汗饮之，肺金下降而汗收。尿短饮之，木气疏泄而尿利。烦渴饮之，心火有根，下降力足而烦止，津液上奉而渴止。皆乌梅大补木气之功。木气既足，肝木升于左，胆木降于右，人身整个圆运动有力，故饮乌梅白糖汤后，精神加增也。

骨灰固齿散

原解甚好。

软脚散

防风白芷川芎皆升药，气陷则足软，气升则足健。

小儿稀痘丹

小儿痘疹，皆荣分木气偏于疏泄，卫分金气失于收敛之病。偏之轻者，则成疹。偏之重者则成痘。疹色红而粒小，荣分木气疏泄，金气尚能收之，不过收敛之力，不及疏泄之力，故粒小，木生热，故色红。痘色白而粒大，卫分金气，被荣分木气疏泄而散退，金败不收故粒大，木气疏泄，木气伤故不红，金气败自现本色，故色白，金气败而不收，则不成颗粒而成片矣。故治疹只须养木气，平疏泄，顾中气。治痘则须养木气，兼补金气。稀痘丹，红饭豆，黑豆，绿豆，治疹神效。豆能治疹，养木气，平疏泄也。豆能使痘稀，木气得养，疏泄可不偏胜，不致将金气冲开而成痘也。世谓疹为胃热，痘乃胎毒，不敢赞同。此方取腊月粪坑，仍是去毒的成见。梅花，则暗与乌梅补木气之意相合，而不知也。

葡萄亦能治疹，亦能稀痘。《本草纲目》载，葡萄，北方以之补肾，南方以之稀痘。事实上，则北方以葡萄治疹，甚收宏效。吾人于此，可知痘疹皆木气之病。葡萄既补肾，又稀痘，又治疹。肾气乃木气之根，肾气足则木气足，木气足则痘疹稀少，而病愈也。

金匮药性脉法医案女科外科读法篇

金匮药性脉法医案女科外科读法篇序

　　吾人既读宇宙篇，知古中医学的来源，是圆运动的大气。读原理篇，知古中医学的阴阳五行的所以然，是大气内的物质与物质发生的作用。读处方篇，知古中医学的法则，是宇宙人身同一大气的圆运动。读伤寒篇，知人身整个病的根源与治法，仍是大气的圆运动。读温病时令病小儿病篇，知一切时令病，皆人身本身之气作病。读时方篇，知时方无原理之错误。此后应读各书，一为金匮，一为药性，一为脉法，一为医案，一为女科，一为外科也。

中华民国二十九年庚辰夏至子益重著于成都四川国医学院

金匮药性脉法医案女科外科读法篇

《金匮》读法

《伤寒论》的病，整个圆运动的六气运动不圆之病也。一百一十三方，谓为治六气运动不圆之一百一十三病也可。谓一百一十三方，为治六气运动不圆之一个病也可。其实一百一十三病，乃六气运动不圆之一个病所分析，故能学一百一十三方，以治一百一十三病，不如能学一百一十三方，以治六气运动不圆之一个病之效大而机灵，思精而术巧也。不能治一个病，未必能治一百一十三病，既未彻底了然整个的，自然不能明白分析的。《伤寒论》是六气的一个病，《金匮》则一方一病，一病一个。如此，是学伤寒论成功不易，学金匮成功不难矣。何以彻底了然金匮者，亦寥寥也。学金匮者，不得合于教科之善本故也。

近时医校采用之金匮教本，大概广集各家之议论，不加断语，一如茶肆谈天无须负责，此乃医学既成之后，参考性质之书，非学医时一定不易之教科书。

今于系统学伤寒论学成之后，欲求金匮教科书，惟黄坤载金匮解最好。处处是整个河图圆运动，字字有认定，字字有着落，就经解经，不参己见。读罢系统学各篇之后，展卷读之，真有驾轻车就熟路之快，不惟不白走一步，而且妙趣环生，俨由己出。学成之后，再参考各家议论，未为晚也。

读金匮次序，须先读内伤杂病呕吐泄下利各方。次读痰饮咳嗽各方，肺痿肺痈咳嗽上气各方，胸痹心痛短气各方。再次读血痹虚劳各方，奔豚各方，腹痛寒疝宿食各方，消渴小便不利淋各方，水气各方，黄疸各方。再次读跌蹶手指臂肿转筋狐疝蛔虫各方。然后读外感五脏风寒积聚各方。痉湿暍各方，疟病各方，百合狐惑阴阳毒各方。然后读外科疮痈肠痈浸淫各方。然后读妇人妊娠产后杂病各方。先从土气入手，次则金气，次则木气。由中宫而升降，依河图圆运动的次序，以探求人身整个气化之妙。于是外感内伤仍是一整个的妙处，自能了然于心，自能扫除一切六气伤人身体作病，冬寒藏在肌肤，而用驱风逐寒清温解毒之害。原文次序，首列外感，外感之病，如不先将内伤认识，荣卫认识，未有能彻底了解者也。

药性读法

学医结果在用药治病。一药下咽，不能取出，用之得宜，起死回生，用之失宜，杀人害命。曾在天津见一医学毕业某君，自己医治家人疾病，一年之内，将自己八口之家，医死六口，着急成疯，可为鉴也。果将原理学明，药性学清，纵有差错，当亦不大，何至杀人害命，至于如此。但学清药性，颇不易易，各家本草注疏，不读则已，一读之下，言人人殊。即如芍药，本是收降胆经主药，兼入肝经。徐灵胎各家则谓芍药入肝经而不及于胆经。叶天士且认为专入肺经。麻黄本是专入肺经卫气之药，性善通降。张隐庵乃谓麻黄专入肝经，肝经以上升为性，麻黄以开降为能，适得其反。差之毫厘，失之千里，后人如何学法乎。

药品多至一千余品，散漫无有系统，更见难学。神农本草三百余品，以上品中品下品为系统。附子回阳要药，古医方最重要地位，列为下品。矾石干漆罕用之药，列为上品，令人认识先错。此上中下之分，不可为药性系统也，李时珍《本草纲目》，燦然大备，而以山草隰草水草等为系统，于研究药性甚觉无味。神农本草，本草纲目，只言某药治某病，于某药何以能治某病的原理，并无一字之说明，吾人要将药性学清，真是无有下手之处，无原理无系统，奈何奈何。

仲圣伤寒金匮，为中医方药祖本，自序云，撰用胎胪药录，不言神农本草，胎胪药录，今世不见。伤寒金匮所用之药，原理如何，系统如何，后人何从得知。中医原理，出于河图，河图的圆运动，为中医学的原理系统。非用河图的圆运动来解释药性，焉能得药性之正义。惟有黄坤载八种之《长沙药解》，就伤寒金匮之方，由河图的圆运动，解出药性之原理。首列中土药，次列木气药，次列金气药，次列火气水气药，再次列其他各药以为系统。字字有认定，字字有着落。读本书处方篇后，再读长沙药解，无不欢欣鼓舞，相庆得升仲景之堂也。由伤寒金匮得到药性的根本认识，根本稳定之后，再参看各家之说，自能妙于化裁，而又能滴滴归源，此读药性的惟一妙法也。附录长沙药解数则，一览览知。

附录《长沙药解》甘草薯蓣羊肉附子黄连黄芩

甘草，味甘，气平，性缓。入足太阴脾，足阳明胃经。

备冲和之正味，秉淳厚之良资。入金木两家之界，归水火二气之间。培植中州，养育四旁，交媾精神之妙药，调剂气血之灵丹。

伤寒炙甘草汤。治少阳伤寒，脉结代，心动悸者。以少阳甲木化气于相火，其经白头走足，循胃口而下两胁。病则经气上逆，冲逼戊土，胃口填塞，碍厥阴风木升达之路，木郁风作，是以心下悸动。其动在胃之大络虚罩之分，正当心下。经络壅塞，荣血不得畅流，相火升炎，经络渐而燥涩是以经脉结代。相火上燔，必刑辛金，甲木上郁，必克戊土，土金俱负，则病转阳明而中气伤矣。甲木之升，缘胃气之逆，胃土之逆，缘中气之虚。参甘大枣益胃气而补脾经，胶地麻仁滋经脉而泽枯槁，姜桂引荣血之瘀涩，麦冬清肺家之燥热也。

金匮甘草附子汤。治风湿相搏，骨节痛烦，汗出短气，小便不利，恶风不欲去衣。或身微肿者。以水寒土湿，木郁不能行水。湿阻关节，经络不通，足以肿痛，湿蒸汗泄，微阳不固，故恶风寒。术甘补土燥湿，桂枝疏木通经，附子温其水寒也云云。

人之初生，先结祖气。两仪不分，四象未兆，混沌莫名，是曰先天。祖气运动，左旋而化己土，右转而化戊土，脾胃生焉。己土东升，则化乙木，南升则化丁火。戊土西降，则化辛金，北降则化癸水，于是四象全而五行备。木温火热金凉水寒，四象之气也。木青金白水黑火赤，四象之色也。木臊水腐金腥火焦，四象之臭也。木酸金辛水咸火苦，四象之味也。土得四气之中，四色之正，四臭之和，四味之平。甘草气色臭味，中正和平，有土德焉，故走中宫而入脾胃。脾土温升则化肝木，肝主藏血，而脾为生血之本。胃主清降而化肺金，肺主藏气，而胃为化气之源。气血分宫，胥秉土气。甘草体具五德，辅以血药，则左行己土而入肝木。佐以气药，则右行戊土而入肺金。肝血温升则化神气，肺金清降则化精血。脾胃者，精神气血之中是，凡调剂气血，交媾精神，非脾胃不能，非甘草不可也。肝脾之病，善于下陷，入肝脾者，宜佐以升达之味，肺胃之病，善于上逆，入肺胃者，宜辅以降敛之品。呕吐者，肺胃之上逆也，浊气不能下降，则痞闷于心胸。泄利者，肝脾之下陷也，清气不得上升，则胀满于腹胁，悉缘中气之虚。上逆者，养中补土，以降浊气，则呕吐与腹满之家，未始不宜甘草。前人中满与呕家忌甘草者，非通论也。

上行用头，下行用稍，熟用甘温，培土而补虚。生用甘凉，泄火而消满。凡咽喉疼痛及一切疮疡热肿，并宜生甘草泄其郁火，熟用去皮蜜炙。

薯蓣昧甘，气平，入足阳明胃，手太阴肺经。

养戊土而行降摄，补辛金而司收敛。善息风燥，专止疏泄。

《金匮》薯蓣丸。治虚劳诸不足，风气百疾。以虚劳之病，率在厥阴风木一经。厥阴风木，泄而不敛，百病皆生。肺主降敛。薯蓣敛肺而保精，麻冬清金而宁神，桔梗杏仁破壅而降逆，此所以助辛金之收敛也。肝主升发，归胶滋肝而养血，地芍润木而清风，芎劳桂枝疏郁而升陷，此所以辅乙木之生发也。升降金木，职在中气，大枣补己土之精，人参补戊土之气，苓术甘草培土而泄湿，神曲干姜消滞而驱寒，此所以理中而运升降之枢也。贼伤中气，是为木邪，柴胡白蔹泄火疏甲木，黄卷防风燥湿而达乙木，木静而风息，则虚劳百病瘳矣云云。

阴阳之要，阳秘乃固，阴平阳秘，精神乃治，阴阳离决，精神乃绝。四时之气，木火司乎生长，金水司乎收藏。人于秋冬之时，而行收藏之政，宝啬精神，以秘阳根，是谓圣人。下此于蛰藏之期，偏多损失。坎阳不密，木郁风生。木火行疏泄之令，金水无封藏之权，于是惊悸吐衄，崩带淋遗之病种种皆起。是以虚劳之证非一，无不成于乙木之不谧，始于辛金之失敛，究之总缘于土败。盖坎中之阳，诸阳之根，坎阳走泄，久而癸水寒增，己土湿旺，脾不能升，而胃不能降，此木陷金逆所由来也。法当温燥中脘，左达乙木而右敛辛金。薯蓣之性，善入肺胃而敛精神，辅以调养土木之品，实虚劳百病之良药也。

羊肉昧苦，气膻，入足太阴脾，足厥阴肝经。

温肝脾而扶阳，止疼疼而缓急。

《金匮》当归生姜羊肉汤，用之治寒疝腹痛者，以水寒木枯，温气颓败，阴邪凝结，则为腹疝。枯木郁冲则为腹痛。羊肉暖补肝脾之温气以消凝郁也。治胁痛里急者，以厥阴之经，自少腹而走两胁，肝脾阳虚，乙木不达，郁迫而生痛急，羊肉暖补肝脾之阳气以缓迫切也。治产后腹中疼痛者，产后血亡，温气脱泄，乙木枯槁，郁克己土，故腹中痛，羊肉补厥阴之温气，以达木枯也。治虚劳不足者，以虚劳不足，无不由肝脾之阳虚，羊肉补肝脾之阳，以助生机也，云云。羊肉淳浓温厚，暖肝脾而助生长，缓急迫而止疼痛，大补温气之剂也。

其诸主治，止带下，断崩中，疗反胃，治肠滑，暖脾胃，起劳伤，消脚气，生乳汁，补产后诸虚。

附子昧辛苦，性温，入足太阴脾，足少阴肾经。

暖水燥土，泄湿除寒，走中宫而温脾，入下焦而暖肾，补垂绝之火种，续将绝之阳根。治手足厥冷。开脏腑阴滞，定腰腹之疼痛，舒踝膝之拘挛，通经脉之寒瘀，消疝瘕之冷结。降浊阴逆上，能回哕噫。提清阳下陷，善止胀满。

伤寒附子泻心汤。治太阳伤寒下后，心下痞硬，而复恶寒汗出者。以下伤中气，升降倒行，胆胃俱逆，胃口填塞，故心下痞硬。君相二火离根上腾，故下寒上热。上热熏蒸，是以汗出。大黄泄胃土之逆，黄连泄心火之逆，黄芩泄胆火之逆，附子温癸水之寒也。金匮桂枝附子汤。治风湿相搏，骨节疼痛，不呕不渴，小便不利。以水寒土湿，木气下郁，不能疏泄水道。姜甘大枣和中补土，桂枝疏乙木之郁，附子温癸水之寒也云云。

阴阳之理，彼此互根，阴降而化水，而坎水之中，已胎阳气。阳升而化火，而离火之中，已含阴精。水根在离，故相火下降而化癸水。火根在坎，故癸水上升而化丁火。阴阳交济，水火互根，此下之所以不寒，而上之所以不热也。水火不交，则热生于上，而寒生于下。病在上下，而实原于中气之败。土者，水火之中气也。戊土不降，故火不交水，而病上热。己土不升，故水不交火，而病下寒。升降之倒行者，火衰水胜，而土湿也。火盛而土燥，则成水枯，而病实热，阳踢承气之证是也。承气之证少，真武之证多。以水易盛而火易衰，燥易消而湿易长。火衰土湿，丁火奔腾，而癸水泛滥，同以寒盛于中下也。盖火不胜水，自然之理：所恃者壮盛之时，生土以制之。至其渐衰，母虚子弱。火土俱亏，土无制水之权，而火处必败之势。寒水上凌，遂得灭火而侮土。火复而土苏则生，火灭而土崩则死。人之死也，死于火土两败，而水胜也。是以附子真武四逆诸方，悉火土双补以胜寒水。仲景先师之意，后世庸工不能解也。附子沉重下行，走太阴而暖脾土，入少阴而温肾水。肾水温则君火归根，上热自清。补益阳根之药，无以易此。相火者，君火之佐也。君行则臣从，足少阳以甲水而化相火。随君火下行而交癸水。癸水之温者，相火之下秘也。君火不藏，则相火亦泄，君相皆腾，是以上热。而上热之剧者，则全缘于相火。相火之性，暴烈迅急，非同君火之温和也。人之神宁而魂安者，二火之归根也。君火飞则心动而神悸，相火飘则胆破而魂惊。故虚劳内伤之证，必生惊悸，其原，因水寒土湿而二火不归故也。庸工以后血虚而用清凉之药，诸如归脾补心之方，误世多矣。当以附子暖水，使君相二火，归根坎府，神魂自安。但欲调水火。必先治土。非用补土养中燥湿降湿之味，附子不能独奏奇功也。惟惊悸年深，寒块凝结，少腹硬满，已成奔豚者，莫用附子。用之药不胜病，反为大害。当以桂附椒姜研熨脐下，积寒消化，用之乃受。凡内伤虚劳，以及各门杂病，皆缘中气不足，水旺火奔，下寒上热。未有下热者。下寒若胜，即宜附子暖癸水而敛丁火，决有奇功。至于伤寒三阴之证，更为相宜也。其下热而不宜附子者，水寒土湿，而木陷也。生气不足，故抑郁而生下热。下热虽生，而病本仍是湿寒，如漏崩遗带淋癃痔漏黄疸气鼓之证，悉木郁下热之证。但是清肝润燥，而寒湿愈增，则木愈郁而热愈盛，法宜于姜甘苓术之内副以清风疏木之品，郁热一除，即以附子温其下焦，十有九宜。但法有工拙，时有早晚耳。纸包数层水湿，火中灰埋煨熟，去皮脐切片，砂锅隔纸焙焦用，勿令黑。庸工用童便甘草浸，日久全是渣滓，毫无辣味，可谓无知妄作之至矣。

黄连　味苦，性寒，入手少阴心经。

清心退热，泄火除烦。

伤寒黄连汤。治太阳伤寒，胸中有热，胃中有邪气，腹中痛欲呕吐者。以中气虚寒，木邪克土。脾陷而贼于乙木故腹中痛，胃逆而贼于甲木故欲呕吐，君火不降，故胸中有热，姜甘参枣，温中而补土，桂枝达乙木而止疼，半夏降戊土而止呕，黄连清君火而泄热也。

金匮黄连粉，治浸淫疮。以土湿火升，郁生上热，湿热蒸泄，结为毒疮，从口而走四肢则生，从四肢而入口则死。黄连泄湿热之浸淫云云。

火蛰于土，土燥则火降而神清。土湿则火升而心烦。黄连苦寒，泄心火而除烦热。君火不降，湿热烦郁者宜之。土生于火，火旺则土燥，火衰则土湿。凡太阴之湿，皆君火之虚也。虚而不降，则升炎而上盛，其上愈盛，其下愈虚。当其上盛之时，即是下虚之会。故仲景黄连清上诸方，多与温中暖下之药并用，此一定之法也。凡泄火清心之药，必用黄连，切当中病即止，不可过剂，过则中下寒生，上热愈盛。庸工不解，以为久服黄连反从火化，真可笑也。

黄芩　味苦，性寒，入足少阳胆，足厥阴肝经。

清相火而断下利，泄甲木而止上呕。除少阳之痞热，退厥阴之郁蒸。

伤寒黄芩汤。治太阳少阳合病自下利者。以太阳而传少阳，少阳经气内遏，必侵克戊土而为泄利。逆而不降，则壅遏上脘而为呕，降而不舒，则郁迫下脘而为利。利泄胃阳，则入太阴之脏。利亡脾阴，则传阳明之腑。少阳以甲木而化相火，易传阳明而为热。甘草大枣补其脾精，黄芩芍药泄其相火也。

金匮泽漆汤，用之治欬而脉浮者，清相火之刑金也云云。

甲木清降，则下温癸水而上不热，乙木温升，则上生丁火而下不热，足厥阴病，则乙木郁陷而生下热，足少阳病，则甲木郁逆而生上热。以甲木原化气于相火，乙木亦含孕乎君火也。黄芩苦寒，并入甲乙，泄相火而清风木，肝脏郁热之病，非此不能除。然甚能寒中。厥阴伤寒脉迟，而反与黄芩汤彻其热，脉迟为寒，今与黄芩汤除其热，腹中应冷，当不能食，今反能食，此名除中，必死。小柴胡汤腹中痛者，去黄芩加茯苓。心下悸小便不利者，去黄芩加茯苓。凡脉迟腹痛，心下悸小便少者，忌之。清上用枯者，清下用实者，内行醋炒，外行酒炒。

以上甘草为中土药，薯蓣为肺金药。羊肉为肝木药。附子为肾水药。黄连为心火药。黄芩为相火药。将此六味研究明了，便得药性整个学法。整个者，整个河图运动也，初学医学，不可心乱，按次序学去，则不乱矣。药品不过百味，即可敷用，而最要者不过数十味。不按次序，白费脑力，此心一乱，苦闷丛生矣。

兹将研究药性次序，开列于后。照此次序，去读长沙药解，长沙药解明了之后，再看别家本草以求变通。

中土药补品

炙甘草	温补中气。
干姜	温运中气。
人参	补中生津。
大枣	补中养血。
冰糖	补中。
白糖	养中。
豆豉	平补中气，兼养阴液。
白术	平补土气，除湿生津。
薏苡	除湿补土，阴虚忌用。
饴糖	炒焦用，养中去瘀。
神曲	调中去滞。

粳米　　　养中生津。

中土药泻品

大黄　　　下热攻积。

厚朴　　　温泻积气。

草果　　　温运结滞。

玄明粉　　滑泻积热。

苍术　　　除湿发汗，性燥伤津。

鸡内金　　消食最良，过用伤胃。

中土药升降品

茯苓　　　升脾去湿。

泽泻　　　去湿升脾。

扁豆皮　　利湿升脾。

干姜　　　升脾降胃，阴虚忌用。

半夏　　　降胃燥痰，阴虚忌用。

南星　　　降胃润痰，不伤阴液。

藿香　　　降胃温胃。

扁豆　　　降胃补土，阴虚最宜。

吴萸　　　温降胃胆。

金气药补品

山药　　　补降肺胃。

沙参　　　补肺生津。

苏条参　　补肺生津。

百合　　　凉肺补气，胃寒忌用。

麦冬　　　凉补肺液，胃虚忌用。

西洋参　　补肺生津，收降力大。

糯米　　　补肺生津，阴虚最宜。

白芨　　　专补肺损，阴虚最宜。

黄精　　　润补肺胃，阴虚妙品。

金气药泻品

牛蒡子　　泻肺□津。

贝母　　　泻肺清热，专化燥痰。

麻黄　　　泻肺发汗，力猛慎用。

薄荷　　　泻肺发汗，虚家少用。

黄芩　　　清热泻肺，极能寒中。

石膏　　　凉泻肺燥，最能寒中。

白芥子　　泻肺化痰，阴虚忌用。

苏子　　　大泻肺气。

葶苈　　　大泻肺水，力猛非常。

金气药升降品

黄芪　　　升补卫气，阴虚忌用。

升麻　　　专升大肠，阴虚忌用。

莴根　　　专升大肠，凉润解表。

杏仁　　　降肺化痰，阴虚慎用。

桔梗　　　降肺排脓，阴虚忌用。

橘皮　　　温降肺胃。

枇杷叶　　疏降肺胃。

竹叶　　　专降肺气，清凉不寒。

枳实　　　降气通滞，气虚忌用。

木气药补品

当归　　　和血润燥，湿脾滑肠。

羊肉　　　温补木气，滋养非常。

阿胶　　　润木息风，脾湿忌用。

乌梅　　　大补木气，收敛生津。

枣皮　　　收敛阳气，补木生津。

枣仁　　　滋补胆经。

艾叶　　　温补肝阳。

地黄　　　养血息风，木燥妙品。

羊肝　　　温养木气，补助肝阳。

木气药泻品

苦楝子　　专破结气，并止热痛。

桃仁　　　性热破血。

红花　　　专去瘀血，去瘀生新。

青皮　　　大泻木气。

香附　　　专泻肝经。

郁金　　　泻肝解郁。

五灵脂　　去瘀散结。

赤芍　　　最散木气。

胡索　　　专攻木气，去结散血。

木气药升降品

桂枝　　　升达肝阳，阴虚慎用。

川芎　　　温升肝经，窜性最大。

蒺藜　　　温升肝经，兼能滋补。

木香　　　温升肝经，木燥忌用。

白芍　　　专降胆经，收敛相火。

肉桂　　　温降胆经，直达肾脏。

吴茱萸　　温降胆胃。

龙胆草　　清降胆经。

黄芩　　　凉降胆经。

厚朴　　　温降胆经。

猪胆汁　　凉降胆经。

苦酒　　　收降胆肺。

水气药补品

附片	专补肾阳，除湿破结。
巴戟	温补肾肝，滋润不燥。
兔丝	温肾补精。
淫羊藿	温补肾肝，平和之品。
复盆子	温补胆肾，能取小便。
熟地	滋补肾精。
甜从容	温补肝肾。
破故纸	温补肝阳。
胡桃	温补肾阳。

水气药泻品

车前	除湿利水。
猪苓	利水通窍。
通草	清利水道。
海金砂	泄水去结。
泽泻	泄水利湿。
萆薢	通利水道。

水气药升降品

凡补品皆升，泻品皆降。

火气药补品

温补肝肾之品，皆补心火，并补相火。

火气药泻品

黄连	专清心火，并除湿热。
莲心	专清心火。
灯心	轻清心火。
栀仁	凉泄心火。

朱砂　　　妄降心火。

黄柏　　　清泄相火。

火气药升降品

胡柴　　　专升命门，善解结气。

凡温补肝肾之品，皆能升火，凡泻火之品，皆能降火。惟肉桂补火，系温降胆经相火。

荣卫药外感和荣药

芍药　　　降胆收热。

淡豆豉　　养木抑阴，调养中气。

黑豆　　　降胆湿水，养中降火。

大枣　　　养中养木，滋补津液。

绿豆　　　养中清热。

黄豆　　　养木调中。

外感和卫药

麻黄　　　善开卫闭，能通腠理。

薄荷　　　泄卫开肺。

杏仁　　　降肺泄卫。

陈皮　　　温降肺胃。

生姜　　　散肺伤津。

竹叶　　　轻降肺卫。

以上药品，《长沙药解》所无者，载黄氏《玉楸药解》。

药性完备，莫如《本草纲目》。各家论说，兼收并蓄。是医学成后的参考书，不是初学医时的教科书。即如五味子，乃温补肾家的药，都说成肺家止咳药。只因伤寒论小青龙汤用五味子以治咳嗽，后人故都认为肺家药。不知小青龙汤证的咳，乃肾寒水泛。故小青龙汤用细辛以降水，五味以温肾，干姜以温中，肺家咳嗽而用五味燥热收聚之性，未有不愈用愈咳者。最可笑的是李东垣，他说五味收肺气，升也。肺气不降则病，岂有用升药之事。降则收，升则散，此平常之理，李东垣一生好升阳，遂将肺气亦认为当升，误后学多矣。诸如此类，《本草纲目》，不可胜数。故学者须先将基础立定，乃可多看药性书。要立药性基础，只有《长沙药解》。

用药处方，尝有由配合之巧，发生特别之功者，各人之聪明不同，应用各异也。所以叶天士谓芍药入肺经，缘肺金以收敛下降为顺，胆经不降，相火上逆，火逆伤金，故肺气不收敛下降。芍药将胆经降下，相火不逆，肺经自能收降。芍药降胆经为因，火降然后金收为果。叶天士因用芍药而肺金收降，遂谓芍药入肺经。倘肺金不收，并非由于胆木不降，相火上逆，则芍药必不见效矣。所谓因者，原理是也。由原理推广之结果，乃有着落。

近人邹润安《本经疏证》，谓芍药能破能收，合桂枝则破荣分之结，合甘草则破肠胃之结，合附片则破下焦之结云云。不知皆芍药降胆经的结果，并非破也。内经谓十一脏之气皆取决于胆。斯言也因胆经降则全体流通，胆经不降则全体结塞。气降则收，气降则通，胆经降为因，结气通为果也。知芍药善降胆经，则凡因胆经不降诸病，自然知芍药通用之妙。不知芍药善降胆经，只谓芍药入肺，芍药能破结气，则无的放矢，有不冤杀无辜者乎。所以学知药性，务先认识原理，认识原理，必须学知伤寒金匮各方用药之意义，则《长沙药解》之外，无可令人能得原理的认识之本也。

学药结果在用药，认识药性原理，既如此之难，而普通言论，又形成一种恶习，使人堕入其中，振拔不出，即如芍药平肝一语，今昔一致，南北同风，病家医家，众口一辞，芍药功用，遂失其效。肝经由下上升，秉阴中之阳。肝经诸病，皆由肝阳下陷，升不上来使然，岂可用芍药平之，使之欲升不得乎。胆经降则肝经升，芍药降胆经则肝经升。芍药于事实上，本是平胆，乃曰芍药平肝，相反如此，后之学者，不为所误有几人乎。故系统学用药，全在认定着落四字用工夫，而归根于河图的圆运动。河图的圆运动，于根本上示人以药性原理之准则，于变动上示人以运用药性原理之灵巧。由准则发生灵巧，由灵巧归于准则，药性学清应当如此学法。

可于《长沙药解》中，分为常用者，不当用者。常用者先读，不常用者后读。按土气木气金气水气火气的河图系统，不可任意取舍，致将整个的意义失却，得不着一以贯之之妙。本书处方篇所列各方，惟大黄䗪虫丸所用之虫类药，为不常用者。能将处方篇各药研究彻底，熟记于心，自然发生妙于化裁的机会。

现在学校初期课程，列国药一科，无有原理，无有系统，伤寒不晓，金匮未知，先讲国药，听者莫明其所以然，误人多矣。

现在中央书店出版的药性大辞典极好，分补阳类，补阴类，补气类，补血类，收敛类，发散类等，便于检查。每药皆有禁忌一栏，尤为合用，可以减少用药之误。其于原理，则一字不题，更是此书长处。原理说错了，必误后人也。

脉法读法

脉法一曰主病，一曰脉象，一曰脉理。脉象宜读周梦觉《三指禅》，以无病之胃气脉为纲，二十六病脉为目。先学知无病之胃气脉，乃能学知有病之二十六脉病脉。虽有二十六脉，常见者不过十余脉，将常见者认识明白，不常见者自亦随之明白，脉象虽多，以胃气脉为系统，自得整个学法。学胃气脉，须常诊元气未泄身壮无病之脉，乃知。

主病宜读李濒湖修正之《四言举要》，不必背得，只记纲领，久之自能取用。惟不可由脉猜病，务要问病对脉。如问病为停食，诊得沉紧脉，食停则病在里，故脉沉，食停则气聚于食，故现紧象，紧者，聚之意也。以此类推，自得办法。

脉理宜读黄氏八种《四圣心源》。黄氏所论脉理，有整个系统，如脉浮为病在表，脉沉为病在里，脉数为主热，脉迟为主寒。有表病脉沉，里病脉浮者。数脉为虚，迟脉为热者。大脉为阳，亦有大不可认为阳者。小脉为阴，亦有小不可认为阴者，黄氏所论脉象之理，根据《内经》《难经》《伤寒》《金匮》经文，反复申论，实有益于初学。因脉理活泼，妙不可言，如不先将根底学清，从活泼揣摸，必蹈恍惚之害。欲学根底，黄氏最好。

自来诊脉，两手分诊。系统学诊脉，必须两手合诊，因整个圆运动的消息，须两手合诊，方能审察得出。又须三指斜下，次指按在浮部，中指按在中部，名指按在沉部。沉部在骨，中部在肉，浮部在皮。斜下者，中指比次指重，名指比中指重，即《难经》所谓三菽之重，六菽之重，九菽之重是也。是为三部诊法。若三指不分轻重，便不合寸关尺三部脉的本位。三部之法之中，有又九候之法。三部九候者，一部三候，三部九候。寸脉本位在浮部，浮部有浮部的浮中沉。关脉本位在中部，中部有中部的浮中沉。尺脉本位在沉部，沉部有沉部的浮中沉。三部九候的诊法，只须三指斜下，三指同时由轻按而重按，由重按而再重按，再由重按而轻按，由轻按而再轻按，将寸关尺三部九候的整个诊法得着。

诊脉所以审病，诊脉时却不可先存审病之念，只须审察整个的圆运动。欲审察病人整个的圆运动，须先将无病之人整个的圆运动印于脑中，然后能审察病人的整个圆运动。知无病人的脉的运动圆，乃知有病人的脉的运动何处不圆。不圆之处，即是有病之处。《三指禅》的胃气脉中，寻不出二十六病脉之一病脉，是为无病人的圆，但见二十六病脉之一病脉，便是不圆。所谓不可先存审病之念者，只须审察圆与不圆，病脉自然显现于指下。三部九候，必须诊的彻底，由浮按至沉，又由沉按至浮，不得忽略一丝。

要如何才不至忽略一丝，可将皮肉骨分作九个字，一字一层的按，心中觉得不含混了，便一丝不忽略了。但这九个字的九层地位。是皮肉骨的地位，不是脉的个体，是下指的方法。方法与地位彻底了，然后诊脉。看脉在此地位中的动态如何，这个地位方法，如不用心研究彻底，下指诊脉，必犯下列之弊。

下指诊脉，每将指头死按脉上。就如用眼睛看物，却把眼睛珠放在物上，如何能将所看之物看得明白。故诊脉不可将指头死按脉上，致将脉的动态诊察不出。诊脉称为看脉，指头上并无眼睛，而看字的意义却妙极矣。孔子曰，圣人南面而听天下。又曰，听讼吾犹人也。将看字改为听字，能将听字的意义体会有得，则诊脉必有聪明过人处。听字比看字静得多，活泼得多。看是我去看，听是听他来。必能听而后得整个的认识也。三部九候的候字，候者等候之意。我的指头，只在九个字的地位上，审察地位，等候脉来唤我，我再去听脉。候字听字的意义，大医的妙用，全在于此。最好办法，是先将指头审察九个字地位，以候脉来。指头与脉见面之后，仍不听脉，仍只审察九个字地位。有意无意之中，听出脉的病点来，然后跟续搜求，由合听而分听，由分听而合听。整个脉体，即是整个人身的河图。由合以求分，便知病之所在。由分以求合，便得处方的结果。总而言之，不可由我去找脉，须候脉来唤我，此秘诀也。

诊脉，须先听六脉整个大体，切不可先注意关脉怎样，寸脉怎样。先诊整个大体，听出大体是阳虚是阴虚。阳虚者脉气润，阴虚者脉气枯。然后据所问之证，在脉上审察，切不可由我去找脉上何处有病，须听脉自己呈出病来。由我去找脉，我有成见，所找出之脉，多是我的成见的结果。听脉自己呈出来的病象，才是真象。诊脉的工夫，须先将医生的性情练和。心神练静，指头练活。能将我的心移放在指头上，指头即是心，便活矣。如将心去照管指头，便不活矣。

九个字整个地位如明镜的个体，脉如镜中所照出之一物，将此点悟出，便可不犯指头死按脉上之弊，而自然发生说不出来之巧。

两手合诊，如有不便时，可多诊一次，亦较明了。病脉须比较确切，然后显明。如右手脉较左手脉大些，此为阳盛阴虚，宜用阴药。但阴药应当用至如何程度，须视左手小于右手的程度如何而定。右脉大为阳盛，须大而实，如火而松，则为阳虚。不两手合诊，比较不确，则程度之相差如何不确，用药即有太过不及之弊。两手合诊。其中有予医生以决断治法的巧妙处。两手合诊惯了，一旦两手分诊，只觉心中自问不得过去。何也，不比较不知道也。两手分诊，不免有自欺欺人处，奈何奈何。

著者为病人诊脉，必两手合诊，因整个圆运动必合诊乃能对照无遗耳。上文所说九个字的地位手法，总要切实体会。这九个字的地位中，不管有脉无脉，心中只先审察地位，不要先审脉。必须先将九个字的地位手法认清，然后静听脉来之象，以求其象之理，以定方中所用之药。处方定药，全在此时决断，定药要在指头未离脉时，研究决定。如诊脉放手，再来定药，即不准确。在脉上定方，即在脉上审察所用的药，与脉的轻重，审察再三，心中安了，放手即提笔写方。写方之后，再写医案，然后可同别人说话。万不可先写医案，后写药方。写完医案，再写药方，所写之药，必不全合所诊之脉矣。

拟方定药，要在指未离脉之时。如认为中气虚寒，拟用理中汤，是必脉来松软，润而不枯。倘肝胆脉比较细涩。则干姜伤津，细涩乃津伤之脉，须加少许芍药当归以润肝胆津液。如脉来松软，证现虚寒，当用理中补虚温寒，而左尺比较短少，左尺属水，是水气不足，当加生地麦冬以补左尺水气。理中汤乃不发生燥热伤津之过。

如麦门冬汤治中虚肺燥，其脉必涩。倘涩而兼细，宜去生姜，并减半夏，姜夏伤津，细涩之脉最忌。

如小建中汤治虚劳，以芍药降胆收相火为主，须右脉关寸之间脉气较他脉为盛，乃受得芍药之苦寒。倘右脉关寸之间脉气不盛，胆胃之热不足，当减轻芍药，或不减轻芍药。加冰糖白糖以和芍药之苦，免伤胆胃之阳。

如肾气丸治肾气不足，须有左尺右尺比较之多少。左多右少为火虚，附桂宜稍加重。右多左少为水虚，附桂即宜轻用。

如当归生姜羊肉汤治肝经虚寒，倘肺脉虚弱，生姜只宜少许。肺主收敛，生姜伤肺也。

如泻心汤治心火不降，吐血衄血，倘脉来不实，便不可用也。

如诊治伤寒麻黄汤证。问证无差，是麻黄汤证也。当用麻黄多少，当以寸脉尺脉而定。寸脉弱尺脉少，只宜轻剂麻黄，便可出汗。寸脉弱，肺家收敛力少，尺脉少，肾家津液不足也。倘麻黄分量与脉不称，则服后汗多，诸祸作矣。

如诊治桂枝汤证。问证无差，是桂枝汤证也。而脉气虚软，芍药寒中，宜多用炙甘草以扶中气。以减去脉之虚软，则芍药乃能免寒中之弊。如诊治普通外感，用薄荷以调卫气，用黑豆以和荣气。薄荷散性甚大，倘脉气无弦紧之象，不可多用，多则辛散伤肺，更加发热。

如诊治内伤虚证。拟用白术炙草以补中土，须脉象虚松，或脉象微小，乃可不生横滞之害。

如诊治肠胃热滞。拟用大黄以消去热滞。倘脉象重按不实，便不可用。如其不能不用，必须用术草以补之，乃不发生下伤中气之祸。

如诊治吐血之虚热证，饮食甚少，阴液又伤。拟用补土养液之药。补土之药，必伤阴液，养液之药，必伤土气。必须详审脉象，脉象细数，术草不可并用，或术草均不可用，则用山药扁豆以代术，用白糖以代草。细数之脉，最忌辛散，当归不宜，只宜阿胶。虚热吐血，肺脉如细，更须保肺。橘皮下气，亦能伤肺，半夏更不能当。

如诊治腹泻，腹泻因于食滞热滞者多，因于阴寒阳败者少，两下诊治错误，关系生死甚远。认为阴寒，脉必微少无神，乃可用姜附以温寒回阳。食滞热滞，脉必紧细有力，乃可用神曲谷芽以消食，栀子黄芩以清热。脉虽紧细，右脉较左脉无力，消食须防伤中，清热须防败火。前人有云，人迎紧伤于寒，气口紧伤于食。其实伤食不必紧在左脉。

如诊治阴寒夹暑。其人不食，不大便，不小便，但欲寐不能寐，口不渴而苦，舌无苔。六脉洪大异常，沉按虚空，而左关脉中下有弦细之象。洪大虚空阴寒之诊。口苦而左关中下两部弦细，乃暑脉也。方用重剂四逆汤以回阳，用冬瓜蒸自然汁以煎药，冬瓜清暑也。何以不用他药清暑，而用冬瓜汁清暑，冬瓜汁不伤人也，诊治此病，最难在冬瓜汁想得去。因病人已近九十岁矣，服一剂全愈。

如诊治妇人经停。脉象平和，寻求结果，在左关脉得着病象。左关脉较他脉多些，此木气不调也。用桂枝汤一剂，左脉多处平了，仅食饭加增。再诊则左尺较他脉少，此血热液少也。桂枝汤加生地以补左尺，一剂左尺脉起，经来如常。

如诊治妇人经停，是孕是停，脉数而弱是停，不数不弱是孕。治孕之法，与治停之法，只是一个调养二字之法。治孕用调养，治停用攻破，愈攻破则停矣。调养之法，术草以补养中土，芍药以降胆经，桂枝以升肝经，中宫运化，升降机复，饭食稍加，再加神曲以去滞，当归以活血。腹部如有痛处，定在不移，按之更痛，是有瘀积，然后可加桃仁红花以去瘀积，缓缓见功，自然经通，无有他弊。

以上审脉用药之分别学法也。又有笼统学法。六脉以关脉为主，凡中部以上脉盛，中部以下脉虚。无论何病，先补中气，再配治病之药。凡中部以上脉少或无脉，中部以下脉多或有力。无论何病，温药补药忌用，宜用消滞清热养阴药。中部以下主里，中部以上主外。里气不足，故先补中。里气有余，故忌补药。右为阴道，左为阳道。左脉阳虚，则升不上来。右脉阴虚，则降不下去。升不下来，则左郁而虚大，宜温升之药。降不下去，则右郁而实大，宜凉降之药。左属水木，右属火土。左脉沉细，水木枯涩，宜滋润水木药。右脉微小，火土衰退，宜温补火土药。左寸属心火，左寸不足，不治左寸，木气足则左寸足也。右寸属肺金，右寸不足，不治右寸，土气足则右寸足也。右尺属相火，右尺不足，宜直接温肾，兼降胆木。此笼统学法也。笼统学法中，更有笼统学法，即上文所说脉的大体柔润为阳虚，无论何病，不可用凉药攻伐药，脉的大体干枯为阴虚，无论何病，不可用燥热药横补药是也，只要指法活泼，大体认清，笼统之中，已得应用地步了。学医最后，乃可学脉。以上学法，理路明白，试验多人矣。

总要把病人身体，认为宇宙河图的气体。如不把病人身体，认作一个宇宙造化，认作一个五行六气圆运动的河图，诊脉之时，只想着肺体如何，肝体如何等，那是绝对不能用中医药方治好了病的。中医学的原则，在人身最初的一个细胞，这个细胞，是宇宙造化五行六气整个圆运动的河图，人身六脉，是窥探造化消息的所在。故两手诊脉，只窥探造化消息的整个方法，试验便知。

诊脉之道如调琴音。调阳弦必同时证以阴弦，调阴弦必同时证以阳弦。如不同时取证，只调一方，所调之音，必不准确。知此便可悟两手合诊之必要矣。况乎人身六脉，虽分左右，原是一气回环的整个圆运动。既是一气回环的整个圆运动，自非两手同时将六脉合诊，同时取证不可。

还有好些省分诊脉，病人伸手就诊，都将掌心向上仰着，更无法诊得明白。万不可掌心向上，定要虎口向上，而且将掌向内微弯，则脉来流利，医生乃能用指法去细细寻求，此义务必要向病家说明。李濒湖修正之《四言举要》曰，初持脉时，令仰其掌。不可为训。

诊脉之时，即是定方之时。此时指下心中，只知病人身体整个气机的圆运动如何不圆，要用如何的方法，以补救其圆。所开药方，却要自己立法，此时切不可有一句古人的书在我的心里，若是心里有一句古人的书，心就离开指示，忘却病人整个气体，便不能立出合于病机的方法来。自己立法，本非易事，但须由这个路上学去，自然得到自己立法之境。若诊脉时心中想到古人书上去，则自己立法之境，便难得到矣。

诊脉之时，既不可想着病人身体的形质，又不可想着书上的一句话，此时心中，只觉两手按着一个圆运动的河图。此妙法也，亦捷诀也。想着书想着形质，决不成功，试验便知。

医案读法

医案。应当多看前贤之医案，所以增长吾人经验阅历的知识，愈看的多愈好。然未读本书以前，则医案愈看的多愈乱。譬如乘无罗针之船，航行无边大海，东西南北，以意为之耳。本书诸篇。罗针也，既有罗针指定南方，则头头是道矣。无论何家医案，皆有益处。看之之法。全凭药性。如案中有炙草党参，中气虚也。白术茯苓，土气湿也。芍药，胆经热而不降也。桂枝，肝经寒而不升与表阳虚也。贝母麦冬，肺胃燥也。橘皮半夏，肺胃湿也。大黄，热结也。麻黄，肺气卫气闭而不开也。黄芩，肝胆热也。桃仁，血结也之类。精药之性，求病之理。病证繁多，方法各异，皆可用整个圆运动原理以归纳之。各家医案，议论不同，而药方见效，无不与圆运动原理暗合者。如药中用甘草干姜，自云甘温能除大热，我知其中寒不运，相火不降也。用芍药甘草，自云酸甘生阴，我知其为补中气降胆经相火也。用桂枝汤，自云攻表，自云发汗，我知其非攻非发，乃平荣气之疏泄，以和卫气也。以类推之，头头是道者，亦滴滴归源矣。

将本书读完后，再看前贤医案，先看黄坤载之素灵微蕴各病解。次看王梦英医案，再看陆氏三世医验的一世二世。

王梦英先生医案，无整个原理。而临证多经验富，医方细密，用药活泼，对于躁热伤津，横补滞络诸弊，告诫深切，裨益后学，实非浅鲜。黄坤载先生医书，有整个原理，而经验太少，处方板重，用药偏燥偏热，犯王梦英所戒之处甚多。然其劝人不可肆用寒凉，伤损中下阳气，不可肆用滋腻，败坏脾胃运化，又皆有益后学之名言。陆氏三世医验，全凭脉象下药，医案之根据脉象，便于学步者，此书第一。初学医时，看书不可不专，将此三家用功研究，把握已定，然后遍览各家医案，据其所用药性，以探所治病理，务必将认定着落四字，丝毫不可放松，自然成功。认定用药是何着落，即知是何原理也，黄氏《四圣心原》，所论杂病，亦是极有原理，可以为法之书。惟一病之起因，皆有风热暑湿燥寒的关系，黄氏杂病，未能一一都备，只可作一部分之参考而已。黄氏偏于养阳，王氏偏于养阴，合两家以会其通，便成整个。故系统学以先学两家为根本。

黄氏偏于贵阳贱阴，崇补火土。学黄氏者，无不随黄氏之偏，好用茯苓白术干姜附子桂枝炙草等，伤津液滞经络之药，将平常小病，治成阴虚伏热大病。轻者归入虚损，重者渐成痨瘵，一遇温病湿热，无不动手便错。黄氏八种，温病疹病□□。温病初起之方，用生姜大枣炙草浮萍燥横发散之品，最不合宜。大概黄氏长于内难伤寒金匮之理，临证经验尚少之故，其治内伤各病，果系外现燥热，内伏湿寒者，则黄氏治法甚优。

黄氏主治中气之方，不论中土有无寒湿证据，皆以干姜茯苓炙草为主。只顾崇阳补火，不顾伤液劫液，于阴以养阳之义，破坏无遗，则黄氏之缺憾也。

黄氏误认仲圣伤寒脉法，阳病见阴脉者死，阴病见阳脉者生，为阳贵阴贱。又误认伤寒少阴篇，少阴负于跌阳者顺，为当崇补火土。不知河图中宫属土，阴数在外，阳数在内。中气之旋转，全是阳寓阴中之功能。倘阴气伤损，包围不住阳气，阳气外越，中气即渐消灭。因阳无阴则动而散，非中气真寒，何可统用干姜以伤胃阴乎。

吾人须知中气属土，土气生于相火之下降。又须知相火下降，降于阴金之内收。阴金将相火收入肾水之内，水能藏火，乃生元气。水火俱足，元气乃足，元气上奉，乃生中气。《内经》阴平阳秘，精神乃治之旨，原是如此。凡人能食者，胃阴旺也。食能消化者，脾阳旺也。阴主收，故能食。阳主化，故食能消化。然必阴能包阳，而后能食能化。阴平者，阴与阳平也。阳秘者，阴能养阳，阳乃秘藏也。

如随意好用燥药热药，劫夺津液，将阴金收降之气损伤，津液不能复生，火气外泄，胃不思食，中气消灭，便无法挽回。凡虚劳之人，睡醒出汗，与饭后出汗，饭后胸部觉热，皆是阴液亏伤，包藏不住阳气的现象。此乃显而易见之事，但已到了这样地步，要去补阴已来不及。因阴液伤到如此地步，不是骤然成的，乃是日渐日久成的。气化坏了，可以用药还原，形质的津液坏了，便难还原。故古人曰，阴脉旺者多寿。阴者津液，津液多，包藏得住阳气，故寿也。医家治病，须十分小心，不可误用凉药，伤了人身相火。不可误用燥热药，伤了人身津液。必须脉气实滞，乃用凉药清热。必须真有内寒，乃用温药温寒。中病即止，不可太过。与其太过，宁可不及。太过必定坏事，不及尚可加增。

用清凉养阴药的事实上，常有服至数月仍宜再服之病。在用燥热药的事实上，多系一剂二剂之后，便少有宜再用者。可见阴液难复，阳气易复也。阳虽易复，却不可伤。倘非真是中下阳实，而肝肺偏燥之病，若误服寒凉，立见阳亡之祸。如肝肺偏燥，而中下阳虚，须用凉药以清燥，须兼用温补中下之药以顾中下。经方中此法，宜研究彻底也。时令外感之属于相火外泄外热而内寒，死于寒凉药者太多矣。面红目红身痒之属于相火外泄外热而内寒，死于寒凉药者太多矣。

尝谓中医书籍，惟黄氏当得住一个偏字。有整个乃可言偏，无整个即不能言偏，惟黄氏有整个也。整个者，整个河图也。整个河图是圆的，阴阳平和则圆，阴多则往下不圆矣，阳多则往上不圆矣。故读黄氏书，须于系统学有把握之后，乃可读之，自能法其是处，戒其偏处。陆九芝《世补斋医书》，驳黄氏扶阳抑阴最为切实，惜于黄氏好处，未尝道及。陆氏不知五行的所以然之故耳。

黄氏谓内伤杂病无水虚者。不知内伤之病，虚劳为多。虚劳之病，无不由津液耗伤而起。黄氏因感愤医家好用滋腻之品，补水败土，欲救此弊，不觉立言之失常。其实乃黄氏治病经验不多，未曾见内伤水虚不易调治之病，故不觉立言之失耳。黄氏又谓纯阳则仙，纯阴则鬼，故宜扶阳抑阴，不知人乃阴阳平和之体，纯阳谓之仙，纯阴谓之鬼，阴阳平和谓之人。阴性向下，阳性向上，阴阳平和，则成上下之中的圆运动。人字两笔，即阴阳各半的表示。所以草木发生，皆是两芽，亦阴阳各半之事实也。黄氏又谓阴如人居之宅，阳如宅中之人，人存则宅亦修。不知阳与阴是平和圆运动的，阴是封藏阳气的。无阴则阳气上飞，尚何人存则宅亦修之云也，惟阳者万物资始，阴者万物资生。有阳在先，阴乃能生。宇宙造化之成，由于太阳的热射入阴体之地面而起。有阳之阴，乃为生阴，无阳之阴，不能生物，便是死阴。以此之故，阳贵于阴，乃为正论。然阳热射入阴体的地面，亦须此地面水湿滋润，阳热乃能入于阴体，以成圆运动的造化。阴主吸收，无水湿滋润之地面，阴不吸收，阳热虽射不能入内，则阳热亦返射而散去。故善养阳气，须培津液，何可只知贵阳不知贵阴也。万物的动力，起于阳热。有阴液包藏的阳热，其动力是圆的，圆则生也。无阴液包藏的阳热，其动力是直的，直则死矣。阴不自动，随阳而动，阴如无阳，便不知动，所以圆的运动，阴阳不可偏重。惟其先有阳热，阴乃能动，故仲圣曰阳病见阴脉者死，言将无阳也。阴病见阳脉者生，言仍将有阳也。少阴负于跌阳者顺，言水能克火，土生于火。少阴水气之脉较跌阳土气之脉负，则水不能克火，故曰顺也。岂可抑阴乎哉，故系统学本圆运动之义，以为系统，不可错用寒凉之药，以伤相火之阳热，不可错用燥热之药，以伤藏阳之阴液，相题并重，学者庶几不失于偏乎。

以上所论黄氏各节，并非专为黄氏而发。于此可见阴阳不可偏胜之义，有如此也。

朱丹溪主滋阴，刘河间主泻火，李东垣主脾胃，张子和主攻破，似乎各偏其偏，其实各有功效。吾人将四家之偏，合成一整个圆运动去研究，四家皆我之师也。

前贤医案，多有见效于某地某时，而不能通用于别地别时者，吾人于宇宙大气的圆运动中，得到生长收藏的认识，便能对于前贤医案加以判断，据各地之生长收藏以为判断也。谢利恒先生谓晋冀地方用附片极轻，四川地方用附片多至数两，习以为常，因川江之水，由西康雪山而来，水性甚寒，川人饮之，故体寒宜于附片。不知沿江而居，以江水为饮者，只少数之人耳，川省地层皆红砂石，土薄水浅，地下封藏的阳气不足，冬令不冷，雪少无冰，地面上的阳气不能全入土下，地方的大气，地方土下水中之气也。此气的阳热不足，人呼吸之以为生活元素，故人亦阳气不足，故宜多用附片以补阳气。凡冬令雪少无冰，冰冻不大之地，大略相同。冬令冰冻之地，地下水中所封藏的阳热多，大气中阳热多，人身中阳热亦多，故少有用附片之病，《温热经纬》余师愚论疫，皆用寒凉药。如地方冬令不冷，其地如发生疫病，绝无纯用石膏之证。去年成都夏至后，霍乱成疫，一街一日死至七十人，医家用麦冬滑石兼干姜白术者，皆得不死。纯用热药皆死，纯用寒药亦死。是疫证医案亦宜指出某地某时，乃有着落。

大概川滇两广福建，冬令不冷之地，大气中阳气皆较少。冀晋豫以北以西地方，冬令冷冻，大气中阳气皆较多。黔湘以至江浙，冬令亦冷之地，大气中阳气亦多。

以上以地而言。如以时而言，则大寒后的病多阳虚，处暑后的病多阳实。大寒后大气动升而疏泄，处暑后大气静降而收敛。升而疏泄，阳气出外，故阳虚。降而收敛，阳气入内，故阳实。冬令不冷之地，大寒以后，处暑以前，如病发热，凉药散药，多不相宜。如其冬令不冷，立春前又鸣雷，则立春以后，处暑以前，下寒之病，非常之多。五月六月，多而危险。王梦英浙江医案，昆明成都多不合用。各家医案的读法，又须分地分时，未可执一而论。

雪山之水，其性不寒。无雪之地，水性乃寒。医家如能明白此理，便知宇宙造化之道，然后温疹原理可望大明于世。广东产妇产后，必吃生姜，亦无雪之地之水，其性必寒。其实乃广东冬令不冷，大气中的阳气不足，故人身宜温性食物耳。

女科读法

　　女科以《傅青主女科》为宜学之本，只须先将处方基础篇学习透彻，根据温经汤之理法，由所用之药之性，以求出其原理，便能运用有效。傅氏此书，与《石室秘录》所载相同，想系后人假傅之名，将《石室秘录》所载，另为一本，《石室秘录》出书在傅之前，全书文法又与傅本相同也。《济阴纲目》，继续再看。

外科读法

外科以徐灵胎《外科正宗》为最好，按其所用之药之性，以系统学中气荣卫脏腑阴阳之理求之，便学着矣。

全书结论

古语有云，大匠能与人以规矩，不能使人巧。系统的古中医学，则能与人以规矩，又能使人巧者也。阴阳分开研究，规矩也，合成一圆运动研究，巧也。五行分开研究，规矩也，合成一个圆运动研究，巧也。六气分开研究，规矩也，合成一圆运动研究，巧也。处方篇之各方分开研究，规矩也，各方合成一圆运动研究，巧也。《伤寒论》之一百一十三方，分开研究，规矩也，一百一十三方合成一圆运动研究，巧也。温病时病小儿病等方，分开研究，规矩也，各方合成一圆运动研究，巧也。本书各篇分开研究，规矩也。各篇合成一圆运动研究，巧也。自己良心上，自问已得到最后之巧矣，又必研究《金匮》，研究药性，研究脉法，研究医案，研究女科、外科，无不融贯，无不分明。无不分明，无不融贯，然后为人诊病处方，庶少过失。

编后感言

现在用科学方法整理中医，都以形体解剖为根据，以为合于科学。中医学是活的，气化与宇宙间的大气，是合而为一的整个圆运动，形体解剖是死了无气的片段物质，形体解剖，只可作中医考查形质的帮助，不可作中医学生理病理医理的根据。于治疗功效看来，学气化的医生，见功实多，而且容易。谈形体解剖的科学医生，见功实少，而且艰难，科学青年，须知治病以见效为主。科学二字，是方法，非形体解剖也。西医形质之学，自有他的好处，独不可用于气的生物上来。即以科学而论，科学二字的意义，是有原则，有系统，有实在的事实，有物质的证明之谓。非将活着整个联系整个圆运动的气体，硬扯在相反的死了片段不动不联系的固体上去说之谓，本书生命宇宙篇，用现代十三种科学，证明我中国古医学，生命宇宙，是一不是二的原则，较之用一种死的片段不动的科学硬扯不上的办法，为何如乎。民国丙子，著者在南京中央国医馆特别研究班，教授系统学生命宇宙篇，承上海陆渊雷先生在所出中医新生命上，将著者骂的十分有趣，并谓研究医学不可说到宇宙上去，著者只好不答以答之。